U0273845

中医师承学堂
一所没有围墙的大学

# 六气御龙
## 说伤寒

马昆 著

全国百佳图书出版单位
中国中医药出版社
·北 京·

**图书在版编目（CIP）数据**

六气御龙说伤寒 / 马昆著 . —北京：中国中医药

出版社，2022.7

（中医师承学堂）

ISBN 978-7-5132-6055-8

Ⅰ.①六… Ⅱ.①马… Ⅲ.①仲景学说—研究 Ⅳ.

① R222.19

中国版本图书馆 CIP 数据核字（2022）第 015617 号

**中国中医药出版社出版**

北京经济技术开发区科创十三街 31 号院二区 8 号楼

邮政编码 100176

传真 010-64405721

山东临沂新华印刷物流集团有限责任公司印刷

各地新华书店经销

开本 710 × 1000 1/16 印张 25.5 字数 412 千字

2022 年 7 月第 1 版 2022 年 7 月第 1 次印刷

书号 ISBN 978 - 7 - 5132 - 6055 - 8

定价 128.00 元

网址 www.cptcm.com

服 务 热 线 010-64405510

购 书 热 线 010-89535836

维 权 打 假 010-64405753

微信服务号 zgzyycbs

微商城网址 https://kdt.im/LIdUGr

官 方 微 博 http://e.weibo.com/cptcm

天猫旗舰店网址 https://zgzyycbs.tmall.com

如有印装质量问题请与本社出版部联系（010-64405510）

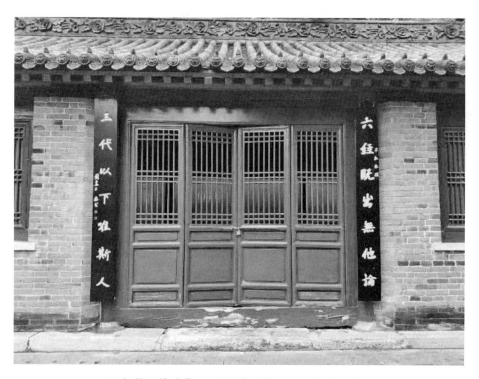

医圣祠偏殿的对联：六经既出无他论，三代以下唯斯人

## 内容提要

　　医理之源，出自《内经》；医方之祖，是谓《伤寒》。而仲景究竟是如何利用《内经》之理构建了自己的学术体系，又做到羚羊挂角，无迹可寻的？这其实就是历代学者研究仲景学说的核心问题，其成果蔚为大观，但也莫衷一是。

　　本书利用五运六气的气化学理论，系统探讨了《内经》与《伤寒》的学术渊源，试图还原仲景构建《伤寒论》的内在逻辑。在此过程中，也梳理了历史上研究伤寒学的大概成果及其得失，对中医学中的一些关键问题，譬如三阴三阳的来源、六气开阖枢与六经病的异同、君相二火的关系、六经阳明燥金之气为何极为重要、为何病机十九条独无燥邪致病、阳明病与温病的关系、少阳相火之病的原理、胆为什么主肃降、厥阴病为什么是千古疑案、肝为什么主升发、六经辨证与五脏辨证的本质区别是什么等问题，都给出了作者的认识，可谓是自成体系。此一书而牵动了中医学的"三藏十二部"，对有心于伤寒学研究及应用的读者来说具有极高的参考价值，也必将引起大家更多的思考！

## 作者简介

马昆，字北鱼，号道济，河南南阳人。研究生毕业后即独立行医，开办微信公众号"六气御龙话中医"科普中医，致力于弘扬仲景医学。临证十年，日门诊量早已过百，接诊人次已达十几万人次，于中医的理论及实践有自己独到的见解。于 2020 年创立河南省六气御龙健康管理有限公司，意在用中医的健康理念及服食养生方法服务大众。自题恬淡书屋之铭曰："吾本北海之鱼，深知海阔天空。动则遨游四海，静则同于大通。海运来日飞举，又有万里风光。"

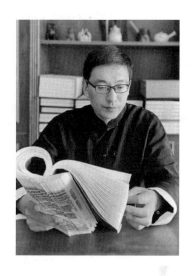

六气御龙话中医
公众号二维码

# 王 序

2002年，我和马昆贤弟一同考入了河南中医学院（现河南中医药大学），一个班级，相邻宿舍，我当班长，他是组织委员，私下关系也情同手足，那时我们谁也没想到，这段友谊会持续至今。

在那些青涩的学生岁月里，贤弟对中医的热爱和用功之深，是众所周知的。印象之中的他总是手不释卷，而我们也经常探讨一些在当时的意识里还很模糊的阴阳五行、脏腑经络等问题，一般是我问，他答，我们也美其名曰"素问"。

随后我们都读研究生，我在河南，他在广西中医学院刘力红教授处深造。毕业后我留校任教，志于做中医学子的掌灯人和引路人。贤弟则毅然回南阳独立行医，进与病谋，退与心谋，虽早已日诊百人有余，但仍是未尝自得。十余年来仍是手不释卷，虚心求学，遍访明师，终于得以遇到民间高人的悉心教导，在医道上大有所悟，本书即是据其师之教授而经作者融会贯通之后所著。

在我二十年的中医学习中，贤弟无疑是我中医路上的良师益友。

二十年来我们都执着于自己的志向，矢志于中医，无怨无悔。

而贤弟不但在临床取得卓越成果，更精研经典著作及各家学说，多有著述，据我所知，此书不过是其数十万字的著述中的四分之一内容，十余年来其用功之勤，可见一斑。

近日贤弟书稿即将付梓，邀我作序，我自感不才，甚为惶恐，但于情于理我都要应允。二十年来，我虽亦坚持中医临床，怎奈资质愚钝，虽临证十余年，但多以跟师经验方或经方方证为主，时有小效，却总难以自成体系，运用自如，自叹未入仲景之门，对伤寒气化学说更是难明其奥义。

贤弟大作名曰《六气御龙说伤寒》，当然是用六经六气、标本中气的理论指导六经辨证论治，是属于以气化学说来解伤寒的。五运六气是《内经》学术的核心，也可谓是中医学的核心理念。张仲景在《伤寒论原序》中道："夫天布五行，以运万类，人禀五常，以有五藏，经络府俞，阴阳会通，玄冥幽微，变化难极，自非才高识妙，岂能探其理致哉？"此段论述即揭示了《伤寒论》中蕴含着气化之理，也同时说明了这个道理不是随随便便就能参悟明白的。

以贤弟之聪明勤奋，也是在孜孜不倦的遍阅古今医书，回溯中国文化与中医学之本源，加以多年的临证实践，更有其恩师多年的精心栽培，才对《内经》和《伤寒论》中玄妙幽微之医理，有所体会。

可以说，这本书是作者集二十余年之功力的泣血之作，从中可见作者对中医学的热爱之深，此书探讨的内容几乎囊括了中医学与东西方文化、中医学与现代科学、中医各家学派、仲景学说与各家中医学说的异同、伤寒学派之间的各种争鸣问题等事关中医研究的重大问题，作者对此都进行了思考、探讨、总结与反思，诸位读此书也将会是深者见深，浅者见浅。

此书全面系统地阐述了六经气化的内核与精髓，厘清了六经气化的基本概念，以此为基础，探讨《伤寒论》六经之奥秘，更究其立法用方之根源，还原仲圣《伤寒论》之心法，用极其精深的思维创立了一个极其简单的诊疗体系。读毕让人醍醐灌顶，豁然开朗。抚卷赞叹，贤弟为仲圣继绝学，可谓今时今世之明医也！

正因如此，我很想把这本书推荐给以下同仁。

处于迷茫阶段的一张白纸的中医学子们，读此书可以感悟中国文化与中医学的一脉相承，建立起纯正的中医思维，坚定对中医的信心，走好自己的中医之路。

虽多年临床而仍不得仲景门而入的各门各派的中医临床医师们，读此书可以正本清源，明理知法，熟稔方药，找到自己的诊疗体系在中医中所处的位置。

已有自己中医思维诊疗体系的同道们，读此书可以学习作者以仲景学说为最高准则，论衡历代各家学说的思想方法，进行有理有据的争鸣探讨，摒弃门户之见，完善自己的学术与临床。

我和贤弟初学医时，即赶上 2003 年的非典。而贤弟这份书稿的完成，也是因新冠肺炎而封城才有难得的闲暇空隙，中医人的人生似乎注定了和疫情摆脱不了关系！

时值仲春，草木萌生，万象更新，我相信此书的出版，将是中医界的幸事，也必将给每一位读到此书的读者一个全新的中医观。

河南中医药大学　王松鹏

2022 年 3 月 20 日

# 自 序

夫三不朽之业，立言居其末，虽然，岂易言哉！盖必胸中有万卷书而笔下无半点尘者，乃可为之，是以经典之籍皆圣贤之所为也。至若医学，立言之至者，四圣而已矣，仲景居其一焉。六经既出，他论可废；三代以下，端赖斯人。是仲圣为岐黄之功臣，医中之素王，又何疑哉？

仲圣六经之论，直彻本原，继往开来，本欲为医门立规矩，使后学入坦途也。然大道甚夷而民好径，大道至简而民鲜知，大论虽出，曲高难和，叔和之后，一线莫传，自魏晋至隋唐，世人莫之知而医者鲜能用，至有孙真人"江南诸师秘仲景方而不传"之恨，可不哀乎？然自愚观之，所谓秘而不传，实乃诸师虽有其书而不能解其理也，又何传之有哉？盖仲景之书，法出《内》《难》，理由《汤液》，虽曰述之，实则创制，非精熟《内》《难》六经气化之理，《汤液经法》二旦六神之妙者，绝难述往事而思来者。见病知源之语，非圣者孰敢言之？

叔和既没，时乱世危，衣冠南渡，斯文尽丧。气化之理湮没，六经之论不传，遂使习医学者多舍六气而专五行，诸师之学多从脏腑而论治，观《中藏》《千金》《外台》之书，莫不如此。时医不知六气为何物，则仲景之论犹如天书，莫之可解，无由得传。医门正法之不传，虽曰天意，岂非人谋之不臧乎？

千载而下，逮及赵宋，文风昌盛，士子向学。范文正公良医良相之论既出，太医局设五运六气之考，儒医渐多，仲圣之书重刊，而人始知有伤寒之学也。然六气之理之与大论之关联，尚未讲明。自成氏首注《伤寒》，后之疏解研讨者，不下千家。综观宋代八大家之论，其研究尚浅，多以《伤寒》为外感之书，且其所治乃狭义之伤寒，而未及温病。至于经方之治内伤，则远有不及。逮至明清，气化学派兴起，昌明六气之理，伤寒之学始重入正轨，钱塘三张、徐灵胎、陈修园、黄元御、柯韵伯、陆懋修、郑钦安诸公则其中之佼佼者。此后而人始知六经不独为伤寒而设，乃为百病所设也。

愚自学医以来，即于伤寒多所用力，于历代名家之注解，当代巨擘之阐释，搜求几遍。然因未明六气之理，虽有小获，更多疑惑。譬如六经命名为何意？开阖枢之理究竟如何？六经实质为何？六经与经络脏腑究竟是何关系？为何六经辨证中太阳主表，而五脏辨证中肺主表？营卫和太阳有何关系？为何同一大青龙汤证而仲景有中风、伤寒之不同命名？经方能否治温病？温病与阳明病关系如何？温病和伤寒究竟有何不同？为何病机十九条独无燥邪致病？少阳当居于阳明之前或后？为何"凡十一脏皆取决于胆"？三焦与命门关系如何？胆气究竟是主升还是主降？小柴胡汤在六气中是何作用？为何少阳、太阴篇条文最少？为何少阴篇多死证？厥阴篇为何为千古疑案？仲景书与《内》《难》有何关系？凡此种种，萦绕心头，颠沛流离，并无确解，常叹医门之多歧路，每哀杏林之乏明师，十余年间寝食难安，梦寐以求明师之指点！

幸精诚所至，天意垂怜，得遇吾师。数年间读先生之书，看先生之验案，于思索不解之问题则时时请教先生，反复问难，始知医门尚有圣哲，六经实有确解。先生以博大之学解医学之理，高屋建瓴，洞彻本原，所论虽不龂于世俗，实皆合于大道。君相二火之义既明，六气循环之理不惑，遂于人身阴阳开阖枢转之道，六经辨证方论之用，渐次明了，疑惑潜消，心中坦然，临证治病，始有驾轻就熟之感。个中苦乐，诚不足为外人道也。

是书之所论，皆吾昔日之困惑处，然吾之疑惑，未必为他人之疑惑，则此书未必人人可读也明矣。盖医派林立，名师如沙，人生有限，歧路无穷，不具正眼，难辨真伪，善根匮乏，明师不渡。俗翁自是，每以得少为足；曲士寡闻，岂肯融通大道？尚方证者，每以《伤寒》与《内经》无涉；求验方者，多以推究理致为多余；目无全牛者，鲜不以象腿为石柱；各承旧技者，几人肯吐故而纳新？

然方便虽有多门，归元实无二路，欲搜百家之美，而成一人之奇者，莫不先兴望洋向若之叹！医学之道万千，若不能归根于仲景，虽名高千古、祖传百代，亦未必足贵。此书之作也，乃为苦心孤诣、搜罗百家而莫能一以贯之者而作也。若于《内经》《伤寒》及百家之异同无疑惑者，不必读此书也，盖不愤不启，不悱不发。

一字真传，三藏十二部未必能解；六气循环，一千八百年谁人得窥？昆何人哉，敢以仲圣之六经论衡百家之得失？虽曰不自量力，亦可谓管窥蠡测以舒愤垂文者也。然余自愧于医学之道尚不能窥其万一，岂敢谓得仲景之心法？是则本书之所论，不可作准绳也明矣。学者若能由吾琐碎之论，略得启发，进而深入经藏，融会贯通，明理致用，则又吾所馨香祷祝者也！杏林多些明哲，百姓少遭荼毒，一人之幸乎？家国之幸乎？幸乎哉？幸矣！

道济轩主马昆

庚寅年立夏日自序于宛城独山东麓之恬淡书屋

# 目 录

# 导 读

## 一、包袱与遗产

站在全球化的今天回望历史，我们会发现，人类正在经历前所未有的大变革。政治、经济、文化、教育、宗教等都发生了剧变，人们的生活方式，甚至心理和生理也都在剧变，而且没有人能知道十年后的世界会是什么样子。

中国的历史和其他几个文明古国的历史一样，都很悠久，但因为中国的文明一直延续至今，没有断绝，所以说作为中国人，我们对这种大变局的感触会更深，因为现代文明与我们几千年的文明之间的区别太大了。

有人说这是历史包袱，沉重的包袱使有思想的中国人提起过往，都不会觉得轻松，因为它翔实地记录了我们的祖先走过了怎样辉煌与屈辱的道路。

但反过来说，这也是历史遗产，正因为这种遗产，我们才仍然是中国人。这种沧桑和沉重感正是因为中国文化已深深地植根于每个中国人的血脉之中，形成了中国人整体的民族性格。而这种文化性格又使有文化自觉意识的人，在内心深处自然地有一种传承发扬这种文化的使命感，不管自己是否意识到、是否愿意，这种情感总挥之不去，于是乎我们的文化成为众多古文明中唯一不曾间断的，并且延续至今。世上从来就没有两全其美之法！

中医作为中国文化中的一朵奇葩，和它的母体一样，也是唯一留存至今，而且还能占据重要的地位，这是顺理成章的事。但中医这一身份却也让今天的中医从业者时刻生活在一种沧桑与沉重感中，这种感觉其实正是来自中医所植根的文化与当今时代主流文化的冲突与碰撞中。

回望人类的医学史，中医确实值得人们为之骄傲，它是前人在人体健康这个复杂的问题面前，绕过万千岔路而摸索出来的一条行之有效的路，历史的功绩也无可辩驳地证明了它的效果。但在今天的文化碰撞中，反对者把它当作了落后愚昧的医学，似乎中医不亡，人类全新的健康就没有希望。但支持者又把中医说得无限完美，似乎中医的一切都没必要发展了。

但是很遗憾，在如今具有全球视野的人眼中不可争辩的事实就是中国的文化并不是绝对完美的，它是和曾经的农业文明相匹配的一个文化。而自公元 1500 年以来，整个人类的文明早已改变，西方文明正统治这个世界。时过境迁，旧的中国文明不但不能与之匹配，甚至存在诸多冲突，科技与人文、工业与自然、思想和现实，整个社会都处在一种前所未有的、复杂的矛盾交织中，中医的处境不过是这个时代的一个反映而已。

中医生存的环境也不再是那个精耕细作的农业文明时代，它必须适应新时代的变化，或者是用自身合理的成分去影响未来新文化的构建。那么中医还能不能甩掉历史的包袱而继承曾经的遗产，在新的时代以新的面貌为未来的新医学做出贡献？我们不妨先回望历史，中医究竟是凭什么流传至今的。

## 二、中医凭什么流传至今

中医究竟凭什么流传至今？这个问题很复杂，有人认为是中医学的实际效果，否认中医的效果不是别有用心就是出于对历史和现实的漠视。但我们要反问，为什么有效的印度医学、埃及医学都没有流传至今？所以，有疗效不是能够流传下来的主要原因。皮之不存，毛将焉附？中医学所以能流传下来最主要的原因其实已很明白了——因为作为中医母体的中国文化没有断绝。

文化没有断绝，医学就不会断绝吗？不一定。但中医学之所以没有断绝，是因为它已经被中国文化"化"了，它不再是简单的一门医学技术，而是一种文化了。这种文化的最终结果就是使中医在中国人的生活中成了一种基本的存在，也即中医文化。所以我们要感谢古人把中医从一种有效的医学上升为一种具有完整体系的医学文化，这个体系蕴含着中国文化的主体思想。古圣先贤很明白，有了文化思想，即便是中医学的具体技术有流失，但只要文化不断层，中医学的思想便可以保留下来，具体技术的复兴也不是什么难事。这个在中华人民共和国成立后至今的中医学运用领域已得到了充分体现。

而中医学被中国文化"化"了的标志是什么？答案就是中医现存最早的经典著作——《黄帝内经》。此书的成功编纂，其实代表着中医已被彻底地"化"了，它将永远与中国文化连为一体，同呼吸、共命运了。所以《黄帝内经》的重要性并不在于它提出了多少具体的治病方剂与方法，而是它保留了中国文化的基本思想，这个高度不是简单地学习医学就可以认识到的，而是需要我们有全球文化的视野来看待医学这个小文化领域才能明白。汉代之于中国的重要性毋庸赘言，但就中国的思想史来说，西汉武帝时董仲舒的天人感应之学和东汉章帝时的白虎观会议是有重要意义的。这两者都是为大一统的帝国统一思想而进行的，特别是白虎观会议，又一次统一了谶纬之学和儒家的各种异说，政治思想一旦统一，则各个学科的统一也是势在必行。中医学的各个学派的不同内容在《黄帝内经》中得到统一，与这种思想也有必然的联系！

自然地，如果不理解中国文化得以传承至今的关键，那一定会觉得《黄帝内经》是可有可无的著作，而中医唯一值得重视的著作就是有实用性的著作，譬如方书技术，而方书技术的最高成就是《伤寒杂病论》。日本的整个汉方医学其实就是在搞实用主义，这个需要每个学医者有清晰的认识，日本人没有责任与义务保留传承中国的文化。他们从学习唐代的方书开始就努力地用自己的文化改造中医学，最早的日本医书《医心方》中就明显地剔除了阴阳五行理论，而只保留了具体的技术。

这一关键思想应该成为所有中医人的共识，而不是如当今一些经方家所说的：中医只有《伤寒论》就够了，没有《黄帝内经》，照样可以用经方。且不说这种运用经方的效果究竟有多高，即便有效，但如果中医只剩下这种技术，那么放开眼光去看，一旦我们的文化遭遇低谷或者败亡，中医学的根底将彻底动摇，此后的人们欲实现中医的复兴，将十分困难，或者说是不可能了。古埃及、古罗马、古阿拉伯医学而今安在？

而且，从文化的传承角度来讲，中医承载了中国文化还有一个好处，就是借助中医的实用性。在中国文化处于低谷或者败亡的时候，只要这种有实用性的技术尚存，那么人们就可以借助中医的实用性，进而复兴中医背后的文化。放眼当今，传统文化留存至今的国粹中，最为国家所重视的是什么？就是中医。四大国粹中，京剧虽好，可以不听；书法虽美，可以不看；武术再高，一枪撂倒；只有中医，在这个时代还似乎是不可或缺的。所以国家层面甚至提出了中医药是中华文化伟大复兴的先行者的说法，深层的逻辑难道不值得我们思考吗？

## 三、莫以方书观《伤寒》

把眼光收缩到医学领域来看，说《伤寒论》仅仅是一部方书，也是不符合历史实际的。一个医生或学者对《伤寒论》的解读取决于其自己的思想，而没有哲学思维的人看《伤寒论》肯定是只着眼于其疗效，这个正是日本医家学习《伤寒论》从而形成具有日本特色的"方证对应学说"的原因所在。人家是日本人，没有必要照搬或传承中国的文化，而我们作为中国人，首先要考虑这种医学解读怎么样传承自己的文化思想，而非仅观其疗效。如果疗效传了下来，而文化思想没有了，那只能说是传承了别人的文化。

以中国文化的观点来看，《伤寒论》无疑是仲景的创造性著作。经方早就存在，其疗效也尽人皆知，为什么仲景还要编次整理？在当前有些方证对应学派的学者看来，似乎仲景以六经这些抽象概念来整理经方都是多此一举了，甚至有人认为六经就是四经，三阴经可以归结为一经。他们认为只有保持经方的最原始的状态，譬如形成种种口诀，才能更好地传承发展经方。这种说法其实恰恰是基于对传统中国文化的不自信或者是认识不深刻而得出的结论，他们不认为中国文化是体用合一的，并且觉得似乎用中国文化的精神来解读经方会损害经方的使用。当然，我们不能否认，中国文化的"病"在医学上也一样不少地体现了出来。譬如缺少实证意识和严谨的创新思维，历代所谓的学术创新往往言过其实；医家的医案往往都写得脉证相符；医家的处方都自出机杼，天花乱坠，但不易继承……这些都是这种弊端的一些反映。但我已提到过，要甩掉这些包袱而继承其中的遗产，正是这一时代中国医学所应该做的事情。

当今学习中医的人中，大部分都是接受西方文化教育出身的学生，他们的思维方式天然地喜欢类似于使用说明书的经方使用手册，而实际上这只不过是使用经方的一种方法，并不是全部，甚至可以说它并不是最高明的方法。但我们不能求全责备，我们只希望能在这个时代，用他们看得懂的语言，把中国文化中的思想传播给他们，以期他们把这种使用方法中国化。

仲景是被中国文化"化"了的人，他有传承中医道统的情怀，这从他的序言中介绍医学的传承次序可以看出，他给出了他眼中的中医"道统"。如果原始的"经方使用口诀"真的那么好用，他为什么不直接搜集一本"经方汇编"？在他生活的时代，他再清楚不过医生们使用这些原始经方所存在的问题了，"文章合为时而作"，他正是为了提高医生使用经方的效果，或者说准确度，所以才"勤求古训，博采众方，撰用《素问》《九卷》《八十一难》《阴阳大论》《胎胪药录》，并《平脉辨证》，为《伤寒杂病论》合十六卷"。这段话已经清楚地说明了《伤寒杂病论》是医经与经方的融合，是对实用经方口诀的理论升华，其目的是"虽未能尽愈诸病，庶可以见病知源，若能寻余所集，思过半矣"。仲景深刻地认识到没有理论统御的经方犹如一盘散沙，是零金碎玉，虽然有效但概率太小，虽然治好了，但医生病人也都不知道为什么好了，不能"见病知源"，只能"以方试病"。仲景是想让学者能够知其然，又能知其所以然，这才是仲景著作的划时代意义。

那么仲景编次经方背后的"六经"思想仅仅是《素问·热论》六经热病的医学概念吗？熟悉中国文化源流的人绝不会这么想。为什么《易经》的卦象是六爻？为什么孔子删定的中国文化遗产也是"六经"？六这个数字的意义应该作为一种文化现象被重视。儒家的六经就是孔子保留的中国文化的核心思想，由汉武帝的五经博士，到汉平帝时的六经，儒家的正统地位在东汉才真正被确立。六经成为中国文化的集成，六经不绝，中国文化就不绝。那么"六经辨证"体系是否也可被看作是仲景为医学这个领域所做的"删诗书、定礼乐"的大事情呢？他是否希望中医学在这个正宗的体系内传承不绝呢？陈修园说"医门之仲景，犹儒门之孔子"，如果我们不能通过六经体系，把中医学既有的核心思想全部囊括进来，那么仲景又凭什么能得到"医圣"这个称谓呢？"君子有三畏，畏天命、畏大人、畏圣人之言"，仲景学说流传至今已无可争辩地说明了他是天命所在、是大人、是圣人，那么我们自然要对这个体系有十二分的敬畏！

中医学中蕴藏的中国文化才是中医学能够长盛不衰的主要原因，文化思想一旦断层，其技术必然湮没在历史长河中，即使留存下来，也所剩无几。日本医家怎么可能理解古圣先贤这种家国情怀？所以我还是奉劝诸位学习经方者，要用中国文化去"化"所学的技术，而不是被技术或外邦文化所"化"，"华夷之辨"看似排外，如果我们从文明与野蛮的角度去考虑，这其实是对人类最大的包容。在人类文明近现代化的进程中，由于中国文化这个重要一极的缺席，从大航海之后到如今的西方文明的野蛮成分给人类带来了重大的灾难，现在的整个文明都需要东方文明中重视天地人和谐的思想去纠正这种缺憾。历史的教训历历在目，医学同样如此，不搞清楚中医学承载的文化内涵，就很难在新时代的医学构建中发挥中医的优势。

当今经方学派的一些学者之所以批判中国"伤寒学派"，是因为中国学者把《伤寒论》"内经化"了。这种批判也有其积极的意义，即抖落历史上包裹在《伤寒论》上的种种包袱，恢复《伤寒论》的本来面目，以期更好地运用《伤寒论》，但有些矫枉过正了。然而说实话，即便是方证对应之学，其疗效也远高于历史上种种学派自创的新说。

不可否认，我们历来的学者因为要用中国文化去"化"中国医学，所以必须要有一个知其所以然的推理过程。这就导致在用《内经》去阐述《伤寒论》体系的时候，不可避免地有不同观点，很多观点在今天看来是不正确的，由此也造成了《伤寒论》研究上的混乱局面，各种学派莫衷一是，对于后来者学习《伤寒论》造成了极大困难。譬如经方是否能治伤寒之外的外感病？能否治疗杂病？伤寒是否传足不传手？六经的实质是什么？厥阴病是什么？《素问》的"热论篇"与六经有什么关系？开阖枢与六经什么关系？五运六气与《伤寒论》有没有关系？凡此种种问题，都是历代学者争论的话题，而这些恰恰是历史的遗产，也是包袱。

很多学者一辈子陷在某些问题中无法自拔，很多学者毕生没有窥见仲景医学之门墙，这就导致仲景医学产生后的两千多年间，六经辨证体系并没有成为医学的主体。历代医家研究经方，但实际运用中却并没有以经方为主体，经方的威力并没有发挥出来，可以说仲景之学两千多年来都没有被准确理解，也没有被放到正确的位置上。积习既久，中医的临床距离医学的正道越来越远，清代的时候，像陈修园这样的有识之士才发出了"必烧尽后世医书，乃可读《伤寒》"的感慨。《伤寒论》的历史命运其实反过来说明了中医学的沉沦过程。我不太认可中医有很多东西失传了的观点，中医之大道早已在经典中表述无遗，失传的不过是细枝末节的技术而已，没什么值得留恋的！所以梳理《伤寒论》的相关话题，其实就是在对中医学的整部历史做一个系统的检讨。

当今的我们处在一个数千年未有之大变局之中，有全球化的文明视野，自然应该比前人看得更高更远，也应该对《伤寒论》做出我们这个时代的解释，每一次回顾过往，都是为了更好地面向未来。回望历史上伤寒学派留下的种种遗产或包袱，我们所要做的是尽量还原仲景运用《内经》《难经》体系去创造六经辨证体系的思想脉络。而一旦梳理清楚这个脉络，《伤寒论》与《内经》及中国文化的脉络就一目了然，历史上研究伤寒的包袱及中医学自身所存在的众多包袱也就自然抖落，遗产自然被继承，如此中医学才能轻松上阵，才能在新的时代、新的医学中，以中国文化的思想影响未来的世界医学，这才是仲景悲天悯人的真正情怀。

《伤寒杂病论》之所以在历史发展的长河中越来越受重视，仲景之所以成为医圣，正是因为其勤求古训、博采众方、无所不包的圣贤气象。圣人者，得人心之所同然。圣人说出了大家都认为正确的道理，如此才得以成为圣人。

## 四、知其然与知其所以然

本书就是要从中国文化与中医学的本源出发，探讨蕴藏在《伤寒论》中的道理。明白了道理，才知道圣人在极其复杂的疾病中为我们梳理出"六经辨证"这一极其高明而实用的体系是多么伟大。仲景是圣者，东汉的人物评论家何颙说他"用思精而韵不高，后当为良医"。东汉时期的学风很盛，马融、郑玄等大儒讲学动辄数千人听讲，太学生多时达到三万多人，那时的学者们研究经学，热心政治，崇尚"一事不知，儒者之耻"的信条，研究范围包括了天文、地理、星象、易理等各个方面，《易经》等具有哲学思想的著作更是儒生的常识。所以我们不要用简单的思维来看仲景，我们应该看到仲景是用极其精深的思维创立了一个极简单的诊疗体系。而这也成了最大的遗憾，由于仲景没有说明这个极简模式背后的复杂思考，后人只能自己思考，但往往深度又不够，所以莫衷一是。这就相当于对《伤寒论》的生理基础没有统一标准，后人只是把它当作方书，也就是类似于病理及治疗理论。生理基础是让人知其所以然，而病理及治疗则偏重于知其然；方证学派类似于知其然，而试图阐明六经实质的气化学派则是要知其所以然。没有统一的生理基础去探讨这些，自然也就形成了莫衷一是的各种学派，历来研究《伤寒论》的著作大多是知其然而不知其所以然，这对后世医学的发展是致命的。

大道至简，六经辨证也不复杂，但为了说明这个极其简单的辨证体系，我们却不得不调动我们的思维，用相对复杂的语言把它说清楚。或许你不认同仲景已经把这些都考虑到了，但即便是把这些看作是后来者的观点，又有什么不可呢？经典就是要在不同的时代重新阐释，每个人说的仲景的意思其实是自己的意思。

这就如同佛法，本来就是为了让人证空性而解脱，很简单。可为了说明白这件事，佛陀说法四十九年，讲经三百余会，后世甚至有三藏十二部的大编纂，何其复杂。若读者能在读《伤寒论》原文时，如迦叶尊者般破颜而笑，那就不必跟随本书的脚步去浪费光阴。如若不能，则不妨花些时间经过一番探寻，最终仍是会得到一个简单的纲领，用的还是仲景方，但境界和层次就不可同日而语了。这一旅途上风光究竟如何，则各位读者只能是如鱼饮水，冷暖自知了。

本书所论，很多地方触及了中医学的根本问题，甚至也可以说牵涉了中医的"三藏十二部"，不会是个轻松的旅程，但这有什么办法呢？恩格斯曾说："在很多学术领域，往往进门就是一片布满荆棘的沼泽地，你必须花点心思和力气穿过去，接下来就是平坦的开阔地带。"那么接下来就让我们去穿过通往中医殿堂的"布满荆棘的沼泽地"吧！

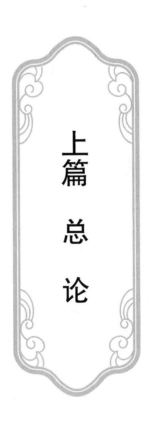

上篇 总论

# 第一章
## 万世医宗是必然的吗

从"正史无传"的神龙见首不见尾的人物，到万民敬仰的"医圣"，张仲景的"逆袭"之路似乎让人难以理解：华佗比仲景名气大多了，为什么医圣不是华佗呢？我们此处不再赘述仲景是如何一步步成为医圣的，本篇主要讨论他的学术体系到底有什么魅力，究竟为什么历代医家千千万万，而只有他会成为"万世医宗"。

## 一、"六经注我"读《伤寒》

两千年来的中国农业文明中，中国学者最善于注疏经典，凡是经典，历来注释者都是多如牛毛，且观点各异，流派纷呈，而其中一个鲜明特点就是：认为自己对经典的解释才是经典的原意。《伤寒论》也是这样，从成无己首注《伤寒论》，到近现代很多名家的不同著作，在一些问题上仍是争论不休，很多人似乎总认为自己所持的观点才符合张仲景的真实意图，这一点我们要先认识清楚。

仲景为后世留下的就是《伤寒杂病论》这部书，他是如何构思并编排写成这部书，只有他自己知道，除非起仲景于九泉之下，否则不可能再有人知道他的本意，何况现在读到的《伤寒论》还是经王叔和编辑过的。原书究竟是何面貌？《伤寒论》是否经过了一代代传承者的修订？现在来说都是谜。

就学术来说，学者们为什么要去追求仲景学说的真实意义？这当然是一种所谓的求真情结作祟，也无可厚非，正因为这样才构成了研究张仲景的繁荣局面，给后人留下了宝贵的财富。但很遗憾，这个世界上能说出来的道理总是公说公有理，婆说婆有理，庄子说"各是其所非而非其所是"，很多时候我们只能谈相对的真理。

不只中医的经典，中国几乎所有的经典历来都是有不同的解释，其实这正是经典的魅力，不同时代不同经历的人都可以从中汲取不同的养分，所谓"六经注我"。

以《伤寒论》本身来说，历代学者对他的研究无疑是逐渐深入的，而且无不具有时代的烙印。也就是说，各个学者都是以当时的学术氛围及水平去整理研究《伤寒论》，那些所谓"以经解经"的研究也不过是站在前人肩膀上的"以经解经"，不可能不受后世观念的影响。譬如今天的人去读《尚书》这部经典，没有历代研究者的研究成果做铺垫，只读原文，任你再大学问，想搞明白一篇也绝非易事。我们只要梳理《伤寒论》学术的发展史，就可以看到这一点，历代研究者皆是以为"我注六经"，其实则是"六经注我"，学者们所谓的仲景原意不过是自家意思罢了。

我这样说并不是对历代研究者的贬低，而是要打破初学者对于所谓"谁才符合张仲景原意"的执着。"我注六经"是经典对读者观念的一种洗礼，也就是说读者去体会经典中的一些思想。但体会经典的思想并不是为了空洞的思考，而必须是把经典的思想和当前的现实问题结合起来，对当前的时代问题做出解答。

章学诚是清代一位重要的史学家和思想家，在他的《文史通义》里有一段话对于经典学习的态度说得非常好。他说："道备于六经，义蕴之匿于前者，章句训诂足以发明之，事变之出于后者，六经不能言。"也就是说经典是承载大道的工具，万事万物的规律已蕴含其中，但经典并不是照搬照抄就可以解决后世的所有问题的。

那么后人读经典还有什么用？读了后该怎么用？章学诚认为"贵约六经之旨，而随时撰述，以究大道也"。也就是说，历史不断地发生新的变化，六经不可能提前都把各种变化说完，现实问题的解决是要靠后来的人以六经之旨来讨论当下问题，这便是"随时撰述，以究大道"。

所以我希望当今的学者都明白这一点，《伤寒论》作为医学经典，我们不是去争论什么才是仲景原意，而是要通过自己对《伤寒论》体系的研究，给自己或其他学者解决临床问题提供一些思考。

## 二、为什么一人有一人之《伤寒》

《伤寒杂病论》自产生以后便湮没无闻，如孙思邈所谓"江南诸师秘仲景方而不传"，很多学者也强调这一点，认为是秘而不传才导致仲景学说流通不广。但我有不同看法，我认为合理的解释不是"秘而不传"，而是"无师可传"。也就是说，仲景学说的具体应用方法在唐代已然湮没无闻或失传，很多人有《伤寒杂病论》这本书，但他们不知道怎么用，大多数人遵从的是另一套辨证系统——五脏辨证，这一点我们随后还要具体说明。

我讲这一点是有根据的，纵观孙思邈对伤寒方的研究成果，也只是比类条附，方便查阅，谈不上有多深刻的体会及广泛的应用，其最大贡献是保存了仲景原文。直至宋代，《伤寒论》才在活字印刷术的便利下传播开来，于是才有了所谓的宋代伤寒八大家。但我们统观八大家的伤寒著作，他们对《伤寒论》的研究同样着重在外感病领域，而且还局限于外感病中所谓的"伤寒"领域，也即《难经》"伤寒有五"中的"伤寒"。庞安常、朱肱等在谈论温病的种种治法时，还提出了"温毒"等学说，这些时代的代表性医家很少认识到伤寒方可以用于温病，至于把经方用来治内伤疾病，那还差得远之又远。

明清时代的《伤寒论》研究才大放异彩，学者们逐渐认识到《伤寒论》不是只能治疗外感病，也不是只治疗外感病中的"伤寒"。柯韵伯在《伤寒来苏集》中说："仲景之六经，为百病立法，不专为伤寒一科，伤寒杂病，治无二理，咸归六经之节制。"而俞慎初更提出"以六经钤百病，为确定之总诀"。但这种伤寒方统治内伤外感一切疾病的观念在当时也并不是主流。当今我们接受这一观念则相对容易，是因为今天的仲景学术研究早已更加深入。从这一点上，就可以看出，正是因为历史上一代代人集体智慧的研究结果，才使我们能深刻广泛地运用伤寒方，或者说更接近于仲景的本义。但即便今天的学者已广泛接受伤寒方可以治疗百病的说法，但每个研究者对六经体系的理解还是不同的，甚至大相径庭。

为什么历来对中医的认识会有如此多的不同观点？要搞清楚这个问题，其实就首先需要对中医本身的理论体系有一个清晰的认识。中医的整个思想基础是中国的"天人合一"思想，这种思想的完整体现就是《黄帝内经》。

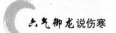 

在此书中，中医对人体健康的理论构建已经完成，它借助的具体模式则是阴阳五行、六经六气等。

以现代的科学研究方法来说，中医对人体的认识是一个黑箱理论，它并不能以现代的生理化学知识说清楚人体的具体运行机制。它是在"天人合一"的思维模式下，"推天道以明人事"，把中国人对天地自然的总体认识完全地浓缩到了人身上，设计了一套完整的理论模式，合理地解释了人体的生理病理，并且能够在临床中取得疗效。于是这种模式被人们认为是真理，它的特点是"司外以揣内"，而从终极意义上来讲，它也只是相对真理。

但这已是一个了不起的创造，时至今日，西医学如此发达，仍然不能够否定它，甚至反过来说明了它的合理性。但正因为中医是一个黑箱理论，这种理论又极为庞大开放，不是像科学一样有清晰明确的容易被证伪的逻辑。所以在这个理论模式的大原则下，又有很多具体的认识上的差异，譬如《内经》中就有五脏辨证模式、六气辨证模式等。而后世更是流派纷呈，有重视阴的，有重视阳的；有重视脾胃的，有重视肝肾的。这些体系都能自圆其说，成为一家之言。所以说在这个意义上，仲景之学也是这样一种具体运用上的理论模式。

仲景创立的"六经"理论模式，在产生后的很长时间内并没有引起学者们的特别关注，明代李中梓还把仲景与金元时期的刘河间、李东垣、朱丹溪并列为四大家，这也充分说明了在仲景学说产生后的一千多年里，医学界并未广泛应用其医学模式，中国医学界所运用的主要是其他的辨证模式。

从仲景学说广泛流传开始，直到如今，学者们对仲景学说的重视就不同于其他的医家；研究者人数及研究深度也超过其他任何医家；其方剂在临床运用的广泛度和深度与日俱增，而在实践中逐渐发现其临床效果也非其他方剂所可比拟；仲景学说的地位也更非其他医家所能比拟；仲景医学的体系是大家公认最完美的。可因为中医自身的特性，当前的研究者们仍然只能根据自己对医学的理解来注释《伤寒论》，这也是《伤寒论》当前研究存在的实际情况。

## 三、仲景何以为"万世医宗"

前面说过，各家学说都是各个学者自己对中医学某一方面的发挥，而学者的思考深度及理论模式的完善度直接决定了他的学说是否能经得起时间的考验。从哲学上来说，仲景学说之所以能超越其他医家而最受重视，是因为仲景的理论构建具有更大的稳定性与包容性。

仲景所处的时代是东汉末年，此时，中医的经典著作《黄帝内经》已整理完成。而《黄帝内经》本身就是融合了汉以前医学成就的集成之作，《汉书·艺文志》所记载的诸如"《黄帝内经》十八卷，《外经》三十七卷；《扁鹊内经》九卷，《外经》十二卷；《白氏内经》三十八卷，《外经》三十六卷；《旁篇》二十五卷。右医经七家，二百一十六卷"，这些医经学派的精华应该已经整合进了现存的《黄帝内经》。

而医经只是《艺文志·方技略》中记载的"医经、经方、房中、神仙"中的一类，房中与神仙因其"怪力乱神"，被儒者所不取，剩下的经方则是另一重要医学源头。《艺文志》记载的经方有"《五脏六腑痹十二病方》三十卷，《五脏六腑疝十六病方》四十卷，《五脏六腑瘅十二病方》，《风寒热十六病方》二十六卷，《泰始黄帝扁鹊俞跗方》，《五脏伤中十一病方》三十一卷，《客疾五脏狂颠病方》十七卷，《金创瘈疭方》三十卷，《妇人婴儿方》十九卷，《汤液经法》三十二卷，《神农黄帝食禁》七卷"。这些经方基本亡佚，但皇甫谧曾说"仲景论广《伊尹汤液》为十数卷，用之多验"。而仲景的《伤寒杂病论》无疑是《艺文志》所记载的"经方"体系，而且据现存文献的考证是和《汤液经法》有关的医学体系，《汤液经法》的方剂学的主要内容赖《伤寒杂病论》而流传下来。但张仲景的伟大并不在此，根据敦煌发现的《辅行诀脏腑用药法要》一书，《汤液经法》的原貌绝不是仲景的《伤寒杂病论》。

据柳长华先生的观点，医经学派与经方学派是不同的，医经学派重在讲述基本生理功能而重在用针灸，是要切脉的。而经方学派是重在研究方剂药物的功效而用方药的，是不切脉的。其实柳先生的观点值得商榷，因为《艺文志》中明确说"医经者，原人血脉经络骨髓阴阳表里，以起百病之本，死生之分，而用度箴石汤火所施，调百药剂和之所宜。至剂之得，犹磁石取铁，以物相使。拙者失理，以愈为剧，以生为死"。其中谈了"用度箴石汤火所施"，但也谈了"调百药剂和之所宜"。但经方与医经学派各有侧重是肯定的，原则上来说，医经学派长于阐述人体的基本生理及病理，经方学派侧重于提供治疗的方药。

仲景生活在汉末，大约生在《汉书》完成后的 70 年。此时的医学可能存在着医经与经方尚未统一的情况，仲景伟大的功绩在于用了经方派的方剂，但同时把医经学派的医学理论融合起来，做了一番创新工作，这就是俗称的"六经辨证体系"。但这个"六经辨证体系"的具体内涵却随着时代的不同被赋予新的含义，我这本书也是在进行这个工作。

仲景之学除了具有承前启后的开创性，更重要的是，他的体系本身就具有极大的包容性。今天的我们，可以借助哲学及科学上的一些概念，把这个包容性更清晰地表达出来。

在科学研究上，检验一个理论模式或学说是否合理，具有三个标准。

一是自洽，也就是这个理论和学说在逻辑证明中不发生自相矛盾，简单说就是能自圆其说，这个在中医的各个学派基本都可以做到。只不过在各家学说中，仲景的学说自洽度最高，不管你用医学还是现代科学的各种观念去审视它，基本无人能从中发现逻辑纰漏。所以仲景学说基本没人攻击，而其他各个学派的学说总有不同的声音反对，这也说明仲景之外的各家学说逻辑不够精密。笔者曾有系列文章对历代医家的理论逻辑问题进行分析，有些学派是可以驳斥的，此处不赘述。

二是他洽，也就是对你不能否证的其他学说，你不能与之发生矛盾，除非你能够否定它。仲景学说显然是可以包容很多不同的学说的，后世历代各家的不同学说总能从仲景学说中找到依据。而其他医家的所谓学说却总不能完全包含仲景的学说，或者他们之间就不能包容，譬如温补派对寒凉派就不能包容，补土派对滋阴派就不能包容。

三是续洽，就是对新出现的信息增量，你原有的逻辑模型要能够容纳。仲景学说当然符合这一点，从国内伤寒学的发展来看，历代医家总是不停地在用不同的学说解释《伤寒论》的六经体系，如经络说、脏腑说、标本中气说、经界说、形层说等，而《伤寒论》也总能和他们的观点相洽。日本的汉方医学，尽管不同于国内的思路，以方证对应为主，提出八纲说等，《伤寒论》仍能和他们相洽。目前学者们在现代科学技术及信息量下，对六经辨证提出了很多新的解释，如应激学说、体质学说、逻辑理论、模糊理论、数学集合等，《伤寒论》同样可以续洽它们。

所以说仲景成为"万世医宗"，并不是偶然的，它是历史的必然。在当今这个科学昌明的时代，《伤寒论》六经学说仍然屹立不倒，没有理论能够否证它，所以它具有强大的生命力，至今仍能有效地指导实践。

明白了仲景学说的稳定性及包容性，就明白了我所强调的观点：每一个学者对仲景学说的研究不要去刻意追求所谓的"仲景原意"，而是应该结合自己的临床及所学，运用仲景之学构建自己完善的学术体系，或者说以自己所学去合理解释仲景学说及其他医学流派，以期圆融通达，有利于临床，这是研究仲景学说的最主要意义。

而明白了这个道理，同样可以用这三个标准去判定一个学者对仲景学说的研究成果是否合理，有些学说根本不能自圆其说，有些学说能自圆其说，但它不能他洽；有些学说一度被认为是对的，但在当今又显得不合适了。而那些阐释仲景学说的不同观点中，能包容其他不同学术观点的观点显然具有更大的包容性及稳定性，也就具有更强大的生命力。

仲景学说被奉为经典，研究者众多，但正因为如此，所以历史经验与包袱都很沉重，种种问题，种种观点，给当今的学者们学习《伤寒论》造成了极大的困扰。那么我们怎么样来安放这些问题？譬如它与《内经》等医学经典有何关系？张仲景是怎么把中医学的庞大体系通过一个简单的六经辨证就包含进来的？怎样理解《伤寒论》的六经辨证体系与历史上流行的五脏辨证体系的关系，怎样统一它们？这或许正是当今时代我们研究《伤寒论》所要解答的问题。

## 四、世界只是你自己的

这个世界究竟有什么意义？佛说"一切有为法，如梦幻泡影"，但普通人根本不承认，因为根本无法理解。但事实正是如此，人类生活在地球上进化到今天，所有的能力都只是为了求存，而不是为了求真，眼见为实是最大的笑话。

我们以为我们看到的、听到的世界就是真实的，但真正的光谱和声谱范围，都比人类能看到和听到的更为宽泛。人类肉眼只能看到波长在400～700nm的光，而在人眼这个小小的视觉范围之外，还延伸出许多不可见的广大领域，波长更长的有红外线、微波、无线电波，更短的则有紫外线、X射线和γ射线等。人靠视觉和听觉感受这个世界，对于每个物体的外形、颜色都自认为是清楚的。而蝙蝠靠人耳无法听到的高频声波碰到物体

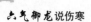

后反射回来的声波感知这个世界，那么它们感知到的和人类一样吗？谁感觉到的才是真实的？人类对物质世界和心理世界的感知如同地球在宇宙中一样，渺小得不值一提，所知的基本等同于无知。

所以每个人所感知到的世界只是你自己的而已，你自己的思想赋予这个世界意义。不管你怎么想，这个想法都与你的国家、民族、宗教、教育、经历、个性等有关，这些都构成了你看待世界的角度，进而决定了你的行为。你对民族国家、人文主义、宗教战争、人道主义援助、贫富差距、社会伦理等的认识，都只是你自己的认识而已。你认为有一种精神叫爱国主义，你就会在国家危难时抛头颅洒热血。你认为贫富差距是上辈子注定的，你就会认为这一切再正常不过了，你会特别不理解要扼住命运的喉咙的贝多芬。

把人类认识世界的这个特点放到医学领域来也一样适用。自然界的动物从来不看医生，它们照常繁衍生息，只要死亡率小于出生率，就会延续下去。只要人能活到生殖年龄，留下基因，人类就会延续下去，而这些即便是原始人的寿命只有 30 岁也都足够了。所以从人类作为一个物种的角度考虑，医学在物种的延续中根本就没有必要。没有中医的西方也从古延续至今，没有西医的东方也从古延续至今，没有像样的医学的印第安人在欧洲人入侵前也生存了一万多年，可见医学不是为了保持物种的延续。

那么医学究竟有什么作用？医学只是为了让人类自身的生命得到更大程度的帮助，这也是人类赋予医学的意义，当然这也只是站在以人为中心的立场上来说的。站在动物的立场上，一定不希望人类越来越多、寿命越来越长。对人类有益的事业，对其他物种未必有益，人类寿命的延长，究竟从哪些方面影响了这个地球的生物圈？没有人仔细思考过。医学对人类这个物种的整体生存是利大于弊还是弊大于利？同样没有定论。但以人为本的观念告诉我们，救治一个人比救治一个动物重要，仅此而已。

人类本不该理所当然地享有高于其他一切动物的权利，在这个基础上我们再来看医学，就不会再把医学看成是多么崇高伟大的事业。文明对人类究竟有何意义？值得每个读书人深思，但古代中国人已提出了人类的终极意义——"参赞天地之化育"，替天行道，不去干扰万物自然而然的过程，才是人类最大的意义，不如此则人类无希望，地球无希望。

中医是西医学产生前，中国古人对这个世界的认识，不可能是人体的绝对真相，但已经是前人的最完美的思维。西医学不过是现代科学发展至今的一种思维结果，你无法让一个接受这种医学思维的人认为中医也一样是科学的，这就如同让一个现代人理解非洲采集部落的社会准则一样困难。二者没有可比性，也没有多少共同语言，我们只能做尝试性地沟通，但绝不能等同。但包容对方却需要我们深刻认识人类的认知局限性，知道自己思维的非真实性，在梦幻空花中就不要太把自己的观点当真了，也不要以为和自己不同的就一定是错的，这或许是这个联系紧密的时代最缺的一种精神吧！地球越来越紧密地联系在一起，但人类却越来越难以包容不同观点，岂不可笑。

中医只是中国文化认识人体健康的思维结果，没有必要非得让现代科学证明。我眼中的中医也只是我眼中的，历史上不同的中医学派也只是那些不同学者的观点，不要抱着找标准答案的心态来学习中医，那只存在于理想化的世界中。

所以本书中笔者所论述的仲景学说，其实只是自己多年来在前人学说及诸位老师的影响下，结合自己的临床所做的一些粗浅的思考，仅此而已，并不是什么金科玉律。接下来的篇章，我就借用前人的理论成果及自己多年的体会，把仲景之学所包含的关于人体的基本生理及病理阐述出来，我姑妄言之，诸君姑妄听之。

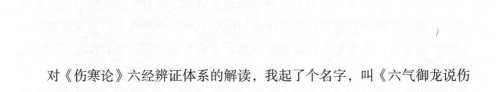

# 第二章
# 乘六气以御飞龙

对《伤寒论》六经辨证体系的解读，我起了个名字，叫《六气御龙说伤寒》，听起来似乎很玄乎，但如果各位明白"龙"这个字在中国文化的特殊含义，就会觉得这个名字也是贴切的。

这个名字来源于《周易》和《庄子》。《周易》乾卦的象辞曰"大明终始，六位时成。时乘六龙以御天"；庄子在《逍遥游》中也说出了"若夫乘天地之正，而御六气之辩，以游无穷者，彼且恶乎待哉"的逍遥境界。六气与六龙是一脉相承的一个概念，而《伤寒论》的"六经辨证"的核心体系其实也来自运气学说中的"六气"。《内经》的六气看似在讨论气候变化的外六气对人体的影响，其实如果我们把"外六气"内化为人体的"内六气"，则这六气的变化也就是人体内气机的变化规律，这正是本书取名为"六气御龙"的缘由，所以本篇就要说明龙与六气及六经的关系。

## 一、御龙而行的曦和

众所周知，龙是中国的图腾象征，我们也自称是龙的传人，但龙似乎又是个不存在的动物。关于龙的形象、起源、历史演变、文化解读等，众说纷纭，不同领域的学者有不同的解读，有兴趣者可以去参看学者们的专著。但不管从哪个方面，中国的这个龙绝不能等同于西方那个"dragon"。龙是中华文化精神的代表，而"dragon"往往是恶的代名词，没有中国龙的深刻内涵。

龙究竟意味着什么？我们不妨从文献及神话角度来看一看。中华文化的总源头是《易经》，而它的第一卦乾卦的六爻的卦辞都是在说龙，从潜龙勿

太阳阳气最盛，太阴阴气最盛，太阳经又是《伤寒论》的六经之首，阳气最多之经。它和太阳本身有什么联系吗？我在这里讲太阳，只不过是为了给后边讲中医的人体生命观及太阳经的相关内容做铺垫而已。

从这些传说我们可以看出，古人的时空观是从认识日月开始的，日月与龙有关联，而日月和地球相互位置的变化就形成了地球上的节令变化，也即是阴阳的变化，所以我们潜在的联想就是龙与天地日月节令的变化有关。

再说伏字，也有伏天的意思，所谓三伏天是指夏至后第三个庚日开始为初伏，第四庚为中伏，一伏十天，但从夏至到立秋中间若有第五个庚日，则中伏为二十天，立秋后初庚为末伏，合起来就是三伏天。三伏天是一年中最热的一段时间，基本在农历六月中，又叫季夏，中医学认为土旺于季夏。季夏六月在生、长、化、收、藏中属于"化"的节令，跟脾土之令关系密切。十二地支属于未月，在脏腑中跟太阳小肠经关系密切。

为什么叫伏？《释名》解释说："伏者，金气伏藏之日也。金畏火，故三伏皆庚。四气代谢，皆以相生。至立秋以金代火，故庚日必伏。"也就是说，伏天最热，而五行中金最怕火，一年中到夏至阳气已释放到极致，开始一阴生，这个阴生的过程其实就是金气开始收敛阳气的过程，到立秋也就开始金气当令了。三伏天是阳退阴进的关键时刻，天地濡蒸，万物成实，充分体现了天地之"化"的功能。十二地支中的辰戌丑未四库皆属土，所以《内经》中同时有"土旺于四季之末各十八日"和"土旺于季夏"两种说法，这是五行学说的圆融处，但也引起了一些争论。如果我们能充分理解伏天和阳气循环的关系，那么就知道伏天跟脾土及太阳小肠经的关系，及其在人体中的重要作用。这其中的内涵我们在太阳、阳明、太阴分论中还要再细谈，总之，伏天与人体的生命规律关系极大。

## 二、龙者，天地之元气也

那么，什么是龙？《三国演义》中"青梅煮酒论英雄"一节，曹操说了一段话："龙能大能小，能升能隐；大则兴云吐雾，小则隐介藏形；升则飞腾于宇宙之间，隐则潜伏于波涛之内。方今春深，龙乘时变化。"罗贯中借曹操说的一段名言充分反映了中国人对龙的特点的认识，特别是"方今春深，龙乘时变化"一句，在说什么？我们可以看看东汉许慎对龙字的解释，

《说文解字》说："龙，鳞虫之长，能幽能明，能细能巨，能短能长，春分而登天，秋分而潜渊。"这段话比曹操的简短，但意思接近。"方今春深"指的是二三月间，本身就是春分以后气候多变的季节，而许慎更明确地说了"春分而登天"，也就是龙从蛰藏状态开始飞腾于宇宙之间，兴云吐雾了，变化也就生成了，一切都在生长，一切都还没有注定。曹操说这句话的意思就是，当今天下大乱，我们这些英雄当顺势而为，平定天下。对比这两段话，我们更能看出龙与节令气候的关系，而这一解释也是龙的真正内涵所在。

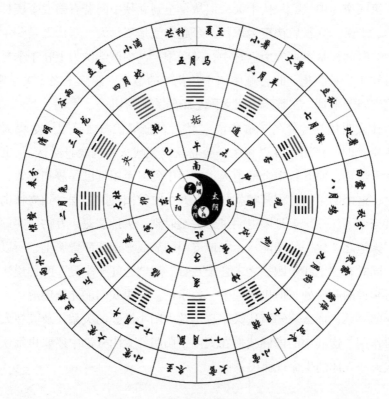

图 1-1　十二消息卦配地支月令图

如果各位熟悉中国人对阴阳的时间划分就知道，春秋二分是阴阳各半的状态。《春秋繁露·阴阳出入上下篇》云："至于中春之月，阳在正东，阴在正西，谓之春分。春分者，阴阳相半也，故昼夜均而寒暑平……秋分者，阴阳相半也，故昼夜均而寒暑平。"如果四季是个周而复始的圆周，把圆周分为上下两半，就会出现两个分界点，左边的分界点是春分，于一日中时辰为卯，一年中月份为二月，六气中为少阴君火节令，于十二消息卦为壮卦，春分为阳气升腾之象。秋分到春分，天气由寒转热，气出于天。秋分就是右边这个分界点，于一日中时辰为酉时，一年中月份为八月，六气中为阳明燥金节令，于十二消息卦为观卦，秋分为阴气下降之象。春分至秋分，天气由热转寒，气入于地。

《易经》中有十二消息卦：复、临、泰、大壮、夬、乾、姤、遁、否、观、剥、坤。这十二卦所描述的阳气的消息盈缩，也同样是一年四季中节令的变化。节令的变化就是阴阳的变化，阴阳的变化就是元气的变化，而阴阳的变化古人就喜欢用龙来做代表。所以说龙是什么？龙就是天地之元气，一元之气的与时消息变化就是龙的变化。《易经》中六十四卦不外乎描述阴阳之气的消长盈缩，而这些都是龙的变化。乾为天，位在西北，西北又为干燥之地，乾就是古代的干燥的"干"，而象征乾的龙在十二生肖中排在第五位，十二地支属于辰，辰在十二时辰的划分中归于胃，胃即是龙的象征——这些都具有深刻的表象意义在里面，与中医学的脏腑生理功能密切有关，随后我们会详细介绍。

《易经》是通过卦象对天地元气进行研究的，它以乾卦为首卦，而用来解释乾卦的卦辞都是与龙有关的。可以说，乾卦就是龙的代表，龙就是天地之元气，象征着天地万物的开始，乾卦是其余卦之父，所有的卦都是乾卦的变化。《彖传》说："大哉乾元，万物资始，乃统天。云行雨施，品物流形。大明终始，六位时成。时乘六龙以御天。乾道变化，各正性命，保合太和，乃利贞。首出庶物，万国咸宁。"

这句话是《易经》的万物生成观，万物之所以能产生，最初的原动力都来自乾卦，乾为天，天为虚，地为实，天为阳，地为阴，天尊地卑，天气主动下交于地，是天地氤氲、万物化醇的前提，所以说乾卦就是天地之元气的体现，也即是道的体现。乾是先天之元气，我们也可以称之为阳气，但这个阳气不是与后天的阴阳平等的概念：天地交泰后变为后天之坎离，坎离水火才后天的阴阳对立的阴阳概念，乾坤乃是道的代名词。

《彖传》所说的"大明终始，六位时成。时乘六龙以御天"，其实就是说以六爻位来描述元气的变化。据学者统计，《易经》中关于龙的记载有36处，这也就是前人所谓的御龙法有36法，其实《易经》每一卦都是御龙法，我们大可不必拘泥于这个数字。所以传说道家有御龙术，什么是御龙术？《庄子·逍遥游》所谓"若夫乘天地之正，而御六气之辩，以游无穷者，彼且恶乎待哉？故曰：至人无己，神人无功，圣人无名"。御六气之变就是御龙，至人、神人、圣人就是掌握了天地阴阳变化之道的人，得道之人就是御龙高手。但天地间的元气在某一个时空中只表现为六气中的一种形式，如此时此地是春季就不能是夏季，我们只能看见春季之龙，看不到夏季之龙，所以又有"神龙见首不见尾"之说。

最早的御龙师是曦和，她可以掌控日月的运行，三皇五帝之所以为中华民族之始祖，也是因为他们掌握了六气之变，所以我们称之为天子。天子，上天之子，代替天地抚育万民，掌管天下万物的运行，所以也是御龙者。天子的座驾也是六龙，只不过是六匹马拉车而已。没有龙为什么称龙？因为马八尺称龙，所以乾卦的表象上就有马，马日行千里而不倦，能充分体现乾卦健运不息之精神，后人常说的龙马精神正是指此。

具体到每个人，无不是天地元气氤氲化育的产物，所以都是天子。皇帝自称天子，只不过是把这个概念独占了而已，就像古人都可以称"朕"，而秦始皇以后"朕"就成了皇帝的自称了。皇帝掌握了天地之间的元气变化的规律，可以乘六龙以"御宇"，文献记载有"天子驾六"的规矩，但历史学家曾为此争论不休，看来他们也不一定懂得此理。而继洛阳发现"天子驾六"后，2021年南阳的"不见冢"也发现了天子驾六的墓穴，更印证了这一文献记载的正确性！

作为普通人，当然可以用六气的规律去驾驭自己的一生，所以讲六气之变的《易经》被称为知命改命之学。扩展开来，所有的人都是龙的传人。但为什么说中国人是龙的传人？因为中国人掌握了天地之气的变化规律，中国人可以乘六龙以御天，与众不同。

中国医学不过是文化的一个方面，当然也离不开这个龙。《易经》描述天地间元气变化就是通过六爻而体现，也就是六气。《内经》的三阴三阳的六经也是描述六气变化的，当然与《易经》的六爻关系密切。只不过中医学者们借助的是更能体现阴阳气多少的六经学说而已。仲景又把人体的脏腑经络及病理变化的六气学说与经方结合，从而确立了六经辨证体系，所以《伤寒论》的篇目往往是"辨某某病脉证并治"。

如此一脉相承的思想，当然可以使我们想到，六经体系其实就是仲景对人体元气与天地之气沟通往来、消息盈缩全过程的模拟。仲景就是通过六经来驾驭人体元气，也即是那个变化莫测的龙，所以仲景是真正的龙的传人，御龙高手。正是因为懂得了御龙术，仲景才敢于说"虽未能尽愈诸病，庶可以见病知源"。我们学医，不过就是要认识掌握人体真元之气的升降出入变化，使其顺应自然的规律而已，学的就是人体之御龙术。当然，天人同构，明白了人体御龙之术，御国之道又何尝不是如此呢？正所谓上医医国。

## 三、六经辨证的宏观概念

既然六经也可以看作是龙的变化，我们也可以借用龙的概念来对六经的含义进行一个粗略的划分。

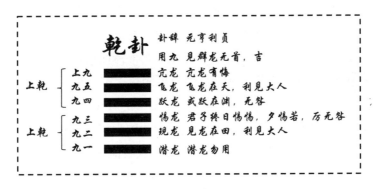

图1-2 乾卦

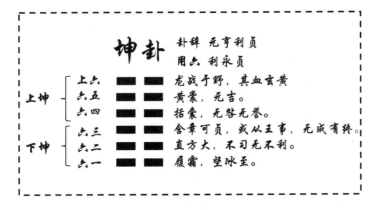

图1-3 坤卦

若以六爻变化来从上到下排列六经的顺序则分别是太阳、阳明、少阳、太阴、少阴、厥阴。三阳在外为用，三阴在内为体。乾卦中六爻的龙的状态其实和六经也密切相关。

"初九，潜龙勿用"，这一爻对应的是厥阴风木。初九阳爻当位，但力量还很弱，所以要保持这种生生向上的动力，不断积蓄力量。但它与第四爻同为阳爻，不相应，所以很难得到外部的扶助，只能设法避让，不主动斗争。第四爻是少阳的位置，在六气中和厥阴相表里，但二者一为相火升发之途，一为相火敛降之途，少阳能敛降则厥阴自有升发之本。在六气中可把初九比作厥阴风木，厥阴是阴尽阳生，此时的风木之气很脆弱，就人体脏腑生理来说为厥阴之阳气的升发力很弱。例如春寒料峭之时，稍不注意就会被寒气压抑，难以升发，所以厥阴风木的本性不是升发太过，而往往是升发不及，需要静以待时，用温养之法扶助风木之气以畅达阳气。对厥阴风木来说，若阴寒太过，则阳气柔弱，潜龙难以抵御阴邪，就会水寒而龙飞，最终灭亡。这也正类似《伤寒论》描述厥阴病出现厥热胜复的情况，厥而不返则死。厥阴热复则转出三阳，阴病转阳则生，热复太过则郁滞而化热，也就有了厥阴的热化证，但天地之元气唯恐其不足，所以厥阴热化难，寒化易。

"九二，见龙在田，利见大人"，这一爻对应的六气是少阴君火。九二爻的见龙已经有了一定的力量，而且它处于下卦的中间位置，得位，所以很重要。按中医之六气学说来说就是君火以明，少阴君火要能够主导三阴经，它是三阴经的根本，但这个君火是在内的，它要得到九五至尊的支持。也就是说在六气中少阴君火所以能明，需要阳明燥金的力量，阳明燥金之气在六气中其实是处在至尊之位的，这个和我们常说的"心为君主之官"一点都不矛盾，阳明燥金之气在人体元气中的重要作用在随后的六经讲解中我们会再详述。

"九三，君子终日乾乾，夕惕若厉，无咎"，这一爻对应的是太阴湿土。这个位置上是内卦的第三爻，最外边，阳爻得位，过刚则不中，且与外卦的上九爻不相应，所以可上可下，有忧患之象，只有用乾卦之战战兢兢、朝夕留意的健运之精神，才能无咎。以六气的太阴湿土来说也是如此，太阴湿土处在三阴的最表层，与三阳中的少阳接续，是阴阳出入的要道。阳气要想入三阴，就需要太阴之开功能正常。开就是一刻不能停留，阳气入内需要太阴湿土之气的恰如其分，一旦没有运行不息的乾健之性就会聚湿生痰，导致阳不能入阴。

"九四，或跃在渊，无咎"，这一爻对应的是少阳相火。九四是阳爻居阴位，阳动而阴静，又居上卦之下爻，紧邻下卦，处于形势不明朗的欲进未定之时，只有随时进退，才能无咎。在六气中少阳相火也是如此，处在阴阳交替之处，上接阳明，下连太阴，为阴阳交替之枢纽，相火为原气之别使，游行上下，出入内外，历络三焦，关联最广，所以一旦失常则为患最多，临床需要时刻留意其变化。

"九五，飞龙在天，利见大人"，这一爻对应的是阳明燥金。九五是至尊之位，阳爻居阳位，盛德之君子居至尊之位则大吉。阳明燥金在六气之中也是如此，阳明秉乾金肃杀之权柄，使天德下济万物，阴阳得以交泰，在六气中主宰六气之循环。阳明之盛德不衰，居于正位，则太阴湿土不过湿，元气升降出入正常，人体康泰。

"上九，亢龙有悔"，这一爻对应太阳寒水之气。上九为最高之处，阳极而衰，知进而不知退则为亢龙有悔，所以要知收敛。太阳经在六气中居于最外层，太阳为开，开则阳气与外界交换，排出代谢废物，吸收天地之正气。太阳为人体阳气最亢奋之处，防御外邪，护持人体。一遇外邪侵袭，就奋起抗邪，此时恰如亢龙，开得太过则汗出而恶风发热，成桂枝汤证；开得不及则无汗而恶寒发热，成麻黄汤证。若要恢复其正常功能，则需要审时度势以祛邪，如此则龙不致过亢。

## 四、群龙无首则人体健康

乾卦的用九是"见群龙无首，吉"，这句的解释历来多有争议。但从《象传》说"用九，天德不可为首也"的话，我们可以判断出其基本含义。乾为天，天之德是什么？《老子》说得最清楚，"无为""功成、名遂、身退""谦下""不敢为天下先"，天生万物，却从来不居功，万物都是天子，品类不同，各有其用，本应该平等相处，没有高下之分，如此则万物和谐，天地大吉，这也是道法自然的最高境界。而反观我们今天这个世界，之所以不再吉利，就是因为人类自诩为万物之灵长，要做群龙之首，要代替天德而行人之道，背离自然，终成人祸。所以孔夫子提出的仁义之学在老子那里不过是"夫代司杀者杀，是谓代大匠斫"，欲以人力代天道，在道家看来是不明智的，代大匠斫则"希有不伤其手者矣"。道家看来圣人要像天地一样不仁，以万物为刍狗。草扎的狗，本来就是幻象，还要在幻象中行什么仁义，这不是道家的至高追求。天地不仁其实是最大的仁，自然自有其平衡之道。

人与自然的关系问题是人类生存的基本问题，人要代替自然的功能就麻烦了，而西方文明正是如此。现代社会以追求经济增长为核心的文明形式，已经给自然界带来了巨大的破坏。而把人与自然看成截然不同的二者，是很多西方思想家的通病。

群龙无首也就是道法自然，六气各安其位，各司其职，当令则显，失时则隐，如此则天地万物皆吉。人体的健康是一种自然属性，它不是由社会属性决定的，所以群龙无首在人体六气上来说亦具有重要的意义。元气是人体的根本之气，化而为六气，就是元气分化为六龙，人体内的六龙各司其职，相互配合如环无端，不能有一个出现异常。六气在人身上应该是功成身退，百姓日用而不知，处处起用但处处不显，是处于隐藏的地方，所谓"忘足，履之适也"。若六气中的某一气显现则此气即为病态，如太阳寒水之气出现，则人恶寒怕冷，阳明燥金之气出现则人怕热口渴，这就是"群龙有首"了，就不吉利了，在六经辨证中就是"六经之气，见则为病"。所以六气各司其职而不显现，这样人体就是健康的。

六气之一气一旦显现，人体就病了；二气、三气等同时出现，病就复杂了。生病的状态以六气来说就是三阳外而不内，三阴内而不外，阴阳不相交则病，用卦象表示就是否卦。

而人体要恢复健康就要天地相交，天气下降，地气上升，天地交泰，品物化生，也就是泰卦。治病就是要把人体天地阴阳不交的状态恢复到相交的状态，就是复泰。

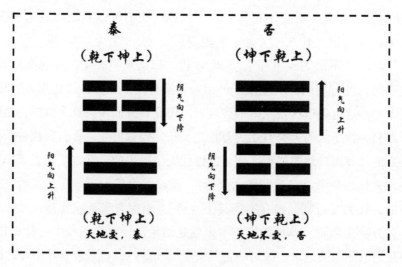

图1-4 泰卦、否卦

道济轩主人完稿于 2019 年 12 月 24 日

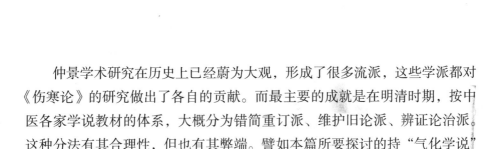

# 第三章
# 《伤寒论》气化学说概况

　　仲景学术研究在历史上已经蔚为大观，形成了很多流派，这些学派都对《伤寒论》的研究做出了各自的贡献。而最主要的成就是在明清时期，按中医各家学说教材的体系，大概分为错简重订派、维护旧论派、辨证论治派。这种分法有其合理性，但也有其弊端。譬如本篇所要探讨的持"气化学说"的医家就分属于前面不同流派，而其实他们的观点更具有一致性。本篇就着重探讨一下气化学说的概况。

## 一、中国思想家的特点

　　切入正题之前，先谈一个看似题外话的问题。每个人都需要注意，研究中国文化时有一个基本点，即中国文化重体认、重实用，而不重思辨，不是像西方哲学有相对清晰与系统的思想表述。中国重要思想家的思想缺乏思辨产生的抽象性与构造形式，他们很少用有组织的文章结构来表达其思想结构，而是把其中心论点分散在各种文字片段中。譬如老子、孔子、庄子的思想都是如此：在同一篇中涉及很多观念或问题，即使是在某一段中专谈某一问题，也是谈了某一侧面，很少会下一个抽象的、可以概括其全部内涵的定义。换句话说，对同一个命题的论述，有时是有普遍意义的，有时又是针对某一点而说。但不要误以为我们的思想家没有系统的思想，可以说凡是成为"家"的，他们的思想都有其"一以贯之"之道，在其看似片段与没有逻辑的言语中实际上有其内在的统一的逻辑。譬如儒家之仁、道家之道，都是一贯之词，当然这也都是后来学者对他们的著作系统研究后的成果，譬如《论语·里仁》说"子曰：参乎，吾道一以贯之。曾参曰：唯。子出。门人问曰：何谓也？曾子曰：夫子之道，忠恕而已矣。"忠恕就概括了仁的全部含义吗？未必，因为孔子谈论仁的地方还有很多，这里只是曾参的理解。这个典故颇似释迦拈花，迦叶尊者破颜而笑的故事。

正因为中国文化的这一特点，我们在研究各个思想家的思想体系时，就需要下功夫尽可能整理其全面的语言，也只有在全面系统的研究中才能准确体会其真实含义。研究中国的思想家，不能抓住其一两句话就作为这个概念的全部，这也就造成了中国文化中注释经典之风。后来人谁也不可能找到原作者去询问某句话的准确含义，只能在自己的所学范围内理解经典中的各种概念，从而形成自己所谓有特色的思想，这就造成各种论点深浅对错，各有其理。

知道了中国文化中的这一基本特点，就知道我们的医学经典的作者们同样是用的中国式表达。他们的思想没有系统的表述，而是散在其著作中。医学家对经典的注释，可以说是他们对经典的一种梳理，说是经典的意思，其实都是一家之言。譬如最早的经典《黄帝内经》，其实已经是经过当时学者们汇集整理的著作，在前几篇中相对系统地阐述了很多重要的医学思想，但也有很多篇章仍是独立的，很多概念是分散在各章的，甚至各章之间的概念含义还不太一样，譬如我们前面说的三阴三阳的各种问题，就不是在一篇中说的，我们本篇说的气化学说也是散在各章中的。

这样一来，后世医学家在学习经典的过程中，他们自己的体会就各有不同，观点肯定也有差别。但有一个共同特点——即他们都是在做系统化整理。譬如杨上善的《黄帝内经太素》，其实是对《内经》的主要内容进行分类；皇甫谧的《针灸甲乙经》其实是对《内经》中的针灸学内容做分类体系，系统整理。后来的《类经》《内经知要》也大多如此，《伤寒论》的不同学派更是如此，要成一家之言，必须以某一观念系统化整理《伤寒论》。而在这些整理中最有成就的人则是形成了其独特的观点，也就是各家学说，同样是各不相同。一方面我们可以说它们丰富了中医学的内容，但另一方面，也无疑扰乱了后来学者的思路，注疏之风形成了庄子所谓的"呜呼，百家往而不返……道术将为天下裂"的局面，后来者很容易陷在百家之论中迷失方向，无处问津，看不出医学的本来面目。有很多学生学中医没有结果，中医学中众说纷纭的解释可能是他们学不下去的关键原因。

　　而这一局面，是当前中医界的一个大问题，也是我们要探讨中医各家学说时的一个基本态度。仲景的《伤寒论》，也同《内经》一样，是学医不可或缺的经典著作。但《伤寒论》是由一条条的条文组成的，初看起来似乎并没有什么联系，所以就曾有人认为它就是一部临证医案记录。

　　但事实不可能是这样的，如果没有一贯之道，仲景是不可能写出这部彪炳千秋的经典著作的。我们学习《伤寒论》首先就要把握仲景的思想，也就是把条文中所隐含的仲景医学思想尽可能完整地把握。若不如此则难以把握仲景医学的大纲，也难以看出仲景学术思想与《内经》等医学理论著作的相互关联性。说得更具体一点，如果不能把握仲景的统一思想，就很难明白仲景何以用六经作为诊治内外疾病的纲领，也自然难以合理运用其中的诸多方剂。当然，我所谓的仲景思想，也不过是我认识到的而已。

## 二、《伤寒论》研究的核心问题

　　关于《伤寒论》研究的核心问题，其实就是六经的实质问题，对六经的理解，关系到对整个《伤寒论》的认识及应用。六经实质类似于西医学的人体生理，生理认识不统一，则在病理上必然众说纷纭。伤寒学派的大致历史发展过程第一篇已略有交代，其大概的变迁我们已有所了解，此处我们再具体谈一谈仲景学说的一些主要的思想。

　　民国以前，仲景的六经实质问题，已经有经络说、脏腑说、标本中气说、经界说、形层说、八纲说、治法说、正邪相争说、病程阶段说等，近代以来很多学者有赞同前人之说者，也有另外提出观点者，如气机升降说、生理系统说、六病分证说、六经分证说、症候群说、综合体说、病理层次说、阴阳胜复说、病证结合说、病证虚实说、抽象说、时空说等不同学说。

　　这些观点的具体内容我们不去细说，因为很多学说都是有明显的局限性的，譬如经络说、脏腑说、经界说等，这是当时学术发展的局限。从六经辨证只适于伤寒到扩大于外感病，再到清代柯韵伯说"仲景之六经，为百病立法，不专为伤寒一科，伤寒杂病，治无二理，咸归六经之节制"，这无疑是对《伤寒论》研究逐步深入的成果，我们今天所谈也是站在前人肩上的进一步深入。

　　而在近现代以来，学者们对六经实质的认识更加深入，大部分学者对仲

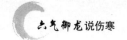 

景六经可以统治百病的思想已无异议。而在诸多不同学说之中，气化学说是我所认为的最能反映《伤寒论》本质及中国文化特点的学说，所以本书就以此为基本点，下面就对《伤寒论》气化学说的源流做一个粗浅的梳理。

## 三、气化学说的源流

气化首先是个哲学概念，它是中国哲学对天地宇宙之间的万事万物运动变化的总体描述，所有的物质变化形式都可以用气化来概括。这一方面的原理我在另一部关于中医"义理之学"的书稿中有具体讨论，此处从略。但大家一定要记住这是中国医学的根本。基于中国哲学而建立的医学理论体系，当然也是建立在以气化为核心的理论上的，医学上的气化指的就是人体内元气的运动变化。

气化学说在《内经》即存在，但《伤寒论》六经气化学说则不是本来就存在的，它形成一种学说经历了一个过程，而且至今也不完美。前面提到过《伤寒论》类似口诀，只讲了什么病什么症状用什么方，因为张仲景并没有亲口说出自己之所以这么用的原理。这就使后世学者有了发挥的空间，而"六经气化学说"即是对此的一种发挥。大家要牢记，我们用气化学说研究《伤寒论》，未必是仲景原意，也未必不是仲景原意，运用此理论的目的仍在于如何深刻系统地理解仲景之学，从而更好地服务于临床。

如果我们能用气化学说把仲景的"六经辨证体系"的原理方法说清楚，也可以说就是在用气化学说对"六经辨证"进行一种新的阐述。如果在这个体系内能够把《内经》的人体基本生理功能及其变化特征和病理情况下的处方用药完美地阐释，则医学的基本理论就体现在了这种阐释中，也就可以避免后世学者陷入必须面对六经辨证种种不同学说的苦恼中。清楚地阐释六经辨证所包含的理论框架则可以使学习经方者有一个知其然又知其所以然的总体把握。

所谓的《伤寒论》六经气化学说其实是用《内经》的六气学说的标本中气及从化、开阖枢理论来阐述《伤寒论》六经辨证体系的学说。

《伤寒论》"气化学派"的创立者是张志聪，在此之前，《内经》的气化学说已经存在，但气化学说的核心如讲五运六气的七篇大论一直仅仅是用来解释天地之气的运动变化规律，另外诸如开阖枢、标本中气、六气从化等都没有能在人身上有所体现。金元时期刘完素的《素问玄机原病式》、张子和的《儒门事亲》，尽管也谈到了运气学说，但还是没有和人身结合起来，我们尽管可以说他们知道天人同气，但文字表述上没有明确说出来，我们在学术研究时不能认为他们已经提出，这是原则问题。

到明代的吴崑、张景岳，已经明确地把《内经》的开阖枢问题和经气运行联系起来了，但还没有和《伤寒论》联系在一起。张景岳在《类经·阴阳离合》的阐述中说"此总三阳为言也。太阳为开，谓阳气发于外，为三阳之表也。阳明为阖，谓阳气蓄于内，为三阳之里也。少阳为枢，谓阳气在表里之间，可出可入，如枢机也。然开阖枢者，有上下中之分，亦如上文出地未出地之义，而合乎天地之气也……此总三阴为言，亦有内外之分也。太阴为开，居阴分之表也。厥阴为阖，居阴分之里也。少阴为枢，居阴分之中也，开者主出，阖者主入，枢者主出入之间，亦与三阳之义同"。

此后的张志聪在前人的基础上，总结气化学说的相关内容，明确地用六气学说来解释《伤寒论》的六经。他在《伤寒论集注》中提出"太阳、阳明、少阳、太阴、少阴、厥阴，乃人身经气而各有分部"，又说"本论太阳、阳明、少阳三阳也；太阴、厥阴、少阴三阴也。三阴三阳谓之六气，天有此六气，人也有此六气，无病则六气运行，上合于天。外感风寒，则以邪伤正，始则气与气相感，继则从气而入于经"。也就是说，张志聪是气化学说的开创者，因为他第一次把《内经》的六气与《伤寒论》的六经联系起来。六经的本质就是六气：天之六气在人体也一样，人体之气机运行也是分为六部的。这是一个伟大创举。如果不从六气来理解《伤寒论》六经会有什么弊端呢？张氏说"世医不明经气，言太阳便曰膀胱，言阳明便曰胃，言少阳便曰胆，迹其有形，亡乎无形，从其小者，失其大者，奚可哉"。"从其小者，失其大者"，这一简短的话语其实概括出了许多研究《伤寒论》学派的最大弊端，此处不再详论。

在张氏之后的张令韶也说"天有此六气，人亦有此六气。与天同体者也"，张氏的弟子高士宗在《医学真传》中说"盖厥阴、少阴、太阴、少阳、阳明、太阳曰六气，风热湿火燥寒曰六淫。天有之，人亦有之。故居其内以通脏腑者，六气也；居其外以通天气者，六淫也"。又说"天地至大，人物至广，不外阴阳五行之理，五运，即五行也，六气，即三阴三阳也。故木、火、土、金、水曰五行；厥阴、少阴、太阴、少阳、阳明、太阳曰六气，五运合五行，而六气亦合五行。天以此成四时而生万物，人以此成有形而合无形。是五运六气实乃医学之根源，神农本之而著药性，黄帝本之而著《内经》，仲师本之而撰《伤寒》《金匮》"。这些言论都已在天人同体的基础上明确了六气在人身上亦存在，也明确提出了"五运六气实乃医学之根源"的大课题，但限于当时学者的表达方式，他们并没有系统而深刻地表述自己的观点，我在随后的篇章中即试图讲明自己对这些大课题的看法。

但高士宗以内外分六气与六淫的观点是错误的，六气是指正常的气机运行的不同状态，无所谓好与坏，只有六气的运行失常状态才是六淫，不管天地之间的外六气还是人体内的内六气，都是如此，而且六淫还有太过不及之别，过与不及皆是病，这一点我们也要明确下来，不能受前人的错误观点影响。病因学对中医的临床治疗方向至关重要，譬如在中风的病因上，金元之前大家普遍认为是外风，用的是续命汤等方治疗。到金元时期，内风学说兴起，认为是水虚风动，不能用祛外风的续命等方，此后学者就着重在滋阴息风、平肝潜阳上做文章，直到民国时张山雷的《中风斠诠》还是坚持内风观点，对续命类方避之若鸩毒，也深深影响了中华人民共和国成立之后的一批中医学者。其实这恰恰说明内风学说的提出者没有明白天人一体的深刻内涵，不知道内风与外风只是名称不同，风邪致病只是对人体内病理状态的一种概括，不能由此导出中风不能用续命类的结论。今天的我们明白此理，则对中风的首选方还是续命类，辨证选用不同续命类方，对中风疾病同样有效。

气化学派的另一位医家是张令韶，他的主要贡献是提出了"传经学说"，认为人体内经气的流传是按从厥阴到太阳的顺序而传的，这是正传。人体感受邪气之后，经气的传变就变为"气传"，是按从太阳到厥阴的《伤寒论》六经顺序而传的，气传不一定发病。还有一种"病传"，也即出现了六经的症状，出现某一经的症状即某一经的疾病，不按时间多少及六经顺序来算。而且张令韶提出了《伤寒论》作为治百病之书的观点，他说"岂特六淫之邪而已，内而脏腑，外而形身，以及气血之生始，经俞之会通，神机之出入，阴阳之变易，六气之循环，五运之生制，上下之交合，水火之相济，实者泻之，虚者补之，寒者温之，热者清之，详悉明备，至此尽矣"，这都是具有重大意义的观点。

此后的重要人物是黄元御，他的气化学说在我看来是气化学派诸多医家中最高明的一位。他以五运六气的气化学说阐述《伤寒论》，用六气中的标本中气阐述了脏腑生理、经络、营卫、表里阴阳、寒热虚实等重要内容，特别是手足六经的主令从化学说，意义重大，从根本上还原了中医脏腑的生理特性，这一点我们在书中会具体讲解。诚如黄元御在"六气治法"中所说："仲景《伤寒》，以六经立法，从六气也。六气之性情形状，明白昭揭，医必知之，而后知六经之证。六经之变化虽多，总不外乎六气。"

此后的一些医家我们大概介绍一下，有兴趣的读者可以继续深入研究。俞根初继续用开阖枢的理论来论述六经的生理及病理变化，把六经气化理论运用到了实际，把六经病证分为六经本证、标证、中见证和兼证。陈修园继承钱塘二张的观点，认为"六气之本标中气不明，不可以读《伤寒论》"，强调三阴三阳病即六经气化病，而非脏腑经络病。

清末的唐容川继承气化派的观点，更进一步阐明了气化和脏腑经络间的关系问题。张景岳论述脏腑经络之关系时说："脏腑经络之标本，脏腑为本居里，十二经为标居表，表里相络者为中气居中。所谓相络者，乃表里互相维络，如足太阳膀胱经络于肾，足少阴肾亦络于膀胱也。余仿此。"唐容川在《伤寒论浅注补正》中说："内经所言，某经之上，某气治之，之上云者，盖脏腑为本，经脉为末，是脏腑居经脉之上，故称上焉。由脏腑本气，循经下行，其中络者，中之见也。中见之下，其经脉外走手足以成六经。又各有太少阳明三阴之不同，则系六气之末，故曰气之标也。"有学者据此认为唐氏之观点是在六气学说中，脏腑是核心，经络是标，六气更是据此而生的，这种观点是典型的本末倒置，并未理解《内经》六气学说的根本。以我的理解，唐氏的重点在说"各有太少阳明三阴之不同，则系六气之末，故曰气之标也"，他是在强调经络脏腑都是六气的功能载体，这也是《内经》的六气学说中的明确概念。

《素问·六微旨大论》说："所谓本也，本之下，中之见也；见之下，气之标也。"《类经图翼·经络》中解释说"六经之气，以风寒热湿火为本，三阴三阳为标，本标之中为中气"，《黄帝内经素问集注》解释说："风寒暑湿热火，在天之六气也；三阴三阳合于地之十二支，而上奉天之六气，是以天气为本，而三阴三阳为标。"这些都解释了标本，但没有解释什么是中气。吾师对中气的解释可谓最彻底，他说："中见，即所隐藏在其中的与自身属性相反的另一半是也：热见寒，燥见湿，风见火。热与寒相反容易理解，风与火相反不易理解。其实热与寒是水的阴阳态，风与火是气的阴阳态，燥与湿是土的阴阳态。阴中见阳，阳中见阴，如是而已。"其中"风与火是气的阴阳态"大家可能不理解，其实这是在说厥阴风木是气的升发状态，少阳相火是气的敛降状态，阴阳升降相反，到相关篇章时我们会细论。

这样在运气学说中，标本中气的概念就清楚了。风、寒、暑、湿、燥、火为天之六气，天之六气为本；人体少阳、太阳、阳明、少阴、太阴、厥阴，三阴三阳六经为六气所化，风化厥阴，热化少阴，湿化太阴，火化少阳，燥化阳明，寒化太阳，六经为标。"六气是本，六经是标"，六经是以六气的阴阳气多少来命名的，至于十二经络及有形的脏腑更是据此而被赋予了某种功能，这就从根本上解释了中医的脏腑为什么不是实体的器官。道家的宇宙观深刻影响着古人对人体的看法，道家讲"道生一，一生二，二生三，三生万物"，万物就是众缘和合的产物，是从无到有的。我们必须要确立以六气为根本的气化观，脏腑经络皆是虚位，一气流行方是真机。六气流行犹如天地之间的水气，而脏腑经络不过是河流与湖泊，这才是气化学说的本义。现在认为的脏腑是核心，似乎气血是脏腑生出来的，这种观点在人体后天的形体内是对的，但从人与大地之间的关系上来看人体这个个体则是错误的。

从张志聪开始的气化学派医家一脉相承，逐步完善了《伤寒论》的六经气化学说，但这一学说至今也不完善，因为有很多问题还没有解决，本书中我即试图解决一些问题。

这一学派的伟大创举就是把《内经》中高深迂远的天地之气化与人身气机变化紧密地联系到了一起。正因为如此，我们今天才可以理直气壮地说《内经》的五运六气学说就是人身体的五运六气学说，没有前人的一点点积累，我们是否能如此轻松地说这些话，还是未知数。

《伤寒论》六经气化学说尽管还不完美，但正是这一步步的前进，让我们看到历代医家在研究构建人体的基本生理病理上所做的艰苦努力。我们可以轻松地说"一阴一阳之谓道"，但作为一个具体学科，在探寻医学之道时绝对不是那么轻松的，会有很多曲折错误。我们不要轻易地给自己戴上已经"知道"的高帽子，肺腑而能语，医师色如土，我们所有的推论在人体这个妙道前面或许都不过是一厢情愿而已，我们所讲的只是我们所能认识的，也即"人为自然立法"。中国人的思维是默认有一个终极的道存在，知"道"，就知道了一切。我在感情上愿意相信中国古人对世界的理解就是终极真理，也愿意相信中医就是人体健康的终极真理。庄子讲"有真人然后有真知"，我不是真人，还没有得道，所以我所知道的一切知识都是依据我的主观思维，而不是对客观世界的本真反映，所以我不能确信我所听到的和讲述的就一定是道，只能说是我所理解的古代圣贤之道。

我也见过很多大谈中医之道的人，所讲的道理在逻辑上都不能成立，更别谈什么真得道。爱因斯坦有一个著名的隐喻，说宇宙就像是一个打不开表壳的表，我们科学家只是在这个表壳的外边来猜它是怎么运作的，永远不知道这个世界本真是什么。

同样，作为医学研究者的我们，拥有这样的思想是很有必要的，要不然只会自欺欺人。譬如要问中医学的经络是怎么产生的？很多自以为知道的人会轻飘飘地说一句"是古人体道悟道后发现的"，这种说法不符合历史的事实。单就经络来说，在《内经》的十二经络系统形成以前，还有《足臂十一脉灸经》的"十一经脉"之说，少了手厥阴心包经，为什么会这样？最早得道的人为什么没有得到这一条经络之道？其实中医理论的构建完成，是借助了大量的逻辑及哲学概念，这都和前面我们说的气化学说有关，而气化学说在汉代才趋于完善，所以汉代以前的许多中医学的论述是有不少缺陷的，我也不认同中医理论完全就是通过单纯的"内证"而得到的说法，此处我们不再详论。

## 四、气化学说的优势

由于历史上的《伤寒论》气化学说，只是零星地阐述人体的生理病理及具体的方药证治，还很不彻底，有其局限性，所以也遭到了不少医家的反对。特别是在中国文化被全面否定的民国时期，当时学者多否定中医之理论，肯定中医之疗效，即使是肯定中医疗效也多研究日本之汉方医学，这是此时代之典型特点。这也印证了前边讲的中医与其母体文化同呼吸共命运的特点。如章炳麟评价气化学说为"假借运气，附会岁露，以实效之书变为玄谈，则张志聪、陈念祖是也"。这句话成为很多中医否定运气学说的名言，其实，民国所谓的国学大师诸如章炳麟之流，对中国文化的理解未必有多高明，特别是对中医，他未必有多少发言权。

名人学医似乎容易成为名医，但未必是明医，章炳麟虽被称为国学大师，但放在历史的长河中看，他们那个时代的风气正是对中国文化中偏于形而上的一面进行批判，很多学者对自身文化的研究受时代风气之影响，在心理上就带有偏向性，所以批判的成分多一些。而学风所及，在医学上，陆渊雷、恽铁樵等医家研究《伤寒论》的方法也是偏于日本的方证对应，这种影响至今犹存。尽管实用，但未必高明。

学方证者，每每以刘渡舟先生赞誉胡希恕先生的话作为方证学高于气化学说的例子。刘老的原话是："群贤会诊，唯先生能独排众议，不但辨证准确，而且定方遣药，寥寥数味，看之平淡无奇，但效果非凡，常出人意外，此皆得力于仲景之学也。"我们都知道刘老是赞成气化学派的，他的这一赞扬对于熟悉中国人情世故的人都应该知道重点在"此皆得力于仲景之学也"一语，胡老确实水平高超，但不意味着刘老就在学术上认同方证对应更好，如果真的是认同的，那他不会说"气化学说乃伤寒学之最高理论"一语。

我们要知道，在谈论中国文化时有一个关键点，即中国文化中有显著的贯穿形而上与形而下的特点，通俗一点说就是天人合一，也就是说人和天地之间是同源的，化用一句西方的谚语"道以自己的样子创造了人"。否定了这一点，自然也就否定了中国文化的核心，所以民国时期反对气化学说研究《伤寒论》的观点，其实是把《伤寒论》降格为了一部没有思想，仅有证候群的方证对应学说的使用指南，也割裂了《伤寒论》与《内经》等的思想关联，无形中否定了仲景在医学史上承前启后的作用。

中国文化中有一些基本的概念，而道、气、阴阳是其中的核心。道不可见、不可说，似乎是形而上的，但它却无时无地不在有形的万物中表现出来，而气就是道与万物之间的媒介。气的力量又表现为阴阳两面，而这阴阳两面的交感变动就是气化。

在哲学上来说，概念的范围有大小。而在医学上气化学说就是一个可以涵盖脏腑经络、生理病理、治疗等的较广泛的概念。这是以六经为脏腑、经络、经界诸说，或者说诸如脏腑辨证、三焦辨证、卫气营血辨证等体系所难以涵盖的。前边提到张志聪认为不懂气化则"识其小者，失其大者"，反过来说就是懂得气化则"识其大者"，所谓无形能涵盖有形，而有形不能涵盖无形，气化学说包含性甚广，正因为此理没有被阐明，所以民国时期医家有反对的。更深一层说，正因为六经辨证背后的机理没有被阐述清楚，才造成仲景六经辨证在长时间内湮没不闻，后世医家大多用脏腑辨证的传统，各种学说复杂而无统一原则，在中医的致病原因等关键问题上越走越远，最终偏离了中国文化的核心，其实也偏离了中医的根本。譬如对中风的原因，后世医家就可以在理论上思辨是外风或内风，内风中又有风火痰虚等各种理论。譬如温病学把致病因素归结为外部的疫毒等，以病因为治疗目标，看似符合今天的西方医学观点，其实恰恰背离了中医的审证求因的根本点，造成了极大的混乱。

在随后六经体系的分论中，我们将具体应用气化学说来阐述六经的疾病及后世研究中存在的诸多问题，对比之下，我们会更清楚气化学说的可贵之处。

还需说明一点，中国的文化偏重于体认实践，而不习惯以成系统的语言及体系来论述问题。本书中我试图系统地解释《伤寒论》及其六经实质，这本身就不是中国文化所提倡的，因为这样往往会挂一漏万。但为了让当今学习西方文化出身的人更好地认识中国文化中蕴含的思想，我们必须做一尝试，把《伤寒论》这部山水写意画的意，用油画的方式展现在大家面前。

# 第四章
# 五运六气与两套辨证系统

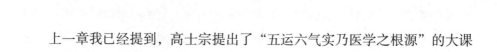

上一章我已经提到，高士宗提出了"五运六气实乃医学之根源"的大课题，本章我就从宏观上对此做一梳理。

五运六气学说是《内经》中的一个难点，也是历来争议较大的。因为它记载于被唐代王冰补入《黄帝内经·素问》中的七篇大论，并不一定是《素问》原文，所以有人认为它是晚至南北朝时代的产物，视其为伪书，认为没有研究的必要；有的学者则对五运六气推演的准确性争议不休；更有人认为五运六气在《内经》的原文是没有的，出现得又比《伤寒论》晚，故以运气学说去研究《伤寒论》是不靠谱的。

这些观点其实恰恰是没有弄明白学问"只分对错，不论真伪"的原则。他们没有看到五运六气体系对构建《内经》理论框架的重要意义，或者说五运六气是对《内经》理论体系的一次升华总结。当前的时代，我们对中医学理论的研究应该是看其是否有助于临床实践，而非争论其真伪。争论这样的真伪问题，就如同争论大乘非佛说一样，脱离实用而无大意义。况且，五运六气学说就算比《伤寒论》晚出，但它也是属于谶纬学说中的内容。而谶纬学说在东汉年间风行天下，这一学说比《伤寒论》出现得早，儒家信奉"一事不知，儒者之耻"，仲景正身处其中，不可能不知道这套学问。

五运六气的中心内容大概如下：以十天干中的甲己配为土运，乙庚配为金运，丙辛配为水运，丁壬配为木运，戊癸配为火运，统称五运。前干属阳，后干属阴，如年干逢甲，便是阳土运年，年干逢己，便是阴土运年，阳年主太过，阴年主不及，依法推算，便知本年属某运。

以十二地支中的巳亥配为厥阴风木，子午配为少阴君火，寅申配为少阳相火，丑未配为太阴湿土，卯酉配为阳明燥金，辰戌配为太阳寒水，叫作六气。

按风木、君火、相火、湿土、燥金、寒水顺序，分主于一年的二十四节气，是谓主气。

又按风木、君火、湿土、相火、燥金、寒水的顺序，按不同年份确定司天、在泉及左右四间气六步，是谓每年的客气。

主气分主一年四季，年年不变，客气则以每年的年支推算。如年支逢辰逢戌，总为寒水司天，湿土在泉；逢卯逢酉，总为燥金司天，君火在泉。司天管上半年，在泉管下半年，依此类推。从年干推算五运，从年支推算六气，并从运与气之间，观察其生制与承制的关系，以判断该年气候的变化与疾病的发生。

五运六气的具体内容不是本篇的重点，本篇是要从五运六气这套模式中，来看看中医是如何借助这套体系来构建自己对人体的认识，或者说五运六气这种思维模式对中医学的人体模式产生了什么影响。

《内经》其实就是古人"究天人之际"的产物，也就是说是为了研究人在天地之间的位置及其生命状态的，这就意味着五运六气同样是"天人合一"思维的产物。它也正是探讨天地之气对人体的影响的，这中间当然也包括了时间和空间。

## 一、五运六气的来历

五运六气是古人对天地之气变化的一种模拟推演，这种推演也是继承了汉代的元气论思想，在《素问·天元纪大论》中所说"太虚寥廓，肇基化元，万物资始，五运终天，布气真灵，总统坤元，九星悬朗，七曜周旋"，这句话与《周易》的乾卦象辞类似，也是对五运六气的一个总体概括。

天地之气都不是孤立存在的，它们二者也要交通流动，这样才产生了天地之间的万事万物的变化，《素问·天元纪大论》说："夫五运阴阳者，天地之道也，万物之纲纪，变化之父母，生杀之本始，神明之府也，可不通乎……气有多少，形有盛衰，上下相召，而损益彰矣。""上下相召，而损益彰矣"已明确说出了五运阴阳是天地之道，天地之气的不同是气和形的不同，二者和合才能化生万物。具体的对应，《内经》中也有描述，如"神在天为风，在地为木；在天为热，在地为火；在天为湿，在地为土；在天为燥，在地为金；在天为寒，在地为水。故在天为气，在地成形，形气相感，而化生万物矣"。

天地之气的相互作用，就构成了六十甲子的周期循环。《素问·天元纪大论》中又说："所以欲知天地之阴阳者，应天之气，动而不息，故五岁而右迁；应地之气，静而守位，故六期而环会。动静相召，上下相临，阴阳相错，而变由生也。"

如此看来，五运与六气都是天地之间这一团元气的流动，只是为了区分天地之气而划为五和六，那么划分五和六的依据是什么呢？五运和六气都是用来描述天地之气的，为什么是一个五一个六，特别是这个六不合五行之说，是怎么回事？这是我们学习中医时容易轻易滑过去的一个看似无关紧要的问题，但这个问题其实关系甚大。

对这个问题，黄帝也多次提问。在《素问·天元纪大论》开篇就是五运不合三阴三阳的原因，从五运及三阴三阳来讲天地之道，曰："在天为气，在地成形，形气相感而万物化生矣。"这也间接说明了五运与三阴三阳的不同在于二者表述的天地之气不同，但其实皆为天地元气之变化。

在《素问·五运行大论》开篇黄帝又提出了一个问题，原文说："黄帝坐明堂，始正天纲，临观八极，考建五常，请天师而问之曰：论言天地之动静，神明为之纪；阴阳之升降，寒暑彰其兆。余闻五运之数于夫子，夫子之所言，正五气之各主岁尔，首甲定运，余因论之。鬼臾区曰：土主甲己，金主乙庚，水主丙辛，木主丁壬，火主戊癸。子午之上，少阴主之；丑未之上，太阴主之；寅申之上，少阳主之；卯酉之上，阳明主之；辰戌之上，太阳主之；巳亥之上，厥阴主之。不合阴阳，其故何也？岐伯曰：是明道也，此天地之阴阳也。夫数之可数者，人中之阴阳也，然所合，数之可得者也。夫阴阳者，数之可十，推之可百，数之可千，推之可万，天地阴阳者，不以数推，以象之谓也。"

在这里，岐伯的回答仅仅是"天地阴阳者，不以数推，以象之谓也"，而黄帝似乎也不明白这是什么意思，于是又追问，这就有了下面一段对话："帝曰：愿闻其所始也。岐伯曰：昭乎哉问也！臣览《太始天元册》文，丹天之气，经于牛女戊分；黅天之气，经于心尾己分；苍天之气，经于危室柳鬼；素天之气，经于亢氐昴毕；玄天之气，经于张翼娄胃。所谓戊己分者，奎壁角轸，则天地之门户也。夫候之所始，道之所生，不可不通也。"

　　这段话透露出来的信息是五运与六气的区分是和周天二十八星宿及日月等对地球的影响有关的。这一点在《素问·五运行大论》中有更明确的说明："帝曰：余闻鬼臾区曰：应地者静。今夫子乃言下者左行，不知其所谓也。愿闻何以生之乎？岐伯曰：天地动静，五行迁复，虽鬼臾区其上候而已，犹不能遍明。夫变化之用，天垂象，地成形，七曜纬虚，五行丽地。地者，所以载生成之形类也。虚者，所以列应天之精气也。形精之动，犹根本之与枝叶也。仰观其象，虽远可知也。"

　　这段话翻译过来，大意就是：关于天地变化的作用，天显示的是日月二十八宿等星象，地形成了有形的物质。日月五星围绕在太空之中，五行附着在大地之上。所以地载运各类成形的事物，太空布列受天之精气的星象。地之形质与天之精气的运动，就像根本和枝叶的关系。虽然距离很远，但通过对形象的观察，仍然可以晓得他们的关系。这段话中的最后一句应该特别注意，天化气，地成形，一切有形的事物品类都是由五行的气化而成的，所以观察天上有形的星象及地上事物的形象就可以知道它们所禀受的气化情况，这里用的是中国思想中"取象比类"的关键思想，而"犹根本之与枝叶也"也是中国人对形而上的道与形而下的器之间关系的一个形象描述，简单来说就是气化是本，有形之物只是枝叶，这种思维与唯物主义的思维完全不同，大家要留意。

　　在《素问·五运行大论》中有一段讨论也说明了这个问题，原文说："帝曰：地之为下，否乎？岐伯曰：地为人之下，太虚之中者也。帝曰：冯乎？岐伯曰：大气举之也。燥以干之，暑以蒸之，风以动之，湿以润之，寒以坚之，火以温之。故风寒在下，燥热在上，湿气在中，火游行其间，寒暑六入，故令虚而生化也。故燥胜则地干，暑胜则地热，风胜则地动，湿胜则地泥，寒胜则地裂，火胜则地固矣。"这里也讲了天气对地气的作用，所谓六气即是风、寒、暑、湿、燥、火，风寒在下，燥热在上，湿气在中，相火游行其中，五行各有一，唯火在六气中有火、热二气，天之热即是君火，地之热乃天上之热潜入地下，如此而成为相火，君相二火交互往来而后寒来暑往、四季更迭，六气出入，万物化生，地球这个水球正因为有了热量才有了气化的动力，正因为天地之气不同，所以火分为二，五分为六，这就从根本上解释了为何五运不合六气的问题。

　　古代的天文学也是建立在"天人合一"的大框架下的，古人观察总结了以地球为参照物的整个天体，"天人合一"，那么人、地球和宇宙也都是合一的。按现代天文学来说，宇宙无穷大，地球仿佛宇宙中的一粒尘埃。宇宙的南北极所形成的天轴与地球南北极所形成的地轴处在同一条直线上，无论地球运行到公转轨道上的哪一个点，地轴与黄道平面的倾斜方向始终保持不变，北极总是指向北极星附近。以现代科学来看，地球南北两极的大磁场，分别与宇宙的两大磁极发生磁感应，也可以说宇宙和地球是同构的，这就是另一层面的天地人合一，简称"天人合一"。

《史记·天官书》中，司马迁把天球分为三垣二十八宿，这是中国人的宇宙观，浩瀚无边的宇宙被中国人划分了，而且中国人又把二十八宿归为东南西北"四象"，每一象为七宿：北方玄武七宿（斗、牛、女、虚、危、室、壁）、南方朱雀七宿（井、鬼、柳、星、张、翼、轸）、东方青龙七宿（角、亢、氐、房、心、尾、箕）、西方白虎七宿（奎、娄、胃、昴、毕、觜、参），这就是古代天文学的基础。

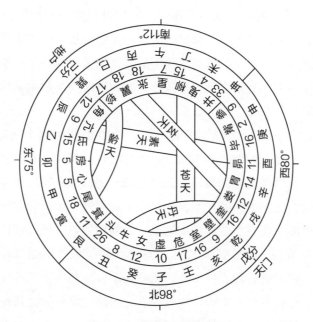

**图1-5　五气经天化五运图**

此图就是根据《内经》所描述而绘制的五气经天化五运图。五运是天气所化，是古人根据周天之气在二十八宿之间的运动变化而做出的总结，不是想当然的随意为之，所以说中国人的五运六气是有天地之气作为其基础的。

五运六气的合化规则是和古代的天文学一脉相承的，譬如天干的化合是由天气在二十八宿的经行来决定的，以甲与己合化土为例，当五行土气在天体上经过心、尾、角、轸四宿时，恰是甲己方位，故甲己天干就合化为土，而逢甲逢己亦便是属土的气象运行主事。

在五运六气学说中，五与六是关键数字，而这个五和六是我们首先要弄明白的。《素问·天元纪大论》有云："帝曰：上下周纪，其有数乎？鬼臾区曰：天以六为节，地以五为制。周天气者，六期为一备；终地纪者，五岁为一周。君火以明，相火以位。五六相合，而七百二十气为一纪，凡三十岁，千四百四十气，凡六十岁，而为一周，不及太过，斯皆见矣。"

这里说的"天以六为节，地以五为制"就是个关键。天数是阳为奇数，地数是阴为偶数，应该是"天五地六"，但为什么"天以六为节，地以五为制"？因为天地不交则万物不生，天地之气相交才能相互作用以化生万物，也就是天气下降，地气上升，天气是无形的化气之力量，地气是有形的成形之力量，二者互为其根，相互制约。所以说"天以六为节"即是说天之气是从地而升者，也即"地气上为云"，所以天气本地之六位以分化其气，故有六气，六期为一备，有十二地支。所谓"地以五为制"，是说天气下于地，即"天气下为雨"，故有五行，五岁为一周，即本天之五行以制约其气，此所以为十天干。

所以《素问·上古天真论》中说"其次有贤人者，法则天地，象似日月，辨列星辰，逆从阴阳，分别四时，将从上古合同于道。"辨列星辰是古代贤人的一项基本技能，所以五运与六气的来源与周天二十八宿就密切有关，《素问·五运行大论》中特别强调"所谓戊己分者，奎壁角轸，则天地之门户也。夫候之所始，道之所生，不可不通也"。对这个天门地户的问题，我们还是要先解释一下，因为这是"道之所生"，也就是说一切从此开始。古人所谓占星验候、纳甲飞符、奇门遁甲等都和这个有关。

天门是戊分，在西北奎壁二宿之间，后天八卦方位为乾，在一年的节令中正当秋分时，日渐短，气变寒，犹如天门打开，天上肃杀之气下降，阳气收藏，所以叫天门。地户是己分，在东南角轸之间，后天八卦方位为巽，在一年的节令中为春分时，日渐长，气渐暖，犹如地户打开，地下温暖之气上升，阳气升发，所以叫地户。春秋二分正是气候变化最为明显的节令，犹如《说文解字》对龙的描述是"春分登天，秋分潜渊"一样，所以说天门地户是"候之所生，道之所至，不可不通"，天地之间正气的收藏变化起始于此二处，所以此二处就成为五运六气开始的关键。而戊己也就是天地交互的关键地方，而戊己在五行中又属于土，这也直接决定了中医五行中土的重要地位——即阴阳之升降开阖都由土来斡旋。《内经》中有"天不满西北，地不满东南"之说，其根本原理也和此有关。

此外，关于为什么天数是五、地数是六的问题，我没有查到最直接的说明。但河图是中国数理学问的源头，五和六的问题和河图也有密切的关系。根据易学家们对河图数理的研究，河图之数总共55，也就是《易传》所说"大衍之数五十有五"，其中天数为奇数，包含1、3、5、7、9，是5个奇数，加起来是25；地数为偶数，2、4、6、8、10，是5个偶数，加起来是30。天地之数的共同商是5，奇数之和是5乘以5，偶数之和是6乘以5，所以有天五地六的说法。

《汉书·律历志》中说："六律六吕，而十二辰立矣。五声清浊，而十日行矣；传曰：天六地五，数之常也。天有六气（张晏曰：六气，阴、阳、风、雨、晦、明也。），降生五味（孟康曰：月令五方之味，酸咸是也。），夫五六者，天地之中合（孟康曰：天阳数奇，一、三、五、七、九，五在其中。地阴数偶，二、四、六、八、十，六在其中。故曰天地之中合），而民之所受以生也。故日有六甲，辰有五子，十一而天地之道毕。言终而复始。""十一而天地之道毕"这一说法或许解释了为什么最早的经脉只有十一条，十二经脉之说，显然是后世在六变为十二地支基础上的进一步完善。

我曾就为何天数五地数六及五六为天地之中的问题请教过吾师，先生的回答是"一生二，阴阳也。阳数奇，阴数偶。数共有十，周而复始。一三五七九为阳。二四六八十为阴。五六者，一十之中也。五对十，十为阴数之终。六对一，一为阳数之始。地为阴，对阳之五，阴根于阳也。故天干偶五其数为十。天为阳，偶阴之六，阳本于阴也。故地支对六其数十二。内经云：天以六为节，地以五为制。亦阴阳互根天地互摄之意也。天覆地载，阴阳相抱，乃震载兑覆之金木合德之用也，故称为器。器为形下之载体，气为形上之作用。器之形必本于金木，气之用必从于水火。动物如是，机器如是，万物莫不如是"。

这一解释相当精彩，也基本上阐明了为何古人重视五六两个数，为什么戊己土在五行中最为重要，以及天地交互而化生万物的大原则。

五行和六气唯一不能对应的在于五行中的火,在六气中一分为二,一为相火,一为君火,一显一藏,一体一用,这是中医学中的大问题,后边会详论。而五行和六气之间的关系,则可以从两方面来说:若从五是天数的角度来说,五是天之数,六是地之数。在宇宙中,地球显得很渺小,所以地球总体上来讲还是要受到天之气的统御,所以五行可统六气;若从天之气用六、地之气用五的角度来说,则六气是天之气,而五行是地之气,六气可统五行。而《伤寒论》是用天之六气的思路,所以说研究《伤寒论》的六气体系,需要用六气来统五行。

所以五运和六气是建立在古人对天地之气的全面考虑基础上的,它与古代的天文历法数术皆有密切关系,这是古人对天人关系的核心之论,是黄帝岐伯君臣所珍视而轻易不传的,这一点在将天地之气交流变化的《气交变大论》中有明论,原文说:"帝曰:善。所谓精光之论,大圣之业,宣明大道,通于无穷,究于无极也。余闻之,善言天者,必应于人,善言古者,必验于今,善言气者,必彰于物,善言应者,同天地之化,善言化言变者,通神明之理,非夫子孰能言至道欤!乃择良兆而藏之灵室,每旦读之,命曰《气交变》,非斋戒不敢发,慎传也。"

## 二、人以天地之气生

《素问》讲"人以天地之气生,四时之法成",五运六气即是对天地阴阳分布的描述,而天地之气是人体得以生成的基础,人身上就必然体现天地之气的规律。所以在人身上有五脏六腑、十二经脉。

五脏是肝、心、脾、肺、肾,"地以五为制",而脏者藏也,也就是说五脏是相对充实的脏器,它们是人体精气储藏的场所,其作用主要是收藏精气的,所谓"五脏者藏精气而不泻也"。

六腑者,胆、胃、大肠、小肠、膀胱、三焦也。"天以六为节",六腑是相对空洞的,它们传导运化人体摄入的饮食,在把饮食为我所用后将之排出体外,不能停留任何渣滓,所谓"六腑者,传化物而不藏也"。

在《五脏别论》中,也有对脏腑病受天地之气不同的讨论。原文说:"黄帝问曰:余闻方士,或以脑髓为脏,或以肠胃为脏,或以为腑。敢问更相反,皆自谓是。不知其道,愿闻其说。岐伯对曰:脑、髓、骨、脉、胆、女子胞，此六者，地气之所生也，皆藏于阴而象于地，故藏而不泻，名曰奇恒之腑。夫胃、大肠、小肠、三焦、膀胱，此五者，天气之所生也，其气象天，故泻而不藏，此受五脏浊气，名曰传化之腑。此不能久留，输泻者也。魄门亦为五脏使，水谷不得久藏。所谓五脏者，藏精气而不泻也，故满而不能实。六腑者，传化物而不藏，故实而不能满也。所以然者，水谷入口，则胃实而肠虚；食下，则肠实而胃虚，故曰实而不满，满而不实也。"这一点也是《内经》在统一异说的证据之一。

而关于天地之气对人体的影响各是什么，以及天地之气对人体的影响孰多孰少的问题，黄帝也有提问。在《六节藏象论》中说："帝曰：善。余闻气合而有形，因变以正名。天地之运，阴阳之化，其于万物，孰少孰多，可得闻乎？岐伯曰：悉哉问也，天至广不可度，地至大不可量，大神灵问，请陈其方。草生五色，五色之变，不可胜视，草生五味，五味之美，不可胜极，嗜欲不同，各有所通。天食人以五气，地食人以五味。五气入鼻，藏于心肺，上使五色修明，音声能彰。五味入口，藏于肠胃，味有所藏，以养五气，气和而生，津液相成，神乃自生。"这一问题岐伯没有正面回答，天地相互作用，似乎没有主次，但是我们说过五运六气中，五运是主导，也就是说天气是主导，天地之间的关系用《周易》的话来说就是"大哉乾元，万物资始"，而岐伯的回答中以五为核心，也可见其论述的重点在天数，也即天之气，《内经》中很多谈论五和六的问题都需要如此区分才能明白其重点。

这就是人体受天地之气而生的五六模型，其实五脏中还有一个心包，是六脏，但为了符合天数五的概念，我们一直讲五脏，心包只是作为一个心的外围器官而起到护卫作用，同属于心脏。人体有了受天地之气而生的五脏六腑这样的核心机构还不行，还需要沟通四肢百骸的通道，如此整个人体才能完成一个循环。所以就有了十二经络的概念，十二经络是人体运行气血的通道，它们把人体的元气运行到身体的每一个地方，同时也把每一个地方的代谢产物排出体外。

这就是人体的五脏六腑与十二经脉的来历，五运六气是天地阴阳之气的不同表现形态，脏腑就是人体阴阳之气的不同表现形态。脏腑与经络对比而言，脏腑是阴，经络是阳，脏腑在内是府库，而经络在外是通道，脏腑不动如地，经络循环如天。中医又根据五行六气把五脏六腑和十二经络的属性进行了划分，如心脏属火，在六经上属手少阴心经，在六气上为"少阴君火"。

心之腑小肠也属火，在六经上为手太阳小肠经，在六气上为"太阳寒水"。这样的划分又有其内在的道理，我们讲"六气"时再具体说。

但这里需要先明确一点，按天人合一的中国思想来看人体，则人体是宇宙之缩影，人体所禀受的生命规律和宇宙的五运六气规律是一样的，五运六气是宇宙之道的运行规律，也即是人体生命之运行规律。五运与六气才是人体的终极代码，是中医人体生命观的基因，十二经络是第二层，有形的脏腑是第三层，三者的关系是道、气、形的关系，以现代科学的一些观念来说就是维度是逐渐降低的。《周易·系辞》曰"在天成象，在地成形，变化见矣"，人体是天赋以气，地赋以形，中医关注的是道和气的层面，形的层面是最低的层面，这一点显然和唯物主义的西医学精神大异其趣，不搞清楚这一点就无法真正理解中医。

## 三、中医中的两套主要辨证模式

既然人体是五运和六气结合的产物，五运和六气又并不矛盾，五和六的理论层面问题落实到具体的理法方药上也应该是一以贯之的。但实际情况却不是这样，五运和六气影响下的辨证治疗模式在此后的医学发展过程中始终未能融合为一。

而且，在中医学的发展中，形成了很多种辨证模式，如脏腑辨证模式、六经辨证模式、卫气营血辨证模式、三焦辨证模式，现代以来还有阴阳气血辨证模式、体质辨证模式等，甚至还有日本的方证对应辨证模式，可以想见随着西方国家学习中医的深化，将来还有适合西方式思维的辨证模式出现。

但到目前为止，医学上主体的辨证模式还是五脏与六经两种辨证模式。因为只有这两种模式是根据天地五运六气的大原则而来的，此二者的包容性非其他模式可比。

因此梳理清楚这两种模式的流变及异同，无疑会更好地帮助我们理解仲景的六经辨证模式及《内经》之下的五脏辨证模式。

脏腑辨证在《内经》中就非常普遍，在魏晋南北朝的医学著作中更是以此为主体，其代表著作是华佗的《中藏经》，其中有"五脏六腑虚实寒热生死顺逆"章，专门探讨脏腑辨证。唐代孙思邈集此前医学之大成，在《千金方》中也是使用的脏腑辨证体系，宋以后的学派发展尽管各有不同，但脏腑辨证仍是主体，以张元素的《脏腑标本虚实寒热用药式》为代表，此后的本草学著作基本上遵循于此。在明清时代，《伤寒论》的研究逐渐深入，但学者们仍旧是以脏腑辨证的思维来研究使用仲景的方剂，只有少数医家是以仲景六经模式来理解仲景本身的。可以说，清代以前的中国医学中，脏腑辨证是医学的主体。

而反观六经辨证体系，可谓自仲景以后即湮没无闻，绝少使用。学者们由最初的以六经辨证体系治疗伤寒病，逐渐扩大到治疗外感病，到清代气化学说逐渐完善，学者们才逐渐提出六经可以治疗内伤外感一切疾病，如柯韵伯在《伤寒来苏集》中说："仲景之六经，为百病立法，不专为伤寒一科，伤寒杂病，治无二理，咸归六经之节制。"清末俞根初在《通俗伤寒论》中说"以六经钤百病，为确定之总诀"。这才从理论上明确了仲景六经辨证的广泛应用。

而仲景六经辨证思想真正在临床上为广大学者所接受使用，也不过是近几十年的事，这还主要归功于那个打烂一切旧文化的社会思潮。新思潮使传统中医的一些学术不再唯我独尊，同时向日本学习的思潮也使日本汉方医学的方证对应体系得到广泛传播，这些对民国以来仲景学说的深入研究起了很大的作用。方证对应的学说在民国时代有陆渊雷、恽铁樵、章次公、胡希恕等，当代如冯世纶、黄煌、娄绍昆等，这些医家学者的大力推广，加上此体系比较切合当今中国人的"实用主义""科学主义"思维，使得六经辨证体系重新为广大学习者所重视。

这样的广泛应用当然是好事，首先就提高了六经辨证体系在临床上的使用率，也可以说复兴了仲景以后的六经辨证思维。但我们应该注意到，如果仅仅是按照日本的所谓方证对应或者是胡希恕先生所谓的"六经即是八纲"的观点，我们是无法把握从《内经》的六气到仲景六经辨证体系的核心精神的。因为方证对应学派的医家不认为六经辨证体系是源出于《内经》的，而我所要强调的是《伤寒论》六经辨证的根本点是和《内经》的基本思想贯通的，如果不能贯通，就说明这种观点对六经的解释存在问题。

为什么要强调这一点？因为在当前《伤寒论》研究中的种种学派中，如最流行的"方证对应"，他们的根本点及局限，正在于对五运和六气的体系不能兼容。如日本的方证对应体系认为六经完全可以抛开五行之说，甚至说六经和《内经》不是一个体系。这些说法都偏离了中国文化中固有的核心精神，即"天人合一"的精神，没能把中医学核心的"气化"概念在医理上贯通，把中医学下降到了和西方医学一样，仅仅关注能看得到的疾病的客观指征及治疗的有效性上。

我们今天研究五运六气及其对中医学的作用，就是为了融合这种差异，在临床实际上，脏腑辨证和六经辨证都是有效的。不同的是黄元御在《四圣心源·六气解》中说"六气乃五行之魂，五行乃六气之魄"，二者本质上是没有区别的，都是天地之气的表现，只是在用上有所侧重而已。

但在五脏六腑和六气的不同概念里，十二脏腑的功能定位是不同的。五脏体系中的五脏是核心，经络是脏腑的功能体现，而气化更是基于此的一种抽象描述。而六气中，脏腑是需要服从于六气的概念的，六气是本，十二经络是气化的表现，而脏腑则是气化成形的依托。阳化气，阴成形，万物皆是无中生有的。这才是《内经》的万物生成观，也即人体生成观，如《素问·至真要大论》说"风行于地，所谓本也，余气同法。本乎天者，天之气也；本乎地者，地之气也。天地合气，六节分而万物化生矣。故曰：谨候气宜，无失病机，此之谓也"，其中的"天地合气，六节分而万物化生"，说的正是六气化生万物的过程。在《素问·五运行大论》中，更是具体说明了这一过程，原文说"帝曰：寒暑燥湿风火，在人合之奈何？其于万物，何以生化？岐伯曰：东方生风，风生木，木生酸，酸生肝，肝生筋，筋生心。其在天为玄，在人为道，在地为化。化生五味，道生智，玄生神，化生气。神在天为风，在地为木，在体为筋，在气为柔，在脏为肝"。这个过程是说"东方生风，风生木，木生酸，酸生肝，肝生筋"，东方正是一个虚空的概念，而风就是六气之一，是六气生了木，然后生了酸，生了肝，而不是反过来说"筋生肝，肝生酸，酸生木，木生风，风生东方"，这个过程在现代教科书中被有意无意地忽视了，变成了以五脏为核心的人体生命观，对学者用六气思维理解《伤寒论》的六经辨证造成了极大的干扰。

其实不只现在，从魏晋以后，医学似乎都是在走向以五脏为核心的体系，因为五脏能看得见摸得着，所以人们也就读不懂《伤寒论》了。黄元御在《四圣心源》的"六气解"中大声疾呼"仲景伤寒，以六经立法，从六气也。六气之性情形状，明白昭揭，医必知此，而后知六经之证。六经之变化虽多，总不外乎六气，此意魏晋而后，绝无解者，先圣之法，一线莫传，凌夷至于今日，不堪问矣。"话虽说了，但限于古人表述问题的方式，他的思

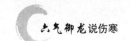

想并没有被以五脏为核心的学术界所接受，成了一个孤独的另类，所以影响并不大。

正因为对人体健康的机制认识不同，所以五脏与六经两种辨证模式的区别也是显而易见的。五脏辨证模式立足点在五行，它是根据五行的特性来规定脏腑的特性，从而确定了一系列的脏腑病因病机，这是中医学的历史主体，在当今的教材中也是如此。

而六经辨证则是依据五运六气中的六气观念对人体的生理功能做出的一种抽象划分，这同样是一个了不起的创造，但遗憾的是因为当今教材编写者对历史上这一系统的研究欠缺，这种模式的深刻内涵并没有被当今的广大学者所认识到，也可以说湮没不彰。

以五运六气的理论来看待，则会更清楚地知道这两者的来历及区别。五脏辨证是用地之气的五运，它是以得地气为厚的脏腑来划分疾病的，似乎是有实体的，因为地气重浊，所以这种辨证方式用药多而全面，且重视五脏间的生克制化，以平衡各脏腑之间的关系为最终目的，《中藏经》《备急千金要方》是其代表。

六经辨证模式用的是天之气的六气，它是以得天之气为厚的六经为主来划分疾病的，似乎是没有实体的，因为天气轻清，所以用药少而精准，它重在调理人体里内外的阴阳的升降出入，显得轻灵，有四两拨千斤的感觉，最终目的是调节人体六气的升降出入的平衡，《伤寒论》是代表。

脏腑辨证注重有形脏腑的虚实寒热，也离不开六经的气化，而六经辨证则注重无形的六经气化，也得以脏腑为基础。在临床实际上，运用脏腑辨证对人体精气神亏虚的一面更容易把握，因为人体之后天精气与地气关系密切。六经辨证对人体邪气实的一面更容易把握，因为六气是天之气，往往表现为六气之失常，气机失常则多实，但对于因虚所导致的气化失常则有所不足。

所以脏腑辨证与六经辨证是可以会通而不是矛盾的，这一点在学者的概念里必须清晰。

## 四、如何融合"五"和"六"两套辨证模式

历来学者都强调中医中最难的就是"五运六气"，我想其原因在于如果

学者没有对中国文化的核心精神有所把握，学习五运六气时就会有不知所云的感觉，这是一个功夫在医外的思想问题，自然对学医者要求较高。更何况几十年来因为意识形态的问题，大多数当代人对中国文化中形而上的抽象理论多以"封建糟粕"视之，不能潜心研究，自然对中国文化的核心精神也就所知不多了，那么医学中气化理论体系的边缘化也是必然的了。

而在今天，我们的传统文化正在回归，所谓回归就是回归我们文化中固有的"天人合一"的精神，而中医上思维模式也必须要回归，对五运六气这种气化理论体系的深入研究也就更是时代所需，没有天人合一的气化理论的中医就只剩下了躯壳。

上一篇所介绍的《伤寒论》研究中的"气化派"，张志聪、张令韶、黄元御、陈修园等医家有意无意地使用了格物致知之学，以气化理论解读《伤寒论》，这一体系在当前看来是具有重大意义的。

因为，以中国文化的特点来看，我们的文化是涵盖形而上与形而下两个方面的，它是贯通物质与精神两个层面的，而且其核心在于气化，也就是自然规律是通过无形之气变化而成形的，从而造就这个形形色色的世界万物。人体何尝不是如此？它不只是有形的脏腑，它的背后还有无形的道在左右着这些脏腑的运化不息，而这一过程中国人也称为气化。所以气化学说不但可以涵盖形而上的道的层面，也可以涵盖形而下的器的层面。具体来说就是医学上的气化学说比诸如方证对应的形而下的辨证体系更具有包容性。形而上的理可以贯通形而下的器，但如果仅仅关注形而下的器，虽然也可以暗合妙道，但终究是"买椟还珠"，不能贯通形而上的理，对自己的临床何以见效是知其然不知其所以然的。当代经方学者娄绍昆先生就强调方证对应是要知其然，而一切的理论解释其实是要知其所以然，尽管知其然已经相当了不起了，而知其所以然的理论贯通有时会显得牵强附会，但我认为还是有必要努力知其所以然，这样做的好处随后大家可以自己感觉。

在六经辨证的气化理论中，黄元御的气化学说体系最为博大透彻，可因为他自负无双的性格及其行文风格，让人以为他狂妄太过，这大大限制了他的学说的传播。但平心而论，黄元御的医学体系可谓是千古一人而已，他的理论创见远胜很多医家，他正试图用一个统一的理论解释中医的所有概念，这种雄心与气魄也少有匹敌者。黄氏的理论既讲明了六经气化理论的本质，又以五运来统六气，把五运六气的圆融性展现了出来，我们以此为基础

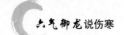 

就可以称量百家之轻重，论衡学派之得失，进而达到五脏辨证与六经辨证的结合。

最后再强调一点，六经辨证其实是六气辨证，五脏辨证其实是五行辨证，这两者之间，若论包容性来说，六气辨证显然是更高一层的模式。因为天之气是以六来划分的，地之气是以五来划分的，以天地之间的关系来说，天气是主导的，所谓"大哉乾元，万物资始"，地之气是承天气而起的，所谓"至哉坤元，万物资生"。天气是主导的，地气是顺从的，天气可以统御地气，所以六气也可谓是中医的根本。可惜的是中国医学的发展方向走向了以五脏为核心的脏腑辨证体系，仲景独创的"六经辨证模式"，因为其蕴涵的精神思想不被人所知，在唐代就湮没不传，以至于有了孙真人的感叹——江南诸师秘仲景方而不传！其实在我看来，江南诸师不一定是不传，而是看不懂仲景之学，所以也认识不到其独特的价值，传播其说就更谈不上了。

所以，仲景学说在医学发展中的遭遇所反映的问题核心，正是在于中医基本理论的研究中出现了重大的缺失，历代学者很少有人关注到五脏六腑的相互关系，六腑是秉天气而生的，五脏是秉地气而生的，六腑的来自天气的能量蕴藏在了五脏中，天之气功成身退，地之气后大为用，所以看起来似乎五脏成了中心，这其实是天大的误会。五脏中所藏的精气，其实正是来自天气的能量而与后天的饮食呼吸相结合的产物，五脏不过是藏精之所，而其功能都是天气的反映，也即六气的反映。这一点是我阐述仲景学说，重新以仲景学说来包容五脏辨证的基础所在，也是重整中医学基础理论的必要工作，在随后的六经辨证的讨论中我会具体讨论此问题。

而由于历史上的多数医学家总是用五行思维来解读用六气模型而来的《伤寒论》，所以总是有种种偏差及不通透的错误出现，这是研究《伤寒论》的思维模型上的重大缺憾。

还有一个问题在这里也要说明一下。近年来出现了《辅行诀脏腑用药法要》一书，署名作者是陶弘景，而这本书基本是按五脏辨证的思维而来的，从书名就可以看出这种思维。而此书中的大量方剂与《伤寒论》中的大同小异，应该都是来源于《汤液经法》的，这本书和《伤寒论》的差别主要就在用五行还是用六气来整理《汤液经法》，这也从一个侧面说明了张仲景对《汤液经法》的整理是不同于他人的，是他的伟大创举。而陶弘景对《汤液经法》的整理是按五行思维来的，他特别重视从五味合化的角度来解读方剂，有一套严密的五行生克制化原理在其中。若我们要研究《汤液经法》如何用五行的思维，应该需要好好研究《辅行诀》这本书，因为这是陶弘景的创造，对此张大昌先生及其弟子们做了一定的研究。但因为此书刚面世不久，对它的研究使用还很不充分，所以很难有像用《伤寒论》的六经辨证使用《汤液经法》中的方剂一样积累这么多的历史及现实经验，这也是将来学者们需要下功夫的一个方向。

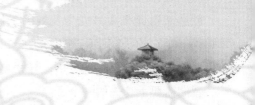

# 第五章
# 三阴三阳的来源

要探讨为何张仲景的六经模式最具有生命力，那首先就需要探讨三阴三阳的来历及其合理性在哪里。

## 一、三阴三阳的来历

在医学上来说，三阴三阳的概念来源于《内经》，但站在思想源流的角度上来说，《内经》亦是借用了中国文化中固有的观念，三阴三阳的源头在《易经》。

《易经》自成书后即被当时各个流派奉为圭臬，西汉初年就形成了"天下唯有易卜，未有它书"的局面，到仲景生活的东汉末年《易经》的影响更大。当时正是儒学独尊，而《易经》的地位又居最高，为"六艺之首"，被誉为"大道之源"。汉末对《易经》的研究，已摆脱象数卜筮的拘执，而从探讨自然发展规律方面着眼。《易经》的哲学思想已渗透到社会的方方面面：数学、天文、地学、化学、文学等都援用易理构建本学科理论，《易传》的大部分思想也都是此时的结果，而《内经》借用《易经》及阐述《易经》宇宙天地生成大道的黄老道家的思想也是顺理成章的。

如果按现在所考证的《内经》是西汉中晚期的作品，则最早记载"三阴三阳"名称的文献也不是《内经》，而是马王堆出土的帛书《阴阳十一脉灸经》和《足臂十一脉灸经》，但是它只记载了十一条经脉，到了《黄帝内经》中足臂"三阴三阳"十二脉才得以完善。

"三阴三阳"之名，在《内经》中出现很多次，如《素问》之《阴阳离合论》《阴阳别论》《热论》《天元纪大论》《五运行大论》皆有。而且黄帝对"三阴三阳"这个名称也是有疑问的，如《素问·阴阳离合论》："黄帝问曰：'余闻天为阳，地为阴，日为阳，月为阴，大小月三百六十日成一岁，人亦应之。今三阴三阳，不应阴阳，其故何也？'岐伯对曰：'阴阳者，数之可十，推之可百，数之可千，推之可万，万之大不可胜数，然其要一也。'"

在《素问·五运行大论》里也有探讨："黄帝坐明堂，始正天纲，临观八极，考建五常，请天师而问之曰：……子午之上，少阴主之；丑未之上，太阴主之；寅申之上，少阳主之；卯酉之上，阳明主之；辰戌之上，太阳主之；巳亥之上，厥阴主之。不合阴阳，其故何也？岐伯曰：'是明道也，此天地之阴阳也。夫数之可数者，人中之阴阳也，然所合，数之可得者也。夫阴阳者，数之可十，推之可百，数之可千，推之可万。天地阴阳者，不以数推，以象之谓也。'"

在这两段回答中，岐伯的回答都不是直接的，但有两点是明确的：其一即阴阳的变化虽然有万千，但它的核心只是一气的盈虚伸缩，即"然其要一也"，诚如《素问·五常政大论》中所说："气始而生化，气散而有形，气布而繁育，气终而象变，其致一也。"其二是"阴阳不以数推，以象之谓"，阴阳之分不可胜数，但约其要不过三阴三阳六象而已。

《内经》一方面有"阴阳者，天地之道也，万物之纲纪，变化之父母，生杀之本始，神明之府也，治病必求于本"的明确言论；另一方面又引入了"不以数推，以象之谓"的"三阴三阳"。这究竟是一种怎样的思想？演化出三阴三阳的意义何在？梳理这个问题也是对古人思维模式的一个梳理。

阴阳概念的形成发展我们此处不多谈，但阴阳这种思维模式早在《易经》中已被透露出来。这里说的《易经》不包含《易传》，因为阴阳的思想出现得很早，《易经》也早就存在，但《易传》的很多思想则是出自战国以后的。《易经》中有"少阳、老阳、少阴、老阴"之四象，也有"乾坤生六子"的"长男、中男、少男、长女、中女、少女"之说。

《楚辞·天问》也提出了"阴阳三合，何本何化？"可见这个一分为三的问题，是古代哲人也有疑问的问题，那么三阴三阳的来源何在呢？就思想

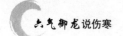
史来说，"三阴三阳"来源于《易经》。

《易传》中明确提出了"太极生两仪，两仪生四象，四象生八卦"的说法。"象"，就是以"象"类物，是古人的一种分类和分析事物的方法，是一种认识世界的手段和方法，我们现在更习惯于称之为取类比象。四象为少阳、老阳（又称太阳）、少阴、老阴（又称太阴），分别可以代表春、夏、秋、冬，也可以代表生、长、老、死四类事物和现象，即将事物和现象分成四个阶段、四种相联系的情况。为了便于理解，古人又用了四种常见的事物代替上述四象，这四种常见的事物就是"木火金水"，具体代替方法就是：木——少阳；火——太阳；金——少阴；水——太阴。"木火金水"，就是后来五行学说中的"四行"，但需要注意，这里的四象的五行属性和六气里面的五行属性归类不同。

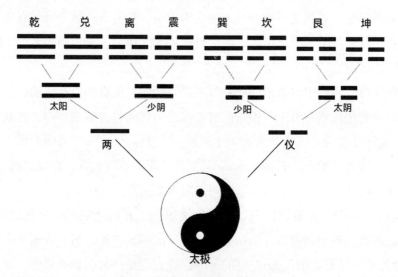

图 1-6　太极生两仪，两仪生四象，四象生八卦

而这所谓的"行"，我们可以理解为"气的运行"，五行是气的五种不同运行状态，如《子平真诠》曰："天地之间，一气而已，唯有动静，遂分阴阳。有老少，遂分四象。老者极动极静之时，是为太阳太阴；少者初动初静之际，是为少阴少阳。有是四象，而五行具于其中矣。水者，太阴也；火者，太阳也；木者，少阳也，金者，少阴也；土者，阴阳老少，木火金水冲气所结也。"这里其实已明确说明了四象其实是五行方位图，隐藏了一个中土在其中，它们是不动的定位图。

　　由太极到阴阳，再到二阴二阳，然后有三阴三阳，显然有着"一分为三"的思想，其实上一节已经谈过，这是天地之气要交流就必然产生三这样一个概念，三就是阴阳之交，是阴阳之中，有了这个气交的三则"三生万物"。道不动则为一，一动就有阴阳之别，而阴阳动起来就产生万物，也就有了三。具体在阴阳之中就是阴升阳降，其动力就是道，也即是太极，也即是中。《齐物论》中说"彼是莫得其偶，谓之道枢。枢始得其环中，以应无穷"，这个枢始环中也正是这个概念。《素问·六微旨大论》说："帝曰：愿闻其用也。岐伯曰：言天者求之本，言地者求之位，言人者求之气交。帝曰：何谓气交？岐伯曰：上下之位，气交之中，人之居也。故曰天枢之上，天气主之；天枢之下，地气主之；气交之分，人气从之，万物由之。"这个气交之中就是天枢，天枢本来是天星之名，即天枢星，为北斗星的北斗一星。从"天璇"通过"天枢"向外延伸一条直线，延长 5 倍多些，就可见到一颗和北斗七星差不多亮的星星，这就是北极星。

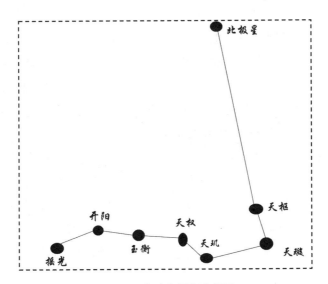

图 1-7　北斗七星和北极星

　　在人身上的天枢穴就在肚脐旁两寸，属足阳明胃经，也同时是手阳明大肠之募穴，恰为人身之中点，如天地交合之际，升降清浊之枢纽。人的气机上下沟通，升降沉浮，均过于天枢穴。而巧的是道教人士把天枢星称为"贪狼星"，《黄老经》把天枢星称为"阳明星之魂神"。这个天之枢配合到人身上竟然也是阳明经，而阳明经为燥金之气，是人体秉承天气肃杀之气的关键

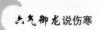

一气，一切看似偶然，但又是那么地合乎情理。阳明经为天枢之所在，而天枢穴同时是大肠经的募穴，此穴对全身气机的影响至关重要，这一点需再次引起大家的注意。

数学上有黄金分割点的说法，是指将整体一分为二，较大部分与整体部分的比值等于较小部分与较大部分的比值的分割点。其比值是一个无理数，取其前三位数字的近似值是 0.618。在造型艺术上按此比例设计的造型十分美丽，因此称为黄金分割。而人作为天地化生的艺术精品，也符合此规律，而这个一分为二的点就是肚脐，当肚脐到脚底的长度与身高的比为 0.618 时，是比较好看的黄金身段，想知道自己是不是得到了天地的眷顾，拿你的身高乘以 0.618，看看数值是不是符合你从肚脐到脚底的距离就知道了。

而阴阳各变为三，再重合而排列就有了六十四卦的变化，所以一分为三的思想源头就在《易经》的宇宙生成模式中蕴藏着。《易经》每一卦均有六爻组成，呈现六位结构。所以后来的《易传》明确提出"三才"和"三男三女"概念。

《系辞》说："易之为书也，广大悉备，有天道焉，有人道焉，有地道焉，兼三才而两之，故六，六者，非它也，三才之道也。"《说卦传》说："立天之道曰阴与阳，立地之道曰柔与刚，立人之道曰仁与义，兼三才而两之，故易六画而成卦。"《系辞上》"六爻之动，三极之道也"。这个所谓的"三极"之道，即是以三爻分别代表天地人。

从这些论述我们可以看出，《系辞》及《说卦传》的作者们已试图用三才之道来阐述《易经》的六位结构，而这一思想的来源显然是天地人合一而相互影响的思想。换句话说《易经》就是论述天地人之道的，浩瀚的宇宙与渺小的个人之间的关系如何，古人为了探讨作为主体的人，与作为客体的天地之间的关系，就必然引入"天地人三才"的概念，所以三的出现也是必然的。

而且这种关系不是单向的，而是相互的。古人的概念里，人可以和天地并称为三才，人作为万物之灵，不比天地渺小，正如《中庸》所说"唯天下至诚，为能尽其性。能尽其性，则能尽人之性。能尽人之性，则能尽物之性。能尽物之性，则可以赞天地之化育。可以赞天地之化育，则可以与天地参矣"。所以人是可以和天地并立的，可以顶天立地的，所以古人又有"天人合一"的概念，天地是一个大太极，人体是一个小太极。

再进一步说，六十四卦的每一个六爻卦的六爻分为两两一组，也可以分为三份，其中下两爻为一组，中两爻为一组，上两爻为一组，表示天地人三才。而且这六爻又可分

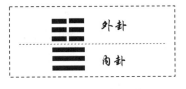

图1-8 外卦、内卦

为"内外卦"，即上下两个三爻卦，一内一外，一上一下。而每个三爻卦又是由初中上三爻构成，也表示天地人三才，可见《易经》的卦爻也包含着"一分为三"的思想。

而八卦中的三爻和六十四卦的六爻是时间和空间的统一体，各爻从下到上包含着初中末的时间意义和下中上的空间意义，均表示阴阳消长的三个阶段。时间和空间、宇宙（天地）和人生、万事和万物，十分和谐地统一在八卦、六十四卦中。

另外在《说卦传》中更有"三男三女"的六子卦学说，其第十章说："乾，天也，故称乎父。坤，地也，故称乎母。震一索而得男，故谓之长男。巽一索而得女，故谓之长女。坎再索而得男，故谓之中男。离再索而得女，故谓之中女。艮三索而得男，故谓之少男。兑三索而得女，故谓之少女。"这所谓"乾坤生六子"的"三男三女"与阴阳三分而为"三阴三阳"不是若合符节吗？

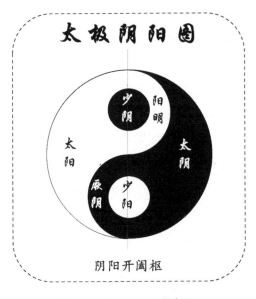

图1-9 吾师阴阳开阖枢图

《易传》中二阴二阳四象的名称，被医家借用来阐述医理，并创造性地增加了"阳明""厥阴"两个名称，于是就有了三阴三阳。"阳明"是"两阳合明"，"厥阴"是"两阴交尽"。这样的增加也是顺理成章，太少阴阳四象只是阴阳的截然划分，是阴阳状态的静态划分和五行五方定位。而阳气由少到多，阳极阴生，和阴气由少到多，阴极阳生的运动状态则不能用四象描述，所以引入"阳明""厥阴"这两个概念正是为了描述这一临界状态的。加入这两个阴阳的转换和临界状态后，则原本不动的四象五行的定位就变成了六象的轮转不息，从此生化不已。三阴三阳其实是用一分为三的理念来把握阴和阳的三个不同状态。

具体来说就是加入两个状态使天地阴阳二气得以交合变化，厥阴为两阴交尽是指阴极阳生的状态，阳明为两阳合明是指阳极而阴生的状态。以阴阳来说，阳为显为明，阴为隐为幽，显则如龙登九天，隐则如龙潜于渊，而显隐之间就是枢，是阴阳转换的枢纽，所以开阖枢的概念也和这个一分为三有关。《素问·阴阳离合论》的"离"与"合"在这个意义上来说可以以"隐显"二字来解。《素问·至真要大论》说"帝曰：愿闻阴阳之三也何谓？岐伯曰：气有多少异用也。帝曰：阳明何谓也？岐伯曰：两阳合明也。帝曰：厥阴何也？岐伯曰：两阴交尽也。……两阴交尽故曰幽，两阳合明故曰明。"阳明要合其明而返于幽，厥阴要出于幽而返于明，所以阳明厥阴才以幽明来论述。《系辞》说"《易》与天地准，故能弥纶天地之道。仰以观于天文，俯以察于地理，是故知幽明之故"，也是说的阴阳幽明之变化。

再配合《内经》赋予六气的本质属性则这一概念更加一目了然。厥阴为东方木位，配风木代表阴尽阳生，紧接太阴，而靠阴中之阳——少阳相火的枢转以外出；阳明为西方金位，配燥金代表阳尽阴生，紧接太阳，而靠阳中之阴——少阴君火的枢转以内入。阳明厥阴是阴阳二气出入的门户，这样三阴三阳的配合就完美诠释了阴阳之气的出入流行。所以客气的司天在泉的对应是阳明和少阴相对，少阳和厥阴相对，太阳和太阴相对。《素问·阴阳离合论》中的三阴三阳开阖枢概念正是对太极图阴阳运动状态的描述，这和通常人们认为的少阳为阳枢、少阴为阴枢大相径庭。这和《伤寒论》中六经辨证的少阳和少阴有所不同，开阖枢描述的是六气运行的生理，而六经辨证则是六气的病理，有体用之别，后边还会详谈这个问题。

同时,《内经》中三阴三阳的六气六经表里阴阳配合是太阳和少阴,太阴和阳明,少阳和厥阴。若按阴阳多少量来划分的话,三阴三阳的表里配合关系应该是少阳配少阴,阳明配厥阴,太阳配太阴。为什么《内经》会这样配伍呢?因为脏腑不是死水一团,它们是生机勃勃的,需要交互生化,若阴阳按多少来形成表里配合,则阴阳对等,无平不陂,无往不复,负一加一等于零,不生不化,生机全无。

太阳配少阴所以寒热往来,太阴配阳明所以燥湿互济,厥阴配少阳所以风火相煽,五行流转,六气循环,人体才有生机。按五行方位来说,则太阳居南方,少阴居北方,少阳居西方,厥阴居东方,太阴阳明居中。按阴阳表里升降来说则太阳居表,少阴居里;厥阴主阴气之升发,而少阳主阳气之下降;而太阴阳明属土居中以斡旋。按阴阳冲和之说则太阴阳明燥湿互济,是一对阴阳,是土的阴阳态;厥阴和少阳风火冲和,是一对阴阳,是气的阴阳态;而太阳和少阴寒热冲和,是一对阴阳,是水的阴阳态。

《易经》作为中华文化的总源头是毫无疑问的,我们讲三阴三阳的源头在《易经》的六爻,这种提法似乎在《内经》中没有直接的依据,但《内经》作为医家的主要著作,它构建医学体系的思想毫无疑问是受到《易经》及黄老思想的影响的,《易经》"推天道以明人事"的思想在《内经》中随处可见,也可以说整个中医大厦就是构建在此基础上的。

《易经》的卦爻结构实际上为后世提供了一个思维模型,提供了"一分为三"和六位时空的思维方式。这对《内经》以及《伤寒论》的理论构建无疑产生了重要的影响。《内经》中到处可见"一分为三"思想,如所谓"天地人""三部九候"等,这些都是。《伤寒论》的六经辨证无疑也是对这种思维的继承。

## 二、三阴三阳的优势在哪里

《易经》的六爻是要解释天地万物的,而就医学来说,它着重关注人体健康和天地万物之间的关系,而且要更注重实用。医学的六气概念来自《易经》没有疑问了,但从一阴一阳之谓道,到"三阴三阳"究竟有什么好处,这是我们应该考虑的问题。《内经》处处都在讲阴阳,而阴阳是千变万化的,如果不能用一种模式来统御它们，则阴阳看似简单，其实操作起来就无从把握了。这就如同世上的人只分男女并不能解决一些具体的社会问题是一样的，我们还要在男女中分出老幼、美丑、高矮、胖瘦、士农工商等，才能在具体事务中有所凭借。

在医学上，"三阴三阳"究竟是根据什么来划分的？这个我们在前面也探讨过，"然其要一也"，其实阴阳不过是一气之两面，所以三阴三阳还是以气的不同形态来划分的，在《内经》中是按所谓的"气的多少"来划分的，也就是表示的气的不同的象。《素问·至真要大论》曰："愿闻阴阳之三也，何谓？岐伯曰：气有多少，异用也。"《素问·天元纪大论》中有："何谓气有多少，形有盛衰？鬼臾区曰：阴阳之气，各有多少，故曰三阴三阳也。形有盛衰，谓五行之治，各有太过不及也。故其始也，有余而往，不足随之；不足而往，有余从之。知迎知随，气可与期。应天为天符，承岁为岁直，三合为治。帝曰：上下相召奈何？鬼臾区曰：寒暑燥湿风火，天之阴阳也，三阴三阳上奉之。木火土金水，地之阴阳也，生长化收藏下应之。天以阳生阴长，地以阳杀阴藏""气有多少，形有盛衰，上下相召，而损益彰矣。"

这就明确表达了《内经》是以气的多少来划分三阴三阳的思想，当然这还是来源于《易经》，《易经》的老阳、少阳、老阴、少阴之说本身就是代表了阴阳的不同，而十二消息卦更是描述了阴阳周而复始的不同状态，所谓气的多少其实就是阴气和阳气的消长变化以及时空变化的不同状态体现。

进一步来说，《内经》确立的"三阴三阳"概念，在开阖枢及五运六气系统中的三阴三阳概念，已完全是医学上的特有概念，不再与《易传》的二阴二阳概念完全对等。把阴阳细化为"三阴三阳"，其实也就是对变动不居的天地之气的一种具体划分。《内经》把这种三阴三阳思维体系运用于人体的生命活动，形成了三阴三阳统御下的人体脏腑经络生命系统。

三阴三阳是反映天地自然的变化现象以及人体生命活动的六种形式，是一种思维模式，也是认识宇宙的一种方法或模型。

从大的方面来说，这种划分是按"天人合一"的思想把作为主体的人的疾病，和天地之间的气运变化密切结合起来了，也就构建了"天人合一"的宇宙全息模式下的人体生命观，这是西医学曾经最忽视的问题，也是它到如今才稍微意识到却无力深入研究的问题，这样的医学模式才更应该是将来医学发展的主流。

从小的方面来说，三阴三阳也把人体的疾病规律，即元气的变动与天地之气相互影响的规律模拟出来，创造了一个可以具体操作的疾病治疗系统。看似容易却艰辛，诸位应该好好体会古人筚路蓝缕的艰辛过程。

## 三、三阴三阳的阴阳气多少

关于三阴三阳阴阳气的多少，《内经》有明确的界定，即太阳为三阳，阳明为二阳，少阳为一阳；太阴为三阴，少阴为二阴，厥阴为一阴。一阳、二阳、三阳、一阴、二阴、三阴的叫法可能比三阴三阳的名称要早，但为了更好地和天地六气结合，医家们就采用了目前通用的三阴三阳名称。后世对此争论最大的是阳明与太阳谁是三阳的问题，甚至也有人为厥阴和少阴谁是二阴起争论。

要解决这个问题，其实还是要把三阴三阳的概念，放在太极图的阴阳之气的运动中来理解。从太极图的象中可以清晰地看出来，单纯从阴阳气之多少而言，则太阳为阳中之阳，类属于夏，阳气最为盛壮；少阳则为阳中之阴，类属于春，阳气始萌，所以为一阳；阳明则是阳气盛极而衰，由夏至秋，所以居于三者之中，而为二阳。

在三阴中，少阴为阴中之阳，类属于秋，阳气由升发转为潜藏，阴气渐增而尚未至极，故为二阴；太阴则为阴中之阴，由秋至冬，阴气最足，故为三阴；而厥阴乃阴尽阳生之处，类属于冬末春生之时，阴气渐尽为最小，而为一阴。

而这个问题的解决，可为我们解释《伤寒论》六经病欲解时提供一个理论依据。六经病欲解时，古来注家多以一个"经气旺时"作注，大多语焉不详。

《伤寒论》对六经欲解时的规律描述如下：太阳病欲解时，从巳至未上；阳明病欲解时，从申至戌上；少阳病欲解时，从寅至辰上；太阴病欲解时，从亥至丑上；少阴病欲解时，从子至寅上；厥阴病欲解时，从丑至卯上。

按三阴三阳的阴阳气多少来分析，则太阴为三阴，亥子丑三时乃一日中之冬季，是阳气充分收藏之时，阳气入内而里阳充盛，里有三阳，则太阴之虚寒病理得到改善，所以太阴病欲解于此时。

子丑寅三时乃是一天中的春季，里阳亦足但只剩二阳，阳气微出于地，正是阳气由收藏而萌动于地上之时，少阴为二阴，二阴得二阳之助所以少阴之虚寒病理得到改善，是故少阴病欲解于此时。

丑寅卯三时乃阳气由收藏而升发之时，里阳只剩一分，阳渐升而阴渐消，所以厥阴病之阴寒重而阳升不及者得到扶持，所以厥阴病欲解于此时。

但这里有个问题，三阴病的欲解时皆是以阴得阳为向愈，而三阴病的热证显然不符合这样的规律，譬如少阴病的黄连阿胶汤证、厥阴病的白头翁汤证等，需要区别对待。

三阳病中，太阳为三阳，巳午未三时乃是气运浮于外而最盛之时，三阳全在外，太阳病卫气被郁而表阳不足，得到升发之阳气的扶持，则表邪解，所以太阳病欲解于此时。

阳明为二阳，申酉戌三时类似于秋天，阳气开始肃降，阳明病则不能合降，得到天地肃降之气的扶持，所以阳明病欲解于此时。

少阳为一阳，寅卯辰三时乃是阳气刚升出地面而未全盛之时，少阳升发之气得到扶持则少阳病外联太阳者，以少阳相火扶持太阳得到外解为顺，这时多用柴胡桂枝类方，所以少阳病欲解于此时。但少阳病也有合病阳明者，如大柴胡汤证、柴胡加龙骨牡蛎汤证，还有暮则谵语如见鬼状的热入血室证等，当以少阳相火得以和阳明燥金同时潜降为顺，则不解于寅卯辰时了。同理太阳病和阳明病中的虚寒证则同样不符合其欲解时规律，这是六经中的变局。

再一个问题是六经欲解时中，三阳经欲解时占据九个时辰，而三阴经欲解时占据五个时辰，为什么会这样？成无己解释说"阳道常饶，阴道常乏"。方有执解释说"阳行健，其道长，阴行钝，其道促"。这些解释其实也并不明白。而我们从阴阳的出入来考察可能更好理解，人体阴阳理想的状态应该是阴出阳而醒六个时辰，阳入阴而寐六个时辰，但实际情况是亥时是人定，人才开始入睡，大概七八个小时后八点左右就醒了。所以天道常是阳用有余而阴守不足，也就是沉潜收藏之力不够，所以阳用有余，而阴体常不足。三阳病皆在外，以得到阳气扶助向外枢转为向愈，三阴病为内，以阳气收藏，向内补充体内阴精收藏而愈。所以三阳占据欲解时多，而三阴欲解时多在夜间人体熟睡之时，天地收藏之令较强之时。

三阴病的共同欲解时在丑时，正是相火游行进入肝经的时令，而肝为厥阴风木主令之脏，以得阳为向愈之机，这正说明了三阴经以得阳为顺，丑时正当于黎明前的黑暗，阴极阳生之关键时刻，所以三阴病欲解时，丑时很关键，若阳复不及阴寒之重，则斗争失败，或者病程持续，或者阴阳离决而亡，所以阴证于丑时最危险，验之临床，危急重症大概在此时的死亡率是最高的。

## 四、以方书观《伤寒论》是人行邪道

《伤寒论》的伟大之处正在于它的六经辨证模式。这个六经模式的完善与广大，让后人无能出其右者，所谓"六经既出无他论，三代以下唯斯人"，正因为如此才奠定了仲景的医圣地位。为什么六经辨证如此伟大？为何六经辨证能统治内伤外感一切杂病？这是学习《伤寒论》必须要明白的问题。

而明白的前提就是我们上面讲的六气学说及三阴三阳的来源问题，如果不考究这个来源，必然以为仲景仅仅是借用了《热论篇》的六经传变模式，然后创造性地改编了《汤液经法》的方剂，似乎这部经典中就没有了中华文明一脉相传的道，没有了历代医学家们在《内经》中创立的完善的人体生命系统。这正是"以至精至微之事，求之于至粗至浅之思，岂不殆哉"！

仅仅把《伤寒论》视为方书的想法无疑是对仲景的小看，也可以说是拿一种实用论的观点来理解体会《伤寒论》，日本的方证对应体系和目前国内的方证对应学派大多如此。这样也可以使用六经方，但这种观点无疑抹杀了《伤寒论》的学术渊源，把这一重要的医学模型全部归结为一本失传的《汤液经法》，如此则《伤寒论》与《内经》再无关联，《内经》中构建的三阴三阳学术体系无法和《伤寒论》的三阴三阳相贯通。《内经》成了玄学，《伤寒论》成了实用的技术，而《伤寒论》六经辨证中所蕴含的天人合一的伟大构想隐没不彰，反而降格为一种实用的所谓"八纲辨证"学说。这种观点有其实用性，可惜没有包容性，究其实际，在临床的应用中也会出现一些问题，譬如岳美中先生所说："东医虽亦学南阳，一病终归是一方。哪晓论治凭辨证，此中经义耐思量。"这首诗虽有失偏颇，但正中方证对应学说的一些缺点：没有统一的阴阳思维来通盘考虑，运用方证时大多会陷入以方试病的境地中去，运用多年也没有全体大用的圆机活法，只是有了一些经验口诀，这个我们可以看看汉方的大家大冢敬节及矢数道明的医案，很能反映方证对应学说的一些问题。方证对应派的临床实际疗效也未必有大家想象得那么高，如果真有机会让你跟诊那些大家，估计你也会发出"听其大名，如雷贯耳；观其临证，不过如此"的感叹，人间没有神医，再大的医家治不好的病都比治得好的多。大家看问题一定要全面，不要觉得自家医学真是毫无用处，方证对应就比国内的研究要好，这就有失偏颇了。

如果日本人能像汉代的中国人那样，有"究天人之际，通古今之变，成一家之言"的气魄，他们能把中国古代圣贤玄虚之论中的道理和实用性结合起来，如果他们能理解两汉时代思想界的变化轨迹，他们能看清楚东汉时代所谓"谶纬学说"的天人合一的思想、东汉天文学的发展状态及儒生们的思想基础，他们就会知道仲景绝不是一个他们眼中的"实用主义者"，那些日本人看起来艰涩难懂的五运六气、开阖枢、君火相火等概念，在仲景看来，或许仅仅是再普通不过的，每个儒生都应该具备的常识而已。《金刚经》中有言"若以色见我，以音声求我，是人行邪道，不能见如来"，若仅以方证求六经辨证之理亦复如是，不可见六气之本来面目，不能通天人合一之中医思想！

## 五、道的化身，所以无名

在科学上来说，越简单的模型越有效、越便捷，也越稳定，而辩证法就是一种简单低级的模型。阴阳模型首先是一种辩证法，这就决定了阴阳模型具有极强的生命力。我们试想，《周易》是以阴阳来解释宇宙万物的演化规律的，而具体到其变化，则是以每个卦的六爻来表示宇宙间万事万物的发展变化。那么作为人体，同样是一阴一阳，也同样可以分为六个部分来模拟其生理病理运作。而在医学中，我们的先贤采取了特定的"三阴三阳"概念，人体可以分为阴阳两部分，而这两部分中可以各分为三份，就成为三阴三阳。三阴三阳又是用来形容人体一元之气的不同流通状态的，所以它们之间可以相互转换、变化，正是这种对人体生理病理进行模拟的三阴三阳模式，却有着广大的包容性与稳定性，所以才有了前面我们说的六经辨证的自洽、他洽与续洽的科学性。

六经究竟是什么？学术上称之为"六经实质"的探讨，历来都有争议，有人认为《伤寒论》三阴三阳六经概念与经络学说中的三阴三阳概念是毫不相干的，若将二者机械地加以对应，必将导致对《伤寒论》的错误理解。有人则认为《伤寒论》中的六经与经络、脏腑等有密切关系。其他各种不同的解释六经实质的文章，我们前面也梗概性地探讨过，此处不论。

而明白了三阴三阳的来历，我们就知道前人对六经实质问题的探讨是没有答案的。在目前它不能被证明，同样也不能被证伪，所以它根本不是科学，有人称之为"前科学"，有人称之为"最高端的科学"，但在我看来，根本没必要把中医和科学往一起扯，中医和科学是两码事，将来某一天，或许人们会觉得把中医称为科学是对中医的污蔑。

为什么六经的实质如此难以定义？因为"道可道，非常道；名可名，非常名"，六经就是道的化身，它无所不包，无可名状，强名之为六经。我们勉强可以说六经是建立在人体这个实体基础上的对人体内无形的气机变化——即道的变化的一种模拟，若用现代科学概念勉强来说，六经辨证是时空合一的模型。

六经体系包含了《内经》中所讲述的五脏六腑十二经络等人体的生理基础，这种生理基础在《内经》是用三阴三阳及开阖枢等理论来说明的，这是三阴三阳的空间意义；同时它又包含了六气盛衰变化影响人体气机运行的病理变化，这种变化《内经》是按五运六气学说通过描述不同年份之间天地之气的变化，从而描述人体元气异常情况下的六气变化的，这是三阴三阳的时间意义。

所以说三阴三阳六经范畴是一个贯通时空、连接生命功能结构的统一模型。《伤寒论》的六经辨证体系当然也是继承了《内经》的三阴三阳模型，包括经络和与之相关的分布领域及所属脏腑、阴阳盛衰、开阖枢、五运六气的人体功能体系。同时又包含了各功能体系失调而发生的疾病。和人体有关的一切问题，仲景都用三阴三阳六经的模型来说明，所以六经不是六种病或六种"症候群"，而是涵盖了天人关系、人体自身功能系统及病因、病位、病性以及病情传变趋势等各种情况的时空合一的生命模型。"其大无外，其小无内"，这句话或许才可以用来说明六经辨证的伟大之处吧！道隐而无名，强名之曰六气；病彰而有象，是谓之曰六经。

# 第六章
# 六经气化学说的基本概念

　　本篇，我们要来了解一下六经气化学说的一些基本内容。在此之前，先简单梳理一下六气的来历。

　　气这个字的象形文字就是 ☰，象征着水气蒸腾上升的样子，本义就是飘浮在空中的云，《说文》说"气，云气也"，也正是此意。

　　"六气"这个概念，一般认为最早出现于《左传》，在《左传·昭公元年》中说："天有六气，降生五味，发为五色，征为五声，淫生六疾。六气曰阴阳风雨晦明。"这里的"六气"概念，当然已有指代不同气候的意思，但还比较粗糙。

　　而《内经》中的六气概念已经很明确，就是指风、寒、暑、湿、燥、火，这显然比《左传》的提法更准确和规范了。不过六气的基本含义并没有改变，仍是指天地之间的不同气候。而在天人合一的思想下，古人所谓的天地之间的不同气候，就是天地阴阳交济所形成的不同状态。换言之，六气就是天地之间元气的不同流行状态，也即天地之气交流的不同形态，这也是《内经》五运六气中谈论的主体。

　　对于人与天地之气的关系，《内经》中有大量的论述，譬如《灵枢·本神》说"天之在我者德也，地之在我者气也，德流气薄而生者也"。《素问·天元纪大论》中说"在天为气，在地成形，形气相感而化生万物矣"。《素问·生气通天论》说"夫自古通天者，生之本，本于阴阳。天地之间，六合之内，其气九州、九窍、五脏十二节，皆通乎天气"。根据这些话，我们可以自然地得出结论：人身上的五脏六腑、十二经络都是天地之气的化生，那么人体的气机运行规律与天地之气的运行规律是一致的，所以天地之

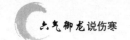

间的六气同人身上的六气一样，天地间的六气是"外六气"，人身上的六气是"内六气"。"内六气"就是对人身元气的不同流行状态的区分，如果天地之间的六气在人身上不一样，那还叫什么"天人合一"？明确了这一点，我们再来谈六经气化学说中的一些基本观点。

## 一、六经之气即人体真气

天地之间的气机流行表现为气候的变化，可以归结为风、寒、暑、湿、燥、火，这是我们容易感受到的。而人身中的六气我们似乎感受不到，那么凭什么说六气是人身元气的变化呢？这个在《内经》中也是有依据的，《素问·离合真邪论》中已明确提出"真气者，经气也"，经气就是真气，只不过不同的经气有不同的名字，体现真气的一部分功能而已。《灵枢·刺节真邪》说"真气者，所受于天，与谷气并而充身也"。这个真气是天地人合一之气，是人体的天地之气、父母之精气、后天水谷精微混合为一的气，也即是人体的元气，不过《内经》经常称之为"真气"，我们熟知的"恬淡虚无，真气从之"也是这个真气。

真气就是元气，就是人体的正气，它的虚实决定着人体的寿夭，《素问·离合真邪论》又说"诛罚无过，命曰大惑，反乱大经，真不可复，用实为虚，以邪为真，用针无义，反为气贼。夺人正气，以从为逆，荣卫散乱，真气已失。邪独内着，绝人长命，予人夭殃，不知三部九候，故不能久长。"所以说六经气其实就是真气，也即元气。六气也即元气的细分，中医正是以此构建了十二经络、五脏六腑及气血精津液、皮脉筋骨肉等一系列人体的生理基础。

## 二、六气的标本中气

六气是人身的元气这一点明确下来，然后就要解决六气划分的问题，也即人体元气分为六类，它们之间是怎么相互协调，维持人身健康的生理问题。《内经》就用了三阴三阳、标本中气的概念。

六气与三阴三阳六经的结合及不同功能的划分在《素问》"七篇大论"中明确提出。如《素问·天元纪大论》曰："寒暑燥湿风火，天之阴阳也，三阴三阳上奉之。"具体来说就是：寒合太阳，称太阳寒水；暑合少阳，称少阳相火；燥合阳明，为阳明燥金；湿合太阴，为太阴湿土；风合厥阴，称厥阴风木；火合少阴，为少阴君火。

而标本中气的概念在《素问·六微旨大论》中明确提出，"帝曰：愿闻天道六六之节，盛衰何也？岐伯曰：上下有位，左右有纪。故少阳之右，阳明治之；阳明之右，太阳治之；太阳之右，厥阴治之；厥阴之右，少阴治之；少阴之右，太阴治之；太阴之右，少阳治之。此所谓气之标，盖南面而待也。故曰：因天之序，盛衰之时，移光定位，正立而待之，此之谓也。少阳之上，火气治之，中见厥阴。阳明之上，燥气治之，中见太阴。太阳之上，寒气治之，中见少阴。厥阴之上，风气治之，中见少阳。少阴之上，热气治之，中见太阳。太阴之上，湿气治之，中见阳明……本标不同，气应异象"。

在标本中气的概念中，所谓的本气就是指划分六经之气时，六经气本质上的不同属性，如太阳寒水，太阳经本气的本质属性就是寒水；太阴湿土，太阴经本气的本质属性就是湿土。这是把气划分不同功能时赋予它们的基本属性，这种属性是反映阴阳多少的一种真实的状态，所以是本气。

那么什么是标气？标气就是命名，也就是三阴三阳的命名，《素问·至真要大论》说"阴阳之气各有多少，故曰三阴三阳也"。为了方便描述六气的本质属性，古人借用了三阴三阳的概念：太阳是三阳，阳明是二阳，少阳是一阳；太阴是三阴，少阴是二阴，厥阴是一阴。太阳是三阳，与寒水相配，太阳就是寒水之气的标气；太阴是三阴，与湿土相配，太阴就是湿土之气的标气，我们说的六经都是标气。所谓标气我们可以理解为六气被赋予之名称。

名副其实，名称是为了描述本气的属性，这一点大家要牢记，所以就六经与六气的关系来说，六气是本，六经是标。因为气的运行是天地之间元气的实际状态，而六经是标，六经不过是用一个名称来描述这种状态。所以说六气是统六经的，譬如在说太阳寒水时，寒水之气是本，太阳之称是标，太阳之经就是寒水之气。所以《素问·天元纪大论》曰："寒暑燥湿风火，天之阴阳也，三阴三阳上奉之。"

既然要用六气构建人体的生理结构，就要考虑其内外表里的连接交换及协调统一问题，所以又有"中气"的概念。如太阳和少阴互为中气，少阳和

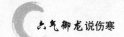

厥阴互为中气，太阴和阳明互为中气。中气就是表里两气之间的相互联系，互为依托。所谓中见之气即隐藏在其中，与自身属性相反的另一半，也即热见寒，燥见湿，风见火，一阴一阳之谓道，万物都是如此。热与寒是水的阴阳态，风与火是气的阴阳态，燥与湿是土的阴阳态，水土合德，世界大成。

谈到这里我们必须打破大家一个常规概念——即中医是以五脏为中心的生理体系。这种说法是值得商榷的，因为它是唯物主义思想下的必然产物，唯物主义认为物质结构决定功能，所以就人体来说，必然是先有了五脏六腑，然后才有了生理功能，中医的理论体系似乎是建立在物质基础上的。

但这一提法在实际中带来了很多麻烦，譬如西医解剖学的脏腑并不等同于中医的脏腑，中医的脏腑现在公认的是一个功能体系，一个脏腑的功能可以包含多个解剖学的脏腑功能。再譬如经络，它确实有功能，但我们找了几十年也找不到它有什么物质基础。所以我们要反思我们对中医基础理论中脏腑经络学说的定位。

其实在标本中气学说中，这些问题就已经得到解答。《内经》已经明确告诉我们了，六气为本，六经为标，五脏六腑更是标中之标。我们要搞清楚，古人不是根据实体脏腑然后研究清楚了它们的功能，而是根据天地之气的运行变化规律，区分了不同的功能，然后结合人身上的实体脏腑，象征性地赋予了这些脏腑某种功能。所以中医的脏腑经络系统其实是古人的一种人体健康生理模型，不要以为只有西方人才会有模型，中国人也是如此做的，只不过我们认假为真，忘记了古人的这种构建过程而已。郑钦安有一句话说得特别好，"五脏六腑皆是虚位，二气流行方是真机"，但我更喜欢说"一气运行方是真机"，五脏六腑皆是假的，只不过是我们为了方便描述人体元气的某种功能，赋予了它这个名字。这不是说中医可以不要脏腑，而是说它们是我们赋予的某种功能的依托，与六气功能比较起来，中医更应该看重脏腑的气化功能，而非其有形的脏腑结构。

我这么说是有经典依据的，不是凭空想象。《素问·天元纪大论》说："夫五运阴阳者，天地之道也，万物之纲纪，变化之父母，生杀之本始，神明之府也，可不通乎。故物生谓之化，物极谓之变；阴阳不测谓之神；神用无方谓之圣。夫变化之为用也，在天为玄，在人为道，在地为化，化生五味，道生智，玄生神。神在天为风，在地为木；在天为热，在地为火；在天为湿，在地为土；在天为燥，在地为金；在天为寒，在地为水。故在天为气，在地成形，形气相感，而化生万物矣"。"物生谓之化，物极谓之变；阴阳不测之谓神""神在天为风，在地为木"，这讲的不就是无中生有的变化过程吗？

如果觉得这一段说得不清楚，我们再来看《素问·五运行大论》说："帝曰：寒暑燥湿风火，在人合之奈何？其于万物，何以生化？岐伯曰：东方生风，风生木，木生酸，酸生肝，肝生筋，筋生心。其在天为玄，在人为道，在地为化。化生五味，道生智，玄生神，化生气。神在天为风，在地为木，在体为筋，在气为柔，在脏为肝。其性为暄，其德为和，其用为动，其色为苍，其化为荣，其虫毛，其政为散，其令宣发，其变摧拉，其眚为陨，其味为酸，其志为怒。怒伤肝，悲胜怒；风伤肝，燥胜风；酸伤筋，辛胜酸。"这里的"寒暑燥湿风火"就是六气，黄帝问的就是六气是怎么生化万物的，是怎么与人身脏腑相合的，这是从本到末的问题，所以岐伯就回答了"东方生风，风生木，木生酸，酸生肝，肝生筋，筋生心"。这个过程中，六气为本，脏腑经络四肢百骸为标的含义不是很明白吗？

如果我们清楚《易经》以及太极图说和道家的宇宙演化观，对此就会非常清楚。世界就是从无到有的过程，有的功能恰恰是无的体现，理学家所谓的"天地未生此物之前，必先有个理在那里"，这个理才是世界的本原，按道家来说就是道，道才是一切万物的根本，在人身上元气就是道的体现，在天地为道，在人身为德，它才是一切生理的基础，我们所谓的维持健康，其实就是利用道使人体这个血肉之躯正常运转而已。《灵枢·本神》其实也探讨了这个问题，黄帝问于岐伯曰："凡刺之法，必先本于神。血脉、营气、精神，此五脏之所藏也。至其淫泆离脏则精失、魂魄飞扬、志气恍乱、智虑去身者，何因而然乎？天之罪，与人之过乎？何谓德气生精神、魂魄、心意志思智虑？请问其故。"这里黄帝问的就是为什么说德气生了精神、魂魄、志意、思虑等活动，熟悉黄老思想的人都应该知道，德气正是黄老之学的核心概念之一，所以《内经》人体生命学的构建是离不开道家的世界观的。而岐伯的回答更印证了这一点："天之在我者德也，地之在我者气也。德流气薄而生者也。"天之在我者德，也就是我们说的天之道在人身上就是德，地之在我者气也就是说人的形体是禀受地之气的，德从天而降所以下流于人身，气从下而上交所以相薄而人身生。人身的一切思想精神及生理活动都是受德气影响的，所以治病必先调神。

这也印证了我前边所说的，学医必须要明白中国古人的哲学思想才能明白古人构建人体生理功能的过程，不明白老庄道家的基本思想，怎么能读懂《内经》呢？满脑子都是唯物主义、科学主义的思维，就进入不了《内经》的语境，更谈何理解运用。颠覆教材中所谓的脏腑系统，重新从六气的角度来考虑人体一切功能的生克制化才是统一中医学各种奇谈怪论的前提。而用这一体系阐释《伤寒论》才可能让六经辨证体系广泛包容现存的各种辨证体系，使经方的使用既有理论高度，又有实际操作性，才可能促进中医整体水平的提高。

## 三、六气与六经对应关系的由来

为什么六气与六经的配合是这样的？也就是说湿土为什么配太阴的三阴？相火为什么配少阳的一阳？这个问题仍然需要在天人合一的前提下来思考。六气是阴阳的不同状态，人身上难以感受到，但天地之气却可以感受到，我们要理解这种划分，必然牵扯到古人对天地之气的把握体会。

这个问题彭子益先生解释得较好，他按照不同时节天地之阴阳的状态来区分六气与六经的对应，很符合古人天人合一的思想，也正是我说的御龙之理。

我们都知道农历的一年分为二十四节气，而四个节气是一气，一年就是六气。按五运六气的规则，六气是从一年中的大寒节气开始算，因为按阳历来说每年的二十四节气的阳历日子前后错不过两三天，所以基本可以固定为：

1月21日—3月21日为初之气，主气厥阴风木，包括大寒、立春、雨水、惊蛰4个节气。

3月21日—5月21日为二之气，主气少阴君火，包括春分、清明、谷雨、立夏4个节气。

5月21日—7月21日为三之气，主气少阳相火，包括小满、芒种、夏至、小暑4个节气。

7月21日—9月21日为四之气，主气太阴湿土，包括大暑、立秋、处暑、白露4个节气。

9月22日—11月22日为五之气，主气阳明燥金，包括秋分、寒露、霜降、立冬 4 个节气。

11 月 22 日—来年 1 月 22 日为六之气，主气太阳寒水，包括小雪、大雪、冬至、小寒 4 个节气。

六气也遵循阳升阴降的自然规律。阴性本降，三阴之升，阴中有阳也。阳性本升，三阳之降，阳中有阴也。以地球气候的运行来说，地球的能量都来自太阳，以最简单的标准来说，地面下为阴，地面上为阳，阳气收藏于地下则为阴，释放于地上则为阳。地球阴阳状态的多少与季节密切有关，所以我们必须结合不同节令中地表或地下阴阳气的多少，来说明三阴三阳与六气的命名关系，阳气收藏时则为阴，阳气释放时则为阳。

在三阳中，太阳是三阳，太就是大的意思，它的阳气的量是三份，在《内经》里把它叫作三阳。阳明，明者著也，显著的意思，它的阳气的量是两份，它不如太阳阳气的量大，但是它的阳气也是充足的。少阳，少者小也，所以少阳阳气的量最少，它是一阳。

对三阴来说，太阴，太者大也，是指阴气强大，它的阴气的量有三份，它是三阴。少阴阴气的量是二份。厥阴阴气的量是一份。厥者，尽也，极也，是阴气少到了极点，阴气少到了尽头。

少阳是阳里边最少的，而少阴并不是阴里边最少的，这是三阴三阳的一个命名点的不同，因为少阴与厥阴相比，厥阴是阴气少到了极点，阴气少到了尽头，比少阴还要少。

在此基础上，结合六气的气候特点，六经与三阴三阳的对应关系就建立起来了。彭子益先生曾以天地之间阴阳气的状态来解释六气的命名，较为恰当，我择其要而录下来供大家参考。

初之气厥阴风木，此时，大气由极寒而欲转温。地下水中所封藏经秋收来的阳热，动而上升。此阳热与水化合，是为木气。木气者，一年之阳根也。大寒节气，在冬至后 30 天，阴极而阳欲生，地面下当阴极之时，故称厥阴。阴已极而阳尚未当令，动而不通，则成风，所以称为风木。

二之气少阴君火，已从地下阴位升出地面，即木气上升之气也。此时大气较热，不似厥阴之阴极，故称少阴。木气上升之气，即水中封藏上年秋时下降的阳气。此阳气，由地下升至地上，照临大宇，光明四达，上升之象，有如君位，故称君火。此时大气由温而热，又称热火。

三之气少阳相火，地面上阳热盛满。经暮夜大气之凉降，降入地面下之水中。然当暑热上腾之时，旋降旋升。地下水中，为生物生命之所从出。此阳热实为生命之本，地面上阳热盛满，地而下所得阳热不多，故称少阳。此阳热降入地下水中，以生中气。中气旋转，则上下交清，有如相臣之职，故称相火。此火不降，暑热熏蒸，又称暑火。

四之气太阴湿土，此时，地面上阳热盛满。地面下旧有的阳气也升上来。地面上非常之热，地面下非常之寒。热属阳，寒属阴，地表下阴多，故称太阴。火在水下则生气，火在水上则生湿。此时地面上阳热盛满，且尚未降入土下。寒热相逼，湿气濡滋。土气在升降之交，故称湿土。

五之气阳明燥金，此节令中地面上盛满的阳热，经秋气之收敛，正当下降。地面之下，阳气较为充足了，地表以上，湿气已收，大宇光明，阳盛而明，故称阳明。大气中的湿气收而变燥，此时地面上空的金气，压力极大，故称燥金。

六之气太阳寒水之时，地面上的阳热，经秋气之收敛，全降入土下的水中。地面下阳气达到极盛，故称太阳。此阳热降入水中，水将阳气封藏于内，水外即寒，故称寒水。

简单来说，六气描述的就是地球和太阳之间一年中能量交换的不同状态，上半年乃阴气上升启用之时，下半年乃阳气下降封藏之时，这从七十二候的描述就可以清晰地看出。厥阴风木升发阳气于地表而为风木，上腾于空中，光耀万物则为君火。阳气释放后就需要太阳之气的补充，此时节令正当夏季，阳热照临大地，补充地下能量，但热尚不能充分潜藏，地下阳少，所以称之为少阳，少阳之气中有夏至节，正是一年中阳极阴生之时，初伏也往往在此时。

接着就是太阴湿土当令，中末伏正在此时，阳气欲伏藏，正是太阴为开的作用。少阳太阴之气当令时正是天地阳气濡蒸最盛之时，二者融合，甲己化土，生化之气最旺，万物生长最快，所谓土曰备化。

至阳明燥金则万物已成实，所以天地之用需收藏，燥金当令，收阳气于地下，至太阳寒水则封藏阳气，水冰地坼，万物归寂，生机内敛，以待来年之升发。

所以说，六气的命名是由不同节令下地球表里的阴阳状态来决定的，是天地之道，不是古人随意而为，在此后的六经分论中，我们会看出古人这种区分的深刻内涵。

## 四、六气的标本从化

在六气学说中还有一个关键问题就是六气的标本从化关系，这一关系对中医六气学说与脏腑经络学说结合起来所构建的人体生命系统的生理功能至关重要。

《素问·至真要大论》曰："帝曰：六气标本所从不同奈何？岐伯曰：气有从本者，有从标本者，有不从标本者也。帝曰：愿卒闻之。岐伯曰：少阳太阴从本，少阴太阳从本从标，阳明厥阴不从标本，从乎中也。故从本者化生于本，从标本者有标本之化，从中者以中气为化也。"

这里的标本从化规律说得很清楚，少阳太阴从本，少阴太阳从本从标，阳明厥阴不从标本，从乎中也。这一原则是六气气化之常理，而《伤寒论》六经病则是气化失常之病。

少阳和太阴从本，少阳为一阳，标为阳，相火为本，本为阳，标本同气；太阴为三阴，标为阴，湿土为本，本亦为阴，标本同气。标本同气所以从本，但少阳和太阴也有中见之气，为什么不从中呢？张景岳对此做过一个解释，《类经图翼·标本中气从化解》中说："少阳之中，厥阴木也，木火同气，木从火化，故不从中也；太阴之中，阳明金也，土金相生，燥从湿化矣，故不从中也。"也就是说因为在气化上，阳明厥阴皆是从中见之气，也即太阴和少阳而化，所以太阴和少阳的气化就不从其中见之气。

这里有个重点需要说明，六气的气化体系中，核心就在于少阳相火和太阴湿土皆从本气而化的这一基础，少阳甲木和太阴己土的甲己化土是人身气化的根本，因为人为裸虫而属土，所以人身以土为基本。

少阴和太阳因为标本不同气，少阴本阳而标阴，太阳本阴而标阳，所以太阳寒水与少阴君火二气的气化会出现两种不同的情况，或者是从本或者是从标。太阳从本则寒，从标则热；少阴从本则热，从标则寒。那么为什么太阳少阴二气不从乎中气呢？张景岳对此也有解释，他说："然少阴太阳亦有中气，以少阴之中，太阳水也，太阳之中，少阴火也，同于本则异于标，同于标则异于本，故皆不从中气也。"这个相对好理解，我们可以把《伤寒论》六经病中的太阳篇少阴篇的寒化证及热化证从六气上得到圆满解决。

阳明和厥阴不从标本，从乎中气。这个比较特殊，因为在讲三阴三阳的来历时我们其实已经提到，阳明和厥阴是在《易经》的太少阴阳四象中加进来的二象，本身的命名就比较特殊，这里它们的从化规律也很特殊。阳明之上，燥气治之，中见太阴，阳明病的变化趋势不是从标的阳明，也不是从本的燥金，而是从中气，从太阴湿土。也就是说燥从湿化了，为什么？这个与六气本身的规律密切有关，所以临床上阳明病本来应该是燥邪为主的，但燥热实证反而很少见，中土寒湿证反而多见，阳明篇看似讲了很多栀子豉汤证、白虎汤证、承气汤证，但实际上隐含的内容是太阴病很多，为什么？我们后边再谈。

再看厥阴，厥阴也是不从标本，从乎中气。也就是说厥阴风木的气化特点不是从标阴，或是从本气风木，而是从中见之气少阳相火。换句话说，相火之气的状态决定了厥阴气化的规律。厥阴和少阳之气协调则厥阴不病；若不协调，则为厥阴病。厥阴病在三阴之极，阴尽阳生之处，若其中见之气少阳相火太过，则厥阴病风从火化，多见火热证如白头翁汤之类，或者是寒热错杂之乌梅丸证。若不能从相火之气而化，则厥阴病反从其标阴而化寒。当今临床实际中，厥阴热化证并不多见，反而多见寒湿证，这也需要我们明白少阳相火的气化特点才能知道其原因，这会在少阳篇详解。

## 五、六气的主令及从化

上面讲阳明厥阴不从标本，从乎中气之时，我们留下了个问题，为什么阳明燥热证不多见，而太阴寒湿证多见？为什么厥阴风火之证不多见，而反见厥阴风木不及之证？这是六经气化学说的核心问题，这一问题不解决则整个医学的总体方向就不能明确。

因为把六气和人体有形的脏腑结合起来，也就把中医脏腑功能的特点规定了，中医的脏腑不是指那个有形的实体，更重要的是其气化的功能，前面我们讲过六气为本，五脏六腑皆是虚位。搞清楚六气从化的深刻含义，对我们从本源上了解中医脏腑经络为主体的人体生理常态至关重要，由此也解释了中医脏腑功能中的诸多问题，譬如为什么脾多湿、肾多寒、肝主升发之气、胆主相火内敛等一系列问题，所以必须对此问题做一回答。

对六气主令及从化的深刻解读，清代的黄元御解释得最到位，他总结的规律是这样的：厥阴风木之气中，足厥阴肝属木，手厥阴心包属火，手厥阴从足厥阴而化气为风，足厥阴主令。少阴君火之气中，手少阴心属火，足少阴肾为水，足少阴从手少阴化气而为火，手少阴主令。太阴湿土中，足太阴脾为土，手太阴肺为金，手太阴金从足太阴化气而为湿，足太阴主令。

太阳寒水中，足太阳膀胱为水，手太阳小肠为火，手太阳从足太阳而化气，足太阳主令。阳明燥金中，手阳明大肠为金，足阳明胃为土，足阳明从手阳明化气，手阳明主令，足阳明从化。少阳相火中，手少阳三焦为火，足少阳胆为木，足少阳从手少阳化气而为暑，手少阳主令，足少阳从化。

但若问六气中为什么会有这个主令及从化的规律？这也是五行学说中的自然之理，但这个道理是易学易理上常用的原则，一般学医者多研究不深。对于太阴阳明的土金和厥阴少阳的木火之气，其核心规则是：母气用事，子弱未能司权，则子从母化；子气用事，母虚不能当令，则母从子化。所谓将来者进，成功者退，自然之理也。这一道理就类似古代帝王年幼继位，无力主导朝政时，由太后摄政，此时皇帝要从太后。若皇帝能主导朝政，则太后不能干政，只有从子。

木之化火也，木气方盛，而火气初萌，母强子弱，故手厥阴心包以相火而化气于足厥阴风木。火气既旺，而木气已虚，子壮母衰，故足少阳胆以甲木而化气于手少阳三焦之相火。

土之化金也，土气方盛，而金气初萌，母强子弱，故手太阴肺以辛金而化气于足太阴脾之己土。金气方旺，而土气已虚，子壮母衰，故足阳明胃以戊土而化气于手阳明大肠之庚金。

而对于太阳少阴的水火之气，则非相生的母子关系，乃是相克的财官关系。在命理学中，克我者为官，所以水为火之官；我克者为财，所以火为水之财。少阴君火之气中，手少阴以君火司气，而足少阴癸水在从化之列，此时是官弱从财，此为逆从，如官之依商。逆从之势多难稳定，一旦君火不明则寒水当令，少阴病多肾主心从的伤精耗神之状。所以少阴之治重在温阳以守内，使君火能明，水能从火。

太阳寒水之气中，足太阳以寒水主令，手太阳小肠丙火下降，而化足太阳膀胱壬水，故手太阳丙火在奉令之条，此时是财弱从官，此为顺从，如商之附官。顺从之势则易稳定，此时寒水当令而丙火从令，若重感于寒则丙火有息灭之势，所以太阳病则重在散寒外达，使寒水不伤丙火。

在六气中，少阴君火和太阳寒水之间是夫妇关系，而其余的土金和木火之间是母子关系。《序卦传》中说"有天地然后有万物，有万物然后有男女，有男女然后有夫妇，有夫妇然后有父子"，所以六气之中，先有水火二气的定位，然后有土金木火之间的强弱进退，而坎离水火为后天八卦立极之点，亦为一身六气升降出入的枢机所在，这在"二龙戏珠说君相"一节会细谈，也是讲六经时我把太阳病和少阴病先进行探讨的原因所在。

这一从化体系看似复杂，其实也很简单，我们必须熟记。熟记这个原则就可以对从脏腑到经络人身之上的气化功能有一个深刻的认识。譬如同属太阴的脾和肺，因为脾属土而肺属金，土湿而金燥，这两者的力量似乎是平衡的，但在临床上我们却常常看到脾多湿而少有燥，甚至肺也是多痰湿，为什么？正是因为肺从脾而化气，二者的湿气是其气化功能的主体，气化受伤之后，本经之气即显现出来，即为病态。

再如人体的中土有脾和胃二脏，脾是湿土，胃是燥土，二者之间似乎也是应该平衡的，但是我们常见到的却是土多湿而少燥，这又是为什么？在气化学说中，这个问题也是有答案的，胃之燥是从化于手阳明燥金的从化之气，而脾之湿土是主令之气，从化之气不及主令之气有力，所以同居中土，人体土中的燥气常不敌湿气，所以多见土湿之证。《素问·至真要大论》的病机十九条，唯独没有燥邪致病之说，历来众说纷纭，其实这就和阳明燥金之气在整个六气中的特殊地位有关，我们在阳明病篇再具体讲述。

此处关于六气主令从化之说我们只是略做说明，在《伤寒论》的六经辨证体系中会进一步阐述，以六气的这种从化关系来看待六经疾病的发展变化规律，也是很清楚的。

此外，六气的标本从化在实际运用中，还有一些变数，也就是说会有太过不及两种从化，而不只是在标本中气中所说的主体原则，在不同时代，不同气运中，其从化特点会有不同。张子和标本运气歌对此标本从化之理有概括说："少阳从本为相火，太阴从本湿土坐，厥阴从中火是家，阳明从中湿是我，太阳少阴标本从，阴阳二气相包裹，风从火断汗之宜，燥与湿兼下之可，万病能将火湿分，彻开轩岐无缝锁。"他是攻邪派的代表，所以提出了对风火宜汗之、对燥湿之疾宜下之的攻邪法，而他所谓的"万病能将火湿分，彻开轩岐无缝锁"更是对气化学说的误解。为什么呢？因为前边已说过，少阳相火与太阴湿土是人体气化的根本，人所以能成为人，正是因为少阳相火和太阴湿土的合化，也即甲己化土这一基本合化，正应了陈修园对养胎的当归散所做的方歌——"万物有来自土生，土中含湿遂生生"。将火和湿分开算怎么回事呢？

对于张子和从气化之理而得出的攻下之法，张景岳也很不赞成，他说："愚按六经从本从标从中者，盖以同类相从，归六气于水火，总万病于阴阳二者而已。此诚造化自然之道，然而经旨深邃，未易推测，自启玄子以来，注皆未得。及戴人张子和始发明火湿二字之义，甚得其要，意谓标本相从之理，止于是矣。继自刘宗厚而下，莫不宗之。愚亦深以为然，独惜其治法之有未尽善者，谓风从火断汗之宜，燥与湿兼下之可也。此概指六气从化，皆为有余，而欲以汗下二法尽之。若然，则诸病之化，岂尽属有余而必无不及者耶？殊失圣经本意矣。"

张景岳这段话是说六气标本从化之病不都是有余之病，还有不及之病。就如同在五运六气中，五运与六气皆有太过不及一样，未至而至则从化太过，至而未至则从化不及，人身之六气也是如此。张景岳进一步解释说："在内经之言，盖特举阴阳所化之理，本非谓其有余；而子和之意，则但见其有余之为病，而不知其不及之难化也。夫六经之气，时有盛衰，气有余则化生太过，气不及则化生不前。从其化者化之常，得其常则化生不息；逆其化者化之变，值其变则强弱为灾。如木从火化也，火盛则木从其化，此化之太过也；阳衰则木失其化，此化之不前也。燥从湿化也，湿盛则燥从其化，此化之太过也；土衰则金失其化，亦化之不前也。五行之气，正对俱然，此本标化生之理所必然者。化而太过者宜抑，化而不及者不宜培耶？治失其当，又安得谓之善哉？知乎此，则可与言化生之妙用矣。"

这一说法非常重要，张志聪、陈修园等气化学派的医家也是持这个观点。这是我前边谈六经辨证偏于攻邪，对补虚一法尚有不足的理论来源。六经标本中气从化是以正常的气化来说的，它的病态则要分太过不及两方面来理解，正气足之人则多化之太过，正气虚弱之人则多化之不前。

当今时代，虚弱之人多见，气化多不前，这需要医者审时度势，及时培补元气，然后正气充足则气化复常。临床上对于正气虚弱之人，不可妄用六经攻邪之法，仲景所谓"尺脉弱者，不可发汗"正是这个道理。对此类病，必须在补虚以后，正气才能奋起抗邪，这时也才会出现一些由里出表、由阴转阳的证候，医者此时再按六气之理顺势而为方可。

理解了这一原则，才能理解厥阴病为什么多从厥阴之标阴而寒化。所以厥阴寒化是逆证，热化是顺证。而阳明燥金之气则以从太阴之湿化为正常，燥湿互济，所以中土健运正常。若火热太盛则湿不及，燥金不能从湿土之化则成阳明燥实之病。若寒重则湿土太过，阳明燥金从太阴湿土化气太过则成为太阴湿土之病了。

在临床实际上，我们判断一个疾病的寒热虚实，还是要结合其脉证来做判断，有时候是气足而化有余，有时候是气虚而化不及，这就区分出寒热补泻的不同法门，对医学来说也是至关重要的。

## 六、什么是中医学真正的标和本

标和本的概念中医人士都耳熟能详，甚至老百姓都知道"中医治本，西医治标"，一般概念上的标和本是这样的：标本是一个相对概念，用来概括说明事物的本质和现象、因果关系及病变过程中矛盾的主次关系等。病因与症状、先病与后病、正气与邪气、病在内与病在外等，都有标本的关系；病人与医生在疾病的预防与治疗上存在的主次关系。病之先成者，如病因、病机及原发病、先发病为本；病之后生者，如由病因、病机而引发的病证、症状、继发病、后生之病者为标。如从病因和症状来讲，病因为本，症状为标，病因是引起疾病的根本原因，它决定着疾病的性质、种类和证候特点，而症状是疾病的外在表现，是内在脏腑病理变化在外的反映。治疗要抓住疾病的本质，针对病因进行治疗，病因已除，症状自然就能消失。

这样的标本概念，看似清楚，其实是语焉不详的，只是让医生知道症状是标，而导致这些症状的病因是本，治病要治本，仅此而已，这其实和《内经》的本意相差甚远。《内经》所说的标本尽管有多种含义，但在《素问·至真要大论》中明确指出的六气与六经的标本从化的标本应该是最重要的，可惜没有受到重视，这一篇大论特别重要，中医的很多基础理论上的大原则都是在这一篇提出的，如六气胜复的反应及治疗方法，"高者抑之，下者举之，有余折之，不足补之"的治疗原则，制方之道，用药之法，君臣佐使，正治反治，病机十九条等，标本只是其中之一。

此处我就提出这个问题，好好谈谈标本。前边我已反复提到，在六气学说中，六气的变化是人体健康与疾病的根本，《素问·至真要大论》也有明言："夫百病之生也，皆生于风、寒、暑、湿、燥、火，以之化之变也。经言盛者泻之，虚者补之。余赐以方士，而方士用之，尚未能十全，余欲令要道必行，桴鼓相应，犹拔刺雪污，工巧神圣，可得闻乎？岐伯曰：审察病机，无失气宜，此之谓也。"这段话第一次明确了人体的疾病就是"风、寒、暑、湿、燥、火"六气之变化，这才是所有疾病的根本。接下来岐伯就说出了我们熟悉的病机十九条，病机十九条的解释虽多，但从六气为本的标本中气及从化来理解应该是最接近《内经》原意的，此处不细论。

同样是《素问·至真要大论》中，在说了六气的标本从化规律后，有这么一段话"是故百病之起有生于本者，有生于标者，有生于中气者，有取本而得者，有取标而得者，有取中气而得者，有取标本而得者，有逆取而得者，有从取而得者。逆，正顺也，若顺，逆也"。

这段话明确地说明了各种疾病的起始，有发生于本气的，有发生于标气的，有发生于中气的。这不就是说的六气的标本中气规律吗？譬如太阳病的发热恶寒无汗就是病了太阳的本气寒水，治疗需治其本气之寒；太阳病的发热汗出恶风就是病了太阳的标气太阳，治疗需治其标气之热；厥阴病的热痢下重就是病了厥阴的中气少阳相火，厥阴病的手足逆冷就是不从中气之化，反从标气之寒。如此分别则病的标本是很清楚的，治疗也是顺理成章的。六气病了以后由于标本中气不同，在治疗上有治其本气而得愈的，有治其标气而得愈的，有治其中气而得愈的，也有标气本气兼治而得愈的。

接下来经文说"有逆取而得者，有从取而得者。逆，正顺也，若顺，逆也"。这一句话的解读，大多数医家都是随文衍义，或是不着边际。我曾就此问过吾师，其回答可谓振聋发聩，言："太阴少阳从本，少阴太阳从本从标，厥阴阳明不从标本从乎中。从者，顺也；逆者，迎也。从本为顺，从标为逆。"也就是说六气病在治疗上有从其本气或标气或中见之气的顺逆之别。

具体来说，若太阳病从太阳之本寒为顺，从其标阳为逆。治疗时顺其本气而泻寒，看似顺实则为逆。从其标气而以麻黄汤类热药治疗，看似逆其本气，实则为顺。少阴病也是这样，从其本之火热为顺，从其标之寒为逆。顺其本气之热而泻热则看似顺而实则逆。从其标之寒而泻寒则看似逆其本气，而于病则为顺。

而阳明从中见之太阴为顺，因为太阴以湿为本，若阳明之燥太过而太阴之湿气不足，则用小建中之类益太阴本体之湿，此为顺。若太阴之湿气太过而阳明之燥金不足，则取中气阳明而得，则用理中之类逆太阴之本气而泻其

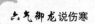

湿，此为逆。阳明以从中见之太阴为顺者，因为太阴在阳明之后故也。

而厥阴从中见之少阳为逆，厥阴取本而得则以桂枝汤类助其风气，此为顺。若取中气少阳而得，则取小柴胡之类降其相火，此为逆。厥阴病从中见之气少阳为逆者，以少阳在厥阴之前故也。

接下来说"故曰知标与本，用之不殆，明知逆顺，正行无问，此之谓也。不知是者，不足以言诊，足以乱经。故《大要》曰：粗工嘻嘻，以为可知，言热未已，寒病复始，同气异形，迷诊乱经，此之谓也"。

这段话是说知道标与本，在临证时，就能没有危害，明白逆治顺治的道理，就尽管施行治疗而无须询问。不知道这些道理，就不能谈诊断，却足以扰乱经气。所以《大要》上说庸医沾沾自喜，以为所有病症都已知道了，但一结合临证，他谈论热证尚未终了，寒病征象又开始显现出来了，他不懂得不同病变可能是一气所致，于是心中迷惑，诊断不清，扰乱了经气，就是这个意思。

这里的"言热未已，寒病复始"这句话大家要特别留意，治疗疾病要时时保护生生之阳气，宁事温补勿事寒凉，这话有深刻的含义。如果不从六气循环的道理出发去认识人体气机失常的表现，而是从诸如卫气营血、上中下三焦等这样的阶段说去认识疾病，很容易犯过用寒凉的毛病。譬如我们常见的红肿热痛之病，大家一看即知是热证，但要记住热是结果，导致这个热的原因我们要看看是哪一气的问题，譬如红眼病，大家初一看觉得当然得五味消毒饮、大黄黄连泻心汤之类了，但不要忘了要寻找六气这个本。若是阳明燥金被火热之气扰乱了，当然可以用清火热的这些方。但若是太阳本气郁闭后，脉浮紧而身痛，也可能出现标热外露，这时候要开太阳，用麻黄汤。这时候你用泻火热之气的方，就可能热证未已，寒证复起，邪陷太阴了。同样，红眼病也可能是少阳相火不降；也可能是少阴水寒龙飞；也可能是太阴湿土不能运而阳热浮于外；更可能是厥阴不能升发而风木郁滞之象。《内经》所谓"五脏六腑皆令人咳，非独肺也"，是有普遍意义的，对一切症状皆当如此看，在六经辨证体系中，仔细诊断疾病是六气的标本中气哪一气的问题才是临床治疗的定海神针。

接下来经文说"夫标本之道，要而博，小而大，可以言一而知百病之害，言标与本，易而无损。察本与标，气可令调。明知胜复，为万民式，天之道毕矣"。

这是说标本的道理简要而应用极广，从小可以及大，通过一个例子可以明白一切病的变化。所以明白了标与本，就容易治疗而不会发生损害；观察属本还是属标，就可使病气调和。明确懂得六气胜复的道理，就可以作为一般医生的榜样，同时对于天地变化之道也就完全了解了。

知道六气标本从化的人就是我所说的"御龙高手"，当然可以为"万民式"，仲景就是这样的人，他深知标本之道，所以他说读我的书就可以"见病知源"。百病的源头是什么？就是六气，这也就是方证对应学派一些医家强调的"《伤寒论》是疾病治疗的总纲"的真正含义，不是针对某一个病，而是所有的疾病，中医人的眼中不应该首先想到病，而是六气，也就是仲景说的"太阳病""阳明病"这样的六气之病。吾师经常说"眼中无病，方能治病"，也正是从疾病的六气本质上来说的。

# 第七章
# 六气模式下的人体生命规律

有了前面对三阴三阳及六气基本概念的认识，我们再谈伤寒六经气化学说就会相对容易了。仲景的六经辨证体系，首先就包含了六气的意义在里面，也包含了中医学对人体的整体认识，它和《内经》的体系完全是可以涵容为一的，而不是有些学者认为的《伤寒论》与《内经》完全是两个体系。

在六经气化学说的大前提下，我们才能深入梳理六经辨证的源头、后世流变及目前的临床应用。通俗一点来说，就是要先梳理清楚六经辨证的生理基础，然后才能谈六气的病理变化。历来讲仲景之学者虽多，但因为前边的生理基础没有统一认识，则讲起病理自然是各说各话，不能统一了。

《素问·六微旨大论》说："出入废则神机化灭，升降息则气立孤危。故非出入，则无以生长壮老已；非升降，则无以生长化收藏。是以升降出入，无器不有。故器者生化之宇，器散则分之，生化息矣。故无不出入，无不升降。化有小大，期有近远，四者之有而贵常守，反常则灾害至矣。"天地者，大器也，万物之逆旅；人物者，小器也，百代之过客。从天地到人体，无非是器，无非气机之升降出入而已。

下面我们就从六气的角度，分体从两个层面对人体元气的升降出入做一个梳理，明确六经辨证的人体生理基础。

## 一、二龙戏珠说君相

以易象而言，乾坤为万物之父母，乾坤生六子，此后功成身退，天地进入后天世界，而以坎离立极，水火不相射，一阴一阳，坎离往来，化生万物。道就体现在天地之气的交互往来中，天地之气化生为六气，六气就是天地之气的六子，是元气所化，也就是六龙。

一元之气分而为天地之气，天地交泰，六气时行，六气即是六龙，六位时成，时乘六龙以御天。

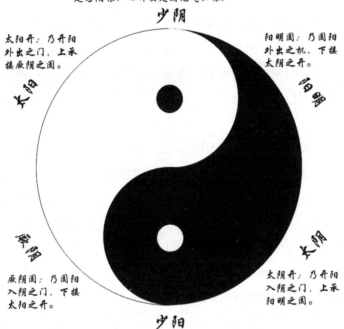

少阴象离而居上，离卦本乎地，其性亲下，是为阴根，心神安定则元气归根；

少阴

太阳开：乃开阳外出之门，上承接厥阴之阖。

太阳

阳明阖：乃阖阳外出之机，下接太阴之开。

阳明

厥阴阖：乃阖阳入阴之门，下接太阳之开。

厥阴

太阴

太阴开：乃开阳入阴之门，上承阳明之阖。

少阳

少阳象坎而居下，坎卦本乎天，其性亲上，是为阳根，起心动念则元气启用。

三阴三阳开阖枢言气之体。乾坤生六子，功成身退，进入后天世界，而以坎离立极，离为少阴居上，坎为少阳居下，一阴一阳，上下交济，化生万物。太阳太阴为开，太阳开则气外出，太阴开则气内入；阳明厥阴阖，厥阴阖则气外出，阳明阖则气内入。此三阴三阳之开阖枢乃言人体六气之体。

图1-10 三阴三阳开阖枢示意图

在后天世界中以坎离立极，在易象中少阳为坎，少阴为离，所以人身以少阳少阴立极而生化由之。少阳为坎，在脏腑应肾，肾藏精，为相火之根，相火以位，位居于下，以封藏为要。坎中有乾卦之阳，本乎天者亲上，是人体之阳根，主升发，是为气化之根。精亏则相火不位，坎中阳少则近坤，下必虚寒以湿，寒及厥阴而不合则阳陷热郁。

少阴为离，在脏腑应心，心主血，为君火所附，君火以明，居于上，以光明为用。离中有坤卦之阴，本乎地者亲下，是人体之阴根，主肃降，是为神明之主。血耗则君火不明，离中阴减则近乾。上必虚热以燥，热及阳明而不合则汗出津脱。

所以少阳少阴为人体先天元气之所在，分而为二，其实则一，体用有别而已，二者交互往来，水火既济，中气生然后人体始有生机。在河图的数理生成数中，天一生水，地二生火，水火也是最先生成的。在中医人体生成学说中，道的作用也即通过水火二气而分居于心肾之中，心肾也就在人体生命中成了主导之脏腑。

六气之开阖枢中，少阳少阴同为枢，枢者，枢机、中枢也，如门之轴，是阴阳升降开阖的关键，也就是图中鱼眼的位置，为阴升阳降的枢机所在。当然这里的少阳与六经病中少阳的概念不是一个层面的，这里的相火是谈相火之体，是居于肾中的精气，是气化之本。而六经病的少阳是相火之用，是肾中相火游行经过少阳经的三焦及胆时，三焦胆气不能降则相火不归根于厥阴，厥阴不能升发，其关键在胆木，是为相火之病。二者有体用之别，这一点特别重要，在少阳病中我们再细谈。

为什么少阳少阴是枢机所在？因为二者是天地元气在人体中的化身，也即是人体之元气所在。而元气即是一切动力的来源，地球上所有的能量皆来自太阳，这是地球万物的生存来源，人体正因为有此一团元气才得以生生不息。而这个火不是指所谓与水对应的火，而指的是人身的元气，而对于人的肉体这个"死尸"来讲，火就是元气，有了这一团元气，身体才灵动起来。

所以六气也只是这一团元气的不同划分，而开阖枢就是描述六气的阴阳转化出入过程的。开阖枢中，少阳为相火，少阴为君火，二者是人体的火力所在，是人体六气得以流通出入的根本动力，也即枢机所在。少阳居于太阴之中，为阴出阳之枢机；少阴居于太阳之中，为阳入阴之枢机，所谓枢机也即是阴阳未动之根本位。

两个枢机，一是释放状态，一是收藏状态，一显一隐，一体一用。少阴君火以明于上，少阳相火以位于下。位于上者为能量，火之释放者也；位于下者为能源，火之收藏者也。《内经》言"少阴之上，热气治之……少阳之上，火气治之"，火与热的区别就是相火与君火的区别。火是有名而有形的，它可以看到，需要物质燃烧才能产生。而热是看不见摸不着的，它只能被感觉到。相火与君火的关系，类似人类使用木头、煤、石油的燃烧来获取能量的道理，相火就是能燃烧的储存之能量，而君火就是相火燃烧产生的热量。二者同出而异名，同谓之玄，玄之又玄，众妙之门。少阳相火居于阴中则阴可出阳，少阴君火居于阳中则阳可入阴，此为六气出入的枢机所在，所谓玄牝之门也。

这才是人体之所以有"二火"的根本原因，绝对不是刘完素依据六气中有二火，就得出"一水不敌二火"，进而认为六气皆从火化如此简单。不明六气循环之理，说东说西，也不过是以盲导盲。六气是天地之气正常运行的状态描述，二火的划分正突显了火在六气中的主导作用，或者说六气就是一元之气的流行，而非是说自然界本身就火气有余。

一般所讲的六气开阖枢理论认为，三阳中太阳为开，阳明为合，少阳为枢；三阴中太阴为开，厥阴为合，少阴为枢。这样的表述方法其实没有搞明白阴阳相合，祖气互根的易理。如果把本图中的少阳和少阴位置互换，则阴中无阳，阳中无阴，不成交济之势，生机不显，生克制化全息了。后世之所以把少阳作为阳枢、少阴作为阴枢，其核心就在于对二火的特殊地位理解不足，更不知道先天之元气在人身有体用之别，而要理解体用则须参合易理明白坎离二卦互根互用的道理。同时要明白六气在开阖枢中的概念和《伤寒论》是不同的层次，有体用之别，在脏腑层面要对手少阳三焦这个"原气之别使"的脏腑有深刻认识，我们少阳篇会细谈这一问题。

如上图所示，在阳气释放的过程中，就是太阳为开，阳明为阖，少阴为枢，这是元气由阴化阳的过程，也就是人体储存之相火转化为热能的过程。这个过程中太阳之开是阳出于阴，释放到极致，阳极则阴，此时需要阖，阳明之阖是由阳入阴。其中太阳之开，承接厥阴之阖，阳明之阖又需太阴之

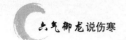

开，此后阳入三阴。太阳为开这一过程始于厥阴，终于阳明，在节令上从冬至至秋分。而少阴为枢也就是阳气收藏潜降化为阴精的关键，少阴为离而为阴根，心神安定则元气归根，节令上是夏至则一阴生。

在阳气收敛的过程中，太阴为开，厥阴为阖，少阳为枢，这是元气由阳转阴的过程，也是人体阳气由释放而转入休养生息之过程。太阴之开是阳入阴，开到极致则阴极生阳，也就需要厥阴之阖，厥阴之阖是由阴出阳。其中太阴之开承接阳明之阖，厥阴之阖又需太阳之开，然后阴出三阳。太阴为开这一过程始于阳明，而终于厥阴，时节上是从夏至到春分。而少阳之枢就是阴精化为阳气的机关，少阳为坎，而为阳根，起心动念则元气外用，节令上则是冬至一阳生。

所以说太阳太阴之开为阴阳运动的全过程，阳明厥阴之阖为阴阳运动的起始点，少阳少阴之枢为阴阳未动的根本位。邵康节诗曰：冬至子之半，天心无改移。一阳初动处，万物未生时。此诗虽然是说子时，但午时也同样如此。

三阴三阳的开阖枢过程是同步的、立体的，而不是平面的、有什么时间先后顺序的。二者又是互为依存的，六气任何一气失常，则其他五气必定受到影响，可谓牵一发动全身，一损俱损，一荣俱荣，临证治病，贵在察六气失常之机，这才是治病必求于本。

对于开阖枢，还有一个至关重要的问题要强调。开阖枢的三阴三阳和《伤寒论》中的六经病中的三阴三阳不是一个概念，和十二经脉流注的次序也并无直接关联，我们不能把不同层面的概念混为一谈。开阖枢借用的是易象思维，与四象对应，以四时划分，前边我们提到过二阴二阳到三阴三阳的转变。四象即太阴、太阳、少阴、少阳。阳明和厥阴分别对应夏至和冬至两个极点，从冬至到夏至，是太阳展开的过程，厥阴为起点；从夏至到冬至，是太阴展开的过程，阳明为起点。少阳和少阴藏于太阴和太阳之中，为阴升阳降的推动力。所以开阖枢讲的是年系统的规律，而六气的顺序有主客之别，和开阖枢论述的不是一个层面，不能混讲。六经病的顺序则是按照由表及里的顺序排列的，是讲六气之本气自病的，也不能和开阖枢混为一谈。

此外，开阖枢的六气和十二经脉的流注次序也并无直接关联，开阖枢按一日分四时之理也可讲得通，但十二经脉的流注次序是日周期，年不可同日而语，也没必要混讲，不同的系统解决的是不同的问题，一日之内就用十二经流注来讲，一年之内则用四时六气来讲。

## 二、六经的生命本质

如果说前边我们是从体的层面来讲述元气在体内运行之理的话，接下来我们就需要在用的角度来谈谈六经层面上人体的生命本质。

《内经》讲"升已而降，降者谓天；降已而升，升者为地。天气下降，气流于地；地气上升，气腾于天。故高下相召，升降相因，而变作矣"，天阳地阴，二者必须交互往来，上下相济，才构成了如环无端的六气变化，这就是气化。

医学上习惯以阴阳代指天地之气，但阴阳也不过是假名而已，它们是借以描述道的假名。在人身上，只有这一团元气流行，而往外释放的状态就是阳，把元气收藏回来的状态就是阴，这一点必须明确。人体不能总是收藏，也不能总是释放，所以就需要在收藏与释放之间维持一种平衡，而六气就是模拟这一过程中的不同状态。

在人身之上，先天的一元之气分而为阴阳，人体不过是阴阳的升降出入而已。人体与天地之气是在不停交换的，这种交换就是升降出入。六气是人体气化的根本，而三阴三阳就是气化之标。仲景六经辨证中的六经病，是指六气在失常状态下所表现的异常，所以才称之为病。中医用三阴三阳所代表的六气，才能更好地描述人体这一团元气的不同状态。

从交换的角度来讲，元气由阴出阳的过程中，需要把人体阴的层面不该有的废物排泄出去，譬如汗、尿、大便、二氧化碳等，也就是说是为了"吐故"，这个过程受阻碍则代谢废物排不出去，人体就会多余一些东西，所以三阳病多实，治疗就要"去其所本无"。

元气由阳入阴的过程就是人体"纳新"的过程，把饮食、空气等物质转换为可以利用的精华，运用于自身，一旦这个过程受阻，人体就入不敷出，精气就会不足，所以三阴多虚，治疗就要"复其所固有"。

总体来说人体疾病在三阳的层面则多实，需要祛邪的多，在三阴层面则

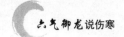
多虚，需要扶正的多。但这又不是绝对的，阳明也有虚证，少阴也有三急下证。

正因为六气是一个循环无端的整体，一气的问题必然牵动其他五气，所以病在三阳我们要知道三阴之底面如何，防止引邪深入。病在三阴，我们要知道，阴必出阳，时刻关注三阳之变化，三阴证一旦出阳，则应因势利导，祛邪于外。如此则补泻各有其时，不至于不知变化。此所谓法无定法，唯变所适，也即是仲景"观其脉证，知犯何逆，随证治之"之意义。

由此我们引出一个重要结论，虚实之间判断的关键在于当前的主要矛盾，而不是说此病而彼不病。譬如三阳病的阳明大热证，我们要知道邪气盛在阳明，则正气已不足于三阴，但主要矛盾在阳明，就需要主治阳明，但也不能忽视三阴，寒凉太过，病反而入三阴，所谓"热病未已，寒证复起"。但此时也不能不顾阳明本证而去专治三阴，主次不分。

这才是《内经》"邪之所凑，其气必虚"的精神所在，笔者曾经看过河北某专家的专著，强调所谓"万病一虚"，整本书就是抓住这句话不放，其实正是死于句下之过。还有人以为既然三阴病都是虚寒，那么我只用扶正不就可以应对了吗？所以主张用四逆汤加人参大补元气，不管什么病都是此法。这和张从正强调"邪去正自复"而一味祛邪一样，都是偏重一边而不能圆融，其实都未明白一气周流分为六部的深刻内涵。所以学者若不察一气流行变化六部之理，执着于某一气而拘执于寒热补泻之一边，其失也必众。但临床上实则易泻，虚则难补，所以慎用泻药也是必然之理。

### 1. 三阳经的生命本质

三阳经的生命本质就是人体元气由阴出阳的过程，在阴转化为阳的过程中，少阳是关键，因为"相火以位"，相火是能量的收藏状态，人体只有收藏的有能量，才能更好地释放出去。从体上来说，少阳为坎，乃是气化之本，位于阴中，可谓阴中有阳，阴可以往外出的能力是少阳这个枢机的作用。在用的层面，少阳相火之气包含了胆和三焦，虽然主令者为三焦，但相火收藏的关键却在胆，所谓气化之标在胆。《内经》讲"凡十一脏，皆取决于胆"，前人大多注释为"胆为升发之气"，其实这是不从六气认识脏腑功能而导致的误会。人体升发的是肝，而不是胆，这才符合《内经》所描述的脏腑及六气的阴阳升降规律。胆少阳相火之气主的是收藏，是顺降，胆能降则三焦之气化可生，五脏六腑之功能有本。少阳相火的体用关系必须明白，这一点非常关键，牵扯到对少阳病的理解、三焦功能的解读、命门学说的利弊及对柴胡类方的应用，我们在少阳病篇会再详解。

如果胆经正常，相火收藏得足，也就是人体储存的能量足够，它自然是要化为君火去普照万物，温煦人体，卫外而为固的，这就是太阳为开。太阳为开的意义需要我们深刻体会，它不仅仅是说阳气出去了，人体阴阳的出入是为了人体的能量交换，通俗来说就是新陈代谢。一旦太阳为开的功能受到阻碍，那么就会出现人体代谢障碍，所以太阳病的牵扯面最广，譬如汗、尿、大便、饮食代谢、痰饮等病理产物，都是和这个功能有关的，在太阳篇我们还要详论。

在体上来说，阳明为阖就是要把阳气收回来，阳气不能一个劲地往外出，人体的元气必须维持一个出入平衡，合的功能就是不让阳气过于外出。这一功能同样重要，而阳明病就是阳气入内的功能受到阻碍，合得不及则外部阳气郁滞，从而热化，譬如白虎汤的大热大汗，承气汤的痞满燥实、热到极致，这都是阳气外而不入，阴气得不到支援即将消亡的危险证候，也即是阳明燥气消耗人体湿气的过程。

## 2. 三阴经的生命本质

三阴经的本质就是人体元气由阳入阴的过程，在由阳入阴的过程中，少阴是关键，少阴为君火，君火以明。阳气的释放状态不够，则君火不能明，人的精神就会不足，神不能主导元气，则阳气也就不能按既有的规律收藏。从体上来说，少阴位于阳中，是为离，可谓阳中有阴，阳可以往内收回的能力是少阴这个枢机的作用。

从用上来说，少阴为君火之气，在脏腑为心肾，心藏神，肾藏精，为一身脏腑的主导。二者之间少阴肾从少阴心化气，以少阴心火为主导，但肾属水，水能克火，所以这个心的主导很脆弱，一旦少阴受病，大多是寒水灭君火的问题。并且心藏神，心又为君主之官，所以君火以明牵扯到人体神与精的层面，这也是少阴病的提纲条文所揭示的深刻内涵。"脉微细"则精不足，"但欲寐"则神不足，在少阴病篇我们再讲。

在这里我们也要深刻认识君火以明的意义，只有清晰地认识到君火以明的作用，才知道中医为什么强调神，这个神足不足其实是人体精气足不足的反映，也就是说君火以明的前提是"相火以位"，人体有足够的精气才能转化为神，神足则君火才能明。神是火苗，精就是油。

但我们不能认为君火就没有作用，二者是互为根本的，肾藏精，心主血，看似二物，实则一体，所以有精血同源之说。神为一身之君主，魂魄志意皆统于此，君火以明则精神做主，而精神对人体的精气的收藏至关重要。君火为离，离卦之阴根于下，所以精神需要封藏为要，神内守则精气内守而不外散。中国文化中一直强调心性之重要性，也即人体精神的重要作用，特别是道家强调"虚静""恬淡虚无、寂寞无为"，认为养生最主要的在于养神，这是有深刻内涵的。包括孟子讲"我善养吾浩然之气""则塞于天地之间"，其实也是儒家的养性功夫。君火以明的作用可以说是精神对物质的作用，所以其重要性甚至在相火以位之上，但很可惜我们一般人根本做不到这一点。做不到养神为上，就需要惜精为宝，也就需要养肾气了，这是养生治病的第二宝。所以少阴病主要就在精和神二者的关系上入手，治疗上热化证则需要滋离阴而使神气内守，黄连阿胶汤治不寐心烦之证；寒化证则需要温坎阳而使精不外溢，四逆汤治下利厥逆之变。

在体的层面太阴为开，就是为阳气入内打开方便之门，阳气出去一趟不能空手而回，阳气入内即是"纳新"，也就是说要把人体从外界摄入的精华物质转化为精气收藏起来。在用的层面，太阴病则阳气不能入内，里阳不足，所以运化无力，对营养物质的吸收障碍是太阴病的核心，所以太阴病提纲是"腹满而吐，食不下，自利益甚"的吸收功能障碍，一切摄入不足之证不离太阴病。

体的层面厥阴为阖就是和太阴之开形成一个反作用力，阳气入内也得恰到好处，不能入而不出，六气如环无端，厥阴也在六经之最里层，它接续的就是太阳之开，也即同时为阳气入里到极致后出外提供帮助。所以厥阴病则或者阖得不及，阳气入里太过，变为热，就有所谓的厥阴热化，诸如栀子豉汤、白头翁汤、白虎汤、小承气汤等证；或者厥阴受寒而阖得太过，太阴之开受影响，阳气入里不足，外出无力，则会呈现寒化之象，如当归四逆汤、吴茱萸汤、四逆汤等证；或者是阖的功能紊乱，呈寒热胜负之状，较少阳病的寒热往来更复杂，则会出现乌梅丸、干姜黄芩黄连人参汤、麻黄升麻汤等证。这是厥阴病的基本特点。

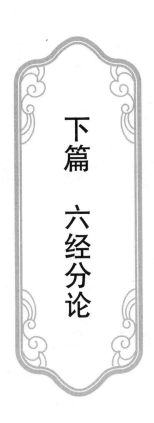

下篇　六经分论

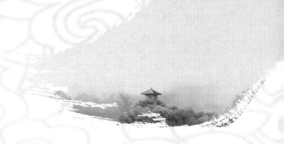

# 第一章
# 太阳御龙说

## 一、太阳寒水的气化

六经病中首当其冲的就是太阳病。在六气中为太阳寒水，太阳是标，寒水之气是其本。在天气为寒，在地气为水，在人身上包括手太阳小肠与足太阳膀胱的经腑。在六气上太阳为寒水之气，司化者为足太阳经，从化者为手太阳经。也就是说手太阳小肠之火是从足太阳膀胱之水而化的。

**太阳寒水标本**

| 太阳 | 地上阳热经秋气收敛降入土下的水中，地下阳气达到极盛，故称太阳 | 标 |
|---|---|---|
| 寒水 | 阳热降入水中，水将阳气封藏于内，水外即寒，故称寒水。在天气为寒，在地气为水 | 本 |

《内经》讲"太阳之上，寒气治之，中见少阴"，那么什么是寒气？

《说文》说"寒者，冷也"，寒的甲骨文字形尚未发现，右边这个图片是寒的金文字形，描述的是人蜷曲在室内，脚底下踩着冰，四周以草避寒，形象地描述了冷的状态。冷是一种感觉，人们虽能感觉到，但是却看不见，于是古人

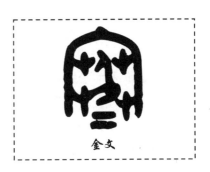

图 2-1 "寒"的金文

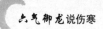

就采用这个字形来表达寒的意思。

寒就是冷，跟冬季有关，冬季属水，所以寒水并称。但在六气上，寒水配的不是阴气最多的太阴，反而是阳气最为盛大的太阳，这是怎么回事？这个就牵扯到太阳寒水之气的内涵了，人身上的寒水与阳热在这里完美地统合在一起。

在十天干与脏腑的配合中，太阳小肠配丙火，太阳膀胱为壬水。丙火古人称之为太阳之火，如太阳的阳光一样，充满向外放射的热能，它对应的就是小肠，所以小肠的丙火很重要，这一层含义随后再谈。

**太阳对应脏腑干支**

| 经气 | 脏腑 | 天干 |
|------|------|------|
| 太阳 | 小肠 | 丙火（太阳之火） |
|      | 膀胱 | 壬水 |

### 1. 太阳之子

太阳经以太阳命名，是不是只是一种巧合呢？或许很多人会这么想。但是，作为古人智慧结晶的中医学的名称绝对不会如此随便，它的每一个命名都是经过深思熟虑的。

为了深刻理解太阳的含义，我们不妨先看看太阳在宇宙中的地位。

按现在的宇宙发生学，从奇点到大爆炸，物质和能量分离，宇宙开始膨胀，但引力又试图将其聚集。膨胀在宇宙范围内占优势，引力则在较小范围——如太阳系、银河系中占优势。大爆炸产生的星云在引力作用下不断向内塌陷，内部温度不断升高，当温度上升到 1000 万℃时，一对氢原子就融合为有两个质子的氦原子，这就是核聚变，就是氢弹爆炸中心区域所发生的反应。太阳就是一颗巨大的氢弹，它已经产生 45 亿年，还将继续爆炸 50 亿年。随后其体积将急剧膨胀，变为红巨星，然后燃料耗尽，成为白矮星，密度非常大，但体积缩小为地球那么大。

在浩瀚的宇宙中，我们地球所处的太阳系不过是微不足道的：太阳不过是银河系中的一颗普通恒星而已，整个银河系有 1000 亿颗恒星，而我们现在所知的宇宙大概有 1000 亿个星系。以更直观的距离来说，喷气式飞机要花 500 万年才能飞到离我们最近的只有 4.3 光年的恒星——比邻星。若以光速飞行，我们得花 3 万年才能到达银河系的中心，宇宙何其浩渺，太阳何其渺小！

在这一粒尘埃的太阳系中，太阳是唯一一颗恒星，它包含了太阳系 99.9% 的物质，其他行星仅占可怜的 0.1%，而我们的地球在太阳系中的比重基本可以忽略不计。所以说太阳是太阳系毫无疑问的主宰，提到太阳这个名字，我们应该得想到它的主宰意义。

而太阳寒水之气以太阳命名，它在人体中的重要作用应该引起我们足够的重视。为了理解其含义，我们不妨借助现代科学的研究来对太阳和人体的关系做一个说明，当然这里主要从太阳和皮肤的关系说起，因为太阳寒水之气所主的部位就包含了皮肤腠理之间。

皮肤是人体最大的器官，它主要承担着保护身体、排汗、感觉冷热和压力等功能，当然还有它不被重视的呼吸功能。皮肤总重量占体重的 5% ～ 15%，总面积为 1.5 ～ 2m$^2$，厚度因人或部位而异，为 0.5 ～ 4mm，皮肤与免疫系统、神经系统、循环系统和新陈代谢都关系密切。

我先从皮肤给人的第一印象——颜色说起，目前的人类除了青色皮肤，其他赤黄白黑肤色都有。为什么没有青色人种？现代科学好像没人研究这个问题，但中国古人肯定会说，人是属土的裸虫，黄色是正常色，青色是克土之色，所以不会存在青色皮肤之人。

人类学家已经基本搞清楚了人类的皮肤为什么会有黑白黄红的不同：主要原因是长期的进化过程中，不同地区的日射程度对人们的黑色素产生量造成了不同的影响，那些适应当地环境的基因被保存了下来。譬如非洲人的黑色素细胞产生的黑色素是北欧白种人黑色素数量的数倍，所以非洲人黑而北欧人白。

对一个物种来说，进化绝不是为了让人更白或更好看，其目的是更好地适合当地的环境，是为了求生存，在无情的自然选择中，只有那些更适合当时环境的基因才能更好地遗传下去，这就要弄明白为什么热带的人黑，而寒带的人一般较白。

有思辨能力的人肯定会想，一定是皮肤与太阳间的关系影响了肤色。是的，太阳和皮肤是天然的一对组合，谁让人类不是生下来就穿着衣服的呢！

就当前的科学所知来说，太阳和人体的亲密接触有两个直接的作用：一

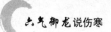

方面是帮助我们合成维生素 D；另一方面却会破坏我们体内的叶酸储备，而这两者对我们的健康都至关重要。不同地区的人们之所以有不同的肤色，其实就是为了要在这两者之间达成一种平衡，从而处理这种矛盾关系。

维生素 D 是人类生化代谢过程中的一种重要物质，特别是在促进儿童骨骼健康生长发育和维持成年人的骨骼健康方面，发挥着极其重要的作用。它还能帮助维持和调节血液中的钙、磷浓度，对于心脏、神经系统、凝血过程和免疫系统的正常工作也是至关重要的。如果体内缺乏维生素 D，成年人便很容易患上骨质疏松症，儿童则容易患上佝偻病，导致骨骼发育不良和畸形。维生素 D 缺乏还可能导致多种疾病，包括各种癌症、糖尿病、心脏病、关节炎、牛皮癣以及精神疾病等。请对这一段加深印象，因为中医讲肾主骨，那么维生素 D 与肾就产生了关联，这些疾病与主皮肤的太阳膀胱和少阴君火也自然有密切关系，后边会谈到它们是如何联系到一起的。

维生素 D 如此重要，那么是否也像其他维生素一样需要从外界摄入呢？答案是否定的。毕竟富含维生素 D 的海鱼、蛋黄、动物内脏、奶油对史前人类来说可不是随时都能有的。人体在进化的过程中必须形成对重要的物质自我合成的能力，才能保证生存下去。

而维生素 D 在体内的合成就是通过皮肤进行的，具体来说就是皮肤在太阳的作用下把胆固醇合成了维生素 D，当然这需要充足的日照。

再说叶酸，叶酸也称为维生素 $B_9$，是一种水溶性维生素，属于 B 族维生素，在新鲜的水果蔬菜中含量最丰富，主要在十二指肠及近端空肠部位被吸收。人体内叶酸储存量为 5 ～ 20mg。叶酸主要经尿和粪便排出体外，每日排出量为 2 ～ 5μg。叶酸是人体在利用糖分和氨基酸时的必要物质，是机体细胞生长和繁殖所必需的物质，它帮助复制 DNA，还帮助蛋白质的代谢，并与维生素 $B_{12}$ 共同促进红细胞的生成和成熟，是制造红细胞不可缺少的物质，人体缺少叶酸可导致红细胞的异常，未成熟细胞增加，贫血以及白细胞减少。在机体增长最快时更是明显，譬如胎儿发育迅速，所以孕妇所需叶酸是平时的 4 倍，缺乏叶酸有可能导致胎儿出生时出现低体重、唇腭裂、心脏缺陷等。

所以叶酸对人体同样极为重要，但好在自然界最不缺这些东西。前边说过了，太阳光中过强的紫外线会破坏我们体内叶酸的储备，而黑皮肤就可以抵抗紫外线对叶酸的过度破坏，所以紫外线强的热带地区的人类皮肤变黑不是为了更好看，而是为了生存。相反，紫外线少的北欧地区就需要浅色皮肤的人，他们能更好地吸收阳光以合成维生素 D。

由此可见，环境对人类自身各种生理特性的形成有至关重要的作用，一方水土养一方人，与此相互支持的还有北极地区因纽特人的例子。北极地区见不了多少阳光，但因纽特人的皮肤却是黄黑色的，这似乎推翻了前边的结论。科学家也困惑了好久，但最终他们发现，正因为因纽特人是以富含维生素 D 的鱼类为主食的，他们的维生素 D 已足够，所以他们不需要改变皮肤的颜色去利用阳光合成维生素 D，人体其实也是很懒得进化的。

天道无情，自然界就是如此奇妙，在进化过程中，没有绝对的好或坏，每一次进化都增加了该物种在当前环境下生存的机会，而这在将来的新变化中可能会是个灾难。而只有那些重新变化以适应环境的物种才能把自己的基因传下去。太阳对人体的重要作用可见一斑。

### 2. 最大的经络

在与十天干的配属中，膀胱配壬水。壬水在天为云海，在地为江河湖泊大海之水，宽阔深邃，能包容万物，故为阳水，是最为浩大的水。壬水最喜欢丙火，有太阳之火则能蒸腾气化变为甘露，滋养万物。它也喜欢戊土，戊土的高大坚固则可控制其浩大之势，成为有制之水。无制之水则会洪水滔天，危害世间了。

以人体来说，一切功能皆离不开水，人体的 70% 是水，婴幼儿体内的水分含量更高。水是人体内的溶解剂和搬运工，同时又是保持体温恒定的关键物质。推广开来，水是一切生命成长的基本条件，所以水是生命的源泉。

无独有偶，地球上的水域面积也大概是 70%，从太空中拍摄的地球照片可以清晰地看到，地球就是一个蓝色的水球。地球是太阳系及目前人类所能了解的诸多行星中唯一有生命的，最关键的因素就是它有液态水。液态水的出现表明地球已冷却到适宜出现生命的温度。科学家认为，地球形成的早期，随着地球的冷却，大气中的水蒸气转化为一场持续几百万年的滂沱大雨，造就了最早的海洋。

但地球上的水究竟怎么样来的？这个问题科学家们还没有统一的认识，有人认为是地球内部的岩浆喷发伴随的水蒸气、二氧化碳等逐渐形成云层，然后降雨而形成；有人认为是来自外部的冰彗星雨。但以中国人的观念来

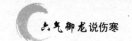

看，"天一生水，地六成之"，天一之水就是壬水，地六之水就是癸水，壬癸相合而水成，尽管我们不知道水究竟怎么来的，但一定是太阳之热能和地球之自身物质相互作用的产物。

而前面已说过，所谓的六气其实都是一气之所化，也就是阴阳的变化。而水火者，阴阳之征兆也。水为阴而火为阳，但从一气观来说，水就是元气的液态，火就是元气的气态，水火是元气的两个极端，但水中有火而火中有水。老子讲"万物负阴而抱阳"，人体之火是必须包含在水之内的，也就是阴包阳，不如此则阴阳不能交互往来，这就是《内经》所讲的"阳在外，阴之使也；阴在内，阳之守也"的根本来历。

以人身来说，水中必须有火才能变化，所以寒水之经而以太阳命名，太阳寒水本身就是一个阴阳和合的称呼。就太阳寒水之气来说，太阳之丙火必须藏在壬水中，火从水而化，所以太阳经水火并统而独以寒水命名，手太阳小肠之火从足太阳膀胱之水而化。

人以天地之气生，人体之生理其实是和天地一体的。天气无形，地气有形，但天气要通过地气来显现。所以人体内的规律和天地之气是一样的，以地球来说，太阳寒水就类似于海洋，而太阳之气的卫外之气就类似于地球的大气层，所谓的大气层仍是太阳之热能到达地球后和地球相互作用上升到高空而成，而且大气层中的二氧化碳就是所谓的温室气体，是保持太阳热能在地球上而不至于耗散至外太空的关键气体。金星的大气层由于厚厚的云层和更多的太阳辐射，使其温度超过了水的沸点，所以没有液态水，金星也成了不毛之地。而地球由于距离太阳远近合适，再加上大气层厚薄合理，使得水可以在固态及气态之间取得平衡，从而为生命的产生创造了条件。但不幸的是，工业革命后大量石化燃料的使用，使地球的温室气体不断增加，已严重危害到地球自身的气温平衡。

大气层中的水气升高到一定程度，高处不胜寒，水气又聚而为云，合适的条件下就降而为雨。于是水与热的交互作用就形成了六气的运动变化，也就是天地氤氲，万物化醇。

对于膀胱的功能，膀胱外应于一身的皮毛，膀胱经也是人体分布最广的经络。《内经》称"膀胱者，州都之官，津液藏焉，气化则能出矣"，"州都之官"有人解释为治理河道水道的官员，有人以西方解剖学来理解中医的膀胱，认为膀胱所藏之津液就是尿液，气化能出就是能排出小便，这是典型的用形而下的思维来解读中医。其实州和都的本义就是汇集之处。州都之官和津液藏焉两者联系起来，州都之官就是津液储存的场所，这正是太阳膀胱经的本义。张景岳说"膀胱位居最下，三焦水液所归，是同都会之地，故曰州都之官"，这种说法对州都之官的理解是对的，但因为受前人膀胱储存尿液的影响，认为膀胱位居最低则是错误的。膀胱所藏之津液乃是人体的水液，而不是尿液。

在中医的思维中，小便根本不是膀胱一个腑的事，它更重要的是被三焦主管。三焦是"决渎之官，水道出焉"，这一点必须搞清楚。

理解了膀胱是州都之官的真正含义，才能理解"津液藏焉，气化则能出矣"的含义。从六气上来说，太阳是寒水之气，膀胱所藏的津液指的就是人体绝大多数有用的水分，这种水分经过太阳之气的蒸腾气化，以呼吸、汗、尿等形式排出体外，这才是"气化则能出矣"的真正内涵。太阳寒水异常，则人体的小便、汗出、呼吸都会异常，所以太阳病常见恶寒无汗、小便不利、喘咳等症。

《内经》又说"三焦膀胱者，腠理毫毛其应"，三焦与膀胱密切有关，所以这里二者并提，腠理毫毛也正是人体肌表皮肤的部位，当然腠理可能有人体组织间隙的意思，三焦之相火在太阳膀胱的气化中具有重要的意义，在少阳篇会细说。

这里要强调的是，一般认为人体的皮肤表层是膀胱所主，因为卫气统于膀胱，而卫气有防御外邪的生理功能。但从气化上来说，太阳寒水之气主要指人身体表的一层热气所形成的能量场，而不是指皮毛。这团气是人体根于少阴而化于太阳的营卫之气，也是人体无形的防卫层。

在前边的六气和五脏的关系中，我已经谈了作为六气的无形之气对有形脏腑的作用，也强调了腑对脏的作用，这不同于传统上以五脏为核心的脏腑学说。那么从膀胱和皮毛的关系及刚才谈到的维生素 D 的合成问题，我们已经可以感受到膀胱对肾的作用。膀胱经所主的皮肤竟然可以转化体内的胆固醇成为维生素 D，而维生素 D 又是骨骼代谢的重要物质，从中医理论来说，肾和膀胱相表里，这难道不是膀胱对肾的一种补充吗？也就是我说的膀胱寒水之气对肾水的补充作用。

再者维生素 D 的主要功用是促进小肠黏膜细胞对钙和磷的吸收，对小肠的其他功能也至关重要，那么太阳膀胱与太阳小肠又有了密切的关联，二者同属一气，难道小肠与太阳也密切有关吗？当然如此。

西医学研究的皮肤对人体的作用还远远不够系统和清晰，起码中医太阳病的很多问题它都还没有研究到。但西医学关于维生素 D 对人体作用的研究也还不止于此，譬如它可以抑制前列腺癌的发展，而前列腺显然属于泌尿系统，太阳病也和水液的代谢密切有关，难道这只是巧合吗？一种逻辑严密的科学最后竟然越来越接近似乎说不清楚的玄学，这背后的原因，值得深思。

### 3. 万物生长靠太阳

手太阳小肠经在十天干中对应丙火，丙火为太阳之火，光明盛大，普照万物，可以说万物都是由此而生。《五行大义》说"火居太阳之位，炎炽赫烈，故火以明热为体，炎上为性"，而小肠恰好就是丙火，所以说它与太阳的关系比膀胱还密切。由于历来的教材强调的是以五脏为中心的脏腑功能体系，六腑的重要作用被大大低估，此处，为了讲明白小肠的重要作用，我们就结合脏腑配天干的理论，通过天干丙火来阐明小肠的重要作用。

而对干支的生克制化等描述最为详细的莫过于古代的命理之学，《渊海子平》对丙火的描述可谓最精彩，原诗说："丙火明明一太阳，原从正大立纲常，洪水不独窥千里，巨焰犹能遍八荒。出世肯为浮木子，传生不作湿泥娘。江湖宛水安能克，唯怕成林木作殃。"这首诗的前四句描述的是丙火的光明盛大之象，丙火为太阳之火，太阳为太阳系的中心，地球上所有生物赖其生长，是天地之间纲常所主。太阳普照万物，无论多荒蛮之处都可到达。在八字命理中，日干是丙火的人也像太阳一样光明可爱，善于交际，很有感染力。若丙火旺而无克制则可能成了强势而占有欲强的燎原之火，惹人讨厌了！

在脏腑学说中，小肠不过是一个腑，《内经》说"小肠者，受盛之官，化物出焉"，多数人也不过据西医学对小肠的认识，把小肠作为消化吸收的关键脏腑而已，这和中医的本义相错甚远。我这里就从六气中丙火的含义来把小肠的重要性说明一下，但这牵扯到命理学的一些概念，我只能姑妄言之，各位姑妄听之。

丙火是太阳之火，《滴天髓》说"丙火属阳，乃太阳之正气，能生万物"，太阳之火是地球上所有能量的来源，当然也是人体的先天能量来源，这个火是天地万物生化的根本。但太阳之火本身不能生人生物，它需要在人身上进行转化，也即先天无形之气需要借助后天有形之物才能完成其功用。

太阳系除了地球外，其他行星上暂时没有发现生命，原因之一就是太阳之火力不能在它们当中积聚，来得快去得也快，没有合适的温度就没法化生生命。地球物理学的研究表明，地球上能够产生生命简直就是一个奇迹：生命产生的条件太苛刻了，而地球恰好就处在孕育生命的绝佳位置上，也即"宜居带"上，如果地球与太阳的距离再远1%，在地球演化史上将会出现一个不可逆转的冰期，而如果距离再进5%，它也可能处于一个不可逆转的温室状态。假若地球的轨道更扁一些，上述的距离限制会更加严格。

在这样合适的距离下，又需要它从太阳光中吸收的热量和自己辐射到宇宙的热量形成一个完美的平衡，才得以确保自己处在合适的温度，进而才有产生生命的可能性。而在整个宇宙中，这种机会微乎其微，人类的探险者一号已经在茫茫宇宙中游荡了近半个世纪还是没传回来一点外星生命的消息。生命从一开始就是众缘和合的产物，没有什么造物主，也没有谁能主导这一切。

从太阳系来看，太阳之能量需要物质基础把它敛藏起来，然后才能起用，要不然热量来去匆匆，无法正常收藏释放，这一点只要对比地球之外的行星的昼夜温差就知道了。而在地球上，保持温度的除了二氧化碳这个温室气体，最大的能量储存库就是水，水对维持热量的聚散有重要意义，水是生命之源。人类产生的二氧化碳有三分之一都通过海洋的绿色植物而吸收，但二氧化碳吸收过多也会导致海水酸化，所以水和二氧化碳也需要一个微妙的平衡。

在人身上，古人推天道以明人事，也把太阳和寒水联系在一起，看似矛盾，但又包含了极大的智慧。太阳之火藏于水中，在人身上来说就是水中有了阳气，而水中敛藏之阳就是相火及君火之源，也就是说人体这一团能量全是来自先天能量的转换。

太阳之气敛藏起来之后，它也不是不动的，气化无一刻停留，这团火力必须经过转化，进而化为热能，然后才能给人体提供一个合适的环境，这也就是人体内君火相火的转化过程，也即天地之气相交感而万物化醇的前提。

在人身上，太阳丙火对应的是小肠，而小肠的功能被大大低估了。《内经》称"小肠者，受盛之官，化物出焉"，什么是"受盛之官，化物出焉"？

历来的解释都是受盛食物，然后转化为糟粕传导给大肠，似乎接近西医学所谓的消化吸收主要是在小肠进行这一观点。

但这是不确切的，中医的气化学说中，应该说是小肠禀受了太阳丙火之气，丙火之气和阳明燥金之气一起完成了将饮食转化为自身精微物质的过程，《内经》称"小肠主液""大肠主津"，津和液这两者可谓是精血得以形成的物质基础，津液经过转化就成为更加精微的精血。

这一过程我们可以结合津液的生成及转化过程来仔细谈一下。分开来说，则津为庚金阳明大肠所主，是气态的蒸腾之物，它布散于乙木，达于皮肤腠理，卫外而为气，属阳。津属阳明，但阳明之气化从于太阴，太阴为开之理来源于坎阳之辟，而升散于乙木，于卦为震。乙木为血，载阴上升，宜温和，寒则凝滞而生郁滞。

液是丙火太阳小肠所主，是液态滋润之物，而敛降于辛金，从水而化，通于骨髓，藏精而生血，属阴。液虽属太阳，而实敛降于辛金，阳明之阖来源于离卦之翕，而降于辛金，于卦为兑。辛金为气，往内收敛，宜清肃，一旦热则郁结，就会烦躁狂乱。

所以，津液、营卫、气血都是阴阳二气在不同层面的代名词。而这一过程其实和太阴阳明有密切关系，古人称中焦为气血生化之源，因中焦乃阴阳二气交会变化之所，是津液气血营卫的生成之处。

在此基础上，我们来看丙火在完成人体后天精微物质的转化中，是如何和君火相火产生关联的。

这一过程可分为两部分，一是由太阳小肠至太阴脾，生成血而成君火之根。《灵枢·决气》云："谷入气满，淖泽注于骨，骨属屈伸，泄泽，补益脑髓，皮肤润泽，是谓液……中焦受气取汁，变化而赤，是谓血。"这一段其实已经谈到了小肠和精血及中焦的关系，只是不易明白。《灵枢·邪客》云"营气者，泌其津液，注之于脉，化以为血"，《素问·阴阳应象大论》中说"心生血"，结合前边对津液转化为精血的阐述，可以知道丙火小肠和脾胃在生成君火依存所需的血中的重要作用，血为君火之根。

二是按子午流注的次序，丙火之气经太阳膀胱入肾，这一过程太阳之火自然和五脏六腑的饮食精微及呼吸之气共同作用然后化而为精，储存于肾脏中，这就是"肾受五脏六腑之精而藏之"，也就是前边说的"补益脑髓"，而肾为相火之根。《灵枢·决气》说"液脱者，骨属屈伸不利，色夭，脑髓消，胫酸，耳数鸣"，液脱而显示出了肾虚症状，则小肠所主之液对肾精的补充作用不是显而易见的吗？虽然是肾主骨充髓，但小肠和肾也有关系，在六气中，太阳寒水和少阴君火之气本身就互为中见之气，太阳之火可以补助少阴之阳气。

由此可知，太阳之火作为先天之火和人的中焦及君相二火皆有关系。

总体来说，丙火就是促进人体内不同形式能量之间转化的根本力量，这一点非常重要。而太阳寒水之气是一身之藩篱，丙火和壬水的关系就是太阳经气化的根本，而后世一提到太阳之火就想到心火，其实不是，心火是丁火，是灯烛之火，它只是太阳之火藏于水中功成身退之后，再由水至木而化生之君火，是人身热量的显现，并非像太阳一样可以照耀万物，这一点在少阴分论中还会细说。

丙火是太阳之火，来自天上，它是人身之根本动力的来源，但它需要进行转化才能利用，百姓只是日用而不知其理。这就恰如地球的大气层是地球的外围屏障，它把地球从太阳吸收来的能量保存在地球之内，转换为不同的形式，但人们觉得温暖时似乎只是觉得这是太阳光线的能量一样。

而人体太阳卫外之气的根本来源就是太阳之气在体内转化为相火后又蒸腾于体表的卫气。人晒太阳就会觉得温暖，正是因为卫外之气得到了太阳之气的扶助。如果明白了太阳之火对人体心肾二者的重要性，那么你还会宅在家里不出门吗？还会戴着墨镜打着太阳伞生怕被晒黑了吗？

人类进化过程的艰难历程是伴随着风雨阳光一路走过来的，而文明越进化人类接触自然就越少，如今生活在大城市的人类几乎不见天日了，上班都是地铁。农夫和野外工作的体力劳动者体质较好，不仅仅是因为从事了运动，更多的是因为他们在接受太阳的洗礼，相当于太阳能通过人体来了一次光合作用的转化，长此以往自然比不见天日的白脸人士健康多了，毕竟这年头谁也不缺绿色蔬菜，不怕叶酸消耗。

这不是中医瞎猜，西医学也已证明了晒太阳的种种好处，关于维生素D的合成，科学家甚至研究过，只要每天手脚露出30cm，在阳光下晒30分钟，就可以有效地防止维生素D的缺乏。除此之外，晒太阳还有很多其他好处。

譬如晒太阳的时候人体内的肾上腺素、去甲肾上腺素、甲状腺激素和性激素水平是增高的，可以有效改善人的心情，减少抑郁症的发生，抑郁症患

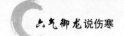

者是否可以试试免费的日光浴呢?

晒太阳可以有效地预防近视眼,为什么?恐怕是和太阳膀胱经有关,睛明穴是太阳经的起始穴,而且有明目作用,晒太阳和睛明穴的关系也很密切。

晒太阳可以刺激骨髓的造血功能,让骨髓造出更多的红细胞,从而减少贫血的发生。如果有贫血现象,尤其是孕妇可以多增加日光照射,当然记得要多吃叶酸,因为叶酸在消耗。

当然西医学也不可能把所有好处说尽,从中医的角度来说,也说不尽道不完。因为太阳之火也帮助我们自身君相二火的运转,君相二火是人体的根本动力,二火升降出入正常,一切疾病皆有可能好转,所以不可小瞧晒太阳。特别是对当今居住在不见天日的城市钢筋混凝土结构中的人们,多晒晒太阳吧!毕竟谁敢说晒太阳不会促进小肠的吸收呢?谁又敢说晒太阳不能让脑子更好使呢?当然,前提是适量,臭氧层被破坏了,紫外线这个东西还是会伤人的!

## 二、太阳病的机理

### 1. 寒水之病

《素问·六微旨大论》说"太阳之上,寒气治之,中见少阴"。"中见"就是中见之气,太阳寒水和少阴君火是互为中见之气的,这又形成了一对平衡。人体内,水火二气是最剧烈的冲突,在表是太阳寒水之气的膀胱水与小肠火的平衡,在里则是少阴君火之气的心火与肾水的平衡。

而在太阳寒水和少阴君火这一对平衡中,太阳寒水之气是以太阳为标,以寒水为本,太阳之火转化为少阴中的君火和相火,是少阴之本;少阴君火则是以少阴为标,以君火为本,君相二火的火热转化为了营卫之气而护卫肌表,是太阳之标。太阳寒水之气的抗邪之本是来自少阴君火的,少阴君火所以能在内而不热,正是得益于太阳寒水之本气的敛藏。

太阳寒水和少阴君火之气之间的寒水与火热之问题是这二气病变的核心。太阳寒水之气病发热往往牵扯少阴君火,而少阴君火病寒则往往牵扯太阳寒水,临床上这是互为中见之气的基本病理。

对于太阳寒水的气化,《内经》说"太阳、少阴,从本从标"。也就是说,太阳之病变有从本——寒水而化,也有从标——太阳而化的可能。从标而化则发热重,从本而化则恶寒重。太阳病提纲就说"太阳之为病,脉浮,头项强痛而恶寒"。

既然太阳经是寒水主令,为什么它总是病热? 前边说人体是外寒而内热之负阴抱阳的状态,这也类似西医学研究的表层温度低于内脏温度,内脏温度最高者为肝脏,可达38℃,而人体表层温度往往不到37℃,比较而言人体表为寒偏阴,内部为热偏阳。以五行来说就是木火为阳,是元气之自内而外的升发;金水为阴,是元气自外而内的蛰藏。以六气循环来说,厥阴处于最里层又外接太阳,是春生之气,次则少阴,是夏长之气,次则阳明,是秋气之外收,太阳在表是冬气之外藏。这就是所谓的阴平阳秘,其气乃治。

少阴居于内属三阴,太阳居于外属三阳,太阳以寒水主令而为太阳寒水,寒是其常,能伤其寒者唯有热,所以太阳膀胱经病则多热,这正如同地球的温室效应,气候变暖,首先伤害大气层。同理,少阴君火,温是其常,但更易受寒,寒则病,所以少阴多寒。

太阳膀胱经就是人体一身之藩篱,它的作用古人总结为太阳以寒水主令,统领六经,为六经之长,兼统营卫,作为一身之藩篱。地球以外的物体想要伤害地球必须要过大气层这一关,所以在大气层中有形之物遇无形之气体会摩擦生热变成火球,有了大气层,地球就安全了许多。同样人体感受外来邪气的第一道屏障就是太阳经,它的主证就是发热,也是着火的迹象,也是想通过提高温度来祛除邪气,我们不能恐惧发热的原因也在于此,发热其实是人体在抵抗病邪,我们不能打压自己的抵抗力。

作为人体第一道屏障的太阳寒水之经,寒于表是其正常现象,这是对比体内的热而言,而能够导致其病热的恰恰是寒,太阳膀胱经已经够寒了,再受超过其承受力的寒邪,则重阴而阳,也就要发热了,所以《素问·热论》说"人之伤于寒也,则为病热",一部《伤寒论》由此展开。太阳寒水的命名其实已经把人体气化的总原则说透了,明白了太阳经的根本,就掌握了《伤寒论》的入门钥匙,这也是为什么太阳经在书中首当其冲,条文最多,病理最复杂,牵扯最广。

人体生命力之根源是来自太阳之丙火,而此火需要藏于体内以温养脏腑,难得而易亏,可养而不可伤,可用而不可过用。而"生我者即是杀我者"，能藏火者是寒水，能灭火者亦是寒水，所以《内经》讲"寒邪最为肃杀之气"，《伤寒论》以寒冠名，都是直彻本原的狮子吼。六经病从太阳开始直到厥阴，这个顺序正是逆六气客气的顺序而行，逆天而行自然就成为病态。

《伤寒论》研究中曾有"伤寒传足不传手"之说，这个需要首先澄清。从气化角度来讲，因为手足同气，病则同病。但因为手经只行于身之上部，足经遍布全身，足经走行范围比手经大，用大者代表小者也未尝不可，但六气之本一定是主令者之气，而不是按走行范围大小来定。譬如太阳寒水的主令者是足太阳，少阴君火的主令者是手少阴，而非足少阴，六经皆是如此。

## 2. 营卫之别

前人称"太阳主肤表而统营卫"，具体来说就是太阳的功能是元气在人体最表层的作用，而和营卫二气密切相关。《伤寒论》第53条说："病常自汗出者，此为荣气和。荣气和者，外不谐，以卫气不共荣气谐和故尔。以荣行脉中，卫行脉外。复发其汗，荣卫和则愈。宜桂枝汤。"这一条有人认为并非仲景原文，而是原文的注释语，但证据并不充分。大多数注家认为这一段是原文，并据此以探讨营卫二气在太阳中的作用，也用来阐述太阳中风与伤寒的病理。但这一段是不是原文在我看来并不是重点，因为营卫二气与太阳病关系密切是毫无疑问的，我们要做的是对营卫和太阳病的关系进行探讨，营卫概念是深刻理解太阳病的关键，更深一层说这牵扯到学者对整个六气循环的认识。

营卫的概念在《灵枢·营卫生会》介绍得最详细，其曰："人受气于谷，谷入于胃，以传于肺，五脏六腑皆以受气。其清者为营，浊者为卫，营在脉中，卫在脉外，营周不休，五十而复大会，阴阳相贯，如环无端。"《素问·痹论》说："营者，水谷之精气也。和调于五脏，洒陈于六腑，乃能入于脉也，故循脉上下，贯五脏，络六腑也。"《灵枢·邪客》说："营气者，泌其津液，注之于脉，化以为血，以荣四末，内注五脏六腑。"《灵枢·本脏》说"卫气和则分肉解利，皮肤调柔，腠理致密矣"，又说"卫气者，所以温分肉，充皮肤，肥腠理，司开阖者也"。

从这些论述可以看出，营卫之气是水谷之气所化，水谷入胃，脾阳消磨，散其精华，精专者行于脉中，命之曰营，剽悍者行于脉外，命之曰卫。

营血内注于五脏六腑，而卫气外散于皮肤腠理。

但营卫虽来源于谷气，它们是否都出于中焦呢？这个也是个问题。《灵枢·营卫生会》中说"营出于中焦，卫出于下焦"，但也有版本作"卫出于上焦"，这就导致了卫气的出处有争议。

要解决卫气出自上焦还是下焦的问题，其实牵扯到对三焦的理解，因为三焦的概念历来争论较大，所以对卫气的出处也是争论较大。关于三焦的概念，在少阳篇会细说。这里只大概讲一下营卫和三焦的关系。

三焦是元气之别使，也就是元气运行的通道，而三焦的根气在肾，肾中相火借助厥阴及三焦游行人体的五脏六腑，五脏六腑的功能才得以实现。三焦之气在中焦则帮助脾胃消磨水谷，然后生成营卫之气，所以营卫之气是三焦元气加工后天饮食及呼吸之气后的人体正气，搞清楚它们的作用，比出自哪里更重要。

那么，营卫与气血是什么关系呢？《灵枢·营卫生会》说："黄帝曰：夫血之与气，异名同类。何谓也？岐伯答曰：营卫者，精气也，血者，神气也，故血之与气，异名同类焉。故夺血者无汗，夺汗者无血，故人生有两死而无两生。"这一段话比较难理解，似乎营卫之气和血是相对应的，但其实营卫之气和气血是异名同类的，它们在不同的层面就有不同的名字。《难经·三十二难》曰："曰：五脏俱等，而心肺独在膈上者，何也？然：心者血，肺者气。血为荣，气为卫，相随上下，谓之荣卫。通行经络，营周于外，故令心肺独在膈上也。"这里说的血为营，气为卫，其实说得更清晰一些可以说是在脏腑则称为气血，在经络则称为营卫，营卫是气血的外在表现形式。

回头再来看前边"营卫者，精气也，血者，神气也，故血之与气，异名同类焉"这句话，就明白它说的是营血和卫气与精和神的关系问题。深一层来讲，心藏神，肾藏精，同属少阴，但内含君相二火，二者对人身的根本作用前边已有论述。相对而言，精和神是人身的先天元气，中气正是君相二火交济的产物，而中焦谷气的运化要靠中气。所以说营卫之气正是君相二火所产生的中气和后天水谷之气及呼吸之气相互作用的结果，它们是先天元气所化，但营卫之气又能充养先天之精血。

所以总体来说，营卫之气是作为元气的精血的代理人，中焦精微物质变化而赤则成为血，所以营血来自心，但疏散于肝，它需要往外以输送营养物质。中焦的剽悍之气化为卫气，但同时具备了先天肾气，卫气的根在肾，但宣布在肺，要通过肺以卫外而为固，它的作用是固摄。

所以营卫气血的功能其实是心肾君相二火在体表的反映，这也正是太阳底面是少阴的深一层意思。营卫的生成及运行已把五脏六腑全部牵扯进来，古人说卫气"根于下焦、滋养于中焦，开发于上焦"，其实营血也一样。所以我说，搞明白它们出于哪里并没有搞明白它们的作用重要。这也是为何太阳一病不仅仅牵扯到太阳经腑，而且同时牵扯五脏六腑的原因所在，历来的所谓"经界说""脏腑说"在临床实际上站不住脚。

这些论述也可以帮我们理解古人构建人体生命体系的一些思路。营卫要营周于外，而心肺主气血之散布，所以心肺在上，呼出心与肺。精血要内藏，所以肝肾居内，居于下，为木本水源，吸入肝与肾。

接下来再谈谈营卫的循行路线问题。我们常说营卫相伴而行，似乎营卫的运行路径是一样的，但实际上这是不准确的，二者的起止不同，道路各异，并非同行一道。营起于气口，卫起于睛明。营气之行，阴阳相间，是按十二经流注的次序循行的。而卫气之行，比较复杂。

按古今医家的研究观点，卫气的运动规律应有三种：第一种是与营气循经同行的方式。这一方式的区别就在于营行脉内、卫行脉外而已，这是卫气运行的支流。

第二种是卫气散行的方式，即卫气弥漫分散于全身体表，即分布于全身皮肤分肉之间，以卫阳剽悍滑疾之性，起着"温分肉，充皮肤，肥腠理，司开阖"的机能作用。如《灵枢·痈疽》中说"上焦出气，以温分肉而养骨节，通腠理"，《灵枢·平人绝谷》说"上焦泄气，出其精微，剽悍滑疾"，《素问·调经论》说"阳受气于上焦，以温皮肤分肉之间"。

第三种是卫气运行的主要方式，即日行于阳，夜行于阴。

《灵枢·卫气行》具体分析了卫气在人身上的昼夜运行情况，我摘其关键点翻译出来供大家参考。

第一，卫气白天在阳，夜间在五脏，经文说：卫气的运行，在一昼夜之间循行全身五十周次，白昼循行于阳分二十五周，黑夜循行于阴分二十五周，夜间环行于五脏之间。

第二，卫气在阳分运行的规律是这样的：平明的时候，夜分结束，卫气就从目中浮出。眼睛张开，卫气就上行于头，沿项部下行足太阳经，再循背部向下，到达足小趾外侧尖端。它的分支，从目外眦别出，向下沿着手太阳经，下行到手小指外侧尖端。另有分支，也从目外眦而出，沿足少阳经下行，流注于足小趾与足无名趾之间。又有分支，循手少阳经，下行至手小指间。其中别而向上的，则行至耳前，合于颔部的经脉，注入足阳明经，下行至足背之上，入于足中趾之间。它的又一分支，从耳下沿着手阳明经，进入手大指之间，再入掌中。卫气行至足部，进入足心，从足内踝出而行于阴分，然后再向上会合于目。这就是卫气在白天沿着阳分循行一周的情况。

第三，卫气在一天的时间中为什么是运行五十周呢？经文认为和太阳及周天二十八星宿的时间节令有关，经文说：太阳运行一个星宿，卫气就在人体内运行一又十分之八周；太阳运行十四宿，卫气就在人体内运行二十五周而又有余数十分之二周。卫气白天在阳分行尽二十五周，入夜后便在阴分运行。卫气开始进入阴分，通常是从足少阴经传注到肾脏，由肾传注到心脏，由心传注到肺脏，由肺传注到肝脏，由肝传注到脾脏，由脾又传注到肾而为一周。所以太阳夜行一宿，卫气就在人的五脏间运行一又十分之八周，太阳夜行十四宿，卫气就在人体内运行二十五周而又有余数十分之二周，也和白天在阳分运行一样，而后重又会合于目。这样一天一夜总共50.4周，余出来的0.4周是怎么回事呢？《内经》也做了解答。

第四，《内经》讲卫气出于阳则醒，卫气入于阴则眠，但为什么人自然醒得有早晚呢？刚才说的多出来的0.4周就为这个问题提供了答案，经文也做了解释，说：卫气昼行阳分，夜行阴分，一昼一夜共有余数十分之二周身和十分之二周脏。因此，人卧起的时间有时早些，有时晚些，那是由于卫气白天行过二十五周、夜间行过二十五周之后，都还有未尽的余数的缘故。

对于老年人"昼不精，夜不眠"的问题，《灵枢·营卫生会》也做了解答，说：少壮者气血旺盛，肌肉滑润，气道通畅，营卫的运行不失其正常规律，所以白天特别精神，夜间也能熟睡。老年人的气血衰退，肌肉干枯，气道滞涩，五脏之气互相搏结，不能调和，所以营气衰少，卫气内败，造成白天没精神而夜间也不能熟睡。

卫气的循行路线明白了，那么营气呢？《灵枢·营气》谈的就是营气的循行规律，经文说的顺序就是现在我们说的十二经的流注次序，即手太阴肺经→手阳明大肠经→足阳明胃经→足太阴脾经→手少阴心经→手太阳小肠经→足太阳膀胱经→足少阴肾经→手厥阴心包经→手少阳三焦经→足少阳胆经→足厥阴肝经。而其循行的支别，再向上沿着额部上行至颠顶，向下沿颈项部下行，循脊柱继续下行，进入骶骨，这正是督脉的循行路线，继而环绕阴器，再向前向上经过阴阜部的毛际之中，上行进入脐中，再向上进入腹中，上行进入缺盆之中，再向下注入肺中，再次进入手太阴经，也就是下一个循环的开始。十二经脉和任督二脉构成了一个周而复始、如环无端的流注系统。

对于一天之中营气是按十二时辰在十二经脉中运行一周，还是运行五十周，《灵枢·五十营》做出了精密的计算，主张营气运行五十周，原文大概意思是：周天28宿，一宿36分，天气运行一周1008分；人身经脉28条（《灵枢·脉度》有具体的计算，二十四正经和督脉、任脉、阳跷脉、阴跷脉，共二十八条，男子行阳跷脉，女子行阴跷脉），总长16丈2尺；一天的时间是100刻。人一呼一吸，叫作一息，气行6寸。10息，气行6尺。以270息，气行16丈2尺，正好2刻。而一天有100刻，所以一天也就正好运行50周。所以说古人对天文学的计算也是很精微的，这个从运用了两千多年的太初历就可以看出，而古人认为天人相应，所以营卫的运行也必然和星宿相应。

金朝何若愚据此体系著《流注指微论》和《流注指微针赋》，后经阎明广注为《子午流注针经》，根据气血流注周而复始，五十而复大会的学说，将其与气血盛衰、气候、节气、时辰、方位等有关内容相结合，发展成为一种针灸配穴方法，开创了时间针灸治疗学之先河。但其实《内经》中并没有明确说营气在十二个时辰中一个时辰运行一周，而《子午流注针经》把这一点确定了。

以上内容出自《灵枢》的"脉度""五十营""营气""卫气行""营卫生会"等篇，大家可以在此基础上看原文。营卫的运行不同，营卫虽然出于中焦，而在脏腑上来说，是根于心肾而统摄在肝肺。肺主气，气行于皮毛则为卫；肝主血，血行于经络则为营。营行脉中，卫行脉外。卫气需要由外而内，借助肺的收敛以生肾水，所以卫气清降而内交于营；营血需要由内而外，借助肝的升散而生心火，所以营血温升而外济于卫。营卫升降出入调和，则无病。太阳在一身之表，主一身之皮毛而统营卫，太阳病则营卫失常而病。

知道了营卫的特征及与脏腑及六气的关系，我们再来看风寒与营卫的关系就会明了许多。

## 三、中风与伤寒

《内经》讲"太阳少阴，从本从标"，也就是说太阳病有从本气寒水及从标气太阳而化的两种可能。从本则病寒，从标则化热，但这里所谓的寒热是比较而言，譬如中风与伤寒就是比较而言。

因太阳为寒水之经，寒为其本，所以太阳病必须恶寒，太阳病篇第1条即谓："太阳之为病，脉浮，头项强痛而恶寒。"

### 1. 风伤卫，寒伤营

我们可以假设，假如你是仲景本人，在了解了营卫和脏腑及太阳的关系之后，你会如何展开太阳病的论述呢？换句话说，仲景是如何分析治疗太阳病的呢？我们看原文。

原文第2条说："太阳病，发热、汗出、恶风、脉缓者，名为中风。"第3条说："太阳病，或已发热，或未发热，必恶寒、体痛、呕逆，脉阴阳俱紧者，名为伤寒。"

这两条看似简单，其实仲景已经把讨论太阳病的心法告诉我们了。他是按中风与伤寒两个不同类型来处理太阳病的。后世有不少人骂王叔和，说他淆乱圣经，把仲景的条文弄乱了。但按我的理解，如果说真是王叔和重新编次整理了《伤寒论》，那么就凭前三条的排列顺序，就知道叔和是深得仲景心法的，那些非议叔和者，未必能看出这样的排列顺序对全书意味着什么。开个玩笑，就凭叔和这个眼力，来到今世还得秒杀众人，还得是太医令。孔子说"君子有三畏，畏天命，畏大人，畏圣人之言。小人不知天命而不畏也，狎大人，侮圣人之言"。所以对叔和这样彪炳史册的大人，我们还是得有所敬畏的。

那么这样的排列是为了说明什么？说明了仲景对风寒的辨析是全书的纲领。我这么说有什么依据呢？仲景在《伤寒论》辨脉法第20条说："寸口脉浮而紧，浮则为风，紧则为寒，风则伤卫，寒则伤营，营卫俱病，骨节烦疼，当发其汗也。"而且在正文中一直有"太阳中风""太阳伤寒"的起首语，其他五经中也有"中风"与伤寒之分。这说明仲景区分中风与伤寒是贯

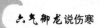

彻全书的。

其实这个风伤卫、寒伤营的提法，在伤寒学上是一个重大的争论。为什么会争论？因为前人对营卫的问题没有真正明白。也就是说前代注家很多都没有搞明白仲景区分中风与伤寒是以人体营卫的生理功能为前提的，营卫不搞清楚，自然不明白为何要区分风寒，这也是我先讲营卫生理的原因所在。

历史上对风伤卫、寒伤营的争论有哪些呢？我们大致回顾一下。除了在《伤寒论》原文中出现的相关条文，王叔和在《脉经》中也指出："风伤阳，寒伤阴；卫为阳，荣为阴；风为阳，寒为阴，各从其类而伤也。"此后首注《伤寒论》的成无己乃有"风并于卫为荣弱卫强，寒并于荣为荣强卫弱，风寒两伤荣卫为荣卫俱实"之说，并在孙思邈所谓"夫寻方之意，不过三种，一则桂枝，二则麻黄，三则青龙"的三纲基础上，进一步明确提出了桂枝汤治风并于卫、麻黄汤治寒并于营、大青龙汤治风寒两伤荣卫的观点。到明代方有执则据此而确立三大纲，在其所著《伤寒论条辨》太阳篇中有："太阳一经，风寒所始，营卫两道，各自中伤，风则中卫，故以卫中风而病者为上篇""寒则伤营，故以营伤于寒而病者为中篇""中风者单只卫中于风而病也，伤寒者单只荣伤于寒而病也，若风寒俱有而中伤，则荣卫皆受而俱病，故以荣卫俱中伤风寒而病者为下篇。"从此，桂枝汤治风伤卫、麻黄汤治寒伤营、大青龙汤治风寒两伤荣卫之说，逐渐在多数注家心目中形成了鼎足而三的三纲学说。

但在没有阐明营卫和风寒关系的前提下如此说，就缺少根据。这就导致后世一些医家也提出了异议，如张隐庵说："成无己注解本论，谓风则伤卫，寒则伤营，凡遇风寒，俱执是解……须知风寒皆为外邪，先客皮毛，后入肌腠，留而不去则入于经，留而不去则入于腑，非必风伤卫而寒伤营也。成氏倡之，诸家和之，固执不解，是举一而废百也，不亦诬乎？"柯韵伯也说："不知仲景治表，只在麻桂二法，麻黄治表实，桂枝治表虚，方治在虚实上分，不在风寒上分也。盖风寒二证，俱有虚实，俱有浅深，俱有营卫，大法又在虚实上分浅深，并不在风寒上分营卫也……盖中风伤寒各有浅深，或因人之强弱而异，地之高下而异，时之乖和而异……大青龙汤为风寒在表兼热中而设，不是为有表无里而设……如既立麻黄汤治寒，桂枝汤治风，而中风见寒、伤寒见风者，曷不用桂枝麻黄各半汤而更用大青龙汤为主治耶……妄谓大青龙为风寒两伤营卫而设，不知其为两解表里再设，请问石膏之设，为治风欤？治寒欤？营分药欤？卫分药欤？只为热伤中气，用之治内热耳。"其实从张、柯二氏的说法中我们也可以看出，他们并没有抓住辩驳的关键，或者从疾病的现象上反驳，或者从疾病的虚实上反驳，都没有注意到营卫和风寒的关系问题。中医史上很多学术问题的争论都是因为基本概念的理解不统一而引起的，这是中国文化注疏时的常见问题，后边我们还会谈到很多类似的问题。

上面只是大概引述了比较典型的观点，纷争还有很多，我不再引述，但争论的核心已可见一斑。所有争论都没有将营卫与风寒之间的关系联系起来，所以可谓是皮毛之争，各有道理，但并不全面。

这里着重提一下风寒两伤营卫之说，此说更是不明营卫的道理所导致的。此说创自成无己，他在大青龙汤证注解中说："风并于卫者，为荣弱卫强；寒并于荣者，为荣强卫弱。今风寒两伤，则荣卫俱实，故不汗出而烦躁也。与大青龙汤发汗，以除荣卫风寒。"此说充分说明了成氏并没有理解营卫的含义，大青龙汤是伤寒表闭而有里热的证，不是什么风寒两伤，大青龙汤是表寒而里有郁热，证涉太阳阳明；这和小青龙汤的内有寒饮证涉太阳太阴正好相对。若说风寒两伤，则桂枝麻黄各半汤才是风寒两伤证。

太阳主一身之表而统营卫，营卫各有不同的特性，但共同完成了表层的防御功能。所以外邪伤人必定同时影响营卫，从这个层面来说，风伤卫寒伤营之说不对。但营卫毕竟不是一物，二者功能不同，易感邪气也不同，所以需要区分邪气影响营卫哪个多一点，所以从这个意义上来说，风伤卫寒伤营是对的。那么接下来我们就要看看，风寒二者的特点及和营卫的关系，明白了这点便对此类争论不再疑惑。

### 2. 风寒迥异

风寒虽并称，但二者的特点是不同的，风为阳邪，寒为阴邪。比较而言，风属木，木旺于春，木气升发则风动，风是天地的生气，风为阳邪，善开泄。寒属于水，水旺于冬，水气蛰藏则寒作，寒为阴邪，性凝滞。

卫气为阳，营血为阴，而就营卫的升降出入之整体趋势而言，营血要随肝木之温升而外散，卫气要随肺气之凉降而收敛。人之汗孔，冬阖而夏开者，以肝心主营，木火旺于春夏，则营血温散而窍开，肺肾主卫，金水旺于秋冬，则卫气清敛而窍阖。

这是营卫的生理功能，而所谓病理就是其生理功能受到抑制。那么卫气需要闭合内敛的，怕热，而风为阳邪，其性开泄，如此则卫气欲敛而不能敛，故汗出，它的本性和卫气的内敛之性相反，所以风易伤卫。中风则使卫气不能内敛，营阴外泄，所以说风伤卫，但也同时影响到营血。

营血是需要温散向外的，怕寒，而寒为阴邪，其性凝滞，血欲散而不能散，故汗闭，它的本性和营血向外温升的本性相反，所以寒易伤营。伤寒则使营血不能温升，郁闭于内，所以说寒伤营，但同时影响卫气。

这就是外邪伤人的两种情况，在《灵枢·岁露论》已有类似论述，如说"黄帝问于少师曰：余闻四时八风之中人也，故有寒暑，寒则皮肤急而腠理闭；暑则皮肤缓而腠理开。贼风邪气，因得以入乎？将必须八正虚邪，乃能伤人乎？少师答曰：不然。贼风邪气之中人也，不得以时，然必因其开也，其入深，其内极病，其病人也，卒暴。因其闭也，其入浅以留，其病也，徐以迟。"

这段论述其实是以截然相反的寒暑之邪来表示了两种邪气伤人的基本情况，与《伤寒论》中的风寒同论异曲同工。而且少师的回答中说暑则皮肤缓而腠理开，因其开也，其入深，其病人也卒以暴。寒则皮肤急而腠理闭，因其闭也，其入浅，其病人也徐以迟。这其中其实已经谈到了中医对外感疾病的判断预后，也就是中风者发病多急，而伤寒者发病多缓慢，这个在后文麻黄汤和桂枝汤中我们还要论述。之所以要谈到这个缓急的问题是因为在临床中可以帮助我们判断疾病的原因。

讲到这里已经说明了风寒二者的致病特点和营卫生理功能的区别，而且这都和太阳病关系密切。此时，假设你是仲景，你要怎么来写太阳病已经有答案了，你肯定也要首先区分二者的不同，也就是设立两个简单的模型，区分风伤卫、寒伤营之不同，由两个简单的模型再讨论复杂的模型。

事实上，根据《伤寒论》的原文次序可以看出，仲景正是如此来展开的：讲了中风证的桂枝汤类后，他就说了桂枝二麻黄一汤、桂枝麻黄各半汤、桂枝二越婢一汤等介乎中风和伤寒之间的情况，随后才是麻黄汤类。所以说风伤卫、寒伤营的说法是为了界定不同邪气对营卫影响强弱的不同，而不是为了强调某一种邪气只伤某一正气。如果死执风伤卫寒伤营之说，则把古人的智商想得太低了。但一句话难表两家事，如果不去风寒分论，那么太阳病该怎么写？对于一锅粥的情况，你怎么去区分？你是毫无办法的，这就是科学研究所需要的模型设计的简单方法。

由此可见，前人探讨这个问题常犯的两个错误就是要么割裂营卫的关系，即把太阳所统摄的营卫孤立起来；要么把风寒混为一谈，认为风寒在外感中是一气，根本没有注意到仲景区分风与寒的意义所在。这里的根本原因在于前代医家往往没有在营卫的生理作用上达成一致意见，生理认识不统一，则对病理解释必然是天马行空，各说各的理。

这其实是历代所谓各家学说的通病，根本就没有统一的生理认识，各自抓住一个概念，装上自己的理解，由此各立门派，争论不休。对比西医学就会更清楚这一点，西医学的门派要比中医少得多，正是因为作为其立足点的生理基础是基本相同的。

而我们把营卫概念和风寒的特性联系起来一起看，则仲景的思路就非常明确了。就像做物理实验一样，一定要把原始条件设定好，先单一地研究两个物体之间的关系，不然牵扯到三体问题就说不清楚了。仲景也是如此，先用阴阳的二分法把人体分为阴阳两面，继而分为六气。在六气中还用二分法，把风和卫、寒和营的问题单独讨论，这样才可以把复杂的人体相对简单地描述出来，只有把典型的致病原理说清楚，临床实际中复杂的病理情况才可以有标准，譬如桂枝麻黄各半汤、桂枝二麻黄一汤等，这些才是风寒两伤证。

### 3. 中风伤寒的含义

其实这里又引出一个问题，也就是仲景以中风或伤寒来冠于条文之首的原因。对此问题，有些医家根本没有考虑过，有些医家考虑了但没有答案，有些给出了答案却不令人满意，多数人认为这是张仲景有意识地名词互用，示人以辨证为主，不要在名词上纠缠。但事实究竟是什么呢？

这个看似无关紧要的问题其实是理解张仲景思想的关键点之一。凡是严谨的医学著作，它不可能是随意使用名词的，名不正则言不顺，理解不了的东西不能瞎说。把"用思精而韵不高"的张仲景想象得如我们般头脑简单，那就是不知敬畏了。

而这个问题在我上述的铺垫下，其实答案已呼之欲出了。根据前面对风寒之邪的比较，可以看出张仲景划分"伤寒"和"中风"这两个名词的原则，可以归纳为两类：一是取意于风性疏泄，寒性凝敛。例如太阳病表虚有汗者，名为中风；无汗者，名为伤寒。二是取意于风属阳邪，寒属阴邪。例如，无论哪一经出现的病都是对比其出现的症状，属于阳邪者名为中风，属于阴邪者名为伤寒。前者用于划分太阳表证，后者则广泛应用于伤寒所有的六经，也包括一些杂病。

太阳篇中风与伤寒的区分基本是按照第一条原则，条文很多，我们不多列举。最典型的在 38、39 两条，同一个大青龙汤证，一用中风，一说伤寒，原因何在？

38 条说："太阳中风，脉浮紧，发热，恶寒，身疼痛，不汗出而烦躁者，大青龙汤主之；若脉微弱，汗出恶风者，不可服之。服之则厥逆，筋惕肉瞤，此为逆也。"

39 条说："伤寒，脉浮缓，身不疼，但重，乍有轻时，无少阴证者，大青龙汤发之。"

这个就是我们说的第二条原则，"发热不汗出而烦躁者"与"身不疼但重者"对比，前者发热烦躁为阳，所以名中风。后者身重为阴，名伤寒，这是自然的。

再如阳明病的 189、190、191 条亦是中风伤寒之别，但因为不在太阳经，所以就以"中寒"来替代"伤寒"，以示不同。

189 条说："阳明中风，口苦，咽干，腹满，微喘，发热，恶寒，脉浮而紧。若下之，则腹满小便难也。"

190 条说："阳明病，若能食，名中风；不能食，名中寒。"

191 条说："阳明病，若中寒，不能食，小便不利，手足濈然汗出，此欲作固瘕，必大便初硬后溏。所以然者，以胃中冷，水谷不别故也。"

特别是 191 条，对中寒的解释是胃中冷，这更能体现能食者为阳邪，名"中风"，不能食者为阳邪，名"中寒"，是以寒热来区分中风与中寒的。再如 217 条说"汗出谵语者，以有燥屎在胃中，此为风也"，这就更明确了热证以风来称之的习惯！

再如少阳病的 264 条与 265 条。

264 条："少阳中风，两耳无所闻，目赤，胸中满而烦者，不可吐下，吐下则悸而惊。"

265 条："伤寒，脉弦细，头痛发热者，属少阳。少阳不可发汗，发汗则谵语。此属胃，胃和则愈；胃不和，烦而悸。"

目赤、胸中满而烦者，为中风；仅头痛发热，目不赤，不烦满者，对比前者为阴邪，就叫伤寒。

三阳篇风寒之别显然，而更能说明中风与伤寒是寒热区分的是在三阴病篇，三阴病篇每一篇都有一条"欲愈条文"。太阴病的 274 条"太阴中风，四肢烦疼，阳微阴涩而长者，为欲愈"；少阴篇的 290 条"少阴中风，脉阳微阴浮者，为欲愈"；厥阴篇的 327 条说"厥阴中风，脉微浮为欲愈；不浮为未愈"。

这三条有什么奥妙吗？有的。三阴病是阴证，在阴阳六经的辨证体系中，以阴证转阳为向愈，所以这三条即为欲愈，那么也是由阴出阳，以阴病得阳则生，所以标明中风的三阴证都是阴出阳的欲愈证。那么在这三条中，仲景是以什么来判断的呢？答案是脉。

仲景之"辨脉法"中开宗明义，直接就以阴阳来区分脉象，把脉法对疾病的指导原则提了出来。脉法第一条说："问曰：脉有阴阳，何谓也？答曰：凡脉大、浮、数、动、滑，此名阳也；脉沉、涩、弱、弦、微，此名阴也。凡阴病见阳脉者生，阳病见阴脉者死。"

"凡阴病见阳脉者生，阳病见阴脉者死"。这是仲景给出的基本原则，而我们反观三阴篇的三条，皆是如此。所谓"阳微"指寸脉微，是相对于阳亢的浮滑数大而言的微，不是微弱的微。所谓的阴涩而长或阴浮，也是指相对于阴脉的沉涩微弱而言。关于仲景脉法，我们要特别注意这条条文中所提到的脉象，28 脉的分法尽管复杂，其实不外乎这些脉象的组合变化，这些对临证掌握脉法的要领至关重要，此处不再多说。我们需要明确的就是，这里的大原则在当今以虚寒证为多见的时代里，我们判断三阴证如何为向愈，如何继续治疗用药有很大的参考意义。

明白了中风与伤寒命名的不同，我们自然知道，仲景对风寒的命名其实是二分法，也就是以阴阳寒热来区分的。这个类似于我们今天研究《伤寒论》时常用到的"热化证""寒化证"，所以少阴和厥阴病中的所谓"热化证"都可以叫作中风，所谓的"寒化证"都可以叫作伤寒。

再如《金匮要略·五脏风寒积聚病脉证并治》中的五脏中风、中寒，也都是根据其所出现的症状，凡属热者都名中风，属寒者都名伤寒。譬如其中的旋覆花汤其实是肝中寒，麻子仁丸其实是脾中风，肾着汤其实就是肾中寒，具体条文我们不再多讲。

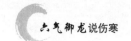

由此我们可以基本得出结论，现在所说的寒热辨证，仲景那时叫作风寒辨证，仲景是以风寒代替了后来的寒热，所以说中风与伤寒其实是仲景全书的两大眼目。

仲景书中充满着阴阳的思辨思想，这一思路对我们理解《伤寒论》是必须的，我们随时都得保持这种思维方式。

道济轩主完稿于 2020 年 2 月 18 日

## 四、麻桂者，其伤寒之门户欤

有了对风寒、营卫、寒热三者关系的探讨作铺垫，我们再来看太阳病就会有豁然开朗的感觉。伤寒与中风也即寒化和热化，是太阳篇的核心，那么桂枝汤证和麻黄汤证也是太阳篇的核心。

以太阳从本从标的气化规律来分，则可以说中风证是从标的热化证；伤寒证是从本的寒化证。二者是太阳病后的两种不同状态，中风证偏热所以叫从标，伤寒证偏寒所以叫从本，其实二者皆有太阳病的恶寒发热之证，只是轻重有别。

特别要提出的是，风伤卫、寒伤营之说不是只谈邪气，而是在正气的基础上谈邪气，所谓感受风寒只是据证以求因，也就是说病人表现为中风或伤寒证，都是人体正气对外邪的防御反应，人体感受外邪后表现什么症状，主导因素在人体自身之正气，这是本气自病学说，随后再详谈。

桂枝汤证及麻黄汤证的不同，仲景是通过描述其不同症状来表达的，但它们的形成其实是邪气作用于人体以后正邪斗争的结果，然后根据其症状把这种结果做一个理性的分析，而命名为中风或伤寒。这其中起决定作用的是人体自身的元气，这个在很多病案中都有显示。譬如曹颖甫《经方实验录》有一案例：某屠宰场公司伙友三人，因夜班同起宰猪，感受风寒而同病，均见头痛，项背强痛，恶寒，脉浮数。但二人无汗，一人有汗。曹颖甫分别授以葛根汤、桂枝加葛根汤，均应手而愈。三人同样的环境感受风寒，而证型不同，我们单纯说风伤卫、寒伤营是不对的，这正说明方证的出现是正邪斗争的结果，而核心在患者自身的体质。

知道了桂枝汤证和麻黄汤证的来历，那反过来我们可以从患者的体质推测他容易得什么病，什么人容易得麻黄汤证？什么人容易得桂枝汤证呢？这

个可以从营卫的生理功能来推测。

营卫之间一损俱损，一荣俱荣。所以体质虚弱者营卫俱不足，卫气虚弱而不固，营阴不能内守之人更易感受风邪而患桂枝汤证，所以虚人与中风也是同气相求。体质强壮者，因为卫气开阖有度，功能强大，当然不易受风邪侵袭，而是易受寒邪而闭塞毛孔，导致正邪抗争剧烈的伤寒证，所以壮实之人易患麻黄汤证。

### 1. 群方之首桂枝汤（御龙补天法）

太阳中风证就是人体对外邪的反应符合风邪的特点，其代表方是桂枝汤。风性疏散，中风则损伤卫气，卫气不能收敛，营阴不能内守，所以出汗，也就是营卫散得太过了，体内津液大量丢失，导致桂枝汤证偏虚。如果把太阳经比喻为地球的大气层，那么桂枝汤证类似于大气层失去护卫能力而使地球的水热外逸，其结果是导致大气中的水热外散，这对地球是个消耗。

中风证既然是发热汗出之证，那么在五脏上来说也即肝木疏散之功能失常，治疗重在调理肝木之疏泄。桂枝汤中用桂枝、白芍调和肝木；用姜、枣、炙甘草补中气以养血；药后还要啜粥以助胃气，正是为了补充这个耗散的气血。而桂枝、白芍在五行上来说毫无疑问是调理肝木系统疾病的重要药物，我们需要展开讨论。

有朋友会有疑问，前边我们讲肺司卫，肝主营血，中风证是风伤卫之证，为什么桂枝汤却主要是用来治疗肝所主的营血呢？这就牵扯我们刚说的桂枝汤证偏虚的问题。明白了营卫的生理就知道，桂枝汤证虽是风伤卫，但营血也不能内守，按《内经》的规则，虚则补之，在《灵枢·脉度》有言"故邪在腑则阳脉不和，阳脉不和则气留之，气留之则阳气盛矣"，所以中风证是邪气并于卫则卫强，相比而言则营弱，原文称之为卫强营弱。但本质上来说卫气被伤而护卫之力已不足，营血不能内守也是不足，中风证是正气虚而邪气实证，虚则补之、实则泄之是基本原则，桂枝汤证也被一般医家称为表虚证，所以此时不能只用泻法，需要以补为主，具体来说就是治营血为主，桂枝汤称之为解肌，不称发汗也是这个意思。

《内经》讲"风气通于肝"，所以要祛风就要调理肝木系统。盖木生于水而长于土，水温土燥，阳气升达，则生气旺盛。水寒土湿，肝木无力升发则郁滞而克己土，这是肝木系统的基本问题，厥阴篇的关键一方当归四逆汤也

是以桂枝汤为基础，我们到时候再详解。

中风证则肝木升发太过，耗散营卫。桂枝辛温发散，是肝经的本味药，可以畅肝用，使肝木条达，营血流畅，以祛风邪。白芍味酸微寒，酸可以养肝体，敛肝木之疏泄以养营血。二药合用则既可助肝气以祛风邪，又可敛肝木而养营血，一散一敛，肝木条达，营卫协和。再加上姜、枣、炙甘草补中气以助营卫，桂枝汤就成了补虚以祛邪的代表方。对于发汗后的余邪不尽及三阴篇的表证，多用桂枝汤来善后或治疗，正是为此。以桂枝汤为基础的小建中汤、黄芪建中汤，后世的十四味建中汤等能补气血也就顺理成章了。

桂枝汤是土木同调之方，有助于扶正气以祛邪，在《辅行诀脏腑用药法要》中被称为"小阳旦汤"，主治与桂枝汤同。而小建中汤加黄芪、人参则为"大阳旦汤"，治疗"凡病汗出不止，气息惙惙，身劳力怯，恶风凉，腹中拘急，不欲饮食，皆宜此方。若脉虚大者，为更切证也"，则显然是虚证了。阳旦就是太阳初升的时刻，在张大昌先生整理的《汤液经法》的"十二神方"中，阳旦汤的范围在东北，所谓"东北其位寅，日出之方，阳气初生，其宿阳旦，其气温。经云：温可祛寒。其方阳旦，桂枝、甘草、大枣、生姜属"。这个方位也是阳气始生，太阳初升的地方，在五行上来说也是由水到木的方位，所以桂枝汤和厥阴风木系统也有密切关系。桂枝汤是使木气升发复常的方子，它可以条畅木气之疏泄而敛藏耗散，所以我称之为"御龙补天法"。若表虚明显则黄芪、人参皆即可加入，汗漏太过则龙骨、牡蛎自然是妙药。

正因为桂枝汤证是体质虚弱的人患太阳病后易出现的方证，所以我们也可以根据病人的体质来判断他的易感证型。这个在日本方证学派总结了一些经验，可以参考。黄煌教授则根据经验，总结为桂枝体质：患者体型偏瘦，肤色白而缺乏光泽，皮肤湿润而不燥，纹理细；腹部扁平，腹部肌肉较紧张而缺乏底力，如同鼓皮，严重者两腹直肌拘急；目有神采（这种神采是虚阳亢奋之象）；舌质柔软淡红而苔薄；脉象多浮大，轻按即得，按之软弱，或缓或迟。好发症状为：易出冷汗，疲乏无力；有心腹部悸动感，易头昏晕厥；易腹痛；易失眠多梦；易胸闷气短；易身体疼痛；对寒冷疼痛敏感；多见于循环系统疾病、消化道疾病、营养不良患者。

与之相应的是桂枝的主治症：发热或自觉发热感，易出汗，或自汗盗汗，对风冷感觉敏感，关节痛；自觉腹部气有上冲感或悸动感，心慌心悸，

易惊，烘热，失眠等。

这一体质描述正是类似林黛玉的虚弱之人，但因为日本方证不讲原理，只从方证来说，显得单薄而无根底。我们可以根据太阳病和营卫的关系，更深刻理解为什么会出现桂枝体质。这里再次强调，人体患病是正气对外邪的反应结果，而非真有个邪气叫风。人体之所以会患桂枝汤证，正是因为他的体质如此。营卫强则反映气血旺，体质好，不易伤风；营卫弱则气血弱，易伤风。伤风以后因为耗散气血较多，所以体质更虚，此时不能发汗，只能扶正为主，解表为次。正因为桂枝汤证体虚，所以它不易痊愈，治疗不当则转为三阴证，或者说它本身就容易兼夹阴证，如太阴的水湿有五苓散证，太阴太阳合病的有桂枝人参汤证等。

桂枝汤被称为群方之祖，它的组成已基本涵盖了仲景扶阳与助阴两大法门，桂枝甘草汤、生姜（干姜）甘草汤辛甘化阳，芍药甘草汤酸甘化阴。桂枝去芍药加附子则扶阳的关键药物姜、桂、附已在其中，而桂枝加芍药汤或小建中汤则养阴的大法已在其中。至于说炙甘草汤的阴阳并补，复脉滋阴的方法，不过是建中汤的加强版而已，所以说，桂枝汤称为"群方之祖"是一点也不过分的。

### 2. 解开紧箍咒的麻黄汤（腾云致雨法）

太阳伤寒证就是人体对外邪的反应符合寒邪的特点，其代表方是麻黄汤。寒性凝滞，伤寒则损伤营血，营血不能温升，卫气收敛太过，所以无汗，体内津液停留，营卫不通，所以麻黄汤证是实。如果把太阳经比喻为地球的大气层，那么麻黄汤证类似于地球的冰河纪，水冰地坼，生机萧索，交通不表，万物之生长发育受阻，正是太阳寒水的本象。

伤寒证既然是发热无汗之证，那么在五脏上来说也即肺金收敛太过，营卫郁闭而成实，所以治疗直接调理肺金之收敛即可。麻黄汤中用麻黄、杏仁宣降肺气以泻卫气，桂枝升发肝气以升营血，炙甘草补中气以利金木调达，不用姜、枣以补气血，不用啜粥以助胃气，正是因为麻黄汤证偏实。而麻黄、杏仁从五行上来说毫无疑问是调理肺金系统疾病的重要药物。

同样有朋友会有疑问，前边我们讲肺司卫，肝主营血，伤寒证是寒伤营之证，为什么却用麻黄汤来治疗肺所司的卫气呢？这关系到麻黄汤证是实证的问题。寒伤营，营血不能温散，卫气不得营血之资助则无力疏散，更加敛

闭，此时营卫皆病，成为实证，实则泻之，所以麻黄汤证也被称为表实证，直接用麻黄汤以发汗，也就是泻营卫之气，非体质强壮者此法不能用，所以仲景有"假令尺中迟者，不可发汗。何以知然？以营气不足，血少故也"。

伤寒证则肺金收敛太过，营卫郁闭，自然需要泻卫气、温营血以祛邪气。所以此时用麻黄泻卫气之闭而开窍，杏仁降肺气而止喘咳，用桂枝辛温发散以鼓动营血升散。三药合用则泻营卫之气而除寒邪，但也用炙甘草以固中气，防止汗出阳亡。麻黄汤是发汗解表的代表方，其实也是太阳病的正方。正因为发汗以泻实，所以体虚之人不能用，且正常人也不可过用，大青龙汤发汗后即需停服，不然则出现筋惕肉瞤、头晕惊悸等症，正是为此。而牵扯三阴的寒证，也要加用附子以破少阴之寒，如麻黄附子甘草汤正是如此。

麻黄汤在《辅行诀脏腑用药法要》中被称为"小青龙汤"，主治与麻黄汤同，但方后主张"必令汗出彻身，不然恐邪不尽散也"，这正好与仲景麻黄汤后所谓"覆取微似汗"相得益彰，仲景是强调不可出汗太过，而陶弘景是强调必须出透汗。在临床中，麻黄汤证即便出汗也需要厚衣被以助之，但需要交代不可出汗太过。对比桂枝汤后所谓"不可令如水流漓，病必不除"可知，麻黄汤证为实，虽出汗过多尚无大碍，但桂枝汤证是以扶正为主，出汗太过则气血更伤，病必不除。对比二者更可以看出，麻黄汤治实、桂枝汤治虚的不同。

而《辅行诀脏腑用药法要》的"大青龙汤"则是仲景的小青龙汤，治疗也相同。青龙是东方神兽，具有腾云致雨的作用，也就是使地气上为云然后降为雨的作用，这和麻黄汤发越营卫之气以发汗祛邪的道理一样，所以麻黄汤可以被称为"小青龙汤"。在"十二神方"中，麻黄汤类方是东方正位的青龙汤，所谓"东方甲乙木，其季春，其位卯，其神勾芒，其兽青龙，其宿角、亢、氐、房、心、尾、箕。其气散，其剂轻。经云：轻可祛实（一云闭，邪气闭实也）。其方青龙，麻黄、甘草、杏仁、桂枝属"。青龙为木位，正是主升发阳气，对治阳气过于闭敛之证，而阳气敛藏则多与金之收敛有关，所以麻黄正治肺金过敛之证。

邹澍对麻黄的解读特别到位，他说："故栽此物之地，冬不积雪，为其能伸阳气于至阴中，不为盛寒所凝耳。夫与天之寒声相应气相求者，于地为水，于人身为精血津液，故天寒则地中之水皆凝为冰而不流。人身亦然，精

被寒凝，则阳气沸腾，鼓荡于外，为伤寒温疟。邪热在表而无汗，津液被寒，则其质凝聚为水，而其中之气，奔迸上迫，为咳逆上气，血被寒则脉络不通，为癥坚积聚。麻黄气味轻清，能彻上彻下，彻内彻外，故在里则使精血津液流通，在表则使骨节肌肉毛窍不闭，在上则咳逆头痛皆除，在下则癥坚积聚悉破也。"在道家的秘传称呼中，麻黄这一味药就被称为青龙，而青龙就是腾云致雨之神兽，所以我称之为"腾云致雨法"。

同样，我们也可以根据病人的体质来判断麻黄汤的易感证型。黄煌教授则根据经验，总结麻黄体质为：体格壮实，肌肉发达或肥胖；面色黄黑或有浮肿貌；皮肤粗糙，干燥，不易出汗；腹肌有弹性，腹壁脂肪较厚，脉象有力，唇暗或紫红，舌体偏大，舌质淡红。这类人的好发症状为：易闭汗或汗出不畅，易受寒，易喘，易鼻塞流清涕，肌肉酸重感，全身困倦感，感觉不敏感，反应较迟钝，身体沉重感，有浮肿倾向，多见于体格壮实的中青年和体力劳动者。常见于呼吸道疾病、骨关节痛类疾病，寒冷、疲劳等是这种体质患者患病的主要诱因。与之相对应的是麻黄的治疗主症：发热恶寒、头痛、关节痛、身痛；鼻塞、无汗、咳喘；浮肿、小便不利等。

这一体质描述正是类似黑旋风李逵的壮实之人，气血旺盛，发病后斗争剧烈，症状严重，但治疗得当则好转得也很快。正因为体质壮实，营卫郁闭后容易化热，治疗不及时则转为阳明实证，麻杏石甘汤证、越婢汤证、大青龙汤证等都是如此。

对于医生来说，更希望治疗麻黄汤证。但结合当今时代的临床，壮实的人太少，典型的麻黄汤证不多见，虚人外感及兼阳虚之人的外感更多见。阳虚之人无力防卫三阳时，邪气直中三阴，譬如有人吹风受凉则胃痛腹泻，有人受寒后仅仅是身痛沉困不发热，有人发热恶寒而脉沉不起，这些都需要考虑太阳的底面——少阴，助阳以发表，所以仲景有桂枝加附子汤类及麻黄附子细辛汤证，这些方证在当今的临床上也很常见。

### 3. 适者生存还是强者生存

当我说强壮者多患麻黄汤证而容易化热成为实证，虚弱者多患桂枝汤证而容易寒化而为虚证时，有些人可能会觉得太武断，但我要告诉你，这符合人体的规律。

正气旺的人一旦感受外邪，正邪对抗剧烈，所以更容易出现比较严重的热性症状，而这些热性症状更类似于西医学所谓的红肿热痛的炎性症状，虽然这么说不确切，但很类似。此时只要是正确的治疗，不过多伤害他的正气，这类人的预后其实是好的。譬如麻杏石甘汤证、大青龙汤证显然比桂枝汤证或桂枝加附子汤证的炎症反应更剧烈，但临床上来说，治疗起来也更容易，错误的治疗就另当别论了。

这看起来似乎只是中医的推论，但中国有谚语说"病恹恹活过跷健健"，也是说虚弱的人好像更长寿，难道古人的经验观察有错吗？但验之西医学的一些研究成果，其实也证明了这种推论。

如果你问一个没有医学常识的人，在传染性外感病中是否是强壮的人患病就比虚弱的人死亡率低呢？他估计会给出肯定的答案，但事实并非如此。要解决这个疑惑，我们不妨从对几乎所有生命的生存都至关重要的铁元素说起。

成人体内有 $4 \sim 5g$ 铁，其中 72% 以血红蛋白、3% 以肌红蛋白形式存在，其余为储备铁。人体的新陈代谢每个步骤都离不开铁元素，人体的血氧交换需要血红蛋白，而血红蛋白中的铁元素把血液中的氧气输送到全身。同样作为身体内大多数化学反应的催化剂酶，其重要组成部分也是铁元素。

正因为铁对人体如此重要，所以缺铁会导致贫血，这种贫血最常见，临床表现为免疫力下降，面色苍白，头晕乏力，气短心悸，四肢冰冷，疲乏无力，严重者会逐渐引起诸如心力衰竭等致命疾病。而贫血更像是属于中医的虚证范畴，这类人患外感病就容易是桂枝汤证，巧合的是，桂枝汤的变方小建中汤或黄芪建中汤，正是前人认为治疗虚弱性疾病的重要方剂，也可称之为补血之方，这个太阴篇会详细讨论。

这里先回到我们的主题，虚弱患者是否就容易被细菌病毒等感染呢？或者说感染后他们是否就容易更加危险呢？阴阳转化，利害相生的辩证法告诉我们，要从两方面看问题。铁元素对人体如此重要，那么对细菌病毒重要吗？同样重要，寄生虫可以疯狂吞噬体内的铁元素，微生物也需要铁元素来繁殖，甚至癌细胞也要依靠铁元素来增殖。

所以问题就来了，贫血患者和不贫血者在感染了微生物后，谁更容易症状严重呢？疾病的重与轻很大程度上取决于微生物的繁殖速度，而繁殖速度的快慢取决于它们得到营养的速度，所以答案就出来了。不贫血者体内更容易给微生物提供更多的铁元素，所以他们的疾病更明显，当然这也是有事实依据的。

　　传染病的典型事例莫过于1347年开始席卷整个欧洲的"黑死病"（即鼠疫），死亡总人数超过2500万，占欧洲总人数的一半以上，在目前的历史记载中可谓空前绝后。尽管严重，可还是有近一半的人存活了下来，为什么？西方科学家经过长期研究得出的结果是和铁元素有关。

　　在以瘟疫及外感病为主要致死疾病的古代，健康的成年男性比其他任何人的患病风险都高，因为儿童和老人往往由于营养不良而缺铁，妇女也因为月经而缺铁。所以新的研究也证明了体内铁元素的含量越高，感染瘟疫的可能性就越大。1347年没有这样的统计学资料，而随后的几次鼠疫则有了这样的记录，并且支持了这一论断。如1625年圣博托夫教区的鼠疫研究表明，15～44岁的男性死亡率比同年龄段的女性多出一倍。

　　为什么会得出鼠疫的预后和铁元素有关的结论？这个关系到西欧人的一种遗传性疾病——血色素沉积症，科学家注意到超过30%的西欧人有这种遗传基因。这种疾病造成体内的铁元素大量沉积而不能被利用，此类人的免疫系统中至关重要的巨噬细胞（即白细胞）是缺铁的。而白细胞是人体免疫力的巡逻队，一旦感染微生物后，巨噬细胞就会把微生物吞噬掉。

　　所以一旦感染鼠疫杆菌，如果是正常的巨噬细胞，铁含量较高，它在无意中就给了微生物以铁元素，微生物便会更强大。当巨噬细胞到达淋巴结时，微生物就将人体的免疫系统据为己有，大肆破坏，譬如鼠疫患者就出现了淋巴结的肿大疼痛，然后穿破皮肤而形成黑斑并使其脓肿、破溃，最后死亡。

　　相反，血色素沉积症患者的巨噬细胞是缺铁的，所以这种细胞不但吞噬了微生物，而且微生物在里边得不到铁原子，生命力大减，甚至在一段时间后被活活饿死，那么自然这类人就容易在鼠疫中存活下来。科学家又专门做了体外培养皿的实验，证明了血色素沉积症患者的巨噬细胞比正常人的巨噬细胞有更强的杀菌能力。

　　所以这种发现就解释了为什么欧洲人中有30%的人都有这种遗传性疾病，因为在那几次致命的鼠疫中，有这种基因的人才能更多地活下来，随后把自己的基因传下来。正因为这样的人在增多，所以后来欧洲暴发的鼠疫也就没有了1347～1350年的鼠疫那么强的致死率。

　　红细胞沉积症导致的巨噬细胞缺铁反而帮助了人们躲过致命的鼠疫，看似不可思议，但又是这么的铁证如山。同理，缺铁的妇女儿童对瘟疫也具有更高的抵抗力，这也在 1625 年圣博托夫教区的鼠疫中得到了证实，而且贫血对抗感染的作用绝不仅仅在鼠疫中，其他感染性疾病也是如此。

一位名叫约翰·默里（John Murray）的医生与他的妻子在索马里难民营工作时注意到，很多流浪难民尽管身患贫血症，并且反复遭受各种有毒病原菌的侵袭，包括疟疾、结核病和布氏杆菌病等，却并未见明显的感染迹象。为了搞清楚产生这种反常现象的原因，他决定首先用铁来对其中的部分难民进行医治。他给了一些难民铁补充剂来治疗他们的贫血症，果不其然，感染症状很快就显现了出来。在接受补铁剂治疗的难民中，感染的发生率急剧增长。所以，这些患贫血症的索马里难民本身是抵御不了感染威胁的，只不过是贫血症恰巧提升了他们的抵抗力，其体内的缺铁状态对抵御感染起着至关重要的作用。

三十多年前，新西兰的医生经常给毛利人（新西兰的原住民）的婴儿注射补铁剂。他们认为，毛利人通常饮食不良，体内铁含量不足，因而他们的婴儿容易患贫血症。然而结果却不尽如人意，被注射铁剂的毛利人婴儿患潜在致命性感染的风险率是其他婴儿的 7 倍，包括败血症和脑膜炎等疾病。婴儿体内有被身体管控着的危害性细菌病株，当给婴儿补充铁剂时，无疑为这些细菌的繁殖提供了粮草，后果可想而知。在临床上，我们会遇到一些面色青黄或皖白而带贫血貌、食欲不佳、体质消瘦的小孩，一看就健康状况不佳。但家长往往说我们小孩抵抗力还可以，从不感冒，作为医生你应该知道，这些小孩并不是体质好，而是体质太差，不具备感冒的资格，用中医的话来说就是没有发烧的能力，这并不是好事！

以上这些研究当然还不算全面，但已经说明了一些问题。譬如我前边讲的患病后有虚实的问题，不同体质的人患病也有不同的易感性问题，患病后的预后是越强壮的人对抗越剧烈，治疗不当可能会预后不良等，这些也都得到了验证。同时，也证明了中医学对疾病中正气虚弱者应该先扶持正气再祛邪的原则的可贵，也可以说明为什么有些人开始没有症状，而一旦服用滋补类中药，一些症状反而表现了出来，这正是中医讲的正气足然后才能抗邪的问题，中医是希望借助一次疾病彻底把人体的免疫系统调动起来，不但战胜疾病，还想让你更强壮一些。还有一个问题，中医认为外感病不应该服用譬如熟地类的滋腻类药物，会致疾病缠绵不愈，你可能不信。但如果我告诉你熟地富含铁元素，是补血要药，你大概就明白了吧！

达尔文的进化论提出的是"物竞天择，适者生存"，这个提法太好了，他没有说强者生存，为什么？因为在古代社会人类面临的致命性疾病最多的恰好是传染性外感病，当时的医疗条件往往导致很多人不可能被及时治疗，所以只能靠自身的免疫力来战胜疾病。这时强者反而输给了弱者，强者更容易死亡，他们的基因一次次被消灭，弱者存活率较高，人类体质也就越来越弱，这也可能是现代人体质远不如古代的原因吧！当然我们必须强调，不管何种疾病，在有正确治疗的前提下，应该是强壮者更容易恢复，这是人为干预的结果，而非自然选择的结果，人文主义就是把人类的死亡看作是不应该的，这也是利弊相生的一种思想。

当然自然界不是如此绝对，我们举的例子是传染性外感病的部分例子，我相信一定有传染性外感病不是这样的。而且人类进化中面临的还有其他问题，譬如气温剧降，冰期来临时，那么死亡率高的就是弱者了。一阴一阳之谓道，自然的进化会自己掌握这些平衡。

但可悲的是人类的进化似乎是沿着身体越来越弱这条路走的，当前人类虽然没有了细菌性疾病的高致死率，但生活方式却越来越偏离我们自然进化的需要。我们的身体进化赶不上人为的文明演化，人的灵魂似乎觉得身体的进化太慢了，巴不得自己成钢铁侠，哪里零件坏了就换哪里，这种文明的思想与自然的身体的冲突，结果是身体上的疾病越来越多，体质也越来越弱，连基础体温这个指标都比几十年前下降了近1℃，人类似乎是变成了弱者生存。

这种无奈与可悲，让我想起了老子，他说：人之生也柔弱，其死也坚强。草木之生也柔脆，其死也枯槁。故坚强者死之徒，柔弱者生之徒。是以兵强不胜，木强则折。强大处下，柔弱处上。这位哲人两千年前的思考，似乎已经算定了人类的命运。而在当代，同样有一个人对人类的未来充满忧虑，也赞成老子的观点，不过他把这种弱者生存的规律用"递弱代偿原理"这样一种哲学语言表达了出来，这条原则适合于自然界，也适用于社会，有兴趣者何不读一读他的《物演通论》呢？

同样一个病，在不同的人身上竟然有截然不同的结果。这些西方科学工作者细致认真的研究，竟无心插柳地证明了中医学以人体元气为疾病转归的致病观的科学性，不能不让我们感叹，真理是越辩越明的。中医不怕被证

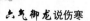

伪，但前提是你要有西方科学家的真科学精神，而不是方舟子之类的假科学爱好者。

### 4. 风寒之别，关键在脉

再回到风寒的话题上来，区分桂枝汤与麻黄汤的标准在哪里？这是初学者最迷惑的问题，而且是大多数注解书都一笔带过的问题，但这里我们要仔细研究一下。按照目前教材对中风伤寒的解释，可以说大部分人是无法把握其临床鉴别要点的。教材上以典型的麻黄汤和桂枝汤证来区分，其实并不能把握住重点，如以浮数为风热，浮紧为伤寒，则更是离谱，发热的脉不数的基本没有，除了那些心率极慢的患者。

就太阳病发热的症状来说，发热的高低不能作为标准，身痛与否也不是标准，恶风与恶寒区别不大，实际也难以区分。而我们平时最强调的汗出与否，在很多时候根本问不出来，在小孩子身上更是如此，那么唯一剩下的就是脉。脉对鉴别桂枝汤和麻黄汤特别重要，所以对桂枝汤，仲景也强调"若其人脉浮紧，发热汗不出者，不可与之也，常须识此，勿令误也"，而脉之所以不同，同样是人体对外邪的反应不同而造成的。

风邪特点是疏泄的，散而不敛，所以脉缓，寒邪是凝滞的，凝滞则拘急，所以脉紧。中风的缓不是缓慢的缓，而是脉形的缓，是和紧相对的缓。它仍是数的，这一点在教材上就是不肯明言，讲得糊里糊涂。在"辨脉法"中仲景对缓和紧有定义，他说"阳脉浮大而濡，阴脉浮大而濡，阴脉与阳脉同等者，名曰缓也。脉浮而紧者，名曰弦也。弦者状如弓弦，按之不移也。脉紧者，如转索无常也"。

所以缓脉是濡软的意思，是相对于紧而言的，这一点是判断中风与伤寒的关键点。而扩充验之，风性疏散，凡是发热而身体有出汗、胀满感、眩晕、肌肤松软感的，多是中风证。而身体无汗、沉重感明显，肌肤或身体有紧束感的，多是伤寒。许叔微《伤寒九十论》中有许多典型的桂枝汤案例，脉多见寸浮尺弱、浮而微弱，浮弱等。

而且，就算是脉上也仅仅是理想情况的划分，实际情况更为复杂。如《续名医类案》有一案说：一人伤寒六日，谵语狂笑，头痛有汗，大便不通，小便自利，脉洪大，众议承气下之，李士材独主桂枝汤，服后狂笑即止，大便自通而愈。这一案疑似阳明证，其根据其实在《伤寒论》56条"伤寒不大便六七日，与承气汤，其小便清者，知不在里，仍在表也，当需发汗，如头痛者必衄。宜桂枝汤"。证似阳明，但因为小便自利（小便清也是小便自利的一种情况），有汗，所以李士材用了桂枝汤。

近贤汪源泉曾有一案可以很好地帮我们认识到脉象在麻黄汤证中的重要作用，原案如下：彭妇，恶风寒甚，重裘向火，不发热，某医作寒邪直中三阴论治，连进理中汤加附子二剂不应。汪源泉望其舌苔白润，切其脉浮紧，认为病在太阳，未入三阴，投以麻黄汤，一剂知，二剂已。

这一案例以浮沉分表里，以紧定位伤寒证。我也曾治疗一例慢性腹泻的高中生，其脉沉紧，开始用理中汤一周效果不明显，后询问他即使运动也基本不出汗，所以判断他太阳不开，所以合用葛根汤，两周而获得痊愈。临床上使用麻黄汤不一定有发热之证，也不一定病在一两日之内，甚至几年的病也有太阳不开而用麻黄汤的，其关键在于辨脉证而用。

而且在临床实际上，风寒两感是常见的，有风轻寒重的，有寒重风轻的，这些实际情况才是有人批判风伤卫、寒伤营之说不合理的临床依据。再次强调，对风伤卫、寒伤营的分论，是仲景对人体正气与邪气斗争关系的一种理想化划分，不如此则不能立定基本原则，也就无从推究随后的复杂情况。譬如欧几里得的几何学需要先设定几条公理，然后才可以由此为基础演算推导出整个的平面几何学定律。也如同生物学家要研究蚂蚁的生活习性，必须是先单独研究一只蚂蚁，然后再进行群体研究是一样的道理。对人体这个复杂系统及其与致病因素的相互关系做研究，如果不先设定一些基本条件，不从单一的问题开始探讨起，那么复杂的情况根本就没法研究。在科学上，三者以上的多体问题，到如今人们都没办法搞清楚它们的关系及未来的走向，也正是因为多体问题的复杂性。

所以麻黄汤、桂枝汤二方就是仲景的基本定律，它们相当于为整个《伤寒论》立定法则，从麻黄桂枝等药的用量，到用法，到辨别阴阳的相对状态等，都有标杆的作用。

以《伤寒论》112方为例，其中桂枝用了43方次，麻黄用了13方次，麻黄桂枝同用的9方次，《伤寒论》用麻黄或桂枝的方共47首，占总方剂的近一半。按药来归类方剂则桂枝汤类方21方；麻黄汤类方10方，占总方剂的四分之一多，可谓是《伤寒论》方剂的重中之重。

在量上来说，桂枝汤的桂枝白芍都是三两，也即是仲景设定的用药标准，桂枝用二两则温通力减小，麻黄汤、葛根汤、大青龙汤、桃核承气汤中减为二两，柴胡桂枝汤、柴胡加龙骨牡蛎汤中减为一两半，由主要的温通转为配合的温通；加桂枝则温通力加强，桂枝甘草汤、桂枝人参汤、苓桂甘枣汤、桂枝附子汤、甘草附子汤加为四两，桂枝加桂汤用五两，都可以对比桂枝汤而知其意。

麻黄汤用麻黄三两，加大量则宣肺散寒力大，如麻杏石甘汤用四两，越婢汤、大青龙汤用六两；减小则宣肺散寒力小，如麻黄升麻汤、麻黄连翘赤小豆汤、麻黄附子细辛汤、麻黄附子甘草汤都是二两，这些用方都可参考麻黄汤得知其意。所以说桂枝麻黄二方在整部《伤寒论》中的标准意义非常大，而且在临床中麻黄汤、桂枝汤二方对整个六经体系方剂的理解运用均有重要意义。

由以上论述来看，麻黄汤、桂枝汤二汤可谓是读懂整个《伤寒论》的钥匙，没有了对麻黄汤、桂枝汤二方的深刻体会就无从理解太阳病，也无从深入了解六经。而笔者对此二方的理解体会也是在学习临证十余年后方才逐渐深入，所以对此深有体会，这些体会绝非一日一时之功，当我们去评判一个人对《伤寒论》的体会时，麻黄汤、桂枝汤二方的理解是一个重要标准。可以说麻黄汤、桂枝汤二方，犹如《周易》之乾坤二卦，乾坤二卦是易之门户，而麻黄汤、桂枝汤二方就是伤寒之门户，对它们没有深刻的理解，无法入伤寒之门。

## 五、风寒两伤的尴尬

既然麻黄汤、桂枝汤二方是太阳病的典型证候，是不是人体得病就按此二种截然分开的证候得呢？显然，人体得病不是按图索骥。我们说过仲景是为了论述方便，设立了两个典型证候来讨论，临床上除了典型的桂枝汤证及麻黄汤证，疑似之间的证，或者说风寒两感之间的证也非常多见，这个时候我们该怎么处理？

中医不是本本主义，仲景也说"观其脉证，知犯何逆，随证治之"。而根据《伤寒论》的排列顺序，桂枝汤后其实是有桂枝麻黄各半汤、桂枝二麻黄一汤、桂枝二越婢一汤三方的，这之后是葛根汤证，随后才是麻黄汤证。所以说这四方其实是过渡方，或者说是鉴于麻黄汤、桂枝汤二方之间的证候。

看清楚仲景在这四方中所做的转换，我们才能清楚三纲鼎立其实是对的，但鼎立的不是麻黄汤、桂枝汤二方与大青龙汤，而是桂枝汤、麻黄汤及桂枝麻黄各半汤三类，其他如小青龙汤、大青龙汤严格来说也是桂麻各半汤类。这和三阴篇以寒为主，但同时还有热化证及寒热错杂证类似，人体不是绝对的非阴即阳，还有很多中间地带、错杂之证。

临床上病人不会是完美的教科书式生病，譬如《经方实验录》中所列的很多案例，基本上就是条文的翻版，在那个时代似乎很高明，在今天，以慢性病为主的中医临床上，其参考意义就大打折扣了。

桂枝麻黄各半汤类风寒两伤之证，这些疾病其实在临床上非常多，譬如许叔微的《伤寒九十论》中有一则医案，大概症状是发热、头痛、恶风、无汗，脉浮缓，四五日不大便，这个怎么办？证是伤寒，脉是中风，而且似乎还有阳明证的不大便。许叔微当时的一些医家就主张用硝黄下之，这个时候我们就看出仲景所强调的必先表后里的重要性。许叔微是深知先表后里原则的，他就用了桂枝麻黄各半汤，然后用小柴胡汤而大便通，病愈。这也是一个教科书似的验案，来源就是《伤寒论》，如23条的桂枝麻黄各半汤，25条的桂二麻一汤，27条的桂二越婢一汤，这三个方就是典型风寒两感的杂合而治。

教材上把这三条归结为表郁不解的轻证，其实这个说法有问题。轻重是比较而言，而一个病人初得病时你和谁去比较？我们需要的是判断其风寒属性或兼夹。各半汤或二一汤，看着剂量是小了，但在临床上如果遇到风寒皆有的病，剂量已经退居次要了，首先是要能辨别出需要用桂枝麻黄的合方才行。所以这几条条文我们应该着重考虑其大前提是在桂枝麻黄之间，或者说是桂枝麻黄皆有，其次才是它们的剂量问题。

大体来说桂枝麻黄各半汤可谓是风寒皆有，条文上说的"太阳病得之八九日，如疟状，发热恶寒，热多寒少，一日二三度发，及面色反有热色，身痒"等，也就是像疟疾一样有间歇的时候，一天发作几次，但这个参考意义不大，特别是现在西药退热药的方便使用又给中医判断带来了干扰。《经方实验录》中有类似的案例，但描述得并不具体。在临床上出现桂枝汤证与麻黄汤证皆有的时候，此时不宜单用麻黄汤发汗，但也不是单一用桂枝汤就可以，所以就用了桂枝二麻黄一汤，譬如许叔微的案例。这种发热与恶寒时发时止，从原理上来说正是因为风寒二种邪气一散一敛，导致身体有时发热祛寒，有时又取得了暂时的中和平衡，所以病就时发时止。

桂枝二麻黄一汤是在大汗出以后，仍然有恶寒发热间作，按条文来说就是"一日再发"，仅比桂枝麻黄各半汤少发热那么一次，在临床上其实是难以鉴别的，实际上也就是桂枝汤证的比例多一些，麻黄汤证的比例少一些，比较许叔微的案例我们就可以知道，如果是发热、恶风、汗出、关节身体不怎么痛，脉略紧的，这时候就可以用桂枝二麻黄一汤。当然也要考虑反过来的情况，麻黄汤证多，桂枝汤证少，这时候就需要麻黄二桂枝一汤，这也是自不待言的。

27条的"发热恶寒、热多寒少"用桂枝二越婢一汤也是一个示例。表证不解而里热已起，这时候需要我们特别注意，因为临床上很难鉴别。里热一般有口渴、舌红、心烦等症状，但很多人并不能询问出太多，特别是婴幼儿，这个时候就需要在充分掌握仲景的精神下凭临证经验来处理。容易化热的病以麻黄汤证的体质为多见，而此处却用了桂枝二越婢一汤，为什么不直接用桂枝加石膏汤呢？这说明病人的某些表现还有麻黄汤证的表现，譬如脉紧、身痛无汗等。前人有解释麻黄配石膏则变为清透之剂，这个在麻杏石甘、大青龙汤中皆有此意。需要鉴别的是麻杏石甘汤可能以热喘有汗为多见，大青龙汤以无汗身痛而烦躁为多见，这也说明有汗不是都需要禁麻黄，临床中这样的例子比比皆是，所以才疑似难辨。

## 六、本气自病

前面说过本气自病的问题，这里需要着重讨论一下。有人说中医学是审证求因，也即中医是根据病人感受邪气之后的临床表现来归结其原因的，譬如说恶风即是受风，畏寒即是受寒，饮食所伤的人或出现厌食、恶闻饮食之气味等。这么说也是可以的，但我们应该把这一观念提高到"本气自病"的高度，如此则更能理解中医发病学的基本原理。

前面已经提到人身之六气是天地六气的模拟，那么天地之六气在《内经》运气学中专门有五运六气的太过不及及平气之说，人身之六气亦是如此。

所谓六气并不是六淫，六气是对人体一元之气变化为六步的一种区分，可以说六气的正常运行转化维持了人体的正常运行。那么自然界的哪个物象最能代表气的变化流行呢？当然是风，风是自然界六气变化的先导，所谓山雨欲来风满楼，风的变化就是六气的变化，所以《内经》称"风为百病之长"。也正是在这个意义上，仲景才说"夫人禀五常，因风气而生长，风气虽能生万物，亦能害万物，如水能浮舟，亦能覆舟"，所以我们不要一提到六气就认为是邪气病气，其实体内的六气是时刻存在的，只不过平衡协调，在正常人的体内不应该表现出来，所谓"忘足，履之适也"，也即前边我讲的，群龙无首则人体健康。

而某一气一旦表现出来，就是病了。譬如某人发热恶寒，则他的太阳寒水之气病了；某人畏寒怕冷，下利不止，脉细欲绝，他的少阴君火之气病了；某人口臭便秘，腹满口渴欲饮冷水，舌燥而干，他的阳明燥金之气显现了。所谓的病其实就是六气的气化功能失常，而在人身上表现出来。当然六气都有太过不及之分，例如太阳寒水之气，不及则热化而为中风，太过则寒化而为伤寒。少阴君火之气太过则为热化，不及则为寒化。

所以，中医所谓的病因不是外界的所谓六淫之邪，而是对人体自身之气化功能在受到外界致病因素的刺激下而导致的结果的总称。中医界把疾病分为外感内伤的做法是有问题的，哪有纯粹的外感与内伤？内伤不一定是外感引起，但外感一定与内伤有关，因为人体的阴阳虚实的状态决定了邪气伤人后的转归。《内经》言"邪之所凑，其气必虚"，就包含这个意思。但有学者竟然据此得出了凡是病都是正气虚，然后邪气才得以入侵，以至于认为任何疾病都得扶正为主，提出"万病一虚"，这恐怕就是片面理解经典的意思了，而且也不符合临床实际。把一个正常人放到冰库里几个小时，虚不虚都可能感冒，受外伤时你虚不虚都得皮开肉绽。

再譬如中医的历史上甚至产生过《伤寒论》方是否能用于南方的争论。有人认为伤寒是伤于寒邪，而南方多温热之气，所以多温病，不能用伤寒方治疗，这种荒谬的致病观就是不明白"本气自病"的道理。而以我们今天的实践和观点来看，可以说伤寒本气自病之说通行天下，所谓的地域影响微乎其微。凡是只强调外部致病因素如战争、瘟毒、饥荒劳累等片面致病因素的观点都不符合本气自病的致病学说，而这种强调外部因素的学说在《中医各家学说》中大量存在，似乎不同医家强调不同学说是因为他们所处的环境不同。

　　自然界的六气随时都在变化中，随时随地都有人生病，同时感受同一邪气的人所导致的病情却有不同，如前边所讲的曹颖甫的三人同病的案例，所以说人生病不是单纯的外界因素的影响。而是病人自身的因素起决定作用。所以我们说"本气自病"其实包含了外界致病因素与人体正气两方面，及其相互作用后所产生的结果的全部关系。认识清楚这一点才不会在临床上盲目地用所谓抗病毒、消炎等西医观念来指导中医用药。

　　与中医的致病观不同，西医学是所谓的病原微生物致病学说，这种学说是有严重问题的，它把医学导向了研究如何杀灭病原微生物的方向，从而忽视了病是病原微生物与不同的人体环境共同作用的结果，它没有把人体作为发病的主导，此观念现在还是西医学的主体，也可以说是现代社会的主流观念。实际上，西医也已为此观念付出了代价，它在临床上广泛大量运用所谓抗生素后，所谓的耐药性使其不断地研究新一代抗生素，而目前在研究新的抗生素的领域也已举步维艰，成本不断增高。而且在临床上也不是所有的疾病都是病菌引起，即便是病菌引起的，用上杀菌药也不一定完全好。譬如急性膀胱炎或霉菌性阴道炎的患者，西医已经把抗生素用过了，病人尿液检查也正常了，可症状不一定消除。或者开始发作时用抗生素有效，随后再用效果就不好了。等用的次数多了，基本没什么效果，或者是反复发作，这样就似乎成为所谓的慢性膀胱炎了，但中医根据病人的体质，或者补气以助气化，或者温阳以助气化，病人的症状反而控制得更好，疗效更持久。中医哪一种药是杀菌消炎的？又有哪一种药不是杀菌消炎的？

　　所以西医学的致病观，必然在临床上导致忽视人体正气的能动性，片面地把病因归结为外部因素。举一个外部因素致病的典型例子，大家来看一看这种观点的局限性。记得上学时有一篇《为了六十一个阶级兄弟》的文章，农民兄弟中毒了，为了寻找救命的一千支"二巯基丙醇"，各部门联合行动，整成了一个激动人心的急救运动，终于药及时运到，兄弟们得救了，这是西医针对外源性中毒的典型救治例子。但中毒事件经常有，不是每一批兄弟们都这么幸运，能及时地找到有毒物，而且还正好能找到解毒的针对性西药。这个时候西医就束手无策，那么中医在这个时候还能否起作用呢？刘渡舟先生就有一个中药治中毒的例子。刘老乡下搞教学义诊时，正好某工厂有一批中毒而引起的发热或伴昏迷的病人，这个时候西医因为没有针对性的解毒药，所以对控制病人症状效果不佳，无奈之下请中医教授来看看。刘老看病人后根据发热、呕吐、心下按之痞硬的症状，用了小柴胡汤合小陷胸汤，最终 60 多个病人全部获得热退、呕吐停止、神志清醒而痊愈的效果。西医对此大为不解，而刘老也没办法和他们解释明白，以至于西医认为刘老念诵的"呕而发热者，小柴胡汤主之""按之心下痛者，小陷胸汤主之"的《伤寒论》条文是某种神秘的咒语。另外还有报刊报道过，在缺医少药的地区中医用六一散即滑石甘草来治疗农药中毒的案例，也获得了效果。

虽然这些个别案例不能证明中医可以治疗所有的中毒性疾病，但至少说明中医重视的不是致病因素，而是致病因素作用于人体后所导致的症状，也即是人体正气对致病因素的反应，这就是本气自病学说的意义所在。本气自病，所以中医治疗就是因势利导地把致病因素对人体的影响降低到最小，从而促进恢复痊愈，即便是中毒，也有可能用中药获得痊愈。

其实从病菌来说，使人体出现症状，是为了它们自身的繁衍，从一个宿主转移到另一个宿主，譬如流感病菌可以通过喷嚏传染，结核杆菌可以通过咯痰传染，霍乱杆菌可以通过病人腹泻后的大便进入水源传染。从人体来说，所有的症状都是人体对致病因素的一种排异反应，医学所要做的就是帮助正气把导致这些反应的病因消除，从而治愈疾病。

而《伤寒论》所做的六气病因归类，恰恰就是对所有致病因素作用于人体之后导致的不同症状的一个统一的划分归类，而且这种归类的合理性及理论层面对人体健康规律的高度概括性，其实远远高于西医学。这样就执简驭繁，以此来完成对人体所有疾病的治疗。所以中医关注人体自身六气变化远远胜过关注西医所谓的致病因素。

以中医观点来看，西医学对于一个外感病，都还没有形成一套完整的理论体系。正因为理论体系的缺失，对一些病毒性疾病，西医更多的是束手无策，对症控制症状而已。这些年的所谓 SARS、猪流感、禽流感等流行病都是病毒。但面对一个所谓的新变异的病毒或从未见过的病毒时，西医是无从下手的，等把病毒研究清楚了，或者疫情已过去，或者病毒已变异，用土话说就是"背篙撑船"。

所以我们面对这些病毒性疾病，除了从细节上研究其构造及抗病毒药之外，还应先从"天时地利人和"上分析一下其客观环境，让有整体观念的中医拿出治疗方案，提早介入治疗。虽然早期因为各种原因出现过将与西医不同观念的中医在每次暴发流行病时被排除在主流治疗之外的情况，当时我是深感不忿的。但后来的事实大家也都看到了，在国家高层的英明指导下，中医进入武汉，取得不俗的效果。甘肃等省市在中医的主导下治疗新冠的有效率更是让国人振奋，随后各省市都将中医治疗新冠作为既定方法，新冠肺炎得到了很好的控制。2021 年冬的石家庄新冠肺炎，孙春兰同志亲自到石家庄强调中医的及早治疗，不管是在效果还是节约医疗资源上都取得了显著的效果。经此新冠肺炎，国人对中医治疗急性病的能力有了初步的认识，我希望将来中医在很多内科急症上也能充分发挥自己的能力，这样才能实现国家把现有的以西医为主导的医疗模式向以中医为主的医疗模式转变的目标，一旦完成这一转变，将对全国人民及全世界人民的健康观念和治疗方法都带来巨大的改变！

## 七、外感病中的阴阳判断法及其意义

仲景用三阴三阳来区分人体，如此则判断疾病时就有了一个直观的二分法，首先要知道病在三阳还是三阴，其标准是什么？这个至关重要。所以第 7 条就给出了答案："病有发热恶寒者，发于阳也；无热恶寒者，发于阴也。发于阳，七日愈；发于阴，六日愈。以阳数七、阴数六故也。"

这里提出了一个标准就是有无发热，有热就是阳，无热就是阴，理解这一点，我们面对疾病时就心里有底了。

民间常说"小孩烧一次长一次"，中医常强调发热是正气抗邪的反映，不用恐惧。为什么？这一条就是仲景的大原则。因为凡是疾病总是以由阴出阳，正气胜邪为好。对外感病来说正气能抵抗邪气才会发热，有抵抗就有斗争，所以发热这个症候大家要有一万分的关注，这既是古代医家面临最多的疾病，也是致死率最高的疾病。其实直到今天，普通百姓还是谈热色变，深深地恐惧发热。

所以我们首先要知道发热是一种能力，是阳气足的人在外感时可能会最早出现的一个症状，不用害怕，此时正邪在斗争，我们需要帮助正气祛除邪气，而不是打压正气，让正气投降，变成没有"热血"的阴证，西医就是这么干的。

具体到外感病来说，我们首先要知道阳证其实比阴证预后要好，因为病在表，它还没有侵袭入里，此时如果不误治，人体经过这一场发热，会变得更加强大，这个也是西医学研究证明了的，人体在38℃左右的时候才会分泌有利于提高免疫力的物质，在高温持续数日后，体内的衰老细胞及癌细胞才会大量凋亡，所以发热反而是人体一次自我强壮的机会，不要轻易打压它。

仲景告诉我们外感病中正气抗邪有力的表现就是"发热恶寒"。当然正因为正气足，所以斗争也剧烈，风险也大，但阳证要想置人于死地，也不那么容易，它要消耗完人体的阴才可以，所以阳明篇尽管有死证，但远没有厥阴篇的危险。诚如《素问·热论》所说"人之伤于寒也，则为病热，热虽甚不死。其两感于寒而病者，必不免于死！"

如果一个人抵抗无力，在外感病中会有什么反应呢？"无热恶寒"。也就是说病人只是怕冷，没有发热的情况，这在临床中很常见，无热恶寒的疾病发于阴，其实是比阳证麻烦的，因为正气不足，若感受邪气不重，用些温阳益气之品病人即可恢复。若感邪重，则病人也可能很快出危险，所以三阴里边少阴、厥阴篇多死证。

还有一些人在感冒初期会表现为乏力、略微怕冷、咽痛、脉沉细或沉略紧等，有的也不恶寒，就是身体沉重或身体痛，这些都是常见的外感证偏阴的，而容易被没有经验的中医忽视。此时医生若能根据脉象或者温阳气，或者温阳解表，很多病人的症状都会消除，如有些人说自己上火了，咽痛，我们诊脉发现脉象沉紧，舌苔又是水滑的，那就别听他所谓上火之说了，麻黄附子细辛汤一吃就可能好了。或者是出现发热，这时候需要提前交代病人阴证出阳的可能，否则会引起误会或不信任医生的情况。

但这只是常态，也有变态，如"发热不恶寒"的温病就是阳证中的变态，它可能需要尽早清热。而"少阴病，始得之，反发热脉沉者，麻黄附子细辛汤主之"的少阴病也是有发热的阴证，它需要温阳解表。更有甚者阴盛格阳的情况下也会有发热等症，则需要四逆汤、真武汤等法，这种情况就要特别留意了。

## 八、主客观症状，以谁为主

第11条："病人身大热，反欲得衣者，热在皮肤，寒在骨髓也；身大寒，反不欲近衣者，寒在皮肤，热在骨髓也。"

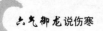

这一条一般认为是辨别寒热真假的重要指标，我们不去细说。值得注意的是这一条判断的标准，欲或不欲近衣，这是一个什么症状？是病人的主观感受，面对客观的热或寒，仲景强调了此时需要以主观感受为主，这一点至关重要。

在临床上，症状分为客观指征与主观感受两大类，譬如咳嗽、发热、出汗、大便干结等是客观指征，而恶寒、口渴、口苦、恶热等是主观感受，在寒热真假这样生死攸关的事情上，中医更重视病人的主观感受，譬如口渴欲饮，而饮水的冷热嗜好对判断寒热至关重要，而病人的一些客观指征如舌焦、身热等，往往是次要的。

我们再引申一下，其实中西医的差别正在于是否充分重视病人的主观感受。譬如西医治疗发热从来就是根据化验指标来的，它不管你病人是恶热还是恶寒，喜冷还是喜热，其实对所有的疾病西医都是重视客观指征的，要讲证据。

而中医所要看重的阴阳寒热的属性，很多时候需要病人主观感受的描述才能判断，那些客观指标有时候反而是假象，会干扰医生的诊断。所以中医儿科很难看，原因在于小孩子不会描述主观感受，儿科得依靠望诊及脉诊。

西医的客观检查指标及体征，在没有标准把它们分成阴阳的不同属性之前对中医是没有多大价值的，这一点大家要充分认识，不能依据白细胞高、支原体感染、子宫肌瘤、肝癌等任何化验结果来治疗疾病，中医只能依据病人的主客观症状判断病在哪一气上，虚实寒热如何，最终据此确定治疗方案和处方。

道济轩主完稿于 2020 年 2 月 23 日

## 九、太阳病方串解

典型的太阳病就是上面我们提到的三类病证，如果治疗得当及时，病人又没有什么特殊的身体情况，太阳病就应该止于此了。然而实际情况却复杂得多，因为对太阳病的辨证治疗会出现很多的失误，病人的体质也会千差万别，不同的因素相互错杂就会形成许多种复杂的证候。不过在确定了简单的问题以后，复杂问题的研究也可以显得更加明晰。

前面我们讲过本气自病的意义，而本气自病其实就是外邪因体质不同而表现为不同的发病形式，这个就牵扯到病人的体质。体质之异常者要么阴盛，要么阳盛，而三纲鼎立的不同发病特点就据此而不同。这里再谈谈体质的不同与风寒证的兼夹问题。因为人体之体质阴盛则多寒，阳盛则多热。阴盛者多中风，桂枝汤证有加附子之变化；阳盛者多蕴热，所以麻黄汤有越婢汤、大青龙汤之变化。越婢汤是大青龙汤之轻者，而大青龙汤证不解，很可能再形成表寒解而里热盛的阳明燥热的白虎汤证。

这还是说的不兼夹有形之邪的疾病，而因为素体之不同，再兼夹不同的有形邪气，则又会形成不同之变化。

**1. 兼夹气血水之变化**

日本人吉益东洞持万病一毒说，认为人体生病都是所谓毒的因素，而其子吉益南涯则发展为气血水三毒学说，这其实正是对《伤寒论》的一种归纳。日本医家擅长的腹诊其实也重在这三个方面，譬如以胸胁苦满及两侧少腹部胀满等作为柴胡剂的应用指征，而柴胡剂可以说是调气机升降出入的典型代表；以腹部的压痛点位置及腹力虚实作为判断瘀血证的应用指征，有各类化瘀血方作为代表；而以胃脘震水音及脐周悸动作为判断有无水饮证的应用指征，有各类化饮方剂。所以腹诊对应用《伤寒论》的处方有重要价值！

人体内的代谢是由气化而来的，所以仲景之六经主方都是在调六经之气化，气化通则气机顺，气病自除。但体内的水、血、宿食等物，显然是人体的主要有形物质，它们代谢失常就会形成有形的病理产物。它与气化之失调相互作用，形成病情的变化，仲景对此问题也做了充分的论述。比较而言，《伤寒论》侧重在论述六经气化之失调，兼顾水血饮食之积。而《金匮要略》则是在气化的基础上细致探讨不同病理产物的致病特点，这里我们要有一个总体的认识。

那么就《伤寒论》来说，阳盛者则多代谢旺盛，不易停留水湿痰饮或瘀血。而阴盛者多阳虚，虚寒者多夹有痰饮水湿或瘀血内蕴，感邪后就有外寒内饮的小青龙汤或五苓散证。五苓散证是表虚而阳气不足、水液内停的代谢失常，可以出现发热、小便不利、口渴、眩晕、饮水则吐等变证，有中风证的特点。而小青龙汤证则表闭而内有水饮，除了发热、恶寒、无汗、咳喘，还有或渴、或利、或噎或小便不利等，有伤寒证的特点。

再如桃核承气汤及抵当汤、抵当丸证都是为里有瘀血而设，不过仲景是

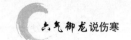

假设它们是因为太阳表证不解而热入于里导致血瘀不行的，从而产生了其人如狂，或少腹急结硬满的瘀血证。这里我们需注意，这几个方都有清热活血的作用，后世用活血化瘀多用温通，正是考虑病程有新旧之别，我们要灵活掌握。

### 2. 汗法不当的变证

而这些素体不同引起的变证我们还可以视之为"天灾"，还不算可怕。最可怕的是人祸，也就是不理解太阳病特点的错误治疗，那么我们试想，如果当时你是张仲景，接下来的种种人祸，是不是你要写的重点？

太阳病最复杂的就是对人祸的种种纠偏补正，把本该轻松彻底解决的太阳病，演变成了复杂的坏病、合病、并病、表里同病等。所以要写这种种变证，就必须有所本，本于什么？本于太阳病的自身特点。太阳病有什么特点？前面我们已经提得够多了。它的治法就是汗法，而且是得当的汗法。所以此后的描述就得围绕太阳病汗法是否得当来进行。这也是我们强调麻黄汤、桂枝汤二方是伤寒之门户的原因所在，仲景接下来的论述其实就是在这两个标准证的基础上研究种种误治变证。

这里需要明确，在仲景时代，并不是每个医生都清楚伤寒病的治疗顺序的，他们会用汗、吐、下及温针、冷水潠灌来降温。参考此时代的西方医学，他们也有类似的手段，希波克拉底的医学著作中也有放血、饮热水、烤火升温等方法来发汗降温的。所以对伤寒病的治法有很多种，但很多都是无知妄作。仲景一族死亡者"伤寒十居其七"，大部分都没有得到正确治疗，所以张仲景写书的目的，就是给伤寒病定规矩。以仲景之学来看，即便是今天的西医，对外感病的种种治疗也是很不得当的，因为它的大原则是有问题的。

对于外感病，哪些证该汗？用哪种汗法？汗法有什么标准？这个前人已经做过系统的整理工作，通行本的《伤寒论》后面第十六篇就是对全书中可发汗证候的集中总结。

哪些病不该汗？不止我们所谓的禁汗七证，在很多情况下都要注意。《伤寒论》后面第十五篇有系统的总结。

汗得太过了会出现什么样的变证？怎么办？有汗后脉仍浮需要再发汗的桂枝汤证；有汗后阳虚漏汗便难的桂枝加附子汤证；有汗后伤阳的心悸头晕

肉瞤身摇的桂枝甘草汤、苓桂术甘汤证；有汗后伤津太过需要滋润的白虎加人参汤、竹叶石膏汤证；有汗后阳虚不能化阴而口渴的五苓散证；有汗后表不解而又喘汗交作的麻杏石甘汤证；有汗后恶热而转属阳明病的；也有汗后阳气大虚的甘草干姜汤证、腹满的朴姜草夏人参汤证及吐泻身痛的四逆汤证。

还有妄用火攻、下法及汗下顺序不当的错杂之证，如心烦懊侬的栀子豉汤诸证；汗后身痛脉迟的新加汤证；奔豚发作的苓桂草枣汤、桂枝加桂汤证；烦躁的桂甘龙牡汤、茯苓四逆汤证；火劫温针后惊悸发狂的救逆汤证。

### 3. 误用下法的变证

而最糟糕的还是妄用下法，因为太阳病在表宜汗解，此时若不知解表而妄用下法，损伤里气则邪气乘势而入，势必造成身体功能的严重紊乱，或延长病程而导致一系列慢性疾病，而这种转归主要取决于病人自身的体质因素。所以前人总结伤寒病的用药原则就有"下不厌迟"之说，这一点很有现实意义。

那么下法误用或早用后，有什么危害呢？这就是太阳下篇中着重讨论的结胸、脏结及诸痞证。那么问题来了，同样是误用下法，怎么会形成结胸和痞证的不同？这一点在131条有明确的说明："病发于阳，而反下之，热入因作结胸；病发于阴，而反下之，因作痞也。所以成结胸者，以下之太早故也。"

仲景给出的答案是结胸是"病发于阳而反下之"，痞证是"病发于阴而反下之"，这就是前面我们强调的要用阴阳二分法的观点来读《伤寒论》的重要性的体现。

那么什么是发于阳与发于阴呢？原文第7条对此有界定，原文说"病有发热恶寒者，发于阳也；无热恶寒者，发于阴也"。这么说似乎是很明确了，但由于阴阳本身是一个相对的概念，它代表一切事物所具有的对立统一的两种属性，阴阳用在不同的地方，就有不同的内涵。于是对病发于阳、发于阴，历代医家就有各自不同的理解。尤在泾及张路玉认为阴阳代表三阴与三阳，病发于阳是发于阳经，病发于阴是发于阴经。《医宗金鉴》及喻嘉言、黄元御等认为阴阳代表风寒之邪与营阴卫阳，病发于阳是指太阳中风，风邪伤卫；病发于阴指太阳伤寒，寒邪伤营。张隐庵认为病发于阳是发于太阳，发于阴是发于少阴。柯氏则主张阴阳指寒热，不必凿分营卫经络，阳证不发热就是病发于阴，阴证发热就是病发于阳。

由此我们可以看出阴阳概念的相对性，但同时我们也可以看出仲景如此说的包容性，因为各家的注解都有一定道理。那么我们该如何理解此说呢？追究这个的意义又在哪里呢？这个需要我们探究一番。

前边已经不止一次地说过本气自病的问题，这里仍是要借助这个结论才能明白其深意。

不管其病发于阳是指太阳、三阳或中风，我们知道发于阳就意味着病人的阳气相对于病发于阴者较为充足，这就足够了。因为阴阳是比较而生的概念，所以病发于阴指的是阳气相对不足的病。

对结胸与痞证，我们应该放在整个六经病中来考虑其位置。如果太阳病不经误下，也可能有两个转归。一是腑阳素旺之人转属阳明，成为三承气汤证；一是里阴素盛之人，转属三阴，成为阴寒的理中汤、四逆汤证。这些还都好办，而太阳病一经误下，反而出现很多变证，比因身体自身抵抗因素来得更复杂，还不如不治。在此情况下，阳气充足者多实，所以误下之后表阳内陷，两阳相合就容易斗争剧烈而成为实热郁结之病，如大、小陷胸汤及丸都有胸腹或心下按之疼痛之症。阳气不足而里阴素盛者，误用下法后，阳气内陷而斗争不剧烈，所以多是无形邪热结聚的痞满之证，五泻心汤证都是如此。

所以结胸汤证是在阳明腑实证的前期而病位又偏于上中部；痞证是太阴少阴虚寒证的前期，而病位主要在中焦，这是大框架下的定位，我们需要有个概念。

结胸与痞证相比有阴阳之分，其主要区别在于结胸证是邪热与有形痰饮的结合，它症状剧烈而自觉疼痛或按之疼痛，而痞证则是痞、按之濡，但满而不痛的。原文134条详细说明了结胸证之所以形成的原因。原文是："太阳病，脉浮而动数，浮则为风，数则为热，动则为痛，数则为虚；头痛、发热、微盗汗出，而反恶寒者，表未解也。医反下之，动数变迟，膈内拒痛，胃中空虚，客气动膈，短气躁烦，心中懊憹，阳气内陷，心下因硬，则为结胸，大陷胸汤主之。若不结胸，但头汗出，余处无汗，剂颈而还，小便不利，身必发黄。"意思是说病人有头痛发热的表证，虽有盗汗等热入阳明的征象，也不能急于泻下，因为盗汗说明水气也在随着往外出，此时若用下法，膀胱水湿不能外出作汗，反而随着热邪内陷胸膈成为水热互结的结胸证。就算没有盗汗，太阳病本身就伴随着水液的蒸腾气化失常，一旦误下，也容易导致热邪与本身的水液互结而形成结胸，更何况有些患者本身就有痰饮病，则更容易形成结胸。如果没有结胸，仅仅是头汗出，又小便不利，湿邪无外出之路，则必然与热邪相合而成黄疸之病。

那么结胸和痞证各自之间有没有阴阳之分呢？当然是有的。

同为结胸，其实还有热实结胸和寒实结胸之别。热实结胸如前文所述，141 条的寒实结胸，仲景用的是三物小陷胸汤，但组方不详，医家大多主张用《金匮要略》的三物小白散，即桔梗、贝母、巴豆三药而组成的温通寒痰之法。还有 166 条的瓜蒂散证也算是寒实结胸，用的是瓜蒂和赤小豆的涌吐寒痰法。寒实结胸的成因未必因为误下，如 139 条说"太阳病，二三日，不能卧，但欲起，心下必结，脉微弱者，此本有寒分也"，此条"心下必结"是"本有寒分也"，如果素体阳虚停痰，一经感冒，寒邪凝滞，两寒相得。未经误治亦可形成寒实结胸。

此外，还有更为严重的脏结，太阳篇下篇开始便对脏结和结胸做了区别：

128 条："问曰：病有结胸、有脏结，其状何如？答曰：按之痛，寸脉浮、关脉沉，名曰结胸也。"

129 条："何谓脏结？答曰：如结胸状，饮食如故、时时下利，寸脉浮、关脉小细沉紧，名曰脏结。舌上白苔滑者，难治。"

130 条："脏结，无阳证，不往来寒热，（一云，寒而不热）其人反静，舌上苔滑者，不可攻也。"

和结胸相比，脏结显然是纯阴证，仲景是用脉来做区分的，结胸"寸脉浮、关脉沉"，也就是上热而下寒，但脏结是"关脉小细沉紧"，提示里阳极为虚弱且寒气凝结，所以脏结是阴证。历代医家对脏结病位究竟在何处认识不一，有认为是少阴，有认为是太阴，又有认为是三阴的，但结合六经来讲，此证应该是和三阴都有关系，但与少阴更密切，因为仲景强调脏结"难治"，167 条又说"病胁下素有痞，连在脐旁，痛引少腹，入阴筋者，此名脏结，死"。这就说明脏结证很难治，此处的"胁下素有痞"的"脏结"与少阳证中的"胸胁苦满"证看似一样，其实不同。胸胁苦满是少阳经的问题，病位偏于表偏于阳，而脏结则偏里，偏阴寒。日本医家对于诸如肝癌等疾病，认为用柴胡剂效果不好或无效，而是把肝癌归为脏结一类。结合仲景书则三阴之寒证自是应该以理中汤、四逆汤、吴茱萸汤为主，我们需要结合临床分别上下部位考虑。上焦可能出现胸脘硬满疼痛、寸脉沉细紧等症，可以考虑用四逆汤合瓜蒌薤白桂枝汤类。下焦则少腹痛引阴筋，类似寒疝等，可以考虑当归四逆汤及吴茱萸汤，并结合《金匮要略》寒疝之法治疗。

痞证亦有阴阳之分，而且有表邪已全陷于里和未全陷于里的区别。如164条"伤寒大下后，复发汗，心下痞、恶寒者，表未解也。不可攻痞，当先解表，表解乃可攻痞。解表宜桂枝汤，攻痞宜大黄黄连泻心汤"，34条"太阳病，桂枝证，医反下之，利遂不止，脉促者，表未解也，喘而汗出者，葛根芩连汤主之"。这是病在三阳，还是要遵从先表后里的原则。至于桂枝人参汤证则是误下之后表未解而太阴之里阳已溃败，出现下利之证，所以此时以理中汤温太阴，同时用桂枝以解外，升提下陷之阳气复达于表，此方可谓开喻嘉言逆流挽舟之法的先河。而喻嘉言所用之荆防败毒散法还是里气未伤，桂枝人参汤则里气已伤，已很凶险，还可以温里和解表同用，是因为少阴之根本尚未受损害。

而我们同时应该鉴别此证与更凶险的少阴证，如太阳篇91条提到的"伤寒，医下之，续得下利清谷不止，身疼痛者，急当救里；后身疼痛，清便自调者，急当救表，救里宜四逆汤，救表宜桂枝汤"作区别。而91条则是太阳与少阴同病，少阴证急迫，此时就需要先温里再解表，不能颠倒。三阳病的合病是可以先表后里的，而太阳和三阴的合病出现时我们必须注意里气是否足以承受发汗。这就是少阴篇的麻黄附子细辛汤证，不能单纯认为是太少合病的原因所在，这个后边再讨论。

而对于已陷于里的痞证，如大黄黄连泻心汤的热痞证就属于阳证；而附子泻心汤证就是表热内陷而少阴有寒的寒热格拒之证；半夏泻心汤、生姜泻心汤、甘草泻心汤三证则是表阳内陷而与太阴之寒互结而致的清浊相干的阴证。

从上述的对比研究中我们可以清楚地看到仲景运用阴阳二分法的辨证思路。若把痞证的范围扩大，则栀子豉汤也可以说是热扰胸膈之痞，麻杏石甘汤也可谓是热扰胸中之痞。

而若以虚实来区分痞证，则栀子豉汤、大黄黄连泻心汤、附子泻心汤、麻杏石甘汤等这些热痞之证，因为没有牵扯到有形痰饮水湿，反而可以视作虚痞。而实证的痞证如 152 条表解而水饮结聚胸胁的十枣汤证；156 条用泻心汤而痞不除的"渴而口燥烦，小便不利"改用五苓散治疗的水痞证；161 条"心下痞硬，噫气不除"的痰湿阻滞肺胃之气下降的旋覆代赭汤的痰痞证，这些可以作为实痞。而半夏泻心汤、甘草泻心汤、生姜泻心汤及黄连汤，虽是痞证，但经常牵扯肠胃有形之饮食，也可算作是虚实之间的痞证。知道这些对我们加减变化这些经方大有裨益，譬如麻杏石甘汤证虽可宣通郁热，毕竟化痰之力不足，若咳喘病而有痰饮者，何不加半夏瓜蒌之类呢？

通观此篇的种种结胸及痞证，有一个问题需要我们注意，即除了热痞证，基本所有的结胸和痞证都是和水液代谢失常有关的，大结胸证、小结胸证是痰饮凝结，三物白散证和瓜蒂散证是寒痰阻滞，十枣汤证在《金匮要略》中称为悬饮，五苓散证是水痞，旋覆代赭汤证是痰痞。半夏泻心汤证、甘草泻心汤证、生姜泻心汤证似乎没有水，但都有呕利之症，同样是水气代谢失常。

为什么都和水有关？这就是我们强调太阳寒水的意义所在。太阳寒水与少阴君火相表里，它们共同主持一身水液之代谢，而《内经》所谓"肾主五液"和"膀胱者，州都之官，津液藏焉，气化则能出焉"在此处就显得很关键。膀胱需要气化方能使水液代谢正常，通过汗、尿、呼吸排出废物。而太阳病后气化能力本就受阻，一旦误用下法，表阳内陷，其气化功能必然受到损害，于是水气代谢必然产生异常，就会产生痰饮、水湿等有形的病理产物，使疾病复杂化。

所以我们要注意太阳在水液代谢失常中的重要作用，如水肿、痰饮咳嗽、泄利等证候，特别是水肿，很多都关乎太阳。现在的急性肾炎类疾病在初期，早解决太阳一关，不误治就不会有随后的很多慢性疾病。我们看《金匮要略》的水气病篇，你就会明白我所言不虚，仲景论述水气病及治疗的方法是"腰以上肿当发汗，腰以下肿当利小便"，这两种方法都离不开太阳，而且方子也大多关乎太阳，如防己黄芪汤、越婢汤、甘草麻黄汤、麻黄附子汤、杏子汤、芪芍桂酒汤、桂枝去芍药加麻黄附子细辛汤等。

这里需要再次强调，寒水之病标在膀胱而本在肾。肾水乃阴水，在人身为精气。膀胱为壬水，在人为津液。水气泛滥的水肿和腹水等疾病多求之于太阳，麻、桂剂都有。仲景有五苓散、苓桂术甘汤类，又有越婢汤、麻黄甘草汤类，而麻黄又是利水治肿的关键药物，特别是急性水肿疾病中，麻黄剂大有用武之地，可惜现代医疗体制下，急性肾炎等疾病都去了医院，中医无用武之地，很多都是在激素的治疗下转变为了慢性。所以现在的慢性肾炎、肾病综合征很多，其实都是因为没有处理好太阳这一关的问题，所以刘渡舟老先生就曾感叹，现在会用越婢汤治疗水肿的人都越来越少了。甚至可以说，正是因为人得了急性肾炎后都不知道采取中医的方法，反而是滥用激素以求速效，才造成了阳性的急症转为了阴性的慢性肾病，危害无穷！

而一旦转变为慢性，则多入了少阴，与肾密切相关了，这时需要温化少阴，但也不能轻视太阳。后世治疗水肿太重视肺脾肾三脏，而忽视了解表开太阳以治水肿的重要性。

所以太阳病一定要注意合理使用汗法，李士懋先生毕生研究使用汗法治疗疾病，多有心得，有兴趣者可以参看。而当今临床治疗感冒妄用清热解毒、输液消炎等法，其实是变相的下法，虽不至于形成结胸等病，但这种方法对阳气的损伤显而易见，不知不觉中导致的慢性病数不胜数，这尤其需要所有学习中医者的重视。

# 十、有争论的四个方证

## 1. 桂枝去桂加茯苓白术汤证

28 条原文曰："服桂枝汤，或下之，仍头项强痛，翕翕发热，无汗，心下满微痛，小便不利者，桂枝去桂加茯苓白术汤主之。"

本条争论的焦点在去桂还是去芍。认为原文错简，认为应该是去芍者的主要依据是本条表不解，水气内停，小便不利，应该表里兼顾，所以不应去桂枝，因桂枝有解表利小便之功。

支持去桂者一般认为，此条虽然表不解，但是因为水气阻滞于里而导致表不解，里气化则自然表解，所以原方后有"小便利则愈"一说。桂枝可利小便，白芍也可以利小便，仲景明言发热无汗，已不是桂枝证。再者是第28 条与第21 条的前后对比。这两条是仲景的对举之文，用意也是让人对照看待，以见"胸满"和"心下满微痛"两证有在上在下之不同，用药则有去芍留桂和去桂留芍之异。

我个人偏向于维持原文去桂之说，刘渡舟先生说此方应该命名为"苓芍术甘汤"，与苓桂术甘汤相对而言。他说："桂枝汤中的桂枝和芍药，有'滋阴和阳'之功，在临床上具二分法之义。因此，仲景在桂枝汤加减法中，既有桂枝汤去芍药，又有桂枝汤去桂枝；既有桂枝汤加桂枝，又有桂枝汤加芍药。这种桂、芍相互对用规律，符合疾病变化的客观要求。从这一规律出发，仅有苓桂术甘汤，而无苓芍术甘汤，违背了仲景阴阳兼顾的治疗特色。"刘老原文有很多说明，但我觉得最合理的是他这一思维，这是很符合仲景阴阳并举的行文风格的，我在前面也反复强调仲景之书经常有此规律。

另外我还有以下的想法，也谈一谈供大家参考。第一是《伤寒论》已经有苓桂术甘汤类及五苓散等温渗之方，此方若是去芍则仅比苓桂术甘汤多姜枣，太过重复。

第二是太阳病有蓄水证，也有蓄血证。蓄血证中的 124 条原文如下："太阳病六七日，表证仍在，脉微而沉，反不结胸，其人发狂者，以热在下焦，少腹当硬满，小便自利者，下血乃愈，所以然者，以太阳随经，瘀热在里故也。抵当汤主之。"此条也是表不解，所以和蓄水证的区分在于蓄血证小便自利，28 条的蓄水证是"心下满微痛"，124 条的蓄血证是"少腹当硬满"。蓄血证表不解而用攻逐瘀热的抵当汤，蓄水证当然可以用攻逐水热的苓芍术甘汤。而且我认为苓芍术甘汤更主要的是和同样有发热不解的五苓散证和真武汤证相区别。五苓散证是阳虚水停而表不解需要解表，所以是多饮暖水汗出而愈；苓芍术甘汤证是阴虚水停而有表热，但是"小便利则愈"，显然是利小便以解热；真武汤是阳虚水泛而表热，温阳利水而表热自除。

真武汤就是苓芍术甘汤去了壅滞的大枣、甘草而加了温阳之附子。真武汤在原文有两条，82 条"太阳病发汗，汗出不解，其人仍发热，心下悸，头眩，身𣊓动，振振欲擗地者，真武汤主之"，316 条"少阴病，二三日不已，至四五日，腹痛，小便不利，四肢沉重疼痛，自下利者，此为有水气，其人或咳，或小便利，或下利，或呕者，真武汤主之"。

桂枝去桂加茯苓白术汤证是水停中焦的心下满而痛，还没有到真武汤证的阳虚于下，水气泛滥的程度。真武汤的"心下悸，头眩，身𣊓动""腹痛""或咳""或呕""或利"等症状明显重于苓芍术甘汤证。从这个意义上说，真武汤其实是桂枝去桂加茯苓白术汤的更进一步发展，而芍药同茯苓、白术并用就是去水气、利小便之作用。再参考真武汤的"腹痛"，苓芍术甘汤证的"心下满微痛"，和附子汤证的"身体痛，手足寒，骨节痛"的描述，则白芍与茯苓、白术并用的利水止痛之效是确定无疑的了。

最后一个问题是桂枝去桂加茯苓白术汤中用姜、枣的目的是什么？对比前文的五苓散解表不用姜枣，我认为此方的目的也不在于解表，而在于用姜枣以滋养中焦之化源。参看原文可知，此时已服桂枝汤汗之，又用下法，导致"心下满微痛"，中焦之运化能力已经受阻，用姜、枣正是为调中焦而增加其化源。正如"发汗后身疼痛，脉沉迟者，桂枝加芍药生姜各一两人参三两新加汤主之"的条文一样，彼时加大生姜与芍药的用量以使气血流通于外以缓解身痛，此处的芍药与生姜、大枣并用则有养阴之作用了。

我们再对比治疗没有表证的苓桂术甘汤和猪苓汤就会更加明白。苓桂术甘汤没有姜、枣，因为本来就水气有余，不需要滋养化源。猪苓汤则用了阿胶及利小便通水道的滑石，这两味药其实是综合了芍药的特点而更能养阴利尿，因为热象明显，所以姜、枣是不能再用了。仲景对于阴不足的治法，我们可以用芍药甘草汤作为基点。当阴伤不甚时，主要是酸甘化阴之法，芍药甘草汤即可。而稍重者，如小建中汤即是加重了酸味的白芍和甘味的饴糖，再重者则加人参。而阴伤更重者，白芍之酸寒则不足以养阴了，所以要用甘寒甘温之品如麦冬、生地、人参、阿胶并用了，且大枣加到30枚，炙甘草用到4两，炙甘草汤是仲景养阴方的极致。

那么此方的养阴利水之功在临床上如何使用呢？临床报道并不多，我们就需要先从理论上把此方在整个水气病中的定位弄明白，才好找准位置以应用于临床。我认为在治疗水气病上，五苓散、苓桂术甘汤、苓芍术甘汤、猪苓汤、真武汤这5个方，正好组成了蓄水证阳虚水停表未解、阳虚水停无表热、阴虚水停有表热、阴虚水停无表热、阳虚水泛有表热的完整演化。苓芍术甘汤按条文描述，可以治疗水郁发热和水郁经气不利的头项强痛，再参考五苓散可以通阳利水而用于阳虚水停的水痞证，我在临床上依苓芍术甘汤和阴利水的基本点，运用于由于阴虚水停引起的诸如慢性胃炎有阴伤的胀满疼痛等疾病上，有一定的效果。曾治疗一中年男性，体力劳动者，来诊时自述小便不利，需要很久才能排出，有时需要蹲下方能解出，伴随手足心发热，脉浮弦偏大，舌红而苔少，开始以为是猪苓汤证，但服用后无效，随后处以苓芍术甘汤原方，诸症消除。

### 2. 麻杏石甘汤证

本方证出现在太阳病篇两次，在第 63 条"发汗后，不可更行桂枝汤，汗出而喘，无大热者，可与麻黄杏仁甘草石膏汤"，第 162 条"下后，不可更行桂枝汤。若汗出而喘，无大热者，可与麻黄杏子甘草石膏汤"。

2 条所不同者仅为第 63 条是"发汗后"，第 162 条是"下后"。有人认为这是错简重出，但我认为这正是仲景为了表明麻杏石甘汤证的病理机制。太阳病应汗解，第 63 条仅仅是谈"发汗后"，热不退而又"汗出而喘"，这一说法让我们对麻杏石甘汤还有疑虑。譬如后世争论的"无大热"就是其中一点，因为此时也可能有高热，麻杏石甘汤还可以用。而且发汗后有"不可更行麻黄汤、桂枝汤"之说，又有发汗后脉洪大用白虎汤之法，都不足以说明麻杏石甘汤证的特点。

而第 162 条的汗出是在结胸痞满证论述之后，也就是妄用下法导致热邪内陷之后，再强调"下后"，那就明确表明了麻杏石甘汤证其实也可以看作是妄用下法的热邪内陷的热痞证，只不过它是在胸膈上位，与泻心汤在中焦有区别。如此我们就知道麻杏石甘汤是治疗太阳病误治之后的热壅胸膈上焦的病机，就不再纠结麻杏石甘汤是否因汗出而忌麻黄、是否因无大热而怀疑描述有误。麻黄的作用是和石膏配合以宣通由于热郁胸膈引起的气机不畅也是明确无疑的了。

### 3. 越婢汤证

越婢汤出自《金匮要略》，原文是"风水恶风，一身悉肿，脉浮不渴，续自汗出，无大热，越婢汤主之"，此方治水的作用是毋庸置疑的，但为什么能治水？为什么叫越婢汤？历来争议颇多，我想这还是要从太阳寒水之气的气化才能理解。

风水明显是太阳寒水停留而不能从水道而出的病，太阳寒水本该在阳气的蒸腾之下气化而从呼吸、小便、汗液等而出去的，阳气一旦受寒邪阻滞则水液代谢失常，停留于身体中而成为水肿，则类似于水液处于低洼之地。婢者，《说文》曰"女之卑者也"，也就是地位低下，需要顺从别人之女子。水液不能气化恰好类似于它不能顺从阳气而气化。

越婢汤用麻黄和石膏为主药，麻黄一味即是青龙，我们谈过它能发越营卫之气，鼓动气血外散，因为风水证有汗出，所以水气可以从汗而出，麻黄显然不是为了发汗，而是要用它使寒水之气气化蒸腾；配合石膏之辛凉，属于阳明燥金之白虎，就类似于使蒸腾气化之水在高空遇到冷气，从而使水蒸气变为雨水而从水道排出。所以越婢汤的名称可以理解为使身体内停留之水顺从其本性而升腾气化从水道而外出，所以越婢汤及越婢加术汤可以治疗肾小球肾炎、皮肤病性肾炎、下肢关节炎、脚气浮肿等，若有寒则可以加附子，或配合真武汤使用，太阳少阴并治。

越婢汤可理解为大青龙汤去桂枝、杏仁而成，所以它有解表而清内热之作用，《伤寒论》27条和桂枝汤合用治疗发热恶寒，热多寒少之证，这个方在外感热病中的退热作用应该充分重视，与大青龙汤对比则清热作用弱而可以有汗出之症，很多所谓的温病也可以考虑用此方治疗。越婢汤也可理解为麻杏石甘汤去杏仁加生姜、大枣而成，所以越婢加半夏汤可以用来治疗喘息、百日咳、急慢性支气管炎，肺气肿等，伴有颜面浮肿而口渴汗出者更是适应证。

### 4. 桂枝去芍药加麻黄附子细辛汤

而与越婢汤之水气停滞有热相对应的，则是桂枝去芍药加麻黄附子细辛汤，此方也出自《金匮要略》"水气病篇"，也能治水肿，但偏于水气在内，也即牵扯少阴之阳气不足。

原文说："师曰：寸口脉迟而涩，迟则为寒，涩为血不足。趺阳脉微而迟，微则为气，迟则为寒。寒气不足，则手足逆冷；手足逆冷则营卫不利；营卫不利，则腹满肠鸣相逐，气转膀胱，荣卫俱劳；阳气不通即身冷，阴气不通即骨疼；阳前通则恶寒，阴前通则痹不仁；阴阳相得，其气乃行，大气一转，其气乃散；实则失气，虚则遗尿，名曰气分。气分，心下坚大如盘，边如旋杯，水饮所作，桂枝去芍药加麻黄附子细辛汤主之。"

这一条历来解释多不甚明白，主要问题就在于对营卫之理及太阳少阴的关系认识不足。原文已明言此证是营卫不利、营卫俱劳，所以此证关乎太阳少阴无疑，因为营为血，卫为气，营卫俱劳则气血运行不畅，所以手足逆冷而骨节痹痛。营卫不利则水液代谢失常所以"腹满肠鸣相逐，气转膀胱"，这是水气代谢不利之象，而病因在营卫之气不利，所以名为"气分"，与血分证相对应。

　　原文是从寸口趺阳脉的脉象而引出其中的病机分析，其中寸口脉容易理解，而"趺阳脉微而迟"较难理解。我认为当与厥阴篇362条的"少阴负趺阳为顺"相参和，此条在少阴篇、阳明篇都会解释其意义，此处从略。简单来说，趺阳脉为胃属土，而少阴脉为水，土能克水，所以少阴负趺阳为顺，而此处趺阳脉微而迟，则明显胃弱不敌少阴之水寒，它表明太阳之底面少阴之阳气不足，所以病在太阳少阴。而"阳前通则恶寒，阴前通则痹不仁"中的"前"字颇难理解，历代医家无一解释明白者，我认为前有未来的意思，如前瞻、前景，此处阳前通即阳气通畅之前，与"阳气不通"一个意思，是一种重复强调，阴前通也一样。后边的"阴阳相得，其气乃行，大气一转，其气乃散"历来受到重视，但解释太过泛滥，具体到此证应该指的是少阴太阳之气相得，则营卫运行通畅，气血运行自然无碍，而水液代谢自能复常。

　　明白了气分的病因病机，再来看"气分，心下坚大如盘，边如旋杯，水饮所作，桂枝去芍药加麻黄附子细辛汤主之"这一条文就较为明白了。此方治疗水饮停于心下，表现为胃脘部的坚硬如水杯，参考日本医家的腹诊经验，则此证确实会在胃脘部出现圆盘样东西，痞硬而顶手，且胃脘皮肤温度多发凉。为什么会在胃脘出现这样的东西呢？胃脘部位是阴阳之气升降出入的地方，属于中焦，而前边我们谈到过中焦和营卫的生理关系，营卫之气的运行关乎五脏六腑，它是人体气机升降的总体表现。一旦失常，则升降不利，中焦气机必然壅滞，水液停留，逐渐就形成了圆盘状的硬物，这个我在临床上确实摸到过不少。

　　对于此证，仲景用方仍是从营卫的升降出入来调理，可谓是治病求本的典型思维，而不是跟着症状去用方。麻黄桂枝并用显然有营卫同调的意思，但因为病情牵扯少阴之寒，所以用桂枝汤而去白芍之阴寒，用麻黄而加细辛、附片之温阳散寒化饮之品，如此则营卫通调，寒水得化，则气血虚寒之手足逆冷，水饮停留之心下痞硬，关节不仁之痹痛，腹满肠鸣之水气都得以消除。

　　此方中国古代医家运用之经验不是太多，陈修园独具慧眼，认为此方加知母可以治疗腹水之证。而现代经方家对此方都颇为重视，日本医家常用来治疗神经痛、风湿症、腰痛、腰扭伤、半身不遂、浮肿、乳腺癌、宫颈癌、皮肤癌、肺结核晚期、梅毒、脱疽、慢性上颌窦化脓症等顽疾。

　　而根据此证名为气分，及营卫之气和全身气机升降的关系可以知道，此方其实是仲景从营卫之气来调节气机升降之方，用途颇为广泛，它不同于小柴胡汤及当归四逆汤从少阳厥阴升降气机之法，也不同于后世的疏肝理气之法，但同样能达到调畅气机之用，所以是一个重要的调气之法，譬如我在临床上就经常用于治疗寒水凝滞、营卫不利而导致的胃胀胃痛等，取效颇多。

至于仲景治疗心下水气停滞的枳术汤，则是从太阴阳明来升降气机了，这也是一个重要的方法，有时候可以和桂枝去芍药加麻黄附子细辛汤同用。

## 十一、寒水之气和几种常见病

在讨论完了太阳病篇的主要内容后，我们再来通过西医学对心脏疾病、高血压、糖尿病、脑梗死的认识来看看这些疾病和太阳病有什么关系，以此加深对经典的学习和当前疾病的相关性理解。

《伤寒论》以寒命名，这个深刻的含义需要引起重视。简单来说太阳寒水之气是人体的第一层防护，它以寒水之性而有卫外温暖之用，保持人体体温的恒定。一旦受寒，则卫外之力下降；若治疗错误，损伤阳气则邪气长驱直入，人体内部失守，疾病长驱直入，人体六气循环之规律就逆乱了。所以治病首先就要防护好这一关，所谓"善治者治皮毛"，这一点西医学没有深刻认识。

### 1. 美国黑人的启发

前边也说过深色皮肤的人群因为阻挡了紫外线的照射，他们体内的维生素 D 就合成不足。同理，太过靠近北极的地方，因为光线不足，他们体内合成维生素 D 的能力也不够，只有光线合适区域的人们才能恰到好处。但进化很奇妙，它使人体内有了载脂蛋白 E4 类物质，这种物质就能促进血液中的胆固醇迅速增加，而胆固醇在参与合成维生素 D 的过程中至关重要，科学家已经证实载脂蛋白 E4 类物质在非洲和靠近极地的人群中都广泛存在，可能正是为了补充维生素 D 的不足。

那么如果这两种人都生活在北半球合适的纬度中，具有类似的饮食习惯和环境，谁患高脂血症的可能性多一些呢？美国科学家已经给出了答案，大样本量的调查显示非洲裔的美国人患心脏病的机率是欧洲裔美国人的两倍，而胆固醇对血管壁的附着是造成心血管疾病及脑梗的关键因素。二者都是移民的后代，为什么有如此大的差别？科学家可能要困惑了，但我们从中医角度来解释可能会有些线索。

非洲裔的生存环境是南半球热带地区，他们的身体在进化过程中适应了那里的炎热，炎热不只改变皮肤对胆固醇的利用，也促使人们大量出汗，这在非洲大部分地区可能是常态，而汗出就可以有效地排出盐分和代谢废物，有利于水液代谢。而这在中医上看是太阳寒水的功能，非洲裔生活在温带为主的美国，则汗出量远远不够，所以太阳寒水功能失调，而少阴君火受累，自然容易有心肾方面的疾病。而美国科学家的调查也显示，美国黑人男性患前列腺癌的风险也远高过白人，而且从阳光明媚的佛罗里达到阴云密布的北部高寒地区发病率逐步升高，这其实已经很说明问题了。前列腺增生或前列腺癌导致的小便异常，正是和太阳及少阴的气化密切有关。

中医的理论不只是猜测，很多时候也能解释现代科学的研究成果。冠心病、脑梗死的元凶——高脂血症是当前人类面临的一大问题，而且越来越年轻化，可直接引起一些严重危害人体健康的疾病。此症有原发和继发的不同，原因很多，西医学主张运动、控制体重、节食等疗法，药物治疗也就是以他汀类为主，但长期服用会损害肝脏。那么中医该怎么考虑这个疾病呢？前边已说过，胆固醇就是血脂的一项主要指标，而且也是维生素 D 的原材料。排除现代人体摄入量过多的因素，如果体内胆固醇含量高，也就意味着人体利用胆固醇合成维生素 D 的量下降了，那么自然会导致骨骼方面的问题，而这一点西医学似乎还没有重视。如果要简单治疗高脂血症，预防心脑血管疾病，多晒太阳，多运动使自己适当出汗，无疑是个好办法，而这正切中当代人的要害。当然，还要控制摄入胆固醇含量丰富的食品，以加强皮肤对胆固醇的利用。

所以说，历史的罪恶使北美洲这个特殊地域的疾病给了我们很多提示。对美国黑人来说，加强运动以促使出汗，无疑对他们对抗心脏疾病和前列腺癌有重要作用。而从中医来说就是太阳寒水之气过剩，太阳不开，适当的发汗疗法对他们是有好处的，当然这需要有麻黄汤证体质的。而我们也可以推测，在美国，桂枝汤证体质的美国黑人显然比麻黄汤证体质的要沾光，这个就要美国科学家去验证了。

再说高血压和脑血管疾病，无独有偶，生活在美国的黑人高血压的发病率也是其他美国人的两倍，和心脏病一样，而且研究还发现非洲的黑人高血压发病率没有那么高。为什么会这样？因为体内盐分和高血压有密切关系，美国研究者认为是奴隶制的恶劣工作环境使美国黑奴的进化发生了改变，也就是那些体内天生能保存更多盐分的黑奴能够在饥饿和缺水的工作环境中生存下来，留存后代，因为盐分可以帮助机体留住水分。而这些黑人后代在当今的高盐生活中也就更容易患高血压。

这当然是一种原因，但我认为还是和出汗量有关系，原理前边已经讲过了。其实不只美国黑人，整个现代人的高血压患病人群也越来越多，越来越年轻化。为什么如此？这当然和现代人的生活方式密切有关。

缺少运动和食用高胆固醇类、高盐类食物是现代人生活的常态，这恰像非洲人来到了北美洲的环境，我们祖先遗传下来的农业文明的身体显然还没有进化到适合这个工业时代的生活，所以我们患此类疾病的比例越来越高。

### 2. 阿拉斯加林蛙和糖尿病

自然糖在自然界中并不缺少，譬如小麦、玉米中都含有糖分，但它们的浓度几乎让我们感觉不到它的甜。但当人类尝到了甘甜可口的蜂蜜后，那种浓缩的甜蜜诱惑就太大了，看看小孩子们无不喜欢吃糖就知道了，于是人们千方百计提炼出了人工砂糖。但它在几个世纪之前还是种稀缺物资，所以臭名昭著的奴隶贸易中，欧洲农场主的种植园很多都是通过种植甘蔗以榨取蔗糖来牟利的，欧洲甚至全世界都有巨大的市场需求。中国就更不用说了，我小时候的农村，糖也还是一种不错的营养品，更不用说"万恶的旧社会"了。

当糖不再稀缺，人们的口腹之欲也得到了极大满足，可这种违背数百万年自然进化史的物质使人类开始有了多余的糖分，糖尿病出现了。当然吃糖多不是必然导致糖尿病，而且糖家族中的葡萄糖还是人体新陈代谢不可缺少的营养物质，任何需要产生热量的反应都离不开它。糖尿病就是体内葡萄糖的代谢产生了异常，葡萄糖太多了，所以就会影响身体的一系列功能。糖尿病有1型和2型之分，1型是一种自身免疫性疾病，身体的胰岛素合成细胞被消灭，无法转化葡萄糖，所以很难治愈。而2型糖尿病则可以产生胰岛素，只是数量不够或组织对胰岛素耐受力太高，从而导致血糖不能被利用，这种类型占大部分，但治疗起来却并不容易，西医学研究认为此病涉及多个基因，但是否发病和年龄、环境、心态、生活方式等诸多因素有关。那么糖尿病和林蛙又有什么关系呢？我们先来了解一下国外科学家对阿拉斯加林蛙的研究。

林蛙在极低的气温中完全进入冷冻状态，变成冰坨，没有心跳、呼吸、脑电波，眼睛是睁开的但惨白僵硬，不知道的就以为它是冻死了。但一旦温度合适，它会在几分钟内又一切恢复正常，毫发无损。

加拿大的科学家肯·斯托里注意到了这一现象，并试图研究这种机制以达到保存活体组织的目的，这种技术在医学上有巨大的价值，譬如可以大大延长器官的体外存活时间，为移植争取时间。

林蛙为什么能在被冷冻后死而复生呢？斯托里的研究成果是：林蛙的皮肤感知到温度即将降至冰点附近几分钟之后，它开始将血液和组织器官细胞中的水分排出。这一过程不是通过排尿实现的，而是将水分集中储存在了腹部。与此同时，肝脏将大量的葡萄糖释放到了血液中，并辅以释放额外的糖醇，使林蛙体内的血糖水平上升了数百倍。所有的这些变化都大大降低了林蛙血液中残留水分的冰点，并有效地将其转化为一种含糖的防冻剂（和酒精一样，糖也是一种天然的防冻剂，液体中糖含量越高，冰点越低）。虽然林蛙的血液中留有部分水分，但是高浓度的糖不仅降低了血液的冰点，还能迫使冰晶形成更小、锯齿更少的形状，防止晶体刺穿或划破细胞壁或者毛细血管壁，从而将伤害降至最低。再者，即便上述所有行为都未能阻止伤害的发生，冷冻休眠中的林蛙会产生大量的血纤蛋白原（fibrinogen），这是一种凝血因子，可以帮助林蛙修复在冷冻期间可能发生的任何损伤。这一现象值得我们重视，因为我们知道凝血因子的增多正是脑梗发生的关键因素，而糖尿病患者患心脑血管疾病的风险也是远高于常人的。这里可能存在一个逻辑，即糖尿病患者分泌的凝血因子数量过多，这导致了糖尿病患者的血栓形成过多，从而增加了中风的风险。因为糖尿病和寒冷有关，那么就算不是糖尿病患者，中风与寒冷也是密切相关的，中医治疗中风的第一方——小续命汤，其实正是从发散风寒入手的，这里边的道理值得深思！

所以林蛙的抗冻能力与葡萄糖有关，在假死时候的林蛙就是一个严重的糖尿病蛙，血糖指标是平时的数百倍。寒冷导致体内血糖升高在林蛙体内很典型，血糖升高正是为了抗冻，那么其他动物呢？

科学家研究表明，当老鼠暴露在冰点温度以下时，体内就会对自身的胰岛素产生抗性，从而导致血糖升高，本质上来说，这种对抗寒冷的反应就是

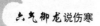

我们所说的糖尿病。

在人类中，研究表明，1 型糖尿病在北欧后裔人群中更多见，因为他们进化过程中面临的主要问题是寒冷。北欧的芬兰是世界上青少年糖尿病发病率最高的国家，瑞典第二，英国和挪威并列第三。地理位置越靠近南方，糖尿病发病率越低，欧洲的西班牙糖尿病发病率远低于北欧国家，非洲更低。

在一年中，较冷的月份人们更容易被诊断为糖尿病，譬如北半球的 11 月到次年 2 月。美国科学家对近 30 万患有糖尿病的军人的研究也表明，在寒冷月份血糖较高，在夏季降到谷底。于是科学家认识到，糖尿病与寒冷有着深层次的关系，正因为如此，研究林蛙的斯托里获得了加拿大糖尿病协会的资助。因为他们认为林蛙既然能利用高血糖生存，肯定有对抗高血糖对机体损害的机制，而这对人类治疗糖尿病有极大的启发。

真正的科学家是值得我们称赞的，他们有刨根问底的严谨的科学精神，研究林蛙的科学家甚至想到了适应了极端寒冷的植物和微生物或许可以产生某种具有同样效果的分子结构，从而为治疗糖尿病带来希望。这种思维中国人不陌生吧？我们的祖先正是借助这样的思维来区分不同药物功效的，他们根本不知道药物成分，但知道能在寒冷环境中生存的植物肯定抗寒，譬如雪莲，性偏热；能在干旱中生存的植物肯定能储存水分，譬如甘草；能在水中生存的植物肯定利湿消肿，譬如泽泻。真正的科学家如果学习了中医，了解了中国人的思维，将是人类的福音。

那么回过头来再看糖尿病。糖尿病在中医中被认为是消渴，有三多一少（多饮、多食、多尿、消瘦）的症状，古代一些医家多认为这是因为体内热量太高，所以消耗太过。但这个认识未必恰当，也有医家表示反对，认为是肾阳不足不能消水，所以不能转化利用饮食，所以排泄太多。究竟哪种观点更接近糖尿病的本质呢？

先明确一点，消渴不等于现在的糖尿病，消渴的范围更广泛，譬如甲亢也有一些消渴的症状，而糖尿病不一定出现消渴，特别是现在的大部分患者仅仅是指标异常而没有明显的三多一少症状。

消渴证我们不排除一部分患者有热证，因为中医有白虎汤加人参治疗的经验和案例。但当今时代，我们更应该认识到阳虚体寒对血糖的影响，毕竟仲景治疗消渴的主方是温补肾精的肾气丸，圣人的话还是要充分重视的。

究竟该怎么看待糖尿病？以西医来说，血糖是人体的热量来源，所以天气寒冷时需要提高血管内的血糖含量，从而产生更多的热量，这个没有疑问。天冷时还有个现象是人会多尿，这个也类似于糖尿病患者的多尿。为什么多尿？天冷时，四肢末端温度会变低，血管会收缩，体内血压升高，于是肾脏就会把多余的水分排出体外，当然科学家认为这个认识也并不彻底。

中医怎么看呢？中医认为冬季是肾水司令之时，此时身体需要产生对抗寒冷的大量热量，也就是少阳相火要化为君火的热量。此时中医要求人们减少能量的消耗，早睡晚起，减少房事，少动多静，这些都是为了使体内的精微物质储存于肾以备用，减少无谓的消耗。而相火转化为热量的过程，就必然伴随着水液的代谢增加，就如同物体燃烧时大多会把自身的水分蒸发掉一样。再者因为冬季太阳寒水之气旺盛，皮毛不开，代谢的水液只有通过三焦水道和膀胱排出体外，所以尿多。

在糖尿病患者体内，血糖过高正是因为相火不足以充分燃烧多余的血糖以转化为热量，只能尽最大的力量把多余的糖分伴随着尿液排出体外。相火不足则体质偏寒，所以血糖升高是和体质的寒化有关的。正因为体寒，所以需要升高血糖以保证体温，这是人类进化的自然结果，也是前边科学家证实的道理。

有用的糖被浪费了所以多食，尿液太多所以口渴多饮，根本问题恰恰是肾气的不足，这种情况在当今更常见，而古代一些医家认为的热证在当今糖尿病患者中并不多见。

糖尿病患者虽然血糖高，但因为无法充分利用，身体组织细胞反而缺糖，长期下去会有很多并发症，糖尿病正是一种守着金饭碗却饿死的疾病。所以治疗的关键不是现在的打胰岛素或服用降糖药，而是需要增强自身对葡萄糖的利用率，把葡萄糖转化为能量。而肾气丸正好是中医所谓的温肾阳药，这一理念对当前人们正确认识糖尿病有重大指导作用。

糖尿病和寒有关，而我前边也说过，按中医的临床观察，现代人体质普遍寒化虚化，这不也正解释了为什么糖尿病如此高发吗？甚至前边说的高血脂、心脑血管疾病的高发，是否都和体质的寒化有关呢？我们该如何从生活中来减少这种可能性呢？接下来就讨论这一话题。

### 3. 太阳寒水和体温

我反复强调当前人的体质普遍寒化，这个有没有什么大数据的依据呢？

我们先来看看人体的基本生理指标之一——体温。

1851 年，一位名叫卡尔·温德利希的德国内科医生，收集了 25000 名病人的腋下体温数据，首次确定了人体正常体温为 37℃，这种说法一直延续至今。但是，170 年前的指标还适用于今天吗？十来年前，就有一本书研究说人类的体温在不断下降，37℃已经成为历史。这些年我在临床上也不断注意询问一些人的正常体温，确实很少有达到 37℃的，我自己和家人的体温也不到 37℃。

今年又看到相关报道，斯坦福大学医学院教授朱莉·帕森内特（Julie Parsonnet）和她的团队刚刚发布了一项研究成果。他们发现，自 19 世纪以来，成年人的平均体温在持续下降，不到 200 年间就下降了 0.4℃，从 37℃降到 36.6℃。这一研究如果可靠的话，就具有普遍性的意义了。

众所周知，体温是和基础代谢率挂钩的，体温每上升 1℃，基础代谢会提高 13%。体温过低，可能意味着代谢不好。这个从不同年龄段的人就可以看出，体温的高低依次是新生儿、成年人、老人。体温随年龄的增长而降低，大约每增长 10 岁，体温约降低 0.05℃。用这个标准来衡量，那么当前人类平均基础体温降低 0.4℃，相当于同等年龄的当代人比 170 年前的衰老了 80 岁，当代人的基础代谢状态之低可想而知。

那么问题来了，为什么体温会降低呢？如果把这 170 年来发生的世界性变革联系在一起，大家可能就清楚根本原因了。250 年前，影响了整个世界的工业革命开始在英国爆发，席卷世界，从而极大地改变了人们的生产生活方式，人类文明也从农业文明转为了今天的工商业文明为主导。机器代替了人工，脑力劳动代替了体力劳动。原本主要在田野里劳动的人现在大多成了办公楼里不见天日的工作者，人们的体力劳动大大减少了，汗流浃背的体力劳动者越来越少，农民也现代化了。石化燃料为主的能源结构使人类社会基本上用"体外能"代替了"体内能"的生活方式。一句话来说，严重缺少体力活动在人们的基础代谢下降中起到了关键作用。据有关专家统计，在 20 世纪 90 年代的能源利用率下，全球平均每人每年大约使用了 20 个能源奴隶，也就是说我们每个人维持现有的衣食住行等所需要的能量相当于 20 个成年人每天不间断地为我们提供服务！

当然，科学家还认为空调的使用使大脑下丘脑的体温调节中枢失去了接收刺激的机会，久而久之，体温调节中枢对外界温度不再敏感，从而导致体温降低。

再者现代生活压力过大，人体经常处于应激状态，身体会分泌一种叫"皮质醇"的激素来维持正常的生理功能。皮质醇长期过量分泌，一边分解肌肉，一边储存脂肪，这导致基础代谢率一降再降，体温也就随之降低。

那么，中医怎么看待这个基础体温呢？正是和太阳及少阴有关。太阳是统营卫而主皮毛，它是体内气血在体表的使者，所以体温的高低其实代表着气血的旺衰程度。因为前边已经很清楚地说明白了营卫之气是植根于心肾的，所以太阳之气是它的底面少阴气血是否旺盛的反映。这个在临床上我也有观察，一些冬季特别耐寒的人他们的基础体温比较高，可以达到37℃，还有一些喜欢运动的人也是基础体温偏高，当然这类人体质一般较强壮。

所以从中医角度来看，基础体温的降低无疑是人体气血不足的反映，也就是我说的体质在虚化寒化。这个要命的转变使人们患各种慢性病的比例大大增加，譬如癌症、高血压、糖尿病、冠心病等一系列疾病。

前边已从中医角度分析过人体适当发热可以增强免疫力的道理，也说了西医对外感病的治疗存在严重问题，对发热的不当治疗也可能是造成现代人体温降低的重要原因之一，这里也借科学家们的研究仔细说一说。

西医学也知道发热是一种对抗病原微生物感染入侵的有益的保护机制。人体的免疫系统是抵抗人体病毒感染，疾病外侵的天然"军队"，当人体温度升高，免疫系统反应则显著增强，包括白细胞计数增加，吞噬细胞和嗜中性粒细胞的杀菌活性增强等。免疫细胞就像人体的"战斗士"，不停在组织中穿梭游行，寻找病原菌、衰老细胞、癌变细胞以及其他有害成分，免疫系统遍布全身，涉及多种类型细胞、器官、蛋白质和组织。这个巨大的细胞和组织网络一直在寻找入侵者，一旦发现敌人就会发起复杂的攻击，来保护人体健康。

适当的体温升高，会提高人体免疫力，在人体能够耐受的情况下，人体内的微生物细菌、真菌等对适当的体温升高难以忍受，从而表现为人体内的一种主动性防御反应。因此，感冒发热等情况的出现意味着人体内已经自动进入一个新的抗病状态，包括产生大量自由基，可以很有效地对付病原菌，而且，人体内这些特殊状态将严重不利于致病菌的生存。白细胞是人体的主要免疫细胞，它们不仅能抵御外部病毒和细菌的攻击，还能监测到体内的癌细胞，及时把癌变细胞杀死。体温高时，血流速度快，白细胞就能更加迅速地发现体内异常，把病原体扼杀在摇篮里。反之，基础代谢率低，体温下降，血液流速放缓，白细胞的工作效率也随之变低。研究显示，体温每降低1℃，免疫力就会下降30%以上；体温每升高1℃，免疫力就会提升5～6倍，蝙蝠免疫系统强大，很大程度上是因为它们体温能保持较高的40℃。

中科院分子细胞科学卓越创新中心（生化与细胞所）陈剑锋研究组最新研究成果发表在国际权威学术期刊《免疫》（*Immunity*）上，他们的研究表明：当人体高热达到38.5℃及以上时，可激活免疫运动，高效扫除感染，加速身体康复进程。当机体温度达到高热（38.5℃及以上时），会促进免疫细胞中热休克蛋白90（Hsp90）的表达。而在细胞表面，有一类名为整合素的细胞黏附分子，它负责免疫细胞在血管素表面的"停留""爬行"和渗出血管等过程。

在热刺激后，Hsp90会被招募到细胞膜上，与α4整合素"结合"，这能大大加速免疫细胞的"运动"（黏附和迁移），使其可以快速赶往感染部位的淋巴结和组织。

值得一提的是，Hsp90的表达，只能在体温达到38.5℃以上持续6小时后，才可以有效诱导Hsp90的表达，这说明发热对机体感染清除的促进作用要高热一段时间才能被启动。另外，一旦Hsp90被成功诱导，即便体温回到正常水平，Hsp90的表达也可维持大约48小时。所以免疫系统的完善对基础体温肯定是有影响的。

知道了问题的所在，我们自然知道该怎么改善这种状况。如果有发热情况出现，那么让病人的体温维持在38.5℃以上一段时间再吃退热药，就可以避免过早地抑制机体自身免疫防御，给免疫系统清除病原体争取一些时间。

中国人的恐热心理及医疗系统的不规范使中国人发热后的退热药用得太早、太泛滥，这对人体整个免疫系统的影响是不可估量的。特别是小孩，古人讲"烧一次长一次"，正是说小孩子的免疫系统在一次次的发热中不断得到完善，这对他们将来对抗疾病有重大意义。而过早用退热药会打击这种免疫系统的不断完善过程，给小孩的体质带来难以估量的伤害。临床上常见一些容易反复发热缠绵不愈的小孩，多是因为扁桃体发炎、支气管肺炎等引起，这类小孩大多数是小时候第一次患病后即过量使用抗生素或退热药，家长很痛苦，但他们不明白这正是因为他们不明道理，逼着（说逼着，是因为中国的医疗体制下，家长不明道理，着急于退热，医生大多只能为了避免担责任而过早过量使用退热药）医生过多使用了退热药，打压了这种人体本该完善的免疫系统。而人体的本能总在不断地想完善这种免疫力，免疫力差又导致反复感染，所以不断出现正邪斗争，发热也就反复出现了。这时候如果家长明白道理，不要急于退热，再加上中医用正确的方法帮助人体免疫系统，经过几次正确治疗的锻炼，小孩子的免疫系统就会越来越强大，生病的次数也会越来越少，这在临床上屡见不鲜，这也是中医认为西医的退热方法有严重后遗症的临床依据。而反过来，若错过了急性病期的正确治疗，每次发热都急于用退热药退热，在病程结束后，才想着用中药调理体质，则效果往往不佳。

此外，增强体温的重要方法就是需要加强运动，尽量少用空调，保持心情舒畅，简单来说就是尽量选择自然的生活方式，少用能源奴隶。但还有一点，西医学似乎还没有意识到，那就是我在本篇反复强调的太阳。万物生长靠太阳，多晒太阳无疑是一个方法。

晒太阳的好处我们还是通过维生素 D 来再次强调一下。维生素 D 可坚固骨骼，预防儿童佝偻病和老年骨质疏松症。维生素 D 可降低对胰岛素的耐受性，而胰岛素耐受性是导致糖尿病、心脏病的主要因素之一；肺部组织在人的一生中会经历修复和"改造"，由于维生素 D 影响多种细胞的生长，它可能对肺的修复过程起到一定的作用；维生素 D 对调节细胞繁殖起到关键作用，癌症患者体内则缺乏这种调控机制。因此，通过防止细胞过度繁殖，维生素 D 就能预防某些癌症，包括乳腺癌、结肠癌、卵巢癌和前列腺癌等；维生素 D 为颈部甲状腺上的副甲状腺所利用，这些腺体分泌出一种调节体内钙水平的激素，钙则帮助调节血压；缺乏日照可能会导致维生素 D 缺乏，这会改变胎儿大脑的发育，患精神分裂症的概率大概与出生前几个月的日照情况有关；维生素 D 可降低女性患老年痴呆症的风险，科学研究还在不断更新和深入，而维生素 D 和晒太阳密切有关。

而作为普通人，完全没必要等科学家把晒太阳的所有好处研究清楚了再去晒太阳，扔掉遮阳伞，少涂防晒霜，毕竟和皮肤变黑相比，没人会认为健康更次要。

## 十二、说不完的太阳

在本篇中我已经尽可能精练地讲述了和太阳病有关的一些思考，其实这还不过是冰山一角，太阳病可供研究之处恐怕还远不止此。最后所说的运动和晒太阳两种方法看似非医疗行为，但却是正中这个时代的弊端。所有的疾病其实都是文明病，人本来不该有如此多的疾病的，我们自然的身体进化，赶不上非自然的文明的变化，所以才有了如此多的疾病，动物界没有如此多的疾病就是明证。中医所谓的治未病，一言以概之就是——道法自然。所以每篇的结束我都尽可能讲述一下和六经相关的非自然的生存状态，譬如阳明病篇，和阳明最相关的非自然的文明成果就是冷冻食品，到时候我也会细论。

我之所以要结合西医学的研究成果说明，是为了说明古代中国人的疾病思考至今仍有其现实意义，特别是仲景的六气学说。这些看似古老的学说往往和现代一些最新的科学研究不谋而合，甚至可以说其中的内涵还有待现代科学的进一步研究。西医学对人体的生理病理研究得越透彻，可能会越接近中医的理论，因为人体的真相只有一个。

今年正是新冠肺炎肆虐之时，中医学界的混乱不堪我也不忍多说了。我更赞成此次疾病是寒疫，也就是说体质偏虚寒的人更容易感染，这其实符合当代人的体质特点。但很可惜，我不知道我们国家的科学工作者们有没有和西方科学家一样的精神，在今天这个大数据如此方便的时代，能不能仔细统计各种数据，从而得出中西医在此次治疗中的不同效果，以及疾病的易感人群，易愈人群，中西医治疗后后遗症情况都怎么样，甚至是什么原因导致了这种不同，从而利用这次千载难逢的机会把病毒性疾病的研究提高到一个新的领域。可供研究的课题太多了，科学工作者完全可以取得了不起的成果。

但我不抱这种希望，一个高喊着科学技术是第一生产力的民族，其实重视的仅仅是技术，而不是科学精神。科学需要的是重视科学的精神，而不是只看原子弹爆炸和量子卫星上天这些技术，好大喜功的政绩工程完全可以由一个国家的体量而完成，但全民族的科学精神却不是一个大字就可以了。

国内的学术氛围和风气是什么样，每个高校的科研人员都应该有感受，我也不忍多说了。反正我知道，在学术造假成风的社会中，科研工作者怎么会去做那些看起来可能毫无用处的基础性研究呢？还是交给"愚笨"的西方科学家来做吧，他们也食人间烟火，但不会违背基本原则。

我甚至设想，将来的中医"科学化"的工作不一定会由中国人来完成，国外中医蓬勃发展，特别是西方发达国家，如美国的针灸医师已经和中国差不多，一些洋中医甚至开始在中国授课讲学了，而且讲得比中国人还中国人。一旦中医的核心内容，被西方科学家认识到，然后用真正的科学精神去研究中医，那么未来的医学基本上就没有中国科学家说话的份了。但谁又说过中医不能被外国人研究利用呢？学术乃天下之公器，春秋战国时期的中国人都已经以天下为家了，今天的我们还抱着狭隘的民族主义情绪来看世界，岂不是太搞笑了吗？

本篇所提到的西医学的研究成果大多整理自《病者生存》一书，作者是美国的一位科学家，名叫——沙龙·莫勒姆，确实是个好名字，带了一个龙字，搞不好也会成为龙的传人，我这本书也是讲给龙的传人听的。

道济轩主完稿于 2020 年 2 月 29 日

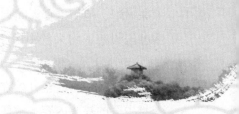

# 第二章
# 少阴御龙说

## 一、少阴君火的气化

六经病中排在第五的是少阴病，在六气上是少阴君火，少阴是标，君火是本。少阴君火之气化，在天为热，在地为火，在人包括心及肾的经腑。

少阴君火之气，司化者为手少阴，从化者为足少阴，足少阴之水从手少阴之火而化。也就是说从气化角度来看，手少阴心是君火之气的主气者，足少阴肾是从属地位。

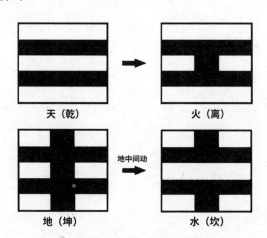

图 2-2　乾坤坎离图

在这里，同样要强调一下作为开阖枢的少阴和作为六经病的少阴的不同。在开阖枢中，六气以少阴少阳之君相二火为枢，以太阳太阴之水土为开，以阳明厥阴之金木为阖。

而在六经病中，少阴君火之气则包含了心肾二经腑，心藏神，肾藏精，心火与肾水，二者虽势如冰炭，但在气化上却同属一气，也即心肾之气皆统御在少阴之气中，在这里，心肾的关系也可以用坎离二卦来说明。君火居上为心而象离，中含阴血；相火居下为肾而象坎，中含阳气。坎离乃先天乾卦落入坤宫而成后天之主宰，坎中阳本乎天而亲上，离中阴本乎地而亲下，二者交互往来而中气化生，后天命立。坎中阳为火之根，阳升则化热以充养君火，是能量的释放，也即水化为火；离中阴为水之根，阴降则潜藏以充养相火，是能量的储存，也即火化为水。二者互为其根而君火统之，所以少阴肾水从化于少阴心火，二者成为人体生命之核心，是人体气机运动的枢机，所以枢机停滞则人体中气立亡，先后天断绝而死，所以少阴多死证。

对于少阴之气的气化特点，《素问·至真要大论》讲"少阴太阳，从本从标"，也就是少阴君火之气病或从君火之本而病热，或从少阴之标而病寒。所以少阴病有两种转归，也就是后世所谓的少阴寒化证和热化证。

高以下为基，君火以相火为根。若坎中阳旺则肾水温而心火足，坎中阳衰则肾水寒而心火虚。但因人体相火易动而最难收藏，肾阳常不足而坎水病寒，坎水中无阳则变为寒水，寒水过盛则君火消亡，所以君火易病寒而不足，少阴病的死证多死于阳衰阴盛，四逆汤正是为此而设。

同理，离中阴足则火得以下潜而肾水足，离中阴不足则火不下潜而肾水亏虚。而阴不足多由于相火炎蒸而不降，消耗心液所以离阴不足而热作。离中热则坎中寒，水火不相交，所以治疗少阴心经之病多清相火而滋离阴，仲景有黄连阿胶汤，陶弘景称之为朱鸟汤，正是南方火神之方。而在精神层面，中医强调的养神为上，正是要心火能下潜于肾水，是最高明的养生之法。

《素问·六微旨大论》讲"少阴之上，热气治之，中见太阳"，热气的含义已讲过，而太阳寒水少阴君火互为中见之气，二者皆含有一水一火，病最复杂。经络上讲太阳和少阴相表里，太阳在外，少阴在内。在气化上来说，太阳寒水与少阴君火本就有阴阳互济之妙，太阳之本气寒水制少阴之火热，而太阳之标阳则来自少阴之火热。太阳之标热乃卫外之气，根植于少阴，少阴为太阳之内守之气；少阴心肾之火热正是来自太阳，而借太阳寒水之气而得以潜藏储存。所以《内经》以二者互为中见之气。

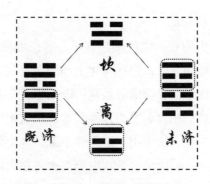

图 2-3　坎卦、离卦

再者，太阳寒水之气是少阴之气中的水火之气得以交济的关键因素。人体之火在内则为君相二火，君相二火交互往来是人体气化的根本。而君相二火之气输布于人体则为营卫之气，营行脉中，卫行脉外，脉之外为卫气，脉之内为营血。营卫的生成运化过程在前边已经讲过，营卫虽由中焦生化而来，但卫气根出上焦（或曰下焦），由三焦相火而来，根在于肾；营血出于中焦精微，经心火受气取汁变化而赤乃成血，乃君火所化，由心达肺而输布百脉，所以营血之根在心。心主营血，肾主卫气，为一身营卫循环的根本，而以营血统于肝，卫气司于肺，所以水火交济，金木升降而营卫运行。营卫之运行也即是水火之交济，所以太阳在心肾的交济中有重要作用，从十二经之相火游行顺序也可以看出，少阴心火经太阳小肠及膀胱而后进入少阴肾经，这一过程也即是心肾水火既济的过程。

## 二、少阴君火，死生之根

少阴君火包含心肾两脏，为人身立命的根本，下面我们就从心肾统于少阴君火来看二脏的生理功能。

### 1. 君主之官，神明出焉

十二脏腑中，心属火而在天干为丁，为阴火，称之为灯烛之火。灯烛之火不像太阳丙火的光明正大，可照耀人间，灯烛之火只能照耀一室。所以君火为一人之君，而太阳为万物之君，阴阳之火，层次不同。

前边已强调过，现行的中医教材中，过分强调了以五脏为中心的脏腑体系，运用的是五行生克制化之理，以五脏辨证为主体，但却在辨证中把六腑的作用基本抹杀，六腑似乎可有可无，这是五脏辨证的天然缺陷。人以天地之气生，天气清而生六腑，地气浊而生五脏，脏为阴而成形，腑为阳而气化。先天之气功成而身退，后天之气居功而显形。人体脏腑也是如此，脏为藏，藏六腑之气化功能，脏虽有用，但气化之能乃来自腑，这是天气必假地气以显形。

那么《内经》说"心者，君主之官，神明出焉"，这句话的含义究竟是什么？历来教材所说不外乎心的重要性好比君主，人的精神意识思维活动由此而出，人体的五脏六腑由其统御。这个说法在人体内是对的，但正因为不知道灯烛之火与太阳之火的关系，所以也就无从解释心藏神与先天的关系，这是现行教材的脏腑功能观，而不是古代中国人固有的生命观。

古人认为天人一体，人有精神，天地亦有精神，天地之精神如何在人身上体现？人之神与天地化生自然万物的道是什么关系，我们可以通过经典论述来回答。

《素问·天元纪大论》说："夫五运阴阳者，天地之道也，万物之纲纪，变化之父母，生杀之本始，神明之府也，可不通乎！故物生谓之化，物极谓之变，阴阳不测谓之神，神用无方谓之圣。夫变化之为用也，在天为玄，在人为道，在地为化，化生五味，道生智，玄生神。"

这一段话非常重要，金木水火土五运与三阴三阳六气是天地之道的体现，所以它们左右着万物的生杀变化之权，可谓是神的作用。道在天为玄，玄生神，神就是阴阳不测的东西，就是在人之道，就是在地之化，只不过在天地人三者中有着不同的名称而已，道所生之智即天所生之神，神之用在人体即为智。

这才是古人的生命观，人之神和天地之神是一个东西，都可称之为道。而这个道是如何到人身上的？太阳篇我们已经讲过，丙火是太阳之火，是天地万物生化的根本。以易道的思想来看待人体的生命来源，则可以说太阳之火就是自然之道，是人禀受于自然之元气。这一团元气包含天之神与地之精，天地阴阳之精气相搏然后生成人体个人之神识，此为天地之道在于人身者，它在后天人体自然落于心脏，正如《内经》所谓"两精相搏谓之神"。

基于此，人才可以和天地相参，可以参赞天地之化育，正因为人禀受有天地之精神，所以道家认为人通过锻炼精神的方法可以达到返还先天，回归大道的状态，从此可以与天地并存而不朽，在《素问·上古天真论》中说"余闻上古有真人者，提挈天地，把握阴阳，呼吸精气，独立守神，肌肉若一，故能寿敝天地，无有终时，此其道生"，正是基于此而来。

明白了神在天人之间的关系地位，才能明白中医为何要强调养神为上。《素问·上古天真论》中说"夫上古圣人之教下也，皆谓之虚邪贼风，避之有时，恬淡虚无，真气从之，精神内守，病安从来。是以志闲而少欲，心安而不惧，形劳而不倦，气从以顺，各从其欲，皆得所愿"，这是中医养生的最高智慧，也是最高原则。至于针灸、按摩、导引、推拿、汤药等，都是形而下之法，养神是养生之最高原则，养神即是养人身上所禀受的自然之道。

反之，若把这个神仅仅理解为现在所谓的第六意识或思想情感，这与中医本来的深义相差甚远，"阴阳不测谓之神"，你能感觉到的神不是神，以道家的分类来说人的视、听、言、动等心理活动都是后天的"识神"，这个神是消耗人体精气的，只能少思少虑来减少消耗。而真正能养人的那个神是"元神"，它时刻都在，无一刻不在起作用，它是阴阳不测之神，养神的关键在它，所以元神才是真正所养之神，一切所谓养生及练功法都是围绕它而进行。这个在道家最为强调，譬如庄子说"夫虚静恬淡，寂寞无为者，万物之本也"，又说"故曰夫恬淡寂寞虚无无为，此天地之平，而道德之质也"，后来的道教更是借助此基本观点发展成为内丹学说，更完善了养神修真的具体方法，此处不再详论。

现代社会，人类的精神心理疾病越来越多，对心理治疗也越来越重视，而中医认为这个和神有关，主要是养神治心，中医中有丰富的讨论。如果人能养神，则上古时代的医生仅仅用心理疗法就可以治愈疾病，如《素问·移精变气论》说"余闻古之治病，唯其移精变气，可祝由而已。今世治病，毒药治其内，针石治其外，或愈或不愈，何也"，祝由可以理解为心理疗法，但其内涵远不止此，祝由起作用的关键就在神的层面，本篇中黄帝与岐伯就讨论了神的关键问题，岐伯最后就说"闭户塞牖，系之病者，数问其情，以从其意，得神者昌，失神者亡"，也就是说还是要重视神这个东西在人身上的存亡。

所以《内经》中心脏的主要功能是藏神，神是形而上的层面，它不同于其他四脏。对于心来说，主要是伤于神之病，有形之病多归于心包，《内经》有心包"代心受邪"之说，正是基于此而提出。《灵枢·邪客》说："心者，五脏六腑之大主也，精神之所舍也，其脏坚固，邪弗能容也，容之则心伤，心伤则神去，神去则死矣。故诸邪之在于心者，皆在于心之包络。"所以心包络被称为"心之宫城"，从中更可以看到，中医层面的心病多是深层次的疾病，而非器质性的脏腑病变，如心梗发作的急救，手厥阴心包经上的内关穴有重要作用，也可以看出心包代心受邪的重要作用。

在五运六气上来说，心包属火，也是相火，和心自然密切有关。因为君火和相火密切有关，除了君火自身的问题，更多的是相火的问题，相火是神明的内在基础，相火之盛衰就决定了神的旺衰，相火旺则神旺，相火衰则神衰，在治疗上也就需要重视少阳相火之气。

### 2. 作强之官，伎巧出焉

在少阴君火的气化中，肾为水脏，可谓是最受中医重视的一个脏腑了。《内经》对其有很多描述，如"肾者主蛰，封藏之本，精之处也""肾者主水，受五脏六腑之精而藏之""肾者，作强之官，伎巧出焉""肾生骨髓"等。后世又归纳有"肾主纳气""肾为气之根""肾为先天之本"等。

（1）肾藏精，精者，身之本

肾的重要性毋庸赘述，但其根本作用在于"藏精"，这个精包括先天而来的精气，又包括后天呼吸之气及饮食精微经相火转化而成的精微物质，所以肾可以说是人体有形物质的根本，所以《素问·金匮真言论》说"夫精者，身之本也"。

肾藏一身之精是为相火之根，精乃有形之物，需气化方能转化为热量，所以精要化气。肾精化气由三焦而输布一身，这个过程在少阳篇会仔细讲，知道一身之气来源于肾，则可深刻理解肾为气之根的含义，《内经》所谓"咳嗽烦冤者，是肾气之逆也"。《难经·四难》说"呼出心与肺，吸入肾与肝"，其实正是从气的根本上来说的。清气属阳，浊气属阴，吸入者是清气而属天阳，必须要地之阴气引之才能入，肝肾居下而属阴；呼出者是浊气，必须要天之阳气引之而出，心肺居上属阳，《类证治裁·喘症》中说"肺为气之主，肾为气之根，肺主出气，肾主纳气，阴阳相交，呼吸乃和"，所以呼吸之病与肺肾皆密切相关，仲景说"夫短气有微饮者，苓桂术甘汤主之，肾气丸亦主之"，治疗正是一从太阴，一从少阴。苓桂术甘汤开后世治痰饮实证之咳喘的法门，肾气丸开后世治精气亏虚不能纳气归根的虚证咳喘的法门，简单来说即是咳喘病所谓的"发作时治肺，缓解时治肾"的治疗原则。

后世常说肾主生殖，这还是肾藏精的功能体现，精气的盛衰决定着人体能否正常的生长、发育和生殖。对于生殖的功能，后人结合《内经》谈所谓"天癸"，认为人从幼年开始，肾的精气就逐渐充盛，到了青春期（男子二八，女子二七），体内产生了一种叫"天癸"的物质，这时人的生殖器官已发育成熟，男子出现排精，女子月事以时下，从而具备了生殖能力并维持到一定的年龄。从中年进入老年，肾中精气逐渐衰竭，"天癸"这种物质也逐渐消失，生殖能力即逐渐丧失。

那么天癸究竟是什么？这个需要结合肾为癸水的问题来谈一谈。膀胱为壬水，为阳水；肾为癸水，为阴水。阳水是浩大的江河之水，所以身体的津液皆可称之为水，如女子怀孕称之为妊娠，正是因胎儿在胞宫之水中生长；而阴水势小，是雨露之水，在人体则极为精微的津液才可称之为癸水，癸水可谓是壬水中的精华物质，它是阳水之用藏于阴水之中，癸水从先天的太阳之水而来，自然可以称之为天癸。但癸水虽来源于先天，在人体却需要经过一段时间，在先天心肾之气的推动下，和后天的水谷精微及呼吸之气融合，在人身上合成为有生殖能力之精，这是一个再次锻炼的过程，这种物质称之为天癸。此过程在男子至二八十六岁而天癸至，女子至二七十四岁而天癸至则有月经，阴阳和合则能生子。阴阳和合有两层含义，一则人体内自身的阴阳要和合而能生精，二是男女双方要阴阳和合而后能孕育。随着人体的衰老，先天心肾之气合化后天精气而产生天癸的能力越来越弱，天癸不能合成，人也就不能生子了。当今时代不孕的夫妇比例越来越高，更从一个侧面证明了人体的相火越来越弱，君相二火交济而产生天癸的能力越来越不足了。

（2）肾主水

现行五脏辨证的体系中，以肾为主水之脏，认为肾中精气的气化功能，对于体内津液的输布和排泄，维持体内津液代谢的平衡起着极为重要的调节作用。

人体的津液代谢是一个复杂的生理过程，主要通过肺、脾、肾、肝、三焦、膀胱等脏腑的协同作用完成。在正常生理情况下，津液的代谢是通过胃的摄入，脾的运化和转输，肺的宣散和肃降，肾的蒸腾气化，以三焦为通道，以膀胱为气化升腾之场所，从而输送到全身的。经过代谢后的津液，化为汗液、尿液和浊气，排出体外。

因此，肾中精气的蒸腾气化，实际上是主宰着整个津液代谢过程的。肺、脾等内脏对津液的气化，亦有赖于肾中精气的蒸腾气化，而尿液的生成和排泄，在维持体内津液代谢的平衡中又起着极其关键的作用，故说肾主水液。《素问·水热穴论》说"肾者，胃之关也，关门不利，故聚水而从其类也。上下溢于皮肤，故为胕肿。胕肿者，聚水而生病也"，这里也是强调如果肾中精气的蒸腾气化功能失常，就会影响肺脾对水液的吸收代谢，从而发生无汗、尿少、水肿等病理变化。

所以在脏腑辨证系统中，水肿疾病以肺脾肾三脏最为关键。张景岳在《景岳全书·肿胀》中说："凡水肿等证，乃肺脾肾三脏相干之病。盖水为至阴，故其本在肾；水化于气，故其标在肺；水唯畏土，故其制在脾。今肺虚则气不化精而化水，脾虚则土不制水而反克，肾虚则水无所主而妄行。"这是脏腑辨证中对水肿疾病的核心认识。

以五脏为核心的辨证体系来治疗水肿则主要重视宣肺、利尿、健脾、补肾等法，这个在少阴篇则主要表现为真武汤及肾气丸二法，后人由此发展出的利水方剂已足够多。

但这种思维和张仲景六气辨证的思维不同，会对运用六经辨证造成障碍，不易掌握其核心，譬如脏腑中强调的宣肺，在六气中是属于太阳的，仲景治水肿的越婢汤、甘草麻黄汤、麻黄附子汤就在后世被严重低估，甚至置于无用之地。

在六气学说中，我已反复强调太阳寒水、少阳相火在水液代谢中的重要作用，而阳明燥金及太阴湿土这一对决定燥湿走向的中土之气同样不可忽视，这里又加上了少阴君火。所以六气体系内的水肿原因可以按六经辨证的方法来治疗，而其核心在太阳与少阴二个系统，可以说肾主水的功能是通过膀胱三焦来体现的。所以《素问·逆调论》虽说"肾者水脏，主津液"，而在《灵枢·本脏》则强调"肾合三焦膀胱"，三焦与膀胱都是肾之合，三焦为决渎之官，膀胱为州都之官，治疗太阳与少阴在水液代谢类疾病中具有非常关键的作用，这里再次强调，读者可参考相关篇章。

## 三、少阴病机

### 1. 水寒土湿

少阴君火之气统摄人身心肾二脏，君火相火皆在其中，所以最为关键，可谓是生死的门户。正常情况下，水升火降，阴阳交济，二气合为一气，君火以明。病则二气不能既济，水下寒而火上炎。但水能克火，制胜之权全在癸水，水克火则少阴病多见癸水之寒而不见丁火之热。这其实是相火衰而少阴君火亦衰，火被水克而寒化。

而水火之间是中土，所以仲景在厥阴篇362条明言"少阴负趺阳者，为顺也"，指的就是阳明燥金之气能协和太阴湿土之气，则中土旺而阳气能入内，肾水不寒则不致上泛，这是人体的生理之常，为顺。若阳明燥金不敌太阴之湿则太阴湿土过剩，阳气不足，则水旺而阳衰，寒水无制遂泛滥成灾，所以少阴寒化必伴随太阴之寒湿，这就是水寒土湿的机理所在，也是少阴寒化之方不离干姜的关键原因。

对于"少阴负趺阳者，为顺也"，一般注家多认为少阴指的是足少阴肾脉，趺阳指的是阳明胃脉。少阴脉在太溪穴候取，趺阳脉在足背冲阳穴候取，少阴脉要小于趺阳脉才是常态。

理论是正确的，但这种取脉方法在临床实际上很难操作，因为我们不常比较二脉的大小，仓促之际难以确定，所以需要变通之法。我认为可以用寸口脉为基准来作判断。三部脉中，关脉为中土之脉，左关为脾，右关为胃，以右尺脉为肾，以左寸脉为心，这样也便于比较其胜负。在临床上，一般人的脉多是关脉大于左寸及右尺脉的，这是常，如果右尺及左寸脉反大于两关脉的，则为反常。

少阴病尽管寒化证多，但仍有部分热化证。热化之证是少阴病的反常现象，热盛则君火亦过旺，消耗离阴，必伤及中土，土燥而阳明不合，如此则相火浮越于上而不归根，君相二火皆上炎而成灾。诸如心烦不眠、口舌生疮、咽喉疼痛都可出现，此时就需要以滋阴泻火之法治疗。

## 2. 提纲条文新解

少阴病的提纲条文描述的"少阴之为病，脉微细，但欲寐"，本条历来解释者颇多，但我想从少阴所主导的君相二火来对此作一分析。

脉有形有势，形属阴而势为阳，说得具体点就是营行脉中，卫行脉外，卫气鼓动营血而为脉。心为营之本，肾为卫之根，脉象反映的就是君相二火的状态。脉之形，如粗细长短是营血的反映，脉之势如浮沉有力无力是卫气的反映，所以脉法有云"下手脉沉，便知是气"。卫反映的是相火是否旺盛，血反映的是君火是否旺盛。具体到少阴的脉微细，细反映的是营血不足，君火不明，微反映的是卫气不振，相火不足。但欲寐一方面反映君火不能明，但同时反映了相火不足，卫气不能出阳，所以昏昏欲睡，这二条症状已涵盖少阴病的主要病机，也就是少阴病的虚寒证，这是少阴病的常态。后世注家有以脉微为肾虚，但欲寐为心虚的，强行区分，都是不明少阴气化之理。

## 3. 少阴欲愈及死证

少阴气化从属于君火，君火最怕寒水，所以少阴病的危险在于阴盛阳虚，而以阴退阳复为顺，阳回则生；以阴进阳退为逆，阴盛则死。少阴为人体气化之枢机，阴灭阳则枢机息而死，所以少阴多死证。少阴篇有所谓欲愈证及死证条文，都是以阳气之进退为准则。

287 条"少阴病，脉紧，至七八日自下利，脉暴微，手足反温，脉紧反去者，为欲解也，虽烦、下利，必自愈"，本条是少阴病的阴实证，脉紧可伴有四肢逆冷等，若经过七八天后下利，心烦而不是躁扰不宁，但同时紧脉去而变微弱，手脚反而温暖，则也是阴去阳复之象。这和太阴篇的"脾家实，腐秽当去"一样的道理。

288 条"少阴病，下利，若利自止，恶寒而蜷卧，手足温者，可治"，这一条是下利虽止而手足温，手足温是阳气恢复的征象，这样的下利止就不是阴竭而是阳复。

289 条"少阴病，恶寒而蜷，时自烦，欲去衣被者，可治"，这里的"时自烦，欲去衣被"也是阳复之象，与阴盛格阳的暴发烦躁欲去衣被不同，可从脉象及神气鉴别。

与此相反，死证皆是阴盛而阳亡。如 295 条"少阴病，恶寒，身蜷而利，手足逆冷者，不治"，298 条"少阴病，四逆，恶寒而身蜷，脉不至，不烦而躁者，死"，手足逆冷，下利不止而蜷缩恶寒，脉搏消失，阳尽则死。

第 296 条"少阴病，吐、利、躁烦、四逆者，死"，一般认为躁与烦不同，烦多属阳气回复或阳热过盛之证，而躁多为阴盛逼阳外越之证，但临床也要以脉证为准。本条的吐、利、四逆与躁烦并见则是阴盛阳亡之死证。

第 297 条"少阴病，下利止而头眩，时时自冒者，死"，本条虽下利止，但头眩而昏冒，神志不清，则利止不是阳复而是阴竭阳脱。

第 299 条"少阴病六七日，息高者，死"，息高是呼吸急促、气不接续，如庄子所谓"喘喘然将死"，肾不纳气而亡。

第 300 条"少阴病，脉微细沉，但欲卧，汗出不烦，自欲吐，至五六日自利，复烦躁不得卧寐者，死"，这一条的汗出却不烦，还自欲吐，是阳亡于外，急需回阳救逆。若几天后下利，烦躁不能入睡，则阳气已无根，将死之证。

### 4. 少阴三急下证

少阴病是阴盛阳虚为主，治疗法则是宜温，对于脉微或细数者也是忌汗的，尤其是忌用下法。而少阴篇有用大承气汤的三急下证，历来也颇多争论。

原文三条如下，第 320 条"少阴病，得之二三日，口燥咽干者，急下之，宜大承气汤"，第 321 条"少阴病，自利清水，色纯青，心下必痛，口干燥者，急下之，宜大承气汤"，第 322 条"少阴病，六七日，腹胀，不大便者，急下之，宜大承气汤"。

阳明篇我会讲到，凡是燥热致病不离阳明，阳明之燥赖太阴之湿而济，若太阴之湿不敌阳明之燥，必定深入少阴，耗伤真阴，所谓阳盛而阴竭，厥阴也可出现阴伤的舌卷囊缩之症，温病学多有论述。对于三急下证，我比较倾向于是阳明病而热势盛壮，津液受伤严重，迅速累及少阴之真阴，真阴有欲竭之势，此时只有釜底抽薪，仍从阳明论治，以大承气汤急下存阴。当然，也可以理解为阴证复阳，阳复太过，所以耗伤津液表现为阳明证，则仍需要从阳明治疗。古人有所谓"把病引至阳明，然后一泻而愈"的理论，也正是此理。

## 四、少阴御龙法

少阴以君火主气，君火不能明则病，从标则水寒而火冷，从本则水涸而火旺。但君火之气是肾水从心火而化，从令者本性克制主令者，所以火旺者少而水寒者多，少阴病的治疗就要以此为基本法则，下面就对仲景少阴治法的主要内容进行梳理。

### 1. 回阳救逆四逆辈（破冰回龙法）

四逆汤被看作是少阴病的主方，当然是再合理不过了，主药附子，为大辛大热之品，以散寒回阳为主要作用，这些年来随着火神学说的兴起而大受重视，但对大部分人来说，是否真正清楚附子的作用及正确用法就另当别论了。

四逆汤是仲景治疗少阴病阴盛阳衰而出现四肢逆冷、身体疼痛、呕吐下利、脉细微弱的主方，许多人以此认为此方是补阳之品，动辄大剂久服。

而在《辅行诀脏腑用药法要》一书中，四逆汤名叫"小泻脾汤"，主要治疗"脾气实，下利清谷，里寒外热，腹冷，脉微者"。同样是名医的陶弘景，为什么会称此方为泻脾汤呢？这个有必要阐明一下，我们可以从中看出四逆汤的主要功用。

既然命名为泻脾，那么脾气实是什么情况呢？就是太阴湿土之气过剩，这个就和前边说的阳明燥土的关系联系起来了。水气之所以不寒就是因为中土之气旺，土能克水，土不能治水是因为太阴湿土胜过了阳明燥金，足跗阳不能胜足少阴，阳不入内所以少阴阳虚。根本问题在哪里呢？在太阴湿盛。

所以说《素问·气交变大论》说："岁土太过，雨湿流行，肾水受邪。民病腹痛，清厥意不乐，体重烦冤，上应镇星。甚则肌肉萎，足痿不收，行善瘛，脚下痛，饮发中满食减，四肢不举。变生得位，藏气伏，化气独治之，泉涌河衍，涸泽生鱼，风雨大至，土崩溃，鳞见于陆，病腹满溏泄肠鸣，反下甚而太溪绝者，死不治，上应岁星。"这一段中"民病腹痛""饮发中满食减""病腹满溏泄肠鸣"描述的不就是湿土太过而导致的肾水受邪的四逆汤证吗？

看似肾水之病，但治疗时治肾水所不胜的土，这是最高明之法，《脉经》

中说"胃中寒则胀满。大抵此病皆水气寒湿为之也。治宜大辛热之剂，必愈。然亦有轻重"，四逆汤正是用二味大辛热之品燥湿健脾，以炙甘草最大量护持中气，正是古人的制方之道，这不是正治之法吗？四逆汤在陶弘景那里叫小泻脾汤不是天经地义吗？都是明白人，同一个方子叫个不同的名字没什么大不了的。

圣贤和俗人的唯一差别在思想，一般人的思维是直线的，认为少阴肾水虚寒就要用补肾壮阳之品，可惜这种想法很傻很天真，而且误人无数。这里郑重强调，四逆汤是泻中土寒湿之品，太阴篇我会讲，太阴是三阴之门户，三阴证必不离太阴寒湿。四逆汤只有在人体寒湿重而相火不能归位时才用，陶弘景称之为"里寒外热"，里头是真寒，外边是假热，这才是最佳适应证。一旦寒湿化而阳归位，就要以真正的补肾法来治疗了。四逆汤是泻法，那么补肾之法该怎么用呢？这个在后边的肾气丸中我们再说。

明白了四逆汤是治什么的，接下来看几个有争议的方剂就会更明白了，而且会更能让大家清楚附子这味药的用法。

原文第 61 条是"下之后，复发汗，昼日烦躁不得眠，夜而安静，不呕、不渴，无表证，脉沉微，身无大热者，干姜附子汤主之"，这里只用干姜附子汤治疗妄下后又妄汗之证，这是误治造成了寒湿内盛，阳气外越之烦躁，也是阴盛格阳之象，但病程短，所以直接用干姜附子二味大辛大热之品，不用炙甘草，更是泻脾之法治肾水寒之典型。四逆汤证是在此基础上有呕吐下利等更严重的伤津表现，所以用炙甘草来补中气以生津液，若是利止亡血，再加人参，加重生津补气之力。

通脉四逆汤是在四逆汤基础上，加干姜一倍，附子用大者，显然是加强了温阳散寒之力，治疗里寒更重而逼阳外越之证，表现为脉微欲绝、面色赤等。

此外还有白通汤、白通加人尿猪胆汁汤，这两方是在干姜附子汤的基础上，加葱白及人尿猪胆汁而成。原文在 314、315 二条，315 条说"少阴病，下利，脉微者，与白通汤；利不止，厥逆无脉，干呕，烦者，白通加猪胆汁汤主之。服汤，脉暴出者死；微续者生"，这两方都不用甘草，可见是加重了散寒回阳之力。

白通汤的关键是加了葱白，所以我们可以从葱白来认识此方的作用原理。葱是少有的生命力顽强的植物，最高能耐 45℃ 的高温，最低可耐 -20℃

的低温。研究称，葱晾晒 7～10 天，虽然叶片萎缩、根须干枯，或者大冬天在外面冻成冰疙瘩，只要有真叶有根须，一旦种到土里，十来天还是会生根发芽。古人用郁郁葱葱来形容旺盛的气机，就是因为葱是青色的，青色代表着生机。

从中医的阴阳观点来看，葱的生存方式不是靠天气，而是主要靠吸收地气的能量，为什么这么说？因为葱耐旱不耐涝，对肥料要求很多，特别是氮肥。种过葱的土地需要隔几年才能再种，正因为它吸收土地的能量太过，土地就需要休养生息，要不然种了也长不好，俗称"拔地气"。这在学名上叫"连作障碍"。

我们不是在研究农业，而是在以农业来参悟医理。葱大量吸收土地的能量而生长，那么它就有一种向上向外的力量，现代研究者看到了葱对人体的种种好处，如可以轻身，使肌肤润泽，精力充沛，抗衰老等，那么这些认识是正确的吗？

葱有如此好的效果，我们是不是可以大吃特吃了呢？不见得。葱被佛道两家列为五辛之一，佛家讲生食增恚，熟食发淫。有一个有趣的现象，山东大汉素以煎饼卷大葱为美食，所以山东人的耿直倔强似乎也跟长期吃葱有一定关系。道家也主张练气之人不能吃五辛之品，为什么？难道佛道两家认识有误？非也。

很多修行人尽管谈到了这个问题，但为什么要如此做，其实还是没说清楚。我们今天来讲清楚这个问题。葱所取得的那些对人体有益的作用，其实是在人体内变魔法。葱等五辛之物，首先是发散之品，往外走的。按中医的理论来解释，它们的作用是把精化为气，然后用这个气来充养人体，祛除邪气，所以根本上是在消耗人体的能量。如果底气旺的人，当然可以适当吃一些，但对于精气不足者就不适合了。靠吃葱而获得的美白养颜之效果，就如同高血压患者的满面红光一样，是虚于内而盛于外，这和道家修炼得当、精神内守而鹤发童颜是有天壤之别的。

修行之人的各种修法其实都是要积聚能量精气来炼神还虚，如《黄庭经》所云："仙人道士非有神，积精累气以成真。"所以修行者惜气如宝，一定要减少无谓的精气消耗，这些耗散之品是不能吃的。这也是我强调的为什么学传统文化要从中医入手，很多问题只有放在研究生命的根本问题上才能穷根究底。

那么就不能用葱了吗？错，可以用。葱的特点就是大辛大热，把人体的精气转化为阳热，往上输送，中医认为过量吃葱会损伤视力，所谓"熏辛害目"，切大葱时的气味就足以使人眼泪直流，正是说明了葱可以消耗精气，精虚则目不明。

知道了葱的特性我们就知道哪种情况下可以用葱。葱有很好的治感冒、止痛的作用，但从根本道理上来说，葱治疗感冒最适合的是得寒实证的人，也就是体质壮实的人又感受寒邪，可以暂时一用，所以古代很多书籍上都有葱豉汤，二味都是发散之品。但时移世易，今天的虚弱之人治感冒用不着这么拼命，有比葱更好的选择，譬如姜枣汤、桂枝汤等。

民间还说小孩吃葱可以更聪明，其实也是一样的道理，化精为神了。但小孩还小，我们中国文化讲究潜龙勿用，大器晚成，让他们那么早那么聪明干什么呢？变成王安石所写的《伤仲永》吗？还是让他们长大了发出"人人都说聪明好，我被聪明误一生。但愿生儿蠢如猪，无灾无难到公卿"的感叹？所以小孩也得少吃葱，尽管吃些葱可以让他们长得更快些。小孩子正处在"潜龙勿用"的阶段，从"大器晚成"的角度考虑，我们还是要让他们先把身体根基打好，为长大后的飞龙在天做准备。而现在的早教、教育等总想提前过度开发小孩子的智力，从中医角度来看，过度了就肯定有问题，这和吃葱让人变得精神一样是牺牲长远利益的一种不智之举。

这些作用是化学成分分析出来的吗？显然不是，它是以中国固有的思维方式推理出来的，而且经得起西医学的验证。

在这个基础上我们再来看白通汤，此方用于阴盛格阳证，出现手足厥逆、下利、脉微、面赤等阳气即将暴亡的人，这时候医圣把大辛大热的干姜、附子和葱白一起用，而且去掉了炙甘草，不再用甘缓之品，很明显这是一步险棋。

从这里也可以看出历代医家为什么对此条争论较大：有些医家认为此时需要用四逆加人参汤，不能再用葱白发散；有些认为需要用葱白以通阳散寒。我们一旦理解葱的作用原理及性质就知道这些争论是没有意义的，仲景既然用了白通汤，说明这种情况是逼不得已的，不能用四逆加人参汤之类的。人参、炙甘草都嫌太阴柔，必须用大辛大热的白通汤孤注一掷，所以白通汤是不成功便成仁的"撒手锏"。再看原方葱白用四茎，干姜一两，附子一枚，从数理的五行属性来看：四是金数，一是水数，正是借助金水之数使方子在辛散之中有一定的收藏之性。

对于比白通汤更危险的，譬如已经厥逆无脉者，仲景又加了人尿和猪胆汁。仲景在方后特别注明"服汤，脉暴出者死，微续者生"一说，也就是说孤注一掷了，奋力一搏，人能不能救回来在此一举了。如果人体能够在运用最后的阳气化掉寒邪后阳气还能内收，慢慢恢复，人还有救。但如果阳气一下激发出来，不能内收了，脉突然变得浮大而数，则人也就没希望了。

按陈慎吾先生的一些经验，人尿和猪胆汁是不能少的，他曾见过两例类似病人，一例用了猪胆汁，一例没有用，用的人活了，不用的人死了。那为什么孤注一掷时要用人尿、猪胆汁？一般认为是反佐之法。

但我有一些更深入的想法。人尿又称轮回酒，性味咸寒，具有滋阴降火、止血散瘀之功效。常用于虚劳咳血、骨蒸发热、吐血、衄血、产后血晕、跌打损伤、血瘀作痛等。为什么叫轮回酒？后边少阳篇我会讲三焦和膀胱的作用，小便是在相火游行一身时新陈代谢而来的水液，从下焦入膀胱而被排出，所以小便可谓是水液在体内十二经脉轮回一过的产物，可谓秉相火之余气。在元气将亡，相火不能归位时，用相火代谢之产物，它可以作为向导，轻车熟路地引相火下潜，无疑是有理论依据的。现在研究发现尿液中的成分也含有氯化钠、钾等成分，对体内的代谢也是有作用的。

猪胆汁性味苦寒，现代研究发现里边含有大量的氨基酸和猪去氧胆酸。从中医理论来说胆汁乃胆之精华，胆司相火收敛之权，猪又是水畜，猪在五畜里边秉水气最旺，收藏之性最好，所以用猪胆汁来收敛相火。

由此更可以证明，白通加人尿猪胆汁汤的人尿和猪胆汁不是可有可无之品，至少要用一种，假如没有猪胆，人尿随时都有。在这种危急时刻，一方面要用大辛大热的散寒回阳之品，另一方面要用人尿猪胆汁之类收藏相火，使阳气尽量能内守，大大增强了危重症的救治可能性。对于此证，有医家主张用霍乱篇的通脉四逆加猪胆汁汤，也可以参考。但因为临床危重症当代中医接触较少，经验不多，我所讲的有待于大量实践才能得出结论，但想当如是耳。为了使大家能有一个清晰的认识，我把以四逆汤为代表的回阳救逆法称为破冰回龙法，意在指明其散寒是主要方面。

此外，在命名及症状上，四逆汤、四逆散、当归四逆汤皆有四逆之说，需要从六气上区别对待。四逆汤是寒凝少阴而相火不位之逆冷，属寒；四逆散乃少阳郁而不降之相火不位所致的逆冷，属热；当归四逆汤乃厥阴寒

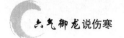

凝，无力升发而致君火不明的四肢逆冷，属寒。理论上三者的区分是显而易见的。

### 2. 真武水神（神龙镇水法）

肾水中内有真阳，而外有寒水，恰是坎卦，真阳不足则寒水泛滥，此时就需要另外一个重要的方剂真武汤，此方以水神玄武命方，为四正方之一。所谓：北方壬癸水，其季冬，其位子，其神玄冥，其兽玄武，其宿斗、牛、女、虚、危、室、壁。其气凛，其剂渗。经云"渗可祛湿"。其方玄武，白术、茯苓、生姜、甘草属。

真武汤治疗的就是肾阳不足而水气泛滥之病，如腹痛、小便不利、头晕、四肢沉重疼痛、下利、咳嗽、呕吐等，此时就需要用温阳镇水之法，取意北方水神玄武之名，宋代因避讳而改为真武汤，我称此法为神龙镇水法，对少阴真阳不足而寒水泛滥之病有广泛的运用空间，是临床常用之方。

作为治水之剂，应该知道真武汤和其他方剂的区别，治水主要是发汗和利小便。发汗之剂在太阳篇着重论述，此处谈谈其和利水之剂的区别。

真武汤最早出现是在82条，由太阳病发汗后所引起，所以也被称为救逆之法。真武汤是少阴阳虚而水泛，和五苓散的太阳太阴不利而小便不利有轻重之别，和苓桂术甘汤类的太阴水湿也有轻重之别。此外真武汤和小青龙汤都治咳嗽，而小青龙汤是腾龙致雨之法，用于治疗里阳尚足而太阳寒水不利的表证，真武汤则治疗里阳已虚而肾水泛滥的里证，临床上二者都是治疗咳喘病的关键方剂。

对于治水之药，仲景常用搭配有白术、茯苓，此处我们谈谈茯苓。茯苓是多孔菌类茯苓的菌核，最常见于松树下的，被称为松薯、松苓，所以古人认为茯苓为松之余气而成，那么松树的特性也就影响茯苓的特性。

前面讲过，葱吸取地下的能量，而松树呢？松树在极为缺乏营养的山间岩石中却可以成长为参天大树，松树很长寿，据说泰山上的"五大夫松"就是秦始皇在此避雨的时候给封的官爵，也已经有两千多岁了。

正因为古人观察到了松树的这一特性，所以古代的道家特别看重松树，把它列为仙木，是百木之长。在道观周围及道教名山上，往往多植松树，很多道长也强调宜在松树下打坐修行，道家还有服食松针、松脂等法，认为可以强身健体。李时珍在《本草纲目》中也提到：松为百木之长，其叶、皮、膏主治风湿、风痛，生毛发，安五脏，健阳补中，不饥延年，久服，固齿驻颜，肌肤玉泽，轻身不老。现代有人研究认为松树含有世界上最强的天然抗衰老剂，还写出了《松针养生革命》等专著。

那么松树何以至此呢？万物都靠天地之气而生，地气贫瘠靠不上，那就只能是吸收天气的能量，即松树可以"服气"，借助阳光雨露而生生不息，进而在根部结出茯苓。这个和道家服气结丹，进而长寿飞升的理想简直是一模一样。道家在道观附近种植松树，按传统来说是借助松的气场增强自己的服气之功，现代科学研究认为松树的松针在风的吹拂下最容易产生对人体有好处的负氧离子，我们在松树多而清幽的地方总能闻到其独有的清香，也说明了松树净化空气的作用。

松下可以结茯苓，古人认为茯苓是松之余气所结，也就是说松树在服食天气后不但自养有余，而且还有多余的能量可以结成茯苓，茯苓等于是松树所结的丹，所以自古以来它就是个延年益寿的关键药物。

换句话说，茯苓也是天气所积聚而成，所以它首先就有代表天的乾金之性，色白象天，坚硬象金。它的作用首先就是封藏，封藏是天地的蓐收之功，燥能胜湿，所以茯苓是利湿健脾的要药。茯苓的本性就是收降封藏，仲景的补肾名方是肾气丸，里边的茯苓就首先是封固肾气而用。后世有茯菟丹，就是茯苓与菟丝子两味药，治阳气不能封固的遗精滑泄等病，也是此意，茯苓绝不仅仅是所谓的利小便而已。

元气能封固，则能为人所用，茯苓可以促进体内的水液代谢，白术茯苓搭配常用来止渴，又用来利小便。也就是说茯苓就是走水道之药，可以降极而升，把水液活动起来，滋润身体而解渴。

古代有一个秘方"铁瓮申先生交感丹"，用的就是茯苓和香附，一气一水，一出一入，用于调理和水液代谢相关的疾病。香附也有讲究，理气的药很多，为什么不选其他的如枳壳、苏梗、青皮、香橼、玫瑰花？单单选香附？大家可以思考，这就是中医组方的思维模式。

茯苓作为经方中的重要药物，明白了它就可以明白人身最关键的水液代谢过程及其失常情况的治疗。日本人费尽心思研究张仲景怎么用茯苓，例如汉方医学的吉益东洞的《药征》总结"主治悸及肉瞤筋惕也。旁治小便不利、头眩烦躁"，他的这些结论，只不过是茯苓作用的一部分，头眩烦躁、筋惕肉瞤、身心悸动不安，皆是水气随阳气上冲过度而不能下降，用茯苓的下行之势导之下行，自然可以解决这些问题。

而像我所讲的这种理论上的抽象总结，日本人是理解不了的，他们只能见证治证，所以我说不能认为日本人的中医就一定有多高明。

接下来说附子汤，在原文中有两条：304 条"少阴病，得之一二日，口中和，其背恶寒者，当灸之，附子汤主之"；305 条"少阴病，身体痛，手足寒，骨节痛，脉沉者，附子汤主之"。附子汤是真武汤去生姜加人参二两而成，白术也加倍用四两，可见此方是加重了理中气的作用——也即以白术燥太阴之湿，人参润阳明之燥，合起来也是半个理中汤。真武汤重在温阳利水，而此方则重在温散少阴之寒，而补中气以燥湿。

我们对比《辅行诀脏腑用药法要》的大玄武汤、小玄武汤更能看出此类方之间的联系。小玄武汤"治天行病，肾气不足，内生虚寒，小便不利，腹中痛，四肢冷者方。茯苓三两、芍药三两、白术二两、干姜三两、附子一枚（炮去皮）。上五味，以水八升，煮取三升，去滓，温服七合，日三服。"大玄武汤治"肾气虚疲，少腹中冷，腰背沉重，四肢冷清，小便不利，大便鸭溏，日十余行，气惙力弱者"，方用：茯苓（三两）、白术（二两）、附子（一枚，炮）、芍药（二两）、干姜（二两）、人参（二两）、甘草（二两，炙）。这里的小玄武汤和真武汤组成只是生姜、干姜的差别，但明确说出了"肾气不足，内生虚寒"的病机。大玄武汤正是真武汤和理中汤的合方，去掉了生姜，治疗的主要内容基本包含了仲景附子汤所用的几个关键指征。"少腹中冷"即《金匮要略》附子汤中的"妇人怀娠六七月，脉弦发热，其胎愈胀，腹痛恶寒者，少腹如扇，所以然者，子脏开故也，当以附子汤温其脏"。大玄武汤中有"大便鸭溏，日十余行，气惙力弱者"的症状，颇似理中汤证的下利，所以用了干姜、炙甘草温中止利。而且大玄武汤明确提出治"小便不利"，而附子汤及真武汤也可以治疗阳虚水气不利之证。如果要使真武汤、附子汤加减治疗此类疾病，大玄武汤是个很好的参考，它们都属于神龙镇水之法。

再看茯苓四逆汤，这是少阴篇治烦躁的一个方剂，原文是 69 条"发汗，若下之，病仍不解，烦躁者，茯苓四逆汤主之"，方剂由四逆汤加人参汤，又加茯苓四两而成。一般认为本证是太阳病由于误治而转属少阴之证，病不解不是指表证未除，而是指变为少阴证了。但历来医家对此方的作用认识多有不同。柯韵伯认为是"阴阳俱虚而烦躁"，有些医家则认为是阴盛阳衰之烦躁。从条文仅以烦躁来说明主症，可以知道此方需要从药来推测伴随症状。

烦躁在少阴病中很常见，如干姜附子汤的"昼而烦躁，夜而安静"是阴盛格阳之象，白通汤证比干姜附子汤证更重。四逆汤本来就可以治阳虚烦躁之证，但比前两者较缓，有炙甘草以补中气。而四逆加人参汤更是加了益气生津的人参以补中气，所以茯苓四逆汤无疑是有养阴作用的。

关键是茯苓在其中起什么作用？有医家认为就是利水安神，此方应该兼有阳虚水泛之症如心下悸、小便不利、身𥆧动等。但从前边的论述我们可以知道，茯苓不只是利尿作用，它可以收敛阳气，封藏阳气，所以此处首先是封藏阳气的作用，这也是以茯苓命名此方的意义所在。而且茯苓用四两，方中量最大，可以看出乃使用金数以收敛阳气。柯韵伯曾说"茯苓感天地太和之气化，不假根而成，能补先天无形之气，安虚阳外脱之烦，故以为君"，也是这个意思，但说得不够明确。

当然，临床上茯苓四逆汤可以治疗少阴证的烦躁而有水气者，如慢性充血性心力衰竭、慢性肾炎性水肿等符合此证的都可以用，我曾治疗一例因心梗后体温只有35℃多的病人，表现就是一派阳虚烦躁之象，乏力气短、畏寒怕冷、精神萎靡，但有时又烦躁不安，用茯苓四逆汤为主，调治二月余即基本稳定。

此外，吴茱萸汤证也有烦躁欲死之症，但病机是阴寒盛而厥阴风木郁滞之证，重用吴茱萸辛热以助风木畅达。

而《金匮要略》中的治疗"皮水，四肢肿，水气在皮肤中，四肢聂聂动"的防己茯苓汤；治疗胃反、吐而渴欲饮水的茯苓泽泻汤；治疗水气上冲的苓桂术甘汤、苓桂草枣汤等，皆可对比而用。

### 3. 固脱之法（神后固涩法）

除了上述回阳救逆的四逆汤类方，还有一些温通散寒之方可以归为少阴寒化证。如治疗"腹中寒气，雷鸣切痛，胸胁逆满，呕吐"的附子粳米汤；治疗寒气厥逆的赤丸方；治疗下利便脓血的桃花汤；治疗"利在下焦"的赤石脂禹余粮汤；治疗心痛彻背、背痛彻心的乌头赤石脂丸。

而这些方虽有散寒之力，但又都有固涩之功，用于大便滑泄不禁之证，可谓是固涩以温阳散寒之法，因十二神位置中南西方位为未，未者，味也，

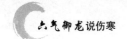

百味斯实。其宿神后，其气涩。经云"涩可固脱"。其方神后，赤石脂、干姜、禹粮石、粳米属，所以我称之为"神后固涩法"。

赤石脂、禹余粮为固涩之品我们没有疑问，但干姜和粳米为什么也是固涩之品呢？其实固涩之品多秉阳明燥金收敛之气，干姜乃燥湿以收涩之品，粳米乃利湿以收涩之品，所以称之为固涩之品也无不妥。固涩之法有温中燥湿所达不到的效果，所以仲景在159条说"伤寒服汤药，下利不止，心下痞硬，服泻心汤已，复以他药下之；利不止；医以理中与之，利益甚，理中者，理中焦，此利在下焦，赤石脂禹余粮汤主之。复不止者，当利其小便"。用固涩之品还不行之时，则"当利其小便"，也就是后世"利小便以实大便"之说的来历，所以以利小便的粳米自然是固涩之品。

除了仲景常用的固涩之方，《千金要方》的大桃花汤也值得我们参考，原方治冷白滞痢腹痛。赤石脂、干姜、炙甘草、当归、煅龙骨、煅牡蛎各三两，人参、炮附子各二两，芍药一两，白术六两，上十味，㕮咀，以水一斗二升，煮米取九升，纳诸药，煮取二升，分三服。胀者，加厚朴三两；呕者，加橘皮三两。此方在固涩的基础上合用了温阳益气、利小便之法，可谓是固涩之品的全面运用，值得我们参考。临床上的一些顽固性肠炎患者，很多需要这样的方法才能奏效，单纯的温肾阳兼酸收的四神丸等往往效果不佳。

这里我们需要对比几个治疗寒气腹痛的方子。附子粳米汤治疗"腹中寒气，雷鸣切痛，胸胁逆满，呕吐"的腹中大寒之证，它由附子、半夏、粳米、甘草、大枣组成，对下焦寒湿冲逆上泛的腹痛呕吐是难得的良方。治疗寒气厥逆的赤丸，由茯苓、半夏、乌头、细辛（《千金》作人参）、朱砂、蜂蜜组成。还有治疗"心胸中大寒痛，呕不能饮食、腹中寒，上冲皮起，出见有头足，上下痛不可触近"的大建中汤，由蜀椒、干姜、人参、饴糖组成。

这三方显然是治疗寒湿郁滞所致的腹痛的，附子粳米汤中附子配粳米偏于下焦，又用半夏以降逆；大建中汤用川椒配饴糖，偏于中焦，等于是在理中汤的基础上用饴糖取代了甘草，用川椒的散寒止痛取代了白术的健脾祛湿，使补脾之方变为散寒止痛之法。赤丸则用乌头配半夏、茯苓，偏于治疗阴寒内盛、水气停滞而致的四肢逆冷等"厥逆"。

对于附子粳米汤和桃花汤中的粳米，很多读者可能认为它无关紧要，但我们不妨深入探讨一下。

粳米是水稻的一种，它是源自水生植物的，天然就具有利水之功，所以

《别录》称之为"主益气，止烦，止泄"。《本草纲目》的粳米粥有利小便的功效，所以桃花汤用来治疗虚寒下利不止之证，方中用赤石脂和粳米一斤，而用干姜一两，可见主要是用粳米的益气利湿和赤石脂的涩肠止泻之功，而干姜只是少用以温中阳，此方主要治疗虚弱泄利，而非寒证泄利。

附子粳米汤也可谓散寒湿而止痛之方，可与附子汤作对比。附子汤所治的寒湿偏于肢体关节；附子粳米汤治疗的寒湿偏于肠胃。附子汤的茯苓白术是直接健脾燥湿；而附子粳米汤的附子配粳米则类似于用水中所生的粳米的特性，引导附子、半夏的温燥之性深入以缓缓发挥利水除湿作用。所以附子粳米汤可谓是祛除肠胃寒湿的另一关键方法，对慢性结肠炎腹痛便溏等，都有运用的机会。赤丸也是用乌头、半夏，而配伍茯苓、细辛（人参），可以看作是附子汤与附子粳米汤的中间情况。

### 4. 麻黄附子细辛汤

按历来的经腑证之分，少阴也有经证，如麻黄附子细辛汤和麻黄附子甘草汤，即被称为少阴伤寒的典型方证。原文301条说"少阴病，始得之，反发热，脉沉者，麻黄附子细辛汤主之"；302条说"少阴病，得之二三日，麻黄附子甘草汤微发汗。以二三日无证，故微发汗也"。

这两条一般而言是少阴证而外连太阳，但我在这里要强调，应该说是太阳证而内连少阴。若是少阴证，则急当救里，不应该再发汗。如92条所谓"病发热、头痛，脉反沉，若不瘥，身体疼痛，当救其里，四逆汤方"，285条"少阴病，脉细沉数，病为在里，不可发汗"，286条说"少阴病，脉微，不可发汗，亡阳故也"，脉细沉数则真阴不足，脉微则阳亡于外，虽有表证也不能发汗，这是仲景的一贯原则。

这两条虽标明为少阴病，但指的是有发热而里证不明显，没有下利、呕吐、喘促、烦躁等，如麻黄附子甘草汤所谓"二三日无证"，一般认为即"无里证"，那就是还有表证。如果没有什么症状，又何必服药呢？太阳篇我已说过，临床上初患感冒而阳气旺者多表现为脉浮，或缓或紧。但阳气弱者，则脉多沉。少阴是太阳的根底，若人阳气不足，感寒或受风后则往往无力抗邪于外，脉多沉，此时需要温少阴以振奋阳气。

就麻黄附子细辛汤来说，脉象应该是沉紧有力的，如果脉象是无力的，则要考虑四逆汤之类。若是沉缓有力的发热汗出之证，则考虑桂枝加附子汤类，都不应该用此方。条文中虽有发热症状，但临床上也有不发热者，只是畏寒怕冷，无汗，浑身沉困疼痛，欲眠，或咽喉疼痛，手脚不温，口不渴等，这些都是常见症状。此时单纯解表则里阳不足不能得汗，单纯温里则表不解而仍不愈，所以用温里解表法，这是霸道之法，只可暂用，表证一解即当固护阳气为主。对于轻微者，可以用麻黄附子甘草汤，但理上好分，实际应用中常不能区分清晰，此时可减小剂量或先用麻黄附子甘草汤，对阳虚而外感者，此方常常是一剂而愈。

对于麻黄附子甘草汤，还需要参考《金匮要略》水气病篇的麻黄附子汤，此方是加了一两麻黄，用来治疗水肿脉沉而属少阴者，以《伤寒论》的体系来看，如果有必要，也可以借用麻黄附子细辛汤，细辛本身就可以治水肿。

此外《金匮要略》中风历节病篇有乌头汤，治疗脚气疼痛，不可屈伸，此方可看作是芍药甘草附子汤加麻黄、黄芪，也可看作是麻黄附子汤加白芍、黄芪，不过是附片换成了更有祛风止痛作用的川乌。据药以测证，此方还是和太阳少阴有关，需要发汗以解表，同时用黄芪以固表，白芍以清风木缓急迫。此方可以和甘草附子汤、桂枝附子汤及附子汤对比，桂枝附子汤类是桂枝证，附子汤则是少阴证之身痛畏寒，所以不用解表之麻黄，而用党参、茯苓、白术。

明白了所谓少阴经证的几个方证，我们再来看胡希恕先生的观点，他认为少阴是三阴之表，虽能自圆其说，但和《内经》的关联就没有了。以少阴为表，就有学者以白通汤来治疗感冒，因为葱白可以发表。但我是不赞成的，前边已讲清楚了白通汤不得已而用的问题，这里如果是少阴表证，要么可以用麻黄附子细辛汤，要么可以用四逆汤、真武汤。为什么非用白通汤呢？虽然用了也有效，但治感冒不用这么拼命耗散自己的能量。当然，一般人用几剂也无大碍，就像吃几颗葱不会脱阳一样，但明白了道理就尽量不用，留得一分元气，就留得一分生机，谁不想让自己的能量更充足一些呢。

### 5. 桂枝加附子汤

在这里谈桂枝加附子汤类，其实是为了更好地和麻黄附子汤类对比，我们在太阳篇已列出了桂枝汤和麻黄汤两大体系，也区分了二者的不同。那么在太阳关联少阴的表证中，同样有这两种情况存在，所以说仲景的体系是很清楚的，凡是和风寒有关的祛邪法，不离麻桂两个体系。

桂枝加附子汤治疗"太阳病，发汗，遂漏不止，其人恶风，小便难，四肢微急，难以屈伸者，"有桂枝证，又有汗出不止、小便难等阳气不固的里阳不足证，所以加了附子。此方和乌头桂枝汤需鉴别使用，乌头桂枝汤出自《金匮要略》腹满寒疝宿食篇，治疗"寒疝腹中痛，逆冷，手足不仁，若身疼痛，灸、刺、诸药不能治"，此方是桂枝汤合乌头煎，也即乌头用白蜜煎以后，再合用桂枝汤。治疗寒疝腹痛而有外证身体不仁者，关键在乌头，乌头是附子之母根，前人称为生气已尽者，附子气重趋下而川乌轻浮走表，回阳之力不及附子，但祛风作用较好，如徐灵胎说"气味轻疏，善祛风寒湿痹，不能如附子有顷刻回阳之功，痹症气实者宜之"，所以仲景治疗痹症多用乌头。乌头用蜜煎除了解毒外，另一层意思也是用蜂蜜的甘缓之性，使乌头散寒祛风的效果慢慢发挥，从而达到最佳效果，这一点需要注意。

至于治疗风湿痹症的桂枝附子汤、甘草附子汤皆是桂枝汤的加减方，其中白术和附子在风湿痹中为常用的药对，对寒湿痹症可谓不可缺少之药。

此外，治疗桂枝附子汤证而便秘的桂枝附子去桂加白术汤和《金匮要略》的近效术附汤药物相同。近效术附汤则治"风虚头重眩，苦极，不知食味，暖肌补中，益精气"，可见此方有暖脾胃以扶正气之功，常用于阳虚湿盛的眩晕之证，二方可以相互参考。

上述诸方虽理上有区分，但实际运用中很难区分，多合用，如桂枝汤加白术、附子，可以被视为基本方。

如同桂枝麻黄各半汤是桂枝汤和麻黄汤的疑似中间证候，兼少阴的痹症中同样有这类处方，如治疗"气分，心下坚，大如盘，边如旋杯，水饮所作"的桂枝去芍药加麻黄附子细辛汤，可以视为二者的合方，此方治疗水气病，也是太阳少阴同治之方，前边已经谈过其原理。

再如桂枝芍药知母汤，治疗的是"诸肢节疼痛，身体魁羸，脚肿如脱，头眩短气，温温欲吐"，在临床上也有卓效，同样是太阳少阴同治之方。但桂枝芍药知母汤所治之证偏在太阳，与附子汤所治的少阴寒湿证应该有表里之别。

### 6. 朱雀见首不见尾（涸龙得水法）

《伤寒论》中有青龙、白虎、真武诸汤，这包含了古代四方神兽中的三种，唯独没有朱雀汤，历来学者也都发现了这个问题，但对朱雀汤究竟是什么有争论，有人认为就是黄连阿胶汤，有人认为不是，迷雾重重，可谓"朱雀见首不见尾"。但《辅行诀脏腑用药法要》一书却为我们解开了这个谜团，朱雀汤就是黄连阿胶汤。

《辅行诀脏腑用药法要》中称朱雀汤为"小朱鸟汤"，治疗"天行热病，心气不足，内生烦热，坐卧不安，时下利纯血如鸡鸭肝者方"，剂量和药物与黄连阿胶汤一样。还有大朱鸟汤，治疗"治天行热病，重下恶毒痢，痢下纯血，日数十行，羸瘦如柴，心中不安，腹中绞急，痛如刀刺方"，这比小朱鸟汤证情况更重，所以加了人参、干姜各二两，以用阳生阴，和炙甘草汤里运用桂枝清酒一样的道理。这两个方子都是治疗热病导致的出血下利的，南方火热之地，火热之气过剩就该由朱雀神来管理，而黄连阿胶汤就是治疗热伤血分的主要方剂，是当之无愧的朱雀汤。

朱雀汤为四正方之一，所谓：南方丙丁火，其季夏，其位午，其神祝融，其兽朱鸟（雀），其宿井、鬼、柳、星、张、翼、轸。其气润，其剂滋（一云润）。经云"滋可已枯"。其方朱鸟，阿胶、鸡子黄、黄连、黄芩属。

黄连阿胶汤历来被归为少阴热化证，出自303条，原文是"少阴病，得之二三日以上，心中烦、不得卧，黄连阿胶汤主之"，前代医家对此方的争论主要有两方面，一在其来路，也就是说此证是寒邪郁而化热？是热邪入少阴而成？还是阳明热波及少阴所致？二是此证的机理，阴虚阳亢究竟谁为主导？是阴虚阳亢同时存在？还是阴虚导致阳亢？阳亢导致阴虚？

解决这个问题还需要把六气联系起来看，少阴为君火，君火需下交于肾水，若相火上炎不能归位则君火必亢；而肾水之根又在离中之阴，火亢则必消耗离阴，肾水必然不足，所以阴虚与阳亢必然同时存在。而火热与燥常同时出现，一切热证必然导致燥金之气过盛，消耗水湿之气，所以热证必然牵扯阳明，这也是一些医家主张此证是由阳明热盛伤及少阴的理由所在。

但我们不能据此来判断阴虚与阳亢谁是主导，这正如寒化证的肾水寒与心阳不足必然同时存在一样，必须在临床中根据经验区分二者的程度谁轻谁重，然后调整方剂中药物的剂量以为应对。

从六气的角度理解此方的组成，则黄连是清君火以除烦的药，黄芩、白芍则是清相火的常用组合，鸡子黄为温润有情之品，滋脾胃之津液，最补中气，阿胶则是补离阴肾水的佳品。清亢阳与滋阴液同时并用，而且药物剂量旗鼓相当，很难说谁是主导。临床上只要是正虚邪实、阴虚阳亢同时并存的现象都可以调整剂量，阳亢多则多用黄芩、黄连，阴虚重则多用鸡子黄、阿胶，随证变化。所以有些学者对此证补出的"舌红绛少津、脉沉细数"等症，多是属于阴虚之证，不一定符合黄连阿胶汤证，此证也可以出现舌红苔黄燥、口渴咽燥欲饮冷水、腹痛便脓血等阳亢之证，所以从滋阴泻火的角度来看黄连阿胶汤，则此方与阳明证也颇有关联。当然也是温病的常用方，吴鞠通也以此方治疗"少阴温病，真阴欲竭，壮火复炽"的温病，不过对于真阴亏虚而邪热不盛者，吴氏又有一甲煎及复脉之法。黄连阿胶汤可以治疗下利，吴鞠通重用一味牡蛎也可以治疗下利，这种下利都属于阴虚之证，临床需要鉴别。

在十二神方中，朱雀汤是"滋可祛枯"之法，也就是滋润枯槁的阴液之法，阿胶就是最佳之选，血肉有情的鸡子黄也是滋阴佳品。仲景对于有热而出血之证，多用阿胶、生地等品，如黄土汤、胶艾四物汤等，甚至仲景治血证的柏叶汤、马通汤也都和此有关，毕竟南方心火乃隶附于血，火胜则血多妄动，此乃治血证之一大法门。《千金要方》治吐血内崩，上气，面色如土者，用阿胶二两、柏叶二两、干姜二两、艾一把、马通汁一升，上前四味，㕮咀，以水五升，煮取一升，纳马通汁一升，煮取一升，顿服。此方仲景名柏叶汤，不用阿胶。《千金要方》治上焦热膈伤，吐血、衄血或下血连日不止欲死者，用阿胶如手掌大、艾叶一升、干姜二两、竹茹一升、马通汁半升，上前四味，㕮咀，以水三升，煮取一升，去滓，纳马通汁半升，煮取一升，顿服。这两方可以作为我们治疗血证时的一些参考。

从上述讨论中可以看出火热胜则伤血而阴不足，这是偏重于离阴的问题，主方用朱雀汤。那么寒湿重则伤气而阳不足，这是偏于坎阳的问题，主治方正好是真武汤。真武汤散寒温阳利水，正好和朱雀汤的清热养阴止血相对应，这两个方一南一北，正好是少阴君火之气的正方。

此外，还有一些经方和少阴热化证有关，譬如治疗"妇人脏躁，喜悲伤欲哭，象如神灵所作，数欠伸"的甘麦大枣汤，其实就是滋养离阴的精简版黄连阿胶汤，小麦养心肝之燥而除烦，大枣则是补中气的脾之果，而甘草生用本来就是清热生津之品，少阴咽痛也单用一味甘草治疗。此方对哭笑无常难以自已的神经症、精神疾患有效。

《金匮要略》中有治疗"虚劳，虚烦不得眠"的酸枣仁汤，此方中用酸枣仁养血安神，与黄连阿胶汤对比，可看作是治疗阴血虚为主的少阴证的主方。

再如猪肤汤，在310条，原文说"少阴病，下利，咽痛，胸满，心烦，猪肤汤主之。猪肤（一斤）。上一味，以水一斗，煮取五升，去滓，加白蜜一升，白粉五合，熬香，和令相得，温，分六服"。此证是少阴热化而津伤之证，君相火虽旺，但以津液不足为主，以脏腑来讲则牵扯心肺。此方组合也可谓是血肉有情之品，直接滋养阴津为主。一般认为猪肤是猪皮，猪是水畜，皮属金而善于清肺生津，敛降相火；白蜜味甘性微寒，有润燥之功，加强猪肤清降之功。白粉一般被认为是白米粉，米为肺谷，熬香后类似炒面，有涩肠止利之功。这三味药可谓是生津润燥的绝妙组合，吴鞠通也在《温病条辨》中引用此方证，他的沙参麦冬汤、增液汤、益胃汤、雪梨饮、牛乳饮等，对类似病情都可以参用。

从此方我们也可以看出，前人对五畜的运用有着严格的归类界定，猪为水畜，所以它对阴虚有热之人可谓浑身是宝，如果猪奶方便取用则吴鞠通对津液损伤之人一定不会用牛奶。但猪对寒湿体质之人可谓无一是处，譬如吃猪肉即生痰者，毫无疑问是寒湿偏重了。

### 7. 祛浊利水（咸池祛著法）

体内气血壅滞不通，水液代谢失常，留滞而不出，此时就需要滑泄之品，导而出之。在十二神方位中，所谓北东其位丑，阳气始生，地气始动。其宿咸池，其气滑。经云"滑可祛著"，其方咸池，榆皮、葵子、猪苓、滑石、黄芩之属。

滑可祛著的著，可理解为五脏六腑的积滞之气，而这种积滞之气以二便的失常不利为最常见，最典型。如榆白皮这味药，《神农本草经》称其"主二便不利，利水道，便血"，说的正是此作用，《外台秘要》榆皮葵子滑石汤，治大小便暴闭不通。榆皮一两，葵子一两，滑石二两。上三味，下筛为散，煮麻子汁一升半，取二匕和服，二服即通。其他如冬葵子、茯苓、泽泻、猪苓、滑石、瞿麦也是仲景常用之药，后世的车前子、萹蓄、金钱草、海金沙、郁李仁同样是滑可祛著之品。北东方位的"滑可祛著"与南西方位的"涩可固脱"正好相对应，十二神方中都是如此两两对应、作用相反的。滑可祛著是去其所本无，涩可固脱是留其所当有。

在《金匮要略》"消渴小便不利淋病篇"也专门论述了小便不利的治疗，因为小便不利是涩滞不通的典型表现。经方如蒲灰散、滑石白鱼散、茯苓戎盐汤，对这几个方仲景只说了"小便不利"，正是滑可祛著之方。我们据证推测可知前两方都有化瘀利水之功，与猪膏发煎对比滋阴之功不足，茯苓戎盐汤则侧重在燥土利湿，而用戎盐清热。妇人妊娠病篇还有葵子茯苓散，治疗"妊娠有水气，身重、小便不利，洒淅恶寒，起即头眩"之证，也是水气不利所导致，用葵子有一定的强壮作用。

经方还有猪膏发煎，用猪油和乱发治疗黄疸及妇人阴吹，此证的黄疸是木郁生热，下焦湿热熏灼的问题，妇人阴吹也是风木郁于下焦，浊气不从谷道而出，反从前阴外泄。猪膏利水而清热，且通大便，乱发利水通淋而化瘀，二者并用正是治下焦热而有瘀之方。

猪苓汤证在阳明病及少阴病中都有出现，主要治疗水气不利而阴虚有热者，表现为发热、口渴、小便不利、下利、咳嗽、心烦不得眠等症。此证虽内有湿热，但不兼瘀血，阴伤不及猪膏发煎，所以病机不同。此证心烦不眠虽与黄连阿胶汤同，但阴虚热盛较轻。口渴小便不利、发热等虽与五苓散同，但五苓散为阳虚而小便不利，此证为兼阴虚有热，舌脉自然不同。另有治疗呕吐后而口渴的猪苓散，用猪苓、茯苓、白术三味药，打散少量服用，以利水燥湿为主，又不同于五苓散。

应用猪苓汤应与以上诸方区别使用，猪苓汤治疗泌尿系统感染多有效果，如加大量薏苡仁可治疗急性前列腺炎、肾盂肾炎、膀胱炎、淋证等，疼痛明显可加甘草，灼热较重可加黄芩，临床加减变化，皆有良效。对于黄芩这味药在小便不利中的作用，我们需要充分重视，《外台秘要》榆皮汤，疗淋方：榆皮八两，葵子一升，瞿麦二两，黄芩二两，滑石二两，甘草（炙）二两。上六味，以水一斗，煎取三升，温服一升，旦服。《辅行诀脏腑用药法要》有"小泻肾汤"，治疗"小便赤少，少腹满，时足胫肿者方"，方用茯苓、甘草、黄芩各三两，此方对于淋证效果颇佳，而后世治疗虚淋证的清心莲子饮中也有此基本方，可见此方渊源而流长！

在《金匮要略》"消渴小便不利淋病篇"还有瓜蒌瞿麦丸，此方与五苓散、猪苓散皆不同，但更重要的是要和肾气丸相鉴别。此方和肾气丸同样是治疗虚寒而小便不利，同样是上有口渴而下有小便失常。但本方是治疗寒湿在中下二焦而阻隔君相之火于上，所以用附子、茯苓、瞿麦利中下焦之水湿，以薯蓣、栝楼根清金而润燥，使相火下潜。此方治小便不利，因为下湿偏重，湿多则厥阴风木升发无力所以下泄而小便多。肾气丸下焦虚多而湿轻，所以风木升发过度而上焦燥热重，出现消渴之象，比口渴更重，下焦虚寒重所以小便反多。这二方可谓是治疗阳虚小便不利的二大法，应清楚其细微之区别。

此外猪苓汤与白虎汤二方看似无关，但亦需注意区分，《伤寒论》及《金匮要略》二书中，这两个方证皆是放在一起，对比之意很明显。《伤寒论》222 条是"若渴欲饮水，口干舌燥者，白虎加人参汤主之"，223 条是"若脉浮，发热，渴欲饮水，小便不利者，猪苓汤主之"，224 条是"阳明病，汗出多而渴者，不可与猪苓汤。以汗多胃中燥，猪苓汤复利其小便故也"。在消渴小便不利淋病篇，基本是 222 条和 223 条的重复，也是接续而排列。

为什么会列在一起？仲景常如此行文以示区别。二者都有发热，口干舌燥，再者白虎汤证因燥热、大汗出而消耗阴液，也容易小便少，更容易和猪苓汤混淆，所以仲景才说"阳明病，汗出多而渴者，不可与猪苓汤"，明确指出猪苓汤和阳明燥热证的不同，临床注意从舌脉区别这两个方证。

再者，我们从仲景这些组方规则中也可以看出，对水气不利之证，他很少单独用纯粹的利尿之品，如猪苓、茯苓、泽泻、滑石等，而是往往根据阴阳寒热虚实的不同，灵活配伍。如五苓散、猪苓汤、肾气丸、瓜蒌瞿麦丸是偏于阳虚水停的，用附子、桂枝等温少阴或厥阴，或用白术以燥太阴湿土。猪苓汤、猪膏发煎、滑石白鱼散等则有养阴清风木之品，如阿胶、猪膏、白鱼等。至于其他利尿之方则更是根据病机而用，不是以利尿为用药目的，如麻黄附子汤、越婢汤等。

而滑可祛著之法的治疗除了大小便不通之外，人体内的有形积聚之物如死胎不下等也可考虑使用，如《外台秘要》备急疗难产方：治母子俱死者，产难及胎不动转者。榆皮三两，葵子五合，甘草（炙）一两，桂心一两。上四味，以水四升，煮取二升，服一升，须臾不产，更服一升。忌海藻、生葱。《外台秘要》牛膝汤，治胞衣不出，令胞衣烂方。葵子一升，瞿麦四两，滑石八两，通草六两，当归三两，牛膝四两。上六味，以水九升，煮取三升，分三服。忌牛狗肉。

而治疗胆肾结石的常用药如滑石、石韦、海金沙、金钱草、鱼脑石等，都可以根据病人阴阳虚实的不同，配伍使用，以增强其祛著之力，这也是应有之意了！譬如《外台秘要》的大咸池汤：治三阳实，大小便不通者。榆皮一两，葵子一升，瞿麦二两，黄芩一两，防葵一两，滑石二两，甘草（炙）二两。上七味，以水一斗，煮取三升，分二服。此方就可以作为实证小便不利及淋证的基本方。

### 8. 归根复命肾气丸（归根复命法）

肾气丸出现在《金匮要略》的血痹虚劳病篇，原文说"虚劳腰痛，少腹拘急，小便不利者，八味肾气丸主之"，本篇前半部分已论述过肾的藏精及气化作用，腰痛小便不利皆是肾气不足所导致，所以此方就作为了后世补肾法的基本方，也是和四逆汤截然不同的少阴治法，也即少阴相火不足的治疗。

所谓虚劳以六气来说就是相火长期不能归位而导致的肾精不足的疾病，所以《金匮要略》有"夫男子平人，脉大为劳，极虚亦为劳"的说法，以六气来说，少阴是人体的根底所在，君相二火是人体气血之根本，脉大者是血不足于内而卫气亢奋，也即相火不能归位。其病尚轻，此时可以用收敛相火之法来治疗，譬如《金匮要略》血痹虚劳病篇的桂枝加龙骨牡蛎汤、小建中汤、黄芪建中汤等，在太阴篇我会进行分析，这是着重从养血分来收敛卫气的治法，是脉浮大而空的失血之脉。

相火长期不能归位则肾精匮乏，随后卫气亦无根，脉势不足，无力向外鼓荡，阴阳俱虚则脉虚细无力，此时就需要补肾填精，而八味肾气丸就是这一方法的代表。

前边提到过，四逆汤乃泻脾之法，那么补肾之法是什么呢？《金匮要略》开篇便提出了"夫肝之病，补用酸，助用焦苦，益用甘味之药调之……此治肝补脾之要妙也。肝虚则用此法，实则不在用之"，这里讲的是治肝虚的原则。那么我们根据五味归属及五行生克之理，自然可以得出"夫肾之病，补用咸，助用臊酸，益用苦味之药"的原则，而肾气丸显然就符合这一原则。

我们先看《辅行诀脏腑用药法要》的大补肾汤的组成：地黄、竹叶、甘草各三两、泽泻、桂枝、干姜、五味子各一两。里边有咸味的泽泻，酸味的五味子，苦味的地黄（陶弘景的药物性味与后世认为的多有不同）、竹叶，还有辛味的桂枝、干姜，炙甘草在《辅行诀脏腑用药法要》的所有大补方中都出现，可谓是补药不可或缺之品。这个大补肾汤治的是"精气虚少，腰痛，肾痿，不可行走，虚热冲逆，头目眩，小便不利，脉软而快者"，这显然是后世所谓的肾阴虚证。

而《辅行诀脏腑用药法要》还有一个"固元补肾汤，治肾虚精极，遗精失溺，气乏无力，不可动转、唾血、咯血方。方用地黄、王瓜根各三两，苦酒一升，炙甘草、薤白各四两，干姜二两。药物不同但也包含了咸苦辛之法，同样都是阴阳并用，没有后世单纯的所谓补肾阴或补肾阳的单一组方法则。

再来看肾气丸的组成，组成是：地八山山四，丹泽茯苓三，肉桂附子各一。前人的所谓方解我就不多说了，此方是三补三泻、阴阳并补之方也是公认的。那么从性味上来说，它也符合咸苦辛之法，泽泻咸，地黄、丹皮苦，肉桂、附子辛，同样也有酸味的山茱萸和甘味的山药、茯苓，这种组合和《辅行诀脏腑用药法要》大补汤中都五味俱全的原则差不多。

此处，我想从另外一个角度来分析一下肾气丸的组成，从五行及五脏的角度来说，此方中熟地、附子一阴一阳是补肾中水火的；山茱萸、桂枝一阴一阳是调肝经气血的；山药、茯苓是补脾胃中气的，丹皮泽泻则是清利三焦水道的。以六气来说，熟地、附子是少阴君相二火之药；山茱萸、桂枝是厥阴风木之药；山药、茯苓是太阴湿土之药；丹皮、泽泻是少阳相火之药。本方乃用山药、茯苓以除太阴之湿，开太阴以纳阳气；熟地、附子补水温阳以壮相火之根；丹皮、泽泻收敛相火利水道以利浊气外出；山茱萸、桂枝调畅厥阴风木以利浊气疏散，以壮君火之气。所以此方乃是立足于三阴之气，同时收敛少阳相火，以使阳气封藏于肾中，后世治虚劳之法不能出此范围，简单说就是使阳气归根复命，我称此法为归根复命法，也是使龙收藏起来、以壮根本之意。

明白此法的原理，那么"大德不逾闲（限、法则），小德出入可也"，后世医家的加减变化也就自然明白了。

陈修园、郑钦安强烈反对用熟地等滋阴之品，一方面是因为他们没有清楚地看到四逆汤是泻实之法而非补养之法，另一方面也是他们自己的临床体会。他们批评的温补学派用熟地补肾之法，在医学中正是应有之法，而非一无是处。钦安之学于泻阴扶阳之法最为擅长，大概是当时人体质实者多而虚者少，所以大剂姜、桂、附每见奇效。但钦安之学于补虚一法，尚欠清晰表达。

　　当代人之体质大不如前，虚弱者多，而强壮者少，原因在于生活方式的转变、劳动的减少、食品质量的下降等环境工作诸多因素的影响。此外转基因主粮、土地微量元素不足等因素导致的粮食质量下降，主粮中的生气不足也应该是一个关键因素。所以此时再盲目照搬大剂量姜、桂、附治百病，未必合适。大剂量使用姜、桂、附究竟有何利弊，也有赖诸位读者自己体会了。仲景在四逆汤的使用中称"强人可大附子一枚、干姜三两"，意思很明确，强壮者可承受大剂量，而弱者剂量反而应小。药物的剂量应根据病人的体质强弱来定，而不一定是根据病情来定，重病用重剂只是一种理论而已。譬如虚劳病其实也是重症，但仲景多用丸药缓图，后世医家也多遵从此法。

　　对于虚劳病究竟是该以温润药为主还是刚燥药为主，仲景是有明确原则的，肾气丸便是原则，肉桂、附子仅占小量，而且取名为肾气丸，不叫壮阳丸、扶阳丸，圣人的思考应该引起我们足够的重视。《灵枢·终始》篇言"如是者，则阴阳俱不足，补阳则阴竭，泻阴则阳脱。如是者可将以甘药，不可饮以至剂，如此者弗灸。不已者，因而泻之，则五脏气坏矣"。"可将以甘药，不可饮以至剂"，圣言昭昭，对于虚劳患者往往是欲速则不达。

　　历史上任何一个医家针对时弊而提出的补偏救弊之法，都是权变法而非大经大法，往往矫枉过正，此一时彼一时，在我们这个以手无缚鸡之力的虚人为主的时代，诸君研究医学，请三复斯言然后再言论治。

# 第三章
## 阳明御龙说

### 一、阳明燥金的气化

六经病中排在第二的是阳明，在六气上就是阳明燥金，阳明是标，燥金是本，在天气为燥，在地气为金，阳明包括了手阳明大肠与足阳明胃的经腑。在六气上阳明为燥金之气，司化者为手阳明，从化者为足阳明，也就是说足阳明之土从手阳明之金而化。阳明病开篇便说"阳明之为病，胃家实是也"，大多数研究者一致认为胃家包括了胃和大肠，从气化学说来看这是毫无疑问的。但从气化角度来说，阳明燥金之气的主气者是手阳明，在脏腑上来说是大肠，不要以为大肠没有胃重要，这一气化体系中，大肠燥金是主导。

《内经》言"阳明之上，燥气治之，中见太阴"，那么什么是燥气呢？《说文》说"燥者，乾（干）也"，显然是和湿相对的。天地一元之气分为六气，六气都是元气的化现，元气分而为阴阳，水火是阴阳的征兆，水火之气相交则蒸而为湿。那么燥气是什么呢？燥气就是水火之气不能相交，天气不能下交于地，即火不能蒸水，则地气不能上为云；地气不能上济于天，则水不能济火，天气不能下为雨。水火不能相济所以天地之令肃杀，生机枯槁，草木枯萎，黄叶飘零。燥金乃肃杀之气，收敛天地生生不息之化育而归藏于密，正是燥金之作用。

天地之燥气在人身上所应之象为胃和大肠，二者皆是消导水谷之腑，正因为本具燥气，所以水谷在其中才能消化，人正常的消化能力正赖燥气充足，若燥气不足则水谷不能充分消化，大便溏泄。若燥气太过，则水谷消耗过多，而大便干结难下。燥金若要在人体中起恰到好处的作用，则要中见太阴湿土之气，燥湿相济而生化无穷。

燥气失衡则病，有阴燥有阳燥。阴燥则火不能蒸水，燥化不足则不能消水谷；阳燥则水不能济火，燥化太过而损伤津液。

### 1.庚金的权柄

庚是天干第七位，在十天干与脏腑的配合中，阳明大肠配庚金，阳明胃为戊土，都属阳干。庚的原意为"脱谷的农具"，篆体的形象是"人两手把干立"。《说文》曰："庚位西方，象秋时万物庚庚有实也。"《说文解字注》曰："庚，言更也。万物皆肃然更改，秀实新成。"庚的基本意义是万物收敛有实，因为其肃杀、更改、坚强之性，在五行上被用为金气的代表，它是阳金，是"斧钺之金"，主宰天地肃杀的权柄，在天是风刀霜剑——清冷肃杀，在地是金铁——铮铮铁骨，在人事上则是兵革之变——战争和军事。

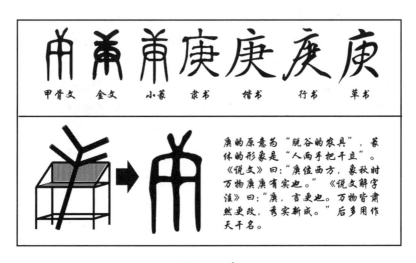

图2-4 庚

阳明燥金之气在五行中属于金，在六气模式下的人体阴阳升降之中，阳明燥金是收降阳气的，它是人体的太阳之气达到极高之域后，往下收敛的能力，这一能力称之为燥金。燥金之气本是人体正常的六气之一，而在这里我们就要着重谈一谈阳明燥金之气的收降能力意味着什么。

司马迁在《史记·律书》中说：阊阖风居西方。阊者，倡也；阖者，藏也。言阳气道万物，阖黄泉也。其于十母为庚辛。庚者，言阴气庚万物，故曰庚；辛者，言万物之辛生，故曰辛。北至于胃。胃者，言阳气就藏，皆胃胃也。北至于娄。娄者，呼万物且内之也。北至于奎。奎者，主毒螯杀万物也，奎而藏之。九月也，律中无射。无射者，阴气盛用事，阳气无余也，故曰无射。其于十二子为戌。戌者，言万物尽灭，故曰戌。这一段介绍居于西方的阊阖风运行时阴阳之气合律消长及物候变化的情况。西风主事时，阳气在引导万物至成熟以后闭藏于地下，故谓之"阊阖风"，也就是金气的作用。阊阖风北行，历经胃宿、娄宿和奎宿时为九月。九月之气与音律之无射、天干之庚辛二母和地支之戌建相应合。胃宿意味着阳气像胃囊包藏食物一样地闭藏于地下，娄宿意味着呼唤万物进入收藏它们的地方，奎宿意味着刑杀万物并将它们包罗收藏；无射意味着阴气强盛主事、阳气消尽无遗，戌建意味着万物尽灭，庚母意味着阴气要改变万物，辛母意味着万物将获得新生。这一段可以说把阳气收藏的时节因素明白表达了出来，而庚在十天干中就代表大肠，胃宿和胃也自然是相关的。

前人总是把金的肃降和肺联系起来，就如同说中土就往往只想起脾一样，其实人体的气化并非如此。在十天干的体系中，人体的收降能力首先来自庚金，所谓"万物收敛有实"。肺属辛金，是阴金，辛是新的意思，意思是"万物初新皆收成"，辛金是"首饰之金"，它是金气收敛成象的金，所以是阴金。"阳化气，阴成形"于十天干同样适用，在金系统中，操纵天气肃杀之权柄的是庚金，庚金大肠是阳是本，辛金肺是阴是末，阳主而阴从。

人体的燥金收降之气有多重要？在讲太阳丙火时我们说过，不要忽视了丙火之气，因为此火是人体生命力的来源，这里再展开谈谈。《易经》的谦卦之象辞曰：谦，亨。天道下济而光明，地道卑而上行，天道亏盈而益谦，地道变盈而流谦，鬼道害盈而福谦，人道恶盈而好谦。谦尊而光，卑而不可逾，君子之终也。谦卦是上卦为地，下卦为山，山高于地而居于地下所以为谦，也是唯一一个六爻皆吉的卦象，所以象辞称其为亨。

而象辞讲到的"天道下济而光明"，首先就包含了我们说的太阳丙火之气下降而地球始有生机的含义，地球与太阳相比，卑微得不值一提，但太阳不是高高在上，而是主动地把它的火热降到地球上，这就是天道下济。而地球也不能不识抬举，要好好地保护这种恩赐，就像谦卦一样，坤为纯阴在上，艮为少阳在下，阴包阳，太阳系中只有地球处在了最合适的位置上，这是它的可贵之处，所以它就能收藏太阳之火力，化育生命，其他的行星则不能如此。地球上生机勃勃，万物生长，这也就是"乾知大始，坤作成物"的含义。

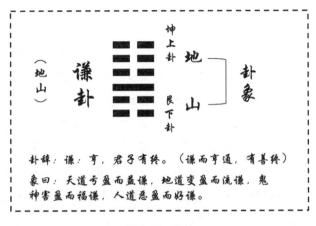

图 2-5 谦卦

为了理解起来方便，我们可以结合宇宙的发生学来大概谈谈。宇宙的起源说中大爆炸说是比较流行的，据天文学的观测，整个宇宙也是从一个没有时间与空间的奇点爆炸产生后，就不断地膨胀，膨胀显然是在发散，发散到最后宇宙会突然趋向消亡，形成黑洞。

但作为中国人的我们，应该从反面考虑，宇宙在膨胀的同时是不是也有种收缩的力量维持着呢？要不然它无法维持它一生的平衡。我说宇宙一生的平衡指的是宇宙从生到消亡这个过程，就犹如我们一年一年周而复始一样。其实西方人早就这么想了，爱因斯坦也是这么想的。宇宙学中的黑洞理论很有意思，爱因斯坦的相对论认为，当一颗垂死恒星崩溃，它将聚集成一点，这里将成为黑洞，吞噬邻近宇宙区域的所有光线和任何物质。恒星在崩溃后聚成一点，这就是收藏的能力。随后的霍金理论认定黑洞再旋转就有可能通往另一个宇宙，但是你会无法回到我们的宇宙，所以严格来说掉入黑洞有可能全身而退，只是永远从本宇宙消失了。霍金的理论比较对中国人的胃口，收藏起来后不会是彻底的消失，它肯定还会回来，只不过啥时候回来，回到哪里？这些问题就靠科学家们去研究了。

但中国人的《易经》反正早说了"原始反终，故知死生之要"，宇宙中肯定有控制这个宇宙不至于快速膨胀消亡的力量，这个力量才是我们这个宇

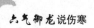

宙得以存在的关键因素，它是什么，叫什么，我们不知道，交给科学家去研究好了，我们就是要通过宇宙之道明白，天地宇宙都有一种收藏的力量，也难在收藏，收藏的力量中国人称之为庚金。

老子也基于《易经》而循天地之道，重谦道，重收藏。讲致虚守静、归根复命，讲知白守黑，讲重为轻根、静为躁君，都是在讲一个收藏，可以说道家的观点就是"天道贵收而不贵发"，从这个角度才能深刻体会周敦颐先生的"圣人定之以中正仁义而主静（无欲故静），立人极焉"这一基本概念。

宇宙天地本身就在发散，发散就意味着消亡，收敛就意味着新生，宇宙膨胀到一定程度就会"归根曰静、静曰复命"，可以获得新生。人体何独不然？人的精神形体最难的就是收藏，精神上心猿意马，肉体上一刻不闲，中国的心性之学用一句话概括就是"收藏身心，复归于婴儿"，也就是改变我们从生到死的顺向过程，逆而行之，以期超凡入圣，而整个人类社会的发展在道家看来不过是背道而驰罢了。

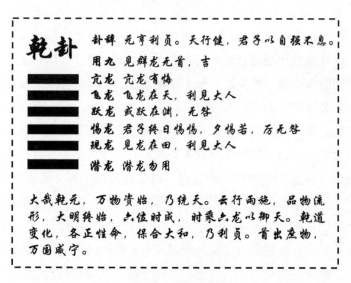

图 2-6　元亨利贞

再从易象上看，《周易》以乾卦为金，乾卦的象辞曰"大哉乾元，万物资始，乃统天。云行雨施，品物流形。大明终始，六位时成。时乘六龙以御天。乾道变化，各正性命，保合太和，乃利贞。首出庶物，万国咸宁"。这一段讲的就是天地所以能交感的根本原因在于乾金之下济坤土，从此地天交泰，品物流形。乾金乃天地交感之原动力，所以说"万物资始"。具体到人身上，这个生化万物的能力就是来自庚金，在六气上来说是阳明燥金把太阳之气收敛起来，在少阳相火的枢转下经太阴湿土之开进入三阴，完成阳气之收藏过程，这是人体气机升降中的最重要一环。

在时节上来说，尽管冬至是一年之开始，但它能复命却是来自秋季之收藏，在生长化收藏这五个过程中，最难的就是开始之收，所以古称"多事之秋"。在人体也是"贵收而不贵发"，人体之阳气只要能收藏好，就必然能升发，这就正如自然界的动物冬眠一样，就是为了最好地收藏阳气，以待来年。所以要获得人体健康就必须要重视阳明的收降之气。而阳明病是什么，就是阳明燥金的收藏之气被热邪所伤，不能收藏，阳气不能入三阴，亢奋于外，以致阴竭于内，这是阳明病的基本病机，我们所讲的庚金为人体收藏之气与乾卦之精神一脉相承。

而阳明这个词也在后世有了特殊的含义，天地之间光明伟岸的事物都可以用阳明来代指，如《汉书·孔光传》解释日蚀时说"臣闻日者众阳之宗，人君之表，至尊之象。君德衰微，阴道盛彊（强），侵蔽阳明，则日蚀应之"，这里是以太阳为阳明；《后汉书·五行志二》曰"或以为凤凰，阳明之应，故非明主，则隐不见"，这里以凤凰为阳明。

阳明为人身之至尊，而人身的性命之学中一个核心的概念就是心性，这个光明通达的心性就是人身之至尊，就是阳明。更巧的是，中华民族儒家心学的创始人王守仁，也号称阳明，以阳明之号讲阳明之学，明实相称，天理昭昭，是天命还是巧合呢？近代高僧本光法师也常用"阳明正知"来代指人之本性。中华精神之一脉相承，由此可见。

再看这个时代，大家都说是浮躁的时代，什么是浮躁？简单来讲就是不能收藏。天气不能收藏，所以灾害频发；地不能收藏，开采地下能源，所以环境破坏，温室效应；人不能收藏所以相火不能归根，下元亏虚，土湿水寒，百病丛生。而本章谈的与阳明最相关的大肠、胃，都是处于燥降之气不及的状态，燥金不及则湿寒偏胜，最终痰湿凝结，胃癌、贲门癌、直肠癌、结肠癌多发。城门失火殃及池鱼，燥气不及，导致从太阴湿土而化气的肺金雪上加霜，更易生病，目前肺癌发病率排在肿瘤疾病的第一位，难道不是顺理成章的吗？《老子》讲：昔之得一者，天得一以清，地得一以宁，神得一以灵，谷得一以盈，万物得一以生，侯王得一以为天下贞。其致之，天无以清将恐裂，地无以宁将恐发，神无以灵将恐歇，谷无以盈将恐竭，万物

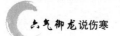

无以生将恐灭，侯王无以贵高将恐蹶。所谓"得一"即是得道，道在人身上的体现就是"阳明正知"，人类只有秉持自己的阳明正知行事，以天地万物为一体，参赞天地之化育，才可能生存下去。若是以自我为中心，戕害天地万物而自利，其结果必将是整个人类文明"将恐灭"，人不循天道则天必亡之，也是自然之理。对于收藏的另外一个关键环节，少阳相火，我们少阳篇再谈。

### 2. 病机十九条为何无燥邪病机

知道了阳明燥金的重要性，我们再来看学术上的一些争论可能会更明白。《素问·至真要大论》的病机十九条大家都熟悉，唯独没有燥邪致病，而且《素问·阴阳应象大论》中的"秋伤于湿，冬生咳嗽"专门不写成"秋伤于燥"，而且《内经》不止一处，都写成秋伤于湿，历来学者中很多都在争论为什么没有燥邪致病？

金代刘完素研究病机，专门补入了"诸涩枯涸，干劲皴揭，皆属于燥"，后来跟风者不少，清代喻嘉言专门做《燥病论》，认为《素问·阴阳应象大论》中的"秋伤于湿，冬生咳嗽"是传抄错误，应该是"秋伤于燥"。后来的温病学派关于究竟是秋伤于燥还是秋伤于湿有很多讨论，观点各异，《温病条辨》就专门列了"秋燥"这一病名，随后成为大家公认的一个温病类型。

那么根据前边讲的阳明燥金在天地之间的作用，我们还不能看出为什么《内经》不列燥邪为病的病机吗？正常的燥金之气乃天地生化之根本，唯恐其气不足，哪里会有什么燥邪致病呢？燥金之气变为邪气，乃是阴阳转化不利的结果，而不是燥金自身的问题。在六气来说水火是根本二气，水流湿，火就燥，燥有寒热之别，寒会燥，热也会导致燥。

就燥邪来说，譬如阳热盛时，人体水分丢失就会燥，阳明病的白虎汤、承气汤都是直接治疗火热，釜底抽薪。热去以后如果阴津未复，才有竹叶石膏汤、麦门冬汤、炙甘草汤的滋阴法。这类似于后世温病学派所谓的热燥。而且我们知道，天寒冷时气候普遍偏燥，在人体来说，阳气不足了，不能化水为气了，人体也会燥，这时候根本不能用滋阴之法，反而要用温阳益气之法。后世温病学派的凉燥之说，虽然认识到了这一点，但治疗上却显得太过局限了。风也有寒热之别，寒了木郁则生风，热了木枯亦生风。所以说六气就是阴阳的变化而已。

这里需要强调，温病学派的根据外部气候环境变化的病因学思路，根本不同于《伤寒论》以六气为人体自身的六气的理念，这就是前边我讲的温病学没有理解《内经》六气的真正概念，这也是导致他们抛开《伤寒论》的六经系统，另寻出路的根本原因。进言之，这也是后世一直争论寒温之别及《伤寒论》方剂能不能治疗温病的问题所在。

明白了这些，就知道温病学派的思路是不同于《伤寒论》的，当然也不同于《内经》的本义，从某些角度来讲是离经叛道的，譬如他们所立的治疗燥邪的处方如桑杏汤、翘荷汤、清燥救肺汤、沙参麦冬汤、三甲复脉汤等，所治疗的都是因热而导致的水分不足，是在治热，而不是真正的有什么治燥法。把燥邪单独列为致病因素，反而使一般的初学者，不分寒热，一见干燥证就滥用清热润燥之法，贻害无穷。

其实温病学所列举的很多名目，如冬温、春温、秋燥、暑温等，大可不必。温病的分类归根结底就是在说热邪究竟夹没夹湿邪的问题，另外就是伤阴伤阳到何种程度的问题，秦伯未先生就认为温病的名目太繁杂，应该以有无湿邪分为单纯的温热证与湿夹热两类为好。

我常说，对温病的整个体系都需要再评判，其实就是站在《内经》六气的基础上来说的，这一观点对理清当前中医界对《伤寒论》不能治疗温病及不能广泛应用经方的一些错误观念，有重大意义。

再加上后边我对人体究竟是容易燥还是容易湿，是容易寒还是容易热的问题的分析，大家会对人体的生命状态有一个基本认识。

### 3. 有胃气则生，无胃气则死

谈完了庚金大肠，再来看戊土胃。土在五行中的作用是升降水火，交互金木的，是至关重要的，土包含戊土和己土，被人们泛称为中土之气，但人们同样只重视脾土而忽视胃土，可实际上胃土才是中土的关键。胃的金文是""，上边描述的就是胃囊中盛放的食物，下边是月肉旁，是个象形兼会意字。二十八宿的西方七宿中有"胃宿"，司马迁在《史记·律书》中说"北至于胃。胃者，言阳气就藏，皆胃胃也"，也就是说胃描述的就是阳气收藏的状态，胃囊包藏食物就像阳气开始闭藏于地下一样。

《史记·天官书》说："胃，天仓。"《史记正义》说："胃三星，昴七星，毕八星，为大梁，于辰在酉，赵之分野。胃主仓廪，五谷之府也。占：明则天下和平，五谷丰稔；不然，反是也"。这里说胃宿是天仓，其含义和我们强调燥金之气是天地之根本一样，在星宿的占候中，胃宿明亮则天下和平，晦暗则饿殍遍野。《素问·灵兰秘典论》说"脾胃者，仓廪之官，五味出焉"，其着重点是胃，这样才可以和天上的胃宿作为天仓的作用对应。而脾在《素问·刺法论》中另有专职，是说"脾为谏议之官，知周出焉"，脾是阴土，它是秉承阳土的能量而生，所以只能是对阳土的所作所为进行监督，提出建议修订，这个正是我在后边要强调的阳明燥气一旦不足则往往表现为太阴湿土太过的问题，在人体症状上反而表现为脾土太湿的问题，脾脏把人体燥金之气不足而湿气太过的情况表现出来，不就是像谏官提出当前国家面临的弊病一样吗？

戊土是阳土，是城墙之土，基本意义是万物茂盛，前人定义为"非城墙堤岸之谓也，较己（土）特高厚刚燥，乃己土发源之地，得乎中气而且正大矣"。又有人说"戊土洪蒙未判，抱一守中，天地既分，厚载万物，聚于中央，散于四维。在天为雾，在地为山，谓之阳土"。

戊在天干中处于第五位，己处于第六位，在天干中处于中间的位置，所以《汉书·律历志》中有一句著名的话说"夫五六者，天地之中合，而民所受以生也"，这个五六说的就是天干的第五和第六位，也就是戊己土，在《伤寒论》184 条说"阳明居中，土土也"，这里说的居中也正是《汉书》中的含义，而不仅是说五行上土居中央，而且仲景也说阳明是"主土也"，他没有说"阳明太阴居中，共主土也"，仲景强调的也是阳明燥土在中土中的主导作用，这种毫厘之辨，必须重视，可惜这一思想历来被忽视了。重视中土是中国文化的一贯思想，传说黄帝的生日也是戊日，可见人们对阳土的重视，黄帝是农业文明的创始之主，生于戊日也是一种应象。人体得以生存的基础就是燥金之气消化饮食水谷，而水谷则是动植物所收集的天地之能量，人之所以能盗取天地之气以为我所用，就是靠胃土所秉持的燥金之气，在这个角度上，说胃土其实正是说的它禀受的燥金之气。

在此基础上，我们把"有胃气则生，无胃气则死"的说法探讨一下。此说最早见于《素问·平人气象论》："平人常禀气于胃，胃者，平人之常气也。人无胃气曰逆，逆者死……人以水谷为本，故人绝水谷则死，脉无胃气亦死。"大多数医家泛泛理解为中土之气对五脏六腑的滋养作用，这么说没有错，但其实没有抓到根本，也导致了后世很多医家对戊土和己土的关系认识不清，进而对临床上土的燥湿问题认识不够。如此囫囵吞枣的结果就是对临床治疗脾胃病究竟是燥多还是湿多的问题认识不清，从而导致对人体用药究竟是以寒为主还是以温为主把握不足。

而重视胃气的思想从《内经》到《伤寒论》一脉相承，胃气首先即戊土之气。今天我们就借经典中的言论及戊土和庚金的关系对此做一番彻底探讨。我反复强调中医要从气化上理解其基本概念才能抓住根本，特别是对经典中的经典概念，这也是一个例证。

上面提到了"平人常禀气于胃，胃者，平人之常气也"一说，《内经》没有说"胃家"，也没有说"脾胃"，为什么？这就需要从前人对戊土的认识说起。古人说戊土"乃己土发源之地，得乎中气而且正大矣"，这一说法直接强调"戊土是己土发源之地"，为什么？因为戊土是阳土，在五行生成上，阳土是由阳火丙火生出来的，前面我们也强调了丙火的重要作用，说太阳之火丙火是人的生命之源，这里就可以看出端倪来。戊土是高山，是阳土，是城墙之土，己土就是洼地、是湿地、是卑监之土，土是随着流水或风的作用从高往低处平铺的，所有的农业文明都建立在大河流域就是这个道理，所以从自然之象上来说戊土也是己土的根源。从阴阳气化上来讲，阳无形而化气，阴成形，阳土是功能，而阴土是载体，土的功能似乎是脾为主，其实背后之能力来自戊土。

但要从根本上说明白这一问题，还得从六气的气化上来说，六气的气化规律是古人对气机变化流行的最高准则。

中土之气是戊土和己土两者，那么也就是常说的燥湿二气，二气平衡则中气正常，二气失常则中气失常。先看戊土，戊土胃能生庚金大肠，在气化上母从子化，足阳明从手阳明而化燥金，所以戊土的燥是从化的，不是主令。己土是脾，气化上属太阴，太阴包括肺，是辛金，太阴在六气上是湿土，也就是说太阴肺金是从足太阴己土化气的。太阴己土是主令者，太阴辛金是从化者。

那么就阳明胃戊土的燥和太阴脾己土的湿来说，二者是不是恰好就均衡呢？当然不是，太阴湿土是主令者，旺；阳明燥金是从化者，弱。在中气的二土中就是燥不敌湿，所以这才是人体的常态。燥不敌湿我们不是要病吗？

非也。我们试从大的环境来看，地球上的陆地占 30%，海洋占 70%，是不是湿气为主导？我们再来看人身上水分占总重量的比重。研究表明胎儿水占人体重量的 90%，婴儿水占人体比例的 80%，青壮年水在人体内的比例降到了 70%，中老年水在人体内的比例降到了 60% 甚至以下。老人及婴幼儿，一个行将就木，一个尚未成人，他们体内的水分就不符合地球上的水陆面积比，而只有最健康的青年人的水分比重正好是和地球一样的，这是巧合吗？不知道，但中国古人称其为天人相应。

地球这个水球怎样保持其勃勃生机？它得靠太阳丙火的蒸腾气化，而且得不近不远，恰到好处。太阳系的九大行星中（现在也有把冥王星排除在外，而称为八大行星的说法），按照离太阳的距离从近到远，它们依次为水星、金星、地球、火星、木星、土星、天王星、海王星、冥王星。离太阳最近的水星、金星表面温度太高，其他的又太远，只有地球的温度适合有生命，原因就在于地球上有水和土的合理搭配，如果没有这个比例，即便距离合适，地球的温度也不适合生命，所以《易经》有言"水土合德，世界大成"。而水也可以作为考察一个星球上能不能产生生命的基本条件，在太阳篇就讲过水和火的关系，太阳膀胱壬水的壬就是"壬养万物于下"的意思，也即是妊娠的壬。其实我们也可以说水就是火的储存方式，大家都能感受到气候的变化，但你可能不知道的是，海洋是全球气候系统中的一个重要环节，它通过与大气的能量物质交换和水循环等作用，在调节和稳定气候上发挥着决定性作用，被称为地球气候的"调节器"。占地球面积 71% 的海洋是大气热量的主要供应者，如果全球 100m 厚的表层海水降温 1℃，放出的热量就可以使全球大气增温 60℃。海洋也是大气中水蒸气的主要来源。海水蒸发时会把大量的水汽从海洋带入大气，海洋的蒸发量大约占地表总蒸发量的 84%，每年可以把 36000 亿 $m^3$ 的水转化为水蒸气。因此，海洋的水温和蒸发量直接左右着大气的热量和水气的含量与分布。同时，海洋还吸收了大气中 40% 的二氧化碳，而二氧化碳被认为是导致气候变化的温室气体之一。

所以我说水是火的收藏状态也不为错，温度就是火，温度超过 100℃，水就气化了。温度低于零度，水就固化了，所以水和火的交融互化才是形成生命的基本条件。

作为人类来说，也只有懂得用火后才有了文明的曙光，而在钻木取火前最早的火也是来自自然界的"天火"。火为什么重要？人体的常态就是燥不敌湿，要想维持健康就得用火来维持燥湿的平衡。能用火则人类不再仅仅依靠晒太阳来获取火力，首先可以取暖，也可以吃熟食，熟食比冷食多的就是火力，或者称之为阳气。由此人才把多余的能量收藏起来，充实肾气，从而让脑髓增长，思维能力增强，从此才开始"人猿相揖别"，可以用脑来思考世界，改变世界。火的重要性还用质疑吗？

所以，中土的燥湿问题至关重要，它牵扯到我们医学上究竟该用火还是用水为主导的问题。人体之生命虽由阴阳二气构成，但为什么强调阳主阴从？燥湿的关系才是阳主阴从的根本所在。历史上刘完素从六气中有一水（寒水）二火（相火、君火）出发，得出"一水不敌二火"的结论，不知迷惑了多少后世医者。朱丹溪又从"阳易动而阴欲静"的理论出发，歪曲了理学家"主静"之说，搞出了"阳常有余，阴常不足"的似是而非之论。而这些学说其实都是把天地之道中的肃降之气常不足的道理——即丙火最难收藏于壬水的道理没搞明白，他们创立以寒凉滋阴药为主之学派，离经叛道而不自知，这和当前某些人以人体老年后体内水分不足所以要滋阴补水，是一样的可悲可叹啊！此问题我们会在其他篇章中详论，此处不谈太多，但今天到处都是说自己上火的人，这都还是刘、朱的"流毒"。

这里我郑重强调，太阴湿土和阳明燥金的关系问题，是中医学的根本问题，也即是燥和湿的问题，人体的整个生命奥秘在中气，中气就是燥和湿的合体，而人是裸虫而属土。而关于阳明燥金和太阴湿土的关系，在《内经》中也有强调，留待太阴篇再展开讨论。

### 4.《伤寒论》中对胃气的重要论述

《伤寒论》362条"下利、手足厥冷、无脉者，灸之不温，若脉不还，反微喘者，死；少阴负趺阳者，为顺也。"这里提到了"少阴负趺阳为顺"一说，一般注家多从有胃气则生立论，其实这句话的核心还是要强调阳明胃气在整个人体中的中流砥柱作用。362条本来在描述下利而手足厥冷的阳气虚脱之证，此时如何判断疾病的预后？仲景从症状上描述后，又特地提出了三部九候诊法的趺阳脉与太溪脉。如何理解少阴负趺阳为顺？趺阳指趺阳脉，即足阳明胃经在脚面上冲阳穴处的动脉，为三部九候脉之一，五行属土。少阴指少阴脉，即足少阴肾经在内脚踝太溪穴处的动脉，为三部九候脉之一，五行属水。负为胜负之负，小于之意。少阴水小于趺阳土，则土能制水，为顺。趺阳土小于少阴水，则土不制水，为逆。土胜水为常，水胜土为变，土不胜水则决堤，水灾作矣。膝踝以下浮肿，皆是水气失制决冲漫溢所致，即趺阳负于少阴之象。所以这里正是强调阳明戊土之气是肾水能否得治的关键，而结合十天干之合化中"戊癸化火"的理论，可以知道此处仲景特意提出趺阳脉是有特殊意义的，而非泛泛地谈中土之气。戊为胃土，癸为肾水，所谓"戊癸化火"在脏腑上可以理解为，戊土能降火于水中，戊癸相合才能化水为气。《内经》言"肾者，胃之关也，关门不利，故聚水而从其类也"，这里的胃肾关系也可以从这个角度来理解。

另外，阳明病篇的184条"问曰：恶寒何故自罢？答曰：阳明居中，主土也。万物所归，无所复传。始虽恶寒，二日自止，此为阳明病也"，这里仲景也明确提出了"阳明居中，主土也"。是阳明主土，而没有说太阴主土，大家记清楚，贵阳而贱阴。而对"万物所归，无所复传"一句，历来注家大多随文衍义，其实正是没有明白戊土的特殊作用。

首先，无所复传指的是如果病到阳明这一关来，就表现为燥热之证。无所复传当然不是指疾病到阳明就算完了，阳明病以燥热盛津液消耗为主要特征，也就是说阳热之气太过了，到最后必然是要消耗三阴收藏之气的。阳明病当然可以传变，少阴篇的三急下证就可以看作是阳明热盛迅速传及三阴的阳明证。所以无所复传指的是阳明病的燥热病机如果不解决，那么随着燥气的比例增多，湿气逐渐减少，最终中气必然消亡。再深一层论，《伤寒论》中的死证有阳明热盛证的阳盛阴竭和少阴厥阴篇的阴盛阳竭，但不论阴竭与阳竭，最后都是中土之气的消亡，也就是胃气的消亡，这仍是在强调《内经》"有胃气则生，无胃气则死"的观点。

### 5. 热证究竟该占多高的比例

我们谈了阳明在人身中的重要作用，大家似乎觉得阳明病应该很多了，可实际上并非如此。

前人讲"实则阳明"，也就是说阳明病多实热，仲景对阳明病来源的总结在179、180、181三条，以181条说得最清楚："问曰：何缘得阳明病，答曰：太阳病，若发汗、若下、若利小便，此亡津液，胃中干燥，因转属阳明。不更衣，内实，大便难者，此名阳明也。"发热性疾病，但却乱用汗、吐、下法，热没有消除，却损伤了津液，所以阳明的燥气被伤，不能肃降，以至于大便难。这种情况是热气太过，导致的阳明燥气显现，在临床上究竟有多大比例呢？我们来看看仲景的用方统计。据统计《伤寒论》113 方中麻桂方类占曰 40%，姜附汤类约占 30%，寒热错杂的大青龙、泻心汤类、乌梅丸类约占 20%，而纯热证的白虎汤、葛根芩连汤、黄芩汤、承气汤、白头翁汤、黄连阿胶汤类只占 10%。所以说整部《伤寒论》的用方规律和我们说的湿气占 70%、燥气占 30% 的理论推测竟是惊人的相似。

也就是说在临床实际中，阳明热证并不常见，人体中土的湿气始终处于优势地位，这也正是为什么临床上燥湿健脾法的运用远远多于养阴清热益胃法的原因。天之道损有余而补不足，在脾胃的关系上亦是如此，我们要损湿气的有余，补燥气之不足。

由此我们可以知道基于阳明病基础上的刘完素的火热论，张从正的攻下法，朱丹溪的滋阴论，温病学派的清热存阴诸法究竟在临床上占有多大的比例，不是说我们遇不到，而是说温热病的发病率天然没有那么高。这个发病率是由人体的气化规律决定的，在如今这个时代，从理论上对人体疾病的发病规律有个总体认识，尤其重要。

## 二、阳明有无虚寒证

阳明有无虚寒证是学术界有争议的话题之一。有支持者举出了阳明篇的吴茱萸汤证及其他牵扯虚寒的条文，否定者则认为"实则阳明，虚则太阴"，虚寒证应当归属于脾，这是柯韵伯最早提出来的。柯韵伯的依据其实是《素问·太阴阳明论》，原文说"黄帝问曰：太阴阳明为表里，脾胃脉也。生病而异者何也？岐伯对曰：阴阳异位，更虚更实，更逆更从，或从内，或从外，所从不同，故病异名也。帝曰：愿闻其异状也。岐伯曰：阳者天气也，主外；阴者地气也，主内。故阳道实，阴道虚。故犯贼风虚邪者阳受之，食饮不节，起居不时者，阴受之。阳受之则入六腑，阴受之则入五脏。入六腑则身热不时卧，上为喘呼；入五脏则膜满闭塞，下为飧泄，久为肠澼。"这段经文其实已经讲了脾胃所以生病不同的原因，但还没有彻底说明白。

那么怎么来彻底解释这个问题？我们还得回归于脾胃本身的气化上来。脾胃都是中土之气，脾家湿而胃家燥，而从化之燥气常不敌主令之湿气，这是人体气化之常——易湿而难燥，人体欲健康，必须燥金之气能抵挡湿土之气。而燥湿的胜负其实便是中气的虚实，中气实，燥土能司气，太阴湿土从而化燥，这是"实则阳明"。由于人体气化之常态，这个比例很小，所以我们不能认为阳明病的实热是其主体。"虚则太阴"指的什么？中气虚则燥从湿化，从而太阴湿土之疾显现，进而传变三阴，以至于有四逆汤、真武汤等变证。

所以说从人体气化之根本角度来说，"实则阳明，虚则太阴"是见道之言。阳明病有实热证不假，阳盛则热，太阴湿土化燥，所以宜凉泻，但不是全部。阳明病更多的是虚寒证，阴盛则寒，阳明燥金化湿，所以宜温补。阳明寒证不但有而且更多，但我们不归之于阳明而多归于太阴，名为阳明病实则太阴病，这也没错。

那么临床上怎么鉴别阳明的寒与热？这个仲景其实早已明确区分。190条：阳明病，若能食，名中风；不能食，名中寒。191条：阳明病，若中寒者，不能食，小便不利，手足濈然汗出，此欲作固瘕，必大便初硬后溏。所以然者，以胃中冷，水谷不别故也。中风与中寒的区别我们在太阳篇已经讲过，中风是偏向于热，中寒是偏向于寒。从这里就可以看出仲景的几个判断标准，能食不能食、吃了后大便如何、手足的冷热。

三条中能不能吃是个关键，俗话说人是铁，饭是钢，一顿不吃饿得慌，后天之气血都得靠后天饮食的摄取来维持生命的延续。

而摄取量的多少就如同轮船的吨位一样，意味着你的承载量，旧社会地主家招长工先看你能吃多少饭，其实就是在看你的承载量。吴晓波曾经与很多企业的创始人共餐，他发现一个规律：企业领导者一般都是其团队里饭量最大的人。中医上怎么来理解这个事儿呢？能吃表明阳明之气旺，如此则以天地之谷气养人身之气的能力就强。而阳明胃为"市"，市就是交易互换的场所，所谓企业家其实就是"以此有换彼无"，就是交易者，也和阳明有关。此外，阳明大肠是"传导之官，变化出焉"，人体的大肠就是把食物加工成了肥料，也是个工厂。人类的文明都发源于大河流域，这些河流都是地球的大肠，是传导之官，也是人类文明从无到有的创造者，所以阳明可谓是革新者。而企业家最能吃饭的结论，正符合了秉阳明之盛气的人做变革创新工作容易成功的道理，这也是一种应象！诸位想知道自己是不是大企业家的料，就看看自己的饭量吧！

所以"能食名中风，不能食名中寒"这个判断寒热的标准在临床上太有用了，能不能吃饭来判断胃气的寒热十拿九稳，譬如体质壮实的人一般食量多于体质弱的人，我们上一辈的人食量反而常多于我们这一代人，也正说明我们这一代人体质的下降，一个久病之人饭量渐减，也恐怕命不久矣。譬如司马懿问疾的故事，懿问曰：孔明寝食及事之烦简若何？使者曰：丞相夙兴夜寐，罚二十以上者皆亲览焉。所啖之食，不过数升。懿告众将曰：孔明食少事烦，岂能久乎？这里司马懿用的就是医学原理来刺探情报，可惜这个使者不明就里，泄露国家机密却不自知。

当然这个能不能吃还不完全，还得补充一个标准，排便正常与否。能食而排便正常才是常态，能食而不排便就有点偏燥了，不排便又有痞满燥实之证，那就得承气汤泻之了。而仲景诊断中寒家的"大便初硬后溏"，可以扩大到大便溏。一个人能吃但大便溏说明什么？说明脾家运化之力已弱，需要注意脾阳已不足，再发展下去就不能吃了。与司马懿问疾的故事相对，有"廉颇老矣，尚能饭否"的典故。这里再说说这个故事，廉颇被免职后，跑到魏国，赵王想再用他，派人去看他的身体情况，廉颇之仇人郭开贿赂使者。使者见到廉颇后，廉颇为之一饭斗米，肉十斤，披甲上马，以示尚可用。赵使却无中生有，回来报告赵王说：廉颇将军虽老，尚善饭，然与臣坐，顷之三遗矢矣。赵王以为老，遂不用。廉颇很能吃饭，为什么赵王不用？正因为使者污蔑廉颇能吃饭，但一顿饭工夫就拉了三次，这样的人怎么去带兵打仗呢？所以赵王最终的诊断就是——廉颇老矣，不能再用了。

但是，对一些特殊的人，临床上得注意区分，譬如一直控制食量的人，有内丹修行的人"气足不思食"，这些人的饭量少不一定是寒。还有就是糖尿病人即便能吃也未必是热，有些病人能吃而不胖也未必是热，需要有充足的热证证据，得看脉。我自己上高中那会就是能吃而不胖，大便偏干。上大一时自己学医了，不太懂脉，对着教科书一看，自己开了清胃散，一剂下去胃痛了几天，赶紧用附子理中汤吃了几天胃才缓过来劲，那时候就明白尽信书不如无书了，能吃而不胖且大便干也可能是脾虚。吃饭与排泄是人体的基本生理功能，我们也要知道这些基本生理功能对中医的诊断具有的重要意义。

这里再顺便补充一下诊断学方面的关键问题。中医诊断学靠什么？望闻问切。关键是望闻问切你关注的是什么？这个在理上你必须明白。望闻问切关注的就是人体的基本生理功能。那么在六经系统里，对这些基本功能是怎样关注的呢？前面讲"六气模式下的人体生命规律"时讲过三阳主人体之排泄，三阴主人体之受纳，这是个基本原理。我们根据人体最基本生理功能的状态自然可以判断一个人的寒热虚实，这是诊断学的核心。

人体与外界交换在饮水、食物、空气三大关，在仲景书中相关篇章皆有论述，它们是仲景临床诊断的关键点。其中吃饭与排泄刚才已经讲了，饮水多少与排尿多少也尤其重要，气息的长短及喘促与否仲景也时刻提到。中医关注的并不是所谓的生化检查，首先得关注这些最基本的生理状态，其他的如体温的高低与神志的清醒与否。总的原则是凡是排出失常的，首先考虑三阳；凡是受纳不利的，首先考虑三阴。大方向如此，细节上再仔细考虑，这是诊断的诀窍。

## 三、阳明病与温病

仲景之书详于寒而略于温是历代大多数注家的意见，他们认为仲景对温病的治疗是有论而无方，所以后世一些医家发展了仲景治温病的原理，最终在明清时代形成了温病学派。但这种理论遭到伤寒学派医家的反对，二派之间的争论也即中医史上重要的"寒温之争"，这一争论包含了诸多问题，学习者如果对此没有一个清晰的认识，则很难理解温病与伤寒的区别及其方剂在临床上的不同，这里我就对此做一个大致的探讨。

### 1. 阳明病有没有表证

六经之中，阳明紧接太阳，是两阳合明之处，阳气盛大，所以正气也抗邪有力，容易形成实证。提纲条文来说，"阳明之为病，胃家实是也"，这里的胃家实就应该理解为阳气旺盛抗邪有力，而不是阳明的承气汤证的痞满燥实的实。按传统划分方法，阳明实证包括了无形燥热充斥于外的身大热、汗自出、不恶寒、反恶热、口渴、心烦、脉洪大或滑数的阳明经证。也包括了发热汗出、不恶寒、潮热、不大便、心烦、谵语、腹胀满疼痛、脉沉实有力的阳明腑证。主张阳明无表证的医家认为表证都在太阳，入阳明已经是里证。

而主张阳明有表证的认为在阳明病篇明确提到了桂枝汤和麻黄汤，如第234、235两条，标明了阳明证，但却用了桂枝汤和麻黄汤，因此阳明有表证，亦有医家认为葛根汤是阳明表证之方。

那么阳明到底有无表证呢？这个问题又牵扯中医治疗表证时的一个大方向性问题，以及伤寒和后世温病学派的区分问题，所以必须在此探讨明白。

从阳明病的本质来讲，阳明是燥金之气，它容易受火热之气影响而使燥金之气受克制，从而使阳明燥金的敛降之力受影响，具体来说就是前边讲过的阳明经证和腑证。而且在181条明确说"何缘得阳明病？答曰：太阳病，若发汗、若下、若利小便，此亡津液，胃中干燥，因转属阳明。不更衣，内实，大便难者，此名阳明也"，也就是说阳明病是津液不足而阳热过剩的问题，《伤寒论》也根据阳明病来路的不同把它分为"正阳阳明""太阳阳明""少阳阳明"三类，但其实也有三阴病转出阳明的类型。

在此基础上，再来探讨阳明表证的问题就会明白很多。234条说"阳明病，脉迟，汗出多，微恶寒者，表未解也，可发汗，宜桂枝汤"，235条说"阳明病，脉浮，无汗而喘者，发汗则愈，宜麻黄汤"。

这两条既然冠名为阳明病，说明已经有阳明经燥降之力受影响的症状，譬如不大便、口渴、鼻干等，但都还有太阳病的恶寒、脉浮等表证，所以此时可称之为阳明病兼太阳表证。而且《伤寒论》中阳明和太阳合病或并病的条文不在少数，因为阳明紧接太阳，所以二者也关系密切，特别是太阳病未解而已牵扯阳明的情况有很多。如189条说"阳明中风，口苦咽干，腹满微喘，发热恶寒，脉浮而紧。若下之，则腹满小便难也"。这条就是表未解而已见阳明病的"口苦、咽干"等热盛之象，张仲景给出的法则是先治疗太阳表证，然后再说阳明里证，这就是先表后里的原则，和三阴证里虚寒用先里后表的原则正好相反。

以六气观点来看，仲景在阳明燥金之病中强调的就是津液损伤的燥盛之病，所谓的阳明寒证其实可以归属于太阴湿土之病。而且在太阳篇我也已经谈过，六经表证不离太阳，这是六气的属性决定的。所以我主张阳明无表证，阳明病就是燥金之病，凡牵扯寒水之病者，皆归太阳。

再如葛根汤一方，很多人认为是阳明表证的主方，但事实未必如此。32条说"太阳与阳明合病者，必自下利，葛根汤主之"；33条说"太阳与阳明合病，不下利，但呕者，葛根加半夏汤主之"；36条说"太阳与阳明合病，喘而胸满者，不可下，宜麻黄汤"。

这三条都是"太阳阳明合病"，但有下利者，有呕吐者，有喘而胸满者，治疗都是从太阳入手。太阳为开，阳气由内向外；阳明为阖，阳气由外向内。二者合病则开阖皆不利，阳气进出不利，所以郁于太阳阳明之间，郁久则或上为喘呕，或下为泄利。但治法还是从太阳而治，所以这仍符合仲景先表后里的原则。

喘而胸满之症是太阳之气不开，所以处以麻黄汤以开太阳；下利亦是太阳气郁而不开，导致太阴无所秉而下利，也当用开太阳法。呕者，兼顾合降阳明之气，加半夏。太阳不开导致的腹泻很常见，譬如小孩的秋季腹泻，发热、泄利清水，用葛根汤多有效，正是太阳阳明合病之象。

葛根汤是在桂枝汤的基础上加麻黄、葛根二药，它的主症有项背强几几，而背部就是太阳经所过之地，所以我认为葛根汤还是太阳表证，但它已经有了津液不能升腾的问题，如筋脉拘急而强紧、下利等症，在麻、桂的基础上用葛根正是借助其"启阴气"的作用，也就是葛根能调动体内储存的水分以供养太阳经之作用。如果葛根汤证合病有喘而胸满者，当然可以加杏仁以降肺气。

再如阳明和少阳也可以合病，如229、230条。229条说"阳明病，发潮热，大便溏，小便自可，胸胁满不去者，与小柴胡汤"，230条说"阳明病，胁下硬满，不大便而呕，舌上白苔者，可与小柴胡汤。上焦得通，津液得下，胃气因和，身濈然汗出而解"。

这两条也已有阳明经的热证表现，但或因为虽有潮热而大便未实，或因有"伤寒呕多，虽有阳明证，不可下之"的呕吐之证，胁下硬满的少阳证，所以不能用攻下之法，仍用小柴胡汤从少阳枢转三焦及胆经之气机，而不能用阳明正治之法。

这其实引出了伤寒病治疗上的一个重要原则，也就是病在三阳时，要先表后里，有一分恶寒便有一分表证，汗不厌早，下不厌迟。即使有阳明热证，也要在解表的前提下兼顾清热，而不是以清里热为主，或使用攻下之法。在伤寒学派，这是一个治疗上的原则问题。

但这一原则，到了金代的刘完素那里已经被打破。刘完素创制"防风通圣散""双解散"等解表清里同时使用的药物，如防风通圣散中用辛温的麻黄、荆芥、防风等，清里则是石膏、大黄、芒硝、栀子等苦寒之品，用于治疗表寒里热证。这也是刘河间名震天下的得意之作。

而他的双解散则是把防风通圣散与益元散又合方使用，双解散中，滑石、甘草占了绝对多量。这一用法打破了仲景先解表后清热攻下的原则，也开了后世温病学家用苦寒清热药治疗温病的先河。

后世温病学家对双解散较为推崇，清代温病医家杨栗山称治疗两感温病"以双解为第一方"。他还把双解散与麻黄附子细辛汤相提并论，《伤寒温疫条辨》中说：且伤寒两感，麻黄附子细辛汤主之，此仲景伤寒两感之治法；温病两感，双解散主之，此河间补仲景温病两感之治法。此二方者，乃辨温病与伤寒、发表攻里两感异治之要诀也。世之以温病为伤寒，以伤寒方治温病者，观此能勿悔心乎。

而且杨栗山已经对刘完素用辛温解表的麻黄、防风等治疗温热病的做法感到不妥，他主张用所谓辛凉解表之品，在双解散的基础上又制出增损双解散。《伤寒温疫条辨》中说：予谓麻黄性大热，冬时正伤寒发汗之要药也。温病乃杂气中之一也，断无正发汗之理，于法为大忌，即河间亦未言及。不如易僵蚕、蝉蜕得天地清化之气，以涤疫气，散结行经，升阳解毒。且郁热伏于五内，伤损正气，胀闷不快，川芎香窜，走泄真元，白术气浮，填塞胃口，皆非温病所宜，不如易黄连、姜黄辟邪除恶，佐归、芍凉血散郁以退蒸，则心肝和而风火自息矣，因名增损双解散。这一方其实已经包含了杨氏的得意之作升降散的组成，近代蒲辅周先生亦非常推崇杨栗山升降散类的处方治疗温病。

此外，比杨氏早40年的叶天士也开始用辛凉解表的桑叶、菊花、薄荷、连翘等治疗温病的气分证，随后天下风从，而比杨氏晚50年的吴鞠通在《温病条辨》中总结了叶氏的卫分证治法，创立了银翘散、桑菊饮等方剂，从此温病的解表法形成固定之原则，与伤寒的麻黄桂枝类方截然区分。

我们回顾这一温病学派的大致演变过程是为了更好地认识伤寒与温病的区别。对于伤寒来说，表证是在太阳的，太阳病不解，虽有阳明证的里热表现，亦不能用攻下之法，最多是在桂枝二越婢一汤、大青龙汤、小青龙加石膏汤等辛温解表的基础上，参用清里热的石膏。这一原则在对外感风寒后有恶寒的伤寒病的治疗中是确定不移的原则，也是至今我们仍需要遵守的原则。伤寒类疾病下不厌迟，有一分恶寒便有一分表证，一定要先解表再清里攻下。

但从刘完素主张六气皆从火化之后，解表与清里攻下并用，对比伤寒的先解表再攻下，其实他所阐述的病机和伤寒已大有不同，他所谓的外寒里热的热证是以里有郁热为主要矛盾，风寒外感只是次要的。而且从其防风通圣散的组成比例来看，原方组成及比例如下：防风、川芎、当归、芍药、大黄、薄荷叶、麻黄、连翘、芒硝各15g，石膏、黄芩、桔梗各30g，滑石90g，生甘草60g，荆芥穗、白术、栀子各7.5g。这里边滑石、甘草组成的益元散才是主药，刘完素对此药颇为倚重。这牵扯到他的医学理念，在《素问玄机原病式》中他指出："且如一切怫热郁结者，不必止以辛甘热药能开发也，如石膏、滑石、甘草、葱、豉之类寒药，皆能开发郁结。以其本热，故得寒则散也。"又说："如世以甘草、滑石、葱、豉等寒药发散甚妙。是以甘草甘能缓急，湿能润燥；滑石淡能利窍，滑能通利；葱辛甘微寒；豉咸寒润燥。皆散结、缓急、润燥、除热之物。因热服之，因热而玄府郁结宣通，而怫热无由再作，病势虽甚而不得顿愈者，亦获小效而无加害尔。此方散结，无问上下中外，但有益而无损矣。散结之方，何必辛热而已耶！"这就反映出他认为玄府郁结而生的热不必要用辛温之品，而是以滑利润燥之品宣通散结即可，所以我说刘河间的防风通圣散、双解散之类的病因病机已经和伤寒大不相同，而他这一观念显然是后世温病学派的发轫处，从他开始发展河间学派再到温病学派也是顺理成章之事。

到了杨栗山时期，温病的概念已经很明确，刘完素的所谓表寒里热证是不能称之为温病的，温病就是热证。但对于导致温病的原因，医家有不同观点。杨氏是伏气温病的理念，伏气温病认为温病是人体感受邪气后没有即刻发病，在体内化热然后在合适的时间才发病的。这种理念下，他自然主张用升降散加减治疗，也即是用姜黄、大黄来活血清里热，用蝉蜕、僵蚕米升降气机，所以温病讲的伏气温病的概念已与阳明热证的经腑两证皆不同。

而叶天士、吴鞠通是新感温病的理论，他们认为温热病是因为外界的热邪感染人体后而发病的，所以他们自然认为温病有一个由表及里的过程，都要分层次来治疗，都要透热于外或泄热于内，透热于外也就引出了辛凉解表的概念，这是温病学派发展出的不同于《伤寒论》的重要理念，后边还要讨论。而泄热于内不外乎用辛凉之药清泄，与仲景阳明篇之法无根本差别。所不同的是叶氏主张分卫气营血论治，而吴鞠通是按三焦来辨证，但他们治疗温病的方法一脉相承。

这也就引出了温病学派与伤寒学派在当时的另一个争论：寒温之争。具体来说就是伤寒方能否治疗温病及《伤寒论》本身包含治温病的方剂没有，这个争论同样与阳明病关系甚大。

### 2. 阳明病与温病的关系问题

要解决这个问题，就牵扯到伤寒的概念问题，伤寒有广义与狭义之分，《难经·五十八难》原文说：伤寒有几？其脉有变不？然：伤寒有五，有中风，有伤寒，有湿温，有热病，有温病，其所苦各不同。广义的伤寒包括了经文中所列的五种外感病，而狭义的则是指五种外感病中的一种。

认为伤寒方不足以治温病的医家当然多认为《伤寒论》的伤寒是狭义的概念，这一观念也是他们抛开六经辨证体系，另寻出路的一个关键点。而伤寒学派的许多医家则认为是广义的概念，所以六经体系可以治温病。

所以这个争论本质上是由于对六经辨证体系的不同理解造成的，但从前边我们谈的六经六气的概念可以看出，《伤寒论》的伤寒是广义的概念，温病学家显然是没有理解六经辨证体系的深刻内涵，而这一内涵，只有伤寒气化学派的医家的认识最为深刻。

也就是说《伤寒论》已论述了温病，那么问题又来了，仲景的温病学思想是什么？这个我们就需要来探讨一下。

仲景在《伤寒论》第6条论述了温病，他说"太阳病，发热而渴，不恶寒者，为温病。若发汗已，身灼热者，名风温。风温为病，脉阴阳俱浮，自汗出，身重，多眠睡，鼻息必鼾，语言难出。若被下者，小便不利，直视失溲；若被火者，微发黄色，剧则如惊痫，时瘛疭；若火熏之，一逆尚引日，再逆促命期。"

这一段话言简意赅地说明了温病就是"发热而渴，不恶寒"的疾病，发热口渴而不恶寒是温病的典型特征。而且温病不能简单地用火攻发汗或攻下，稍有不慎则预后不良。

伤寒与温病的差别在《难经·五十八难》其实也有论述，原文说"伤寒有汗出而愈，下之而死者；有汗出而死，下之而愈者，何也？然：阳虚阴盛，汗出而愈，下之即死；阳盛阴虚，汗出而死，下之而愈。"这里的伤寒显然指的是广义的，阳虚阴盛可以看作是伤寒（此处指狭义的），应该用辛温解表法，用下法则容易出危险。而阳盛阴虚的也就是温病，忌用汗法，需要用攻下之法，釜底抽薪。温病与伤寒的治法是有本质区别的，原因就在于伤寒是阳虚阴盛，温病是阳盛阴虚。

温病学派认为仲景论述温病的治疗不足，就是因为仲景虽然谈了温病与伤寒的区别，但似乎没有列出温病具体的治法，其实这一认识正是因为温病学派对六经与六气的内涵认识欠缺造成的。

温病学派的出发点是认为人体感受了外界的六淫邪气而发病，也就是说以外邪为病因，所以他们创造了所谓风温、冬温、暑温、湿温、秋燥等概念，吴鞠通《温病条辨》开篇便是对各个病名的定义，而这些概念还是依据时令中的六气不同而来，譬如冬天的非时之温称为冬温，春天的温热则称为春温等。简单来说就是分为轻微的热证、严重的热证及是否夹湿邪的问题，不管各个季节有什么不同，治疗用药都得区分证候中热与湿的多少。而今天的学术界一般认为这些治疗方法都是起到了改善人体内环境从而治愈疾病的作用，而不是真的有什么外界的所谓湿热、风温等病因。也就是说温病学家其实是没有把病因上升到人体"内六气"的角度，这也是他们的时代局限。

而《伤寒论》的六经概念其实包含了六气，这个六气是人体的"内六气"，人体之所以病是因为内六气不协调而表现出某一气之病，这就是"本气自病"的概念，所以如果从这个概念出发认识《伤寒论》，则任何疾病都是本气自病，不管外部环境气候如何，只要是病了以后出现了中医取类比象的病因，譬如风寒、湿热、火热等表现，就按照这个六气的治法来进行六经的归类，从而选方治疗，所以在六经辨证体系中，根本不存在温病学派认为的仲景方论述温病不足的问题。

那么《伤寒论》中的温病论述究竟在哪里呢？我认为三阳篇在论述伤寒的同时即是论述了温病。因为既然第6条已经区分了伤寒与温病之不同，那么论述伤寒其实就是为了鉴别温病，不是伤寒就是温病。五十八难的五类伤寒病，仔细区分开来就是三类：风寒、温热、湿温。

也就是说仲景学说其实已经完全包含了这三类疾病。风寒病在太阳篇我们已经说得很清楚了，那么温热病呢？温热病当然是与阳明篇关系最密切。

清代温病学派产生后即风行天下，当时的学医者多轻视经方，认为经方不足以治温病。越到后世，温病学的影响越大，温病学家头上的光环也越来越被神圣化，到今天，《温病条辨》已经俨然成为四大经典之一。但在温病产生的同时，就有了反对者，譬如黄元御对温病的认识就和温病学家有区别。更有伤寒学派医家力辟《伤寒论》不能治疗温病之说，如柯琴提出"仲景之六经为百病立法，不独伤寒一科"，陆懋修直接认为温病就是阳明病，我们需要充分重视这些反对者的意见。

　　反对者中以清代王朴庄及陆懋修为典型，他们坚持"以寒统温"，坚持以《伤寒论》作为一切外感病的治疗基础，反对温病派治温病的理论，这对我们当今时代重新评估温病学派，以便深刻认识《伤寒论》治疗百病的理论体系至关重要。

　　其中清末的陆懋修反对很激烈，他认为"温热之病本隶于《伤寒论》中，而温热之方并不在《伤寒论》外"，也就是说《伤寒论》可以治疗温病。他进一步认为"阳明为成温之薮"，认为所有温热病"原莫逃于伤寒阳明篇大法"。这一认识尽管有些偏激，但充分说明了阳明病篇的大原则对温病的统御作用。

　　回到《伤寒论》原文，既然"发热而渴，不恶寒者，为温病"，那么这个病在六经中哪一经最能体现呢？当然是阳明病。

　　阳明病的特征是什么？ 182 条说"问曰：阳明病外证云何？答曰：身热，汗自出，不恶寒反恶热也。"发热、不恶寒，汗出，温病的核心症状都在这里了，再加上前边已提到过经证和腑证，则阳明病的症状其实已经基本包含了温病的核心症状。

　　具体来说，就是温热病是阳盛阴虚，以邪热过剩，消耗阴津为主要病机，而在六经体系里，所有的热证到最后都离不开阳明，必然是要到阳明病才热到极致，据《伤寒论》原文所说，太阳和少阳病治疗不当，会引起阳明病。那么三阴经的病如果热化后，也是会有阳明证的，所以太阴篇有桂枝加大黄汤，少阴篇有三急下证，厥阴篇也有用白虎承气之法。

　　原文 183 条说"问曰：病有得之一日，不发热而恶寒者，何也？答曰：虽得之一日，恶寒将自罢，即自汗出而恶热也"，184 条说"问曰：恶寒何故自罢？答曰：阳明居中，主土也。万物所归，无所复传。始虽恶寒，二日自止，此为阳明病也"。也就是说，一旦成为阳明病，内热证将成为主导，恶寒等表证在阳明病中是不会长久的，这个也颇类似于温病初起时的略微恶寒之症，但它不是主要的，很快就会消失。但"阳明居中，主土也，万物所归，无所复传"并不是指阳明病就不会再影响其他几经，而是说所有的实热证都离不开阳明，不管它热在哪一经，而阳明经的主药石膏、大黄也是治疗实热证的主药。

　　我这么说是基于六气的概念来说阳明病的，实热证归属阳明，不管在脏腑经络上实热在哪一经，在六气层面来说，它都归属于阳明，譬如温病学说认为的热到厥阴的舌卷囊缩、到少阴的谵语神乱，六气层面都归属于阳明热证。

从这个意义上讲，陆懋修的温病都归于阳明是对的，但实际上温病与少阳的关系也很密切，因为少阳为枢，也是处在寒热之间的中间地带，也会影响疾病的进程，少阳所主是相火之气，相火是人体元气流行三焦之火，这个火一旦不能归位，则也可以变为邪火，形成内热，所以说少阳与火热也有密切关系。温病学派的吴又可、吴鞠通等都非常重视所谓三焦膜原和温病的关系，吴鞠通《温病条辨》的中焦篇湿温病中也专门列了小柴胡汤治疟的条文，说明寒热错杂的少阳证和湿温密切有关，我们在少阳篇再谈。

此外，当今一些学者从提纲条文的"阳明之为病，胃家实是也"出发，认为没有形成胃家实则不算阳明病，认为白虎汤可归结为少阳病，因为白虎汤没有实邪，仅仅是无形之热，不属于太阳，又不属于阳明，那么就只有归于少阳了，在方证对应学派的实际使用中也无伤大雅。但从六气的角度来说，这么说是不恰当的，少阳是相火之气司令，白虎汤命名为白虎，是西方金神，它是肃降之身，而恰恰是和阳明病相对应的，这是一种文化的统一性。把白虎汤归于少阳则切断了文化之联系，而这正是抛开《内经》去解《伤寒论》弊端之显现。

### 3. 湿温病在《伤寒论》体系内怎么治

中风、伤寒及温热病我们已讨论过，那么对"伤寒有五"中的"湿温"，温病学派曾有专篇讨论，譬如薛生白的《湿热病篇》及吴鞠通的《温病条辨》，温病派也认为湿温病是缠绵难愈的，那么在《伤寒论》的体系内，这个病该怎么治疗呢？

湿温病不同于温热病的一个关键就在于它兼夹了湿邪，而湿邪的特点就是缠绵不愈，所以说除了清热还要利湿，清热要用寒凉，除湿需要温燥，于是这在用药上似乎形成了一对矛盾，所以温病学派称湿温之证为"如油入面"，张子和甚至说"万病能将湿热解，打开轩辕无缝锁"，这是温病学派基于病因分析而得出的结论。

从六气的角度来讲，湿气本来就容易过剩，它的核心是太阴湿土，但是和太阳寒水、少阴君火也关系密切，火不足则湿气过剩。所以需要补助君火、温化寒水、燥利湿土，湿邪的主要治法是温化，所谓"病痰饮者，当以温药和之"，这些治疗寒湿的方法，温病学家也很清楚，其实这是临床上遇到的主体，《温病条辨》的上中下三焦中都专门把"寒湿"列出来，而且所选之法基本都是《伤寒论》的大法，可见吴氏深知湿病多寒的道理，而且时刻都在提醒读者注意鉴别。

湿温病是湿和热都有，这也是广义上的寒热错杂，是个反常现象，热过剩而又有湿气是不太容易的，但既然出现这种情况，那么温病学派就根据湿热的不同性质，在治法上大概区分为三类：湿重于热，用三仁汤为主方；热重于湿，以甘露消毒丹为主方；湿热并重，以黄芩滑石汤、杏仁滑石汤、连朴饮等为代表。

理论上来说，对湿温病的治疗是区分湿与热的不同比例，然后同时治疗，但其实湿气是此病的核心问题，只要能处理掉湿气，热就很容易解决。因为利湿之药多平淡不一定助热，但清热之药多苦寒，基本会助湿。所以湿气的治疗是湿温病的核心，治湿之法可分为宣、化、燥、渗四法，但宣、化、燥三法多用辛温药都可能助热，所以渗利之法就成为最主要之法，所谓"治湿不利小便，非其治也"，叶天士的"通阳不在温，而在利小便"也是此意。后来有学者就提出了分利邪气的治法，也就是把湿和热分离开来，湿去则热自孤，而其重要之法也是利小便。

在六气层面上来说，和湿热之病最有关系的是阳明和太阴二气，其病机是同属中土的阳明热量过剩而太阴湿气有余，只不过热和湿的程度轻重不同而已。其典型疾病是黄疸，黄疸病与太阴阳明同时有关，单一的太阴湿土之病是太阴病，单一的阳明燥热而不夹湿气是阳明热证，黄疸就是湿热同病。温病学家论述湿热及湿温的问题也是以太阴阳明为核心，如薛生白的《湿热病篇》所云"湿热病属阳明太阴者居多，中气实则病在阳明，中气虚则病在太阴"。只不过解读者容易把阳明和太阴的概念缩小为脾和胃的具体脏腑，其实六气的包含面显然更广，譬如太阴湿土就包含了脾和肺，温病学家论述湿温也是离不开肺脾。

所以仲景治黄疸病的方法，也就显示了仲景治疗湿热的方法，其核心问题还是协调阳明太阴的关系。《伤寒论》条文中说"伤寒脉浮而缓，手足自温者，是为系在太阴。太阴者，身当发黄；若小便自利者，不能发黄；至七八日，大便硬者，为阳明病也。"仲景在对黄疸的论述中，特别强调"若小便自利者，不能发黄"，在《金匮要略·黄疸病脉证并治》中明确提出

"小便不利""小便不通"是黄疸病的常见症状，仲景其实已经明确提出了治疗湿热要从小便分利湿气的观点，后世医家治湿热之法与此相同。

黄疸在仲景体系内其实是有阴黄和阳黄等不同层次区分的，譬如小建中汤治疗的虚劳萎黄，麻黄醇酒汤治疗的黄疸，黄芪芍药桂枝苦酒汤及桂枝加黄芪汤治疗的黄汗，此处不再探讨。

那么仲景治疗黄疸的方法有哪些呢？从《金匮要略·黄疸病脉证并治》篇出发，结合《伤寒论》，仲景治黄疸之法大概如下。

属于寒湿的阴黄虽以寒湿为主，但治疗上也有医家强调要顾其热，因为湿气郁结日久，则厥阴风木无力升发，热郁于下，用方如茵陈理中汤、茵陈吴茱萸汤、茵陈四逆汤等；湿重于热者，如麻黄连翘赤小豆汤、茵陈五苓散。麻黄连翘赤小豆汤侧重从表而宣透，类似于吴鞠通的三仁汤、宣痹汤。而茵陈五苓散则侧重于从小便而排出，吴鞠通的茯苓皮汤、加减木防己汤与此类似。

湿热并重者，则有茵陈蒿汤，温病学派的甘露消毒丹与之类似。

热重于湿者，则栀子柏皮汤、栀子大黄汤、大黄硝石汤等，这些着重在清热以利湿，栀子导湿热从小便而走，大黄、芒硝清湿热从大便而走，类似于吴鞠通的黄芩滑石汤等。

当然，温病学派及仲景治疗湿热的方法不止于此，因为湿热这个病名的定义是温病学派的，而我们只是按传统习惯说它主要和太阴阳明有关，但其实在六经体系内，湿热不仅关乎太阴阳明。

在六经体系内，讨论疾病不是根据外部六气之变而来，而是根据六气自病的观念来入手。湿热首先是属于广义的寒热错杂的问题，这个是属于六经合病或并病的问题，也就是说不是某一经之气病，而是牵扯一寒一热二个经气，甚至三个经气或更多。譬如越婢加术汤，一方面有阳明之热，又有太阴之湿；小青龙加石膏汤，有太阴之痰饮水湿，又有阳明之热；麻黄连翘赤小豆汤，既有太阳表实之热，又有太阳水湿不利之湿，也可称之为湿热；再如半夏泻心汤类方，既有误下后内陷太阴之热，又有太阴本有之湿，也可称之为湿热。

所以在六气的层面，所谓湿热其实是寒热错杂的问题，根据六经之归属不同，自然可以杂合以治，甚至合方处理，这是六经的灵活之处，绝非没有治湿热之法。

仲景书中关于寒热错杂的方子大概占了20%，除了前边说的，还有柴胡桂枝干姜汤、乌梅丸、木防己汤、黄芩加半夏生姜汤、白虎加术汤、薏苡附子败酱散、麻黄升麻汤、侯氏黑散、风引汤、黄土汤、鳖甲煎丸等，这些方从某种意义上说都有湿热的因素在里边，因为寒则易湿，热则易燥，寒热错杂每多湿热交织，所以仲景很多寒热错杂之方都可以治疗湿热，温病学派也每多引用，譬如《温病条辨》中，白虎加桂枝汤在上焦篇治温疟，半夏泻心汤用来治湿温中焦之病，白虎加术汤被吴氏化为苍术白虎加草果方治"疟家湿疟"，小柴胡汤加干姜陈皮治疟，鳖甲煎丸、乌梅丸也被列在下焦篇治疟。所以说温病之治法其实不出仲景六经之外，但在具体的方剂上则有所差别，说温病可以开阔我们的思路可以，说《伤寒论》没有治温病之法则坚决不可以。

### 4. 阳明篇对温病的统御意义

从阳明篇及六经体系和温病学派的关联对比中，我们可以看出，其实阳明病篇是对温病具有统御意义的，温病学的大原则不外乎清热、攻下、存阴等基本法，都来源于白虎汤、承气汤、竹叶石膏汤及炙甘草汤等方，温病学派最离不开的石膏、大黄都是阳明病的主药，而且历史上温病学的实践也已证明这两味药在温病中不可或缺的地位。

但问题是，是否温病学的体系比仲景六经辨证体系在治疗湿热疾病上更有优势呢？温病学派当然是持肯定意见的。但伤寒学派的学者有反对者。

前边提到过，人的实践其实是由其思想主导的，有什么样的思想就会遵循什么样的方法去实践。

那么如果你是遵从了温病学派的体系，你用它的方法治疗所谓湿温等温病，其实上你是在用临床实践来验证自己的思想，对大部分人来说，很可能是强化了自己认为正确的观点，如果你遵从《伤寒论》的体系，当然也是一样的。

要鉴别谁更有优势，就需要我们在同一种情况下，用不同的方法去实践，然后观察实际效果。譬如温病学派宣肺除湿之杏仁、白豆蔻、藿香等，在六经体系完全可以用麻黄、桂枝类来代替；温病清利湿热的所谓渗利之品，其药品虽增多，但不出五苓散、猪苓汤之法，可以用仲景常用的猪苓汤加减作为主方，来对比其与黄芩滑石汤的作用。经方家胡希恕先生曾有《温

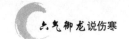

病条辨讲义》一书，就是从六经体系对《温病条辨》中提出的疾病及症状的六经解读，很有参考意义，大家可以参看。

温病学派是必须的吗？未必。如果要实践《伤寒论》体系在温病中的作用，那么你可以假设温病学派不存在，在温病学派之前，肯定有温病啊，那时候你该怎么处理它呢？如果是学习的六经体系，你用六经之思维来看待疾病，那么一辈子肯定会积累自己的经验。

但问题是在这个时代，温病学派已经产生，它的方剂治法甚至被奉为经典，那么此时我们要明白六经体系与温病体系对同一疾病的治法上有什么不同，最好的方法是同时熟悉这两种体系，在临床上自己比较优劣，做出判断。当然人的一辈子是很有限的，只能说是积累某些方面的经验，但学术本来就不是一人一时一地之事，而是每个有丰富经验的医生都要把自己的经验传下去，积累的经验多了，才会有集成式的人才出现，才可能真的有新学术思想问世，而这也是历史上各个学派发展的必由之路。

从前边的研究来说，我认为温病学作为一个对《伤寒论》治温热病的补充是可以的，但要成为一个和《伤寒论》体系并驾齐驱的体系则是绝不可能的，《伤寒论》的六经体系具有全局性的意义，而温病学只不过是对温热病热盛及伤阴的发挥而已。

在我的概念及实践中，大青龙汤未必不如银翘散、桑菊饮；白虎汤、麻杏石甘汤未必不如清瘟败毒饮；小柴胡汤加减未必不如达原饮、升降散；竹叶石膏汤未必不如增液承气汤；炙甘草汤比复脉汤更合乎阳长阴生之理；薯蓣丸则比专翕大生膏好用得多！

讨论六经体系与温病的差别，不是为了文字之争，而是为了在临床上见病知源，也是为了让后学者在历史的迷雾中看清楚方向，只有在思想上清楚了二者的分别，才能减少疑惑，以清晰的思维去指导自己的实践。

## 四、阳明病机

### 1. 阳明是三阴的屏障

至此，我们已从阳明燥金的气化学意义谈了其本身的生理意义及其病理状态，可以看出阳明病在温热病中的重要意义。

但就阳明燥金的生理来说，我们要再次强调其对整个六气循环的作用。阳明的燥金之气是维持太阴湿土不致太湿的关键力量，燥湿互济则阳明能阖，太阴能开，阳气得入三阴。三阴受不受邪，全看燥金之气是否旺盛。燥金之气旺盛则三阳之邪多从之而化热，一旦化热，则病无遁所，所谓"阳明无死证"。热证转归阳明之后，只要治疗及时，最易痊愈，不像虚寒证的缠绵难愈。阳明证治疗及时也不至于出现热盛而损伤三阴之阴虚重症，所以阳明是热证的关键一关。

阳明气旺则人多能食，而且食量较大。《伤寒论》270条说"伤寒三日，三阳为尽，三阴当受邪。其人反能食而不呕，此为三阴不受邪也"，也说明了阳明少阳正常，则邪不入三阴的道理，而阳明就是三阴的屏障。三阴一旦受邪，饮食皆有问题，太阴病是腹满而吐，食不下，自利益甚；少阴病是欲吐不吐；厥阴病是饥而不欲食，食则吐蛔。

正因为阳明是三阴的屏障，所以仲景在治疗阳明热证时，反复叮嘱不可孟浪。对于阳明经证的热证，也不能轻易使用泄热之法。如194条说"阳明病，不能食，攻其热必哕。所以然者，胃中虚冷故也"，这里的阳明病显然是有经证或腑证的大便干，但如果不能食，则热不可攻，因为素体虚寒。这在一些滥用抗生素或食生冷过度而导致大便干结的小孩中特别常见，家长和医生还以为是热盛，往往喜欢更多的让小孩吃水果以通大便，反而越吃大便越干结，小孩子骨瘦如柴。这样的小孩用理中汤或补中益气之类都可以取得良好的效果。

正因为阳明重要，所以仲景对三承气汤的应用更是辨析入微，只怕过用苦寒泻下之药，使"热证未已，寒证复起"，对三承气汤的使用是"宁肯再剂、不可重剂"，不确定的情况下，宁肯先用小承气汤试治，不可孟浪使用大承气汤，所以说"下不厌迟"是对阳明病证的治疗原则，也是对阳明作为三阴屏障的慎重选择。

今天的时代，由于对此问题认识不清，对外感病，一些从医者抱定一个病原微生物致病说，滥用清热解毒等寒凉之品，甚至开手便是苦寒泻下之品，即便患者真是温病，也不合温病初起之治法。更何况对于伤寒来说，这是原则性的错误。纠正这种错误，就必须深刻认识阳明一经的地位和作用。

清代伤寒学家柯韵伯对阳明病说过一段很有见地的话，但一般读者未必会留意。他在《伤寒论翼》中说：要知三阴受邪，关系不在太阳少阳，而全在阳明。阳明以太阴为里，是指牝藏言；太阴亦以阳明为里，是指转属言也。肾者胃之关，水者土之贼，故三阴亦得以阳明为里。三阴为三阳之里，而三阴反得转属阳明为里，故三阴皆得从阳明而下，则阳明又是三阴经实邪之出路也。既为三阴之表以御邪，又为三阴之里以逐邪，阳明之关系三阴重矣。

这里他是说阳明为表、太阴为里的说法是按阴阳来分的，病理上疾病可以从阳明传向太阴，这是顺传，是疾病的加重过程。但在疾病的向愈过程中，中医认为阴病必须出阳才能痊愈，那么太阴病如果要出阳，其出路之一正是阳明，所以此时阳明又成为了太阴里邪的出路，似乎阳明成了太阴之里。少阴病、厥阴病也是如此。

而且不止太阴病，三阴病一旦形成实热之邪，都需要由阴转阳为顺，都需要由阳明而出，在厥阴篇、少阴篇也有用大承气之法，所以他得出了"阳明之关系三阴重矣"的结论。

有了笔者前面描述的阳明在整个人体中的重要作用做铺垫，就比较容易理解柯氏的观点了，《内经》讲"六经为川，肠胃为海"，人体的一切有形之邪，必然需要经过肠胃排泄出去，所以说即便是三阴病后形成的实邪，也一定是需要经过治疗由阴转阳，然后经过阳明排出的。临床上我们用温阳化气的药治疗寒湿重的结肠炎腹泻的患者，有些病人服药后反而出现腹泻几天，随后大便恢复正常的情况，其实按六经之理来说就是阴证的冰雪消融，化为水湿从阳明排出了。至于瘀血宿食等有形之物，也是要经过阳明以排出体外的。

所以阳明是人体受纳饮食的关键，同时又是排除代谢废物的关键，只有充分理解阳明胃在六气中的作用，才能理解十二脏腑中为什么脾胃分列，也才能把《内经》所谓"胃者，仓廪之官，五味出焉""胃者，五脏六腑之海也""五脏六腑皆禀气于胃"等经典语句搞明白，历代医家对《内经》此等条文的解释多脾胃并称，其实都没有意识到作为阳明燥金的胃的重要作用。

再看"大肠者，传导之官，变化出焉"这句对大肠的描述，其实它和胃一样重要，肠胃并称正是因为它们同属阳明燥金，大肠绝不是只排泄生理状态下消化后产生的粪便，而是同时也能排泄病理产物，推陈出新，所以变化出焉。西医学已认识到大肠的排泄功能对肝肾等器官的疾病具有重要的意义，通过灌肠等可以有效排出人体肾脏不能滤过的毒素，可见大肠的传导之功。在十二地支中，有六冲之说，所谓相冲指的是它们的阴阳状态相反，所谓子午相冲，卯酉相冲。而在中医看来，子午分别代表胆和心，卯酉分别代表大肠和肾，相冲的脏腑在功能上具有替代作用，这一点也值得大家重视。

阳明篇的解读也再次证明了我开篇所说的六气为本的概念对中医整个脏腑学说的构建有重要意义的观点。

### 2. 冷食文化与肥胖

介绍了阳明太阴的关系，我们来聊一下时下流行的冷食文化。

说冷食是一种文化一点也不为过，自从世界上第一台电冰箱于1918年由美国人制造出来后，现在几乎家家有冰箱了，冰箱的普及自然带来了冷食文化，冷食已经成为一种习惯。

夏季贪凉是人的共性，古代中国人和世界上其他很多民族都有储存冬季冰的方法，并在夏季用来解暑，但这种做法毕竟是小范围的应用，对整个国民的健康影响不大。但冰箱一旦普及，潘多拉的魔盒就此打开了。对青少年群体影响至深的夏季饮料广告，莫不在突出一个"冰爽"的效果，种种夸张的动作表情，无不在透过荧屏向年轻人传递一种"你觉得热，就需要冰来降温"的观念，这在我看来就是美国的垃圾文化之一。

美国的冷食文化随着肯德基麦当劳的快餐而流行于全世界，这些快餐的套餐里边，令人印象深刻的就是搭配一杯冰冷的饮料。而这只是他们饮冷水习惯的冰山一角，就算喝酒，加冰也是习以为常。科学的观念告诉他们，水关键是干净无细菌就可以了，温度是次要的。然而在中医看来，寒凉过度其实正是一个社会问题——肥胖的重要原因。

美国的大胖子非常多，比他的祖地欧洲要多得多，男女都一样。对这一问题，研究营养学的专家喜欢把这个归结为美国人甜食摄入量太大，但这只是诱因而非主因。按太阴与阳明的关系来说，过食生冷会导致阳明的燥气受损，太阴湿土之气过剩，人体湿土之气过盛，水湿代谢不利，必然细胞有过多的水分，体内有过多的脂肪，肥胖是必然的，而肥胖本身就是燥不敌湿的一种象！

以现代科学来说，人类不是冷血动物，人的消化系统也宜暖而不宜寒。温度很低的食物吃进去后，会降低肠胃的血液循环，偶尔一次，其供血会慢慢地恢复。可如果日日年年吃冷的，肠胃的血液循环就不会正常了，结果肠胃就会出现两种情况：紧缩和松懈。紧缩是寒象，我们很多人都会有类似的经历，吃了凉东西以后会胃痛，那是胃痉挛的一种表现，寒性凝滞收引，立马就显示出来了。而松懈是一种麻痹，肠胃长期缺乏血液循环，其皱褶就会慢慢地松开，像松紧带似的，没有弹性了，做胃镜时可能会发现胃黏膜苍白，胃内水液潴留过多或是胃体松弛，弹性不佳。

这种冷食文化正借着美国的国际影响普及于全世界，中国当然也不例外。人们把冰箱中冻过的各种食品直接拿来吃，有些饮料、瓜果等甚至要专门冷冻过才食用，四川火锅与冰冻啤酒更是标配，冷食已经成为一种文化。这究竟是他们的胃强，不怕冷？还是他们的无知？一个夏季中国人吃掉的冰棍雪糕可能没有具体数据，但大部分被孩子们吃掉了应该是可以肯定的。这样的一个直接后果就是中国儿童肥胖率从 20 年前的 5% 左右猛增到了 30% 左右。

冷食的危害还不仅仅是一个肥胖而已，它对人体健康的危害是基础性的，"脾胃一伤，百病由生"。火的使用是人类文明的曙光，它使人类得以熟食，而告别了生冷之物，对人体的健康及大脑的发育起了关键的作用，中国人历来强调脾胃的作用，所以少吃生冷是一贯的饮食传统。青少年时期的过食寒凉其实已为将来的各种慢性疾病埋下了祸根。

其实不只是冰冻食品，目前流行的多吃水果的观念，也是中医所反对的。水果大多偏寒，过多食用对脾胃的损伤和冷食是一个道理，所以我在临床上常叮嘱病人忌食生冷瓜果，目的就是为病人多留一点胃阳以利于疾病的恢复。

看过前边阳明燥金之气对整个人体的重要性的解读，我相信作为一个智者，首先应该牢记"寒凉伤胃"的古训，好好保护自己的阳明燥金之气，它是你一切健康的基础。病从口入，用来指代寒凉饮食对人体健康的毁灭作用，是再合适不过的了！正是有鉴于此，我成立了六气御龙健康管理有限公司，目的就在于宣传中医正确的饮食及养生观念，第一步举措就是以健脾养胃之品和温补气血之品制成代茶饮，以期通过改变人们的日常饮茶习惯，把中医几千年的养生防病经验，浓缩在一代代药茶中，不知不觉中增强脾胃功能，促使气血旺盛，维护身体健康，积极预防一些慢性疾病。事实也证明，这些药茶起到了很多积极的作用，但是要改变人们习以为常的过食生冷的习惯，还有很长的路要走，也需要更多的人积极宣传正确的观念。说大一点，这关系到一个民族的整体国民素质！

## 五、阳明御龙法

接下来我们就对阳明病的整个治法做一大概梳理。阳明病主要为燥热过胜，津液不足之病，所谓阳明虚寒及水饮疾病我将其归属于太阴篇讨论。

先说阳明经证。所谓经证是与腑证相对而言，前面我已列举过其不同症状，其实经证尽管热势有轻重之别，但不兼夹水湿痰食等有形邪气，这是其主要特点。这个大概有三种治法，一是栀子豉汤类，二是大黄黄连泻心汤类，三是白虎汤类。

### 1. 透热转气法

栀子豉汤是治热邪内陷，热扰胸膈，心中懊恼的主方，可以理解为太阳病发汗吐下不当而热邪入里，壅于胸膈之间。因为此证内无有形之痰饮水湿，所以和结胸的热实证有区别，但因为可以有发热等症，所以可以认为是表热未尽而里热始盛之证。当然，因为此证是恶寒已罢，身热而反恶热，所以也可以作为阳明病初起，尚未热盛且无有形之邪，阳明不阖，阳气不能潜降，壅于胸膈，所以有身热、恶热、但头汗出、饥而不能食等症，治疗上只用清透热邪即可。有些医家认为栀子豉汤是涌吐之剂，其实未必。热扰胸膈证，若用栀子豉汤后能呕吐也可以散热于外，但不是必然出现的。

栀子豉汤的作用原理众说纷纭，但我认为此方类似于温病的"透热转气"之法，可以把郁于胸中的阳热之气疏转开来，所以治疗的是胸中滞塞不畅、心烦懊恼之证。方中栀子色赤而味苦入心，形色赤应心，秉苦寒之性，具有清心除烦、利小便的作用，可以引导郁热从小便而出；豆豉具有一定的涌吐作用，而豆豉是肾之谷——黑豆的发酵制品，形似肾，色黑应肾，味香而有升浮之气，能引肾水而上济心阴，所以豆豉被一些温病学家认为是治疗温病各个阶段的妙品。二药合用则上宣下达，交济水火，使郁热自散。此方对精神失常患者及更年期心情烦躁不安等属于郁热内扰者，皆可配合使用。

栀子豉汤在气虚者，可加甘草；呕者，可加生姜；劳复者，加枳实；有宿食者再加大黄；腹满卧起不安者，去豆豉，加枳实、厚朴；误下后身热心烦者，去豆豉加干姜；兼有湿热者，则用栀子柏皮汤清热除湿。所以栀子豉汤的配伍运用是非常灵活的，豆豉可以去，干姜可以配伍。但单独用栀子主要用于阳明里热而未盛者，仲景强调"凡用栀子汤，病人旧微溏者，不可与服之"，明确说明了平素太阴湿盛者，不宜使用栀子再清泄里热。

所以若以温病的卫气营血之证来说，栀子豉汤是一个关键方剂，所以我称栀子豉类为透热转气法。

### 2. 清泄热毒法

大黄黄连泻心汤是太阳病误下后邪陷阳明而化热，阳明不能阖而阳气不入太阴，热扰中焦而成痞证，似乎比栀子豉汤更深一层，所以用药也以清下为主。此方亦是阳明热盛的重要方剂，后世据此而有黄连解毒汤（由黄连、黄芩、黄柏、栀子组成），称为清热解毒法，用来治疗三焦火毒证。表现为小便黄赤，舌红苔黄，脉数有力；大热烦躁，口燥咽干，错语不眠；或热病吐血、衄血；或热甚发斑，或身热下利，或湿热黄疸；或外科痈疡疔毒等。此方显然是结合了栀子豉汤和大黄黄连泻心汤的优点，可谓是清热方之最，所以我称此类方为清泄热毒法，古人常用于治疗实热证的痈肿疮疡等症。

### 3. 虎啸西风法

若阳明热盛，达到身大热、脉洪大、大汗出、大渴的程度，则仲景有白虎汤；热盛伤津者有白虎加人参汤，热势不盛而津伤较重则有竹叶石膏汤。白虎汤正是清热以除燥的关键方，石膏是关键药物，即便是温病的气分大热证，也可谓不离石膏。对比大黄黄连泻心汤，白虎汤的特点是热而伤津，大黄黄连泻心汤则类似热而兼湿，因为黄连黄芩之类被称作是清热燥湿之品，可谓清热药中的另类。临床上区别二者可以有无湿邪作为参考。

白虎为西方之神兽，白虎汤为四正方之一，所谓：西方庚辛金，其季秋，其位酉，其神蓐收，其兽白虎，其宿奎、娄、胃、昴、毕、觜、参。其气肃，其剂收。经云："收可已耗"。其方白虎，石膏、粳米、知母、甘草属。白虎正是秉阳明燥金之气的神兽，它可以使天地的发散之令收藏，使天地由消耗而转为休养生息，所谓"收可已耗"。

《周易》乾卦云"同声相应，同气相求。水流湿，火就燥。云从龙，风从虎"。古人认为龙是水畜，云是水气，故龙吟则景云出，是云从龙也。虎是威猛之兽，风是震动之气，此亦是同类相感，故虎啸则谷风生，是风从虎也。白虎汤中石膏、知母辛苦寒而清热泻火，粳米甘润而有收涩之力，滋润津液，炙甘草甘守津还。其作用类似于西风一起，暑热自散，人体就不再受大热之气消耗津液之苦，所以我称之为虎啸西风法，对真正的温热病，此方是不易之良法。

### 4. 直捣黄龙法

阳明腑证根据轻重程度不同，依次有调胃承气汤、小承气汤、大承气汤三方。对于承气汤的名字来历，历来众说纷纭。我认为承气二字正是指秉承阳明燥金之肃杀之气，具有推动阳明燥金之气运行的作用。

此方不似白虎汤之苦寒清热，但却是釜底抽薪之法，是畅通人体壅滞之气的关键大法。所以在十二神方中，白虎位于西方，而承气汤乃位于南东方之方。所谓：南东其位巳，阳气大张，大雨思降，其宿腾，其气泄。经云："泄可祛实"。其方螣蛇，厚朴、大黄、甘草、枳实属。

对于承气汤的命名含义，我是通过临床才感受到了所谓承气的含义。我曾治疗一例75岁的老人，自述因痔疮术后不敢解大便又控制饮食，十来天后开始身上燥热难忍，不欲穿衣，皮肤干燥瘙痒，不出汗，口干舌燥，左脉弦大，一个多月来服用多种药物，并多次使用开塞露排便，也未能解决此问题。初次来诊时因为其大便用开塞露已通，且舌质并不太干燥，且腹诊并无按之饱满疼痛之症，未考虑其为阳明证，而是从太阴阳明津液不足考虑，用补中益气汤加生津润肠之品。复诊时完全无效，仔细询问得知其年轻时为屠宰场工人，素体强壮，基本未曾服过药物，此次为生平第一次手术。再参考其口干舌燥，怕热，仍为阳明见证；大便虽用开塞露已通，但阳明燥热之病机未除，乃考虑用介于小承气汤与栀子豉汤之间的枳实栀子豉汤，加大黄6g，第三次来诊时兴奋地打开一个塑料袋，给我看他拉出来的不知为何物的东西。据他所说，服用此药后就肚子呼噜作响，随后喷射状地解出七八粒这样的东西，非常坚硬，随后排出了正常的条状大便，燥热感及皮肤干燥、口干等也基本消除。老人解出的七八个疙瘩也正是《伤寒论》中所谓的燥屎，此老素体强壮，手术后阳明燥金之气阖降不利，郁而化热，又因怕疼痛而不敢解大便，遂形成燥屎阻滞之证。这一案例初诊时之所以无效，是因为我受其用开塞露后大便通畅而不燥结的影响，不敢断为阳明证。但从临床实际来看，开塞露虽可以通大便，但其作用仅限于结肠末端的一节，不能像承气汤一样，自上而下，通畅气机。此案虽未用厚朴，但用枳实一味药已可见其"冲墙倒壁之力"，患者服后即喷射状解出燥屎，可见其气机郁滞之重。所以此方虽非承气汤，但已有承气之意，可见"承气"汤类，转动气机之功颇大。

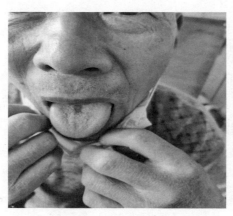
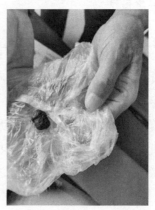

图 2-7　病人的舌苔　　　　图 2-8　干结如羊粪的燥屎

　　承气汤类方因其治疗痞满燥实等观念深入人心，使很多人不敢轻易使用，但若能明白其承气之意，则适当加减变化，对于一些危急重症也是有相当效果的。牛年春节前，我曾接诊一例70多岁的老年患者，因腰椎手术后卧床二月余，导致大便不通，腹满不欲进食。加上素有肺气肿等疾病，喘促加重，离不开氧气瓶，诊断时自诉无食欲，腹胀满难忍，翻身即喘，西医认为是喘促导致的大便不畅，只是要求吸氧并用开塞露排便。而我看其脉缓而偏大，上腹部敲之胀满，但肚脐下及两侧按之疼痛，亦觉胀满，且病人口干，舌苔白而干燥，诊断为太阴阳明合病，用茯苓饮合小承气汤，3剂后病人便觉胀满感大减，食欲好转，后又加附子续服，胀满基本消除，食欲恢复，而且可以离开吸氧机数小时也无大碍。这种疾病尽管难以痊愈，但生活质量无疑已得到很大改善。这是一例太阴阳明并治的病例，也可谓补泻兼施之法。

　　若是燥热不甚但津伤者，仲景有麻子仁丸，又称脾约丸，指的是阳明燥热之气损伤太阴湿土之津了，所以此方是太阴阳明兼顾之方。至于大便燥而难解的救急方则有蜜煎导法、猪胆汁方、土瓜根方。蜜煎导法较之现代的开塞露平稳而持久，对于一些老年人必须借助外用药排便者可以长期使用。曾接诊一例中风后长期卧床的病人，患者神志不清，近一个月来每逢傍晚即发热，用西药也可消退，但第二天又发热，舌苔厚腻而脉沉数有力，询问也是大便数日不解，用开塞露方可，诊断后用小柴胡加芒硝汤，两天后发热即基本痊愈。但仍苦于不能解大便，遂交代家属用蜂蜜自制栓剂使用，病人排便基本可维持正常状态。

这里特别要提出的是阳明证的躁狂和精神疾病的关系。中医中有很多通过清泻阳明治疗精神性疾病的案例。根据现代科学的研究，精神疾病如焦虑、抑郁、狂躁、自闭等都与神经递质的紊乱有关。而神经递质有二十多种，它们是参与大脑细胞在神经信号传递中的化学物质，而这些物质是由或主要由肠道细菌参与合成。肠道菌群紊乱自然引起神经递质紊乱，进而引起精神问题。所以，滥用抗生素的副反应也可以表现在精神层面，譬如一些小孩子的多动症、自闭症，很可能就和肠道菌群被破坏而无力恢复有关，这类问题，中医反而要从肠胃辨证论治，恢复其功能。

至于西医学上的急腹症，如急性阑尾炎、胰腺炎、肠梗阻、胆囊炎等很多都需要考虑阳明燥屎的问题，此处就不再一一探讨了。

### 5. 清热除湿法

至于阳明与太阴湿土同病的黄疸疾病，前面已有过介绍，这里仅列出以下主要的方法。兼表证的麻黄连翘赤小豆汤，作用是发汗利湿清热，但不兼表证者亦可使用。因为阳明病法多汗，若无汗则热不易外泄，所以湿热证在阳明要注意发汗法的利用。湿热壅滞而未有阳明燥结者用栀子柏皮汤。湿热重而大便燥结、小便不利者，可用茵陈蒿汤清热利湿泻下，茵陈兼有清透利尿之作用。《金匮要略》则有栀子大黄汤、大黄硝石汤、硝石矾石散，以泻下通便法治疗各种阳黄证。

### 6. 实证不离阳明

前边所讲是传统意义上的阳明经腑之证，但我依照阳明病的特点，把经方中主要的阳明证方再次梳理一下，以便区分使用。

阳明是入三阴的关键，三阳病可转归于阳明，三阴病也可以由阴出阳而转归阳明。不管何种原因，若病入阳明而热盛，再加上患者宿有的痰、食、瘀血等便容易和热邪结聚而形成阳明实证，此时治疗都需要从阳明泄之而出，所谓"六经为川，肠胃为海"，阳明是有形邪气出外的关键通路。而祛除有形邪气之关键药物是大黄，《神农本草经》称其"推陈出新"，不只是能祛除宿食燥屎而已，凡是人体内停留败坏的痰饮、水湿、瘀血，都可以用大黄配合相关药物来治疗。

对于宿食或燥屎停留者，除了三承气汤，《金匮要略》还有一些方法，如食已即吐的大黄甘草汤、腹痛便秘的厚朴三物汤、支饮胸满的厚朴大黄汤、治疗肠痈的大黄牡丹汤、治疗胁下偏痛的大黄附子汤。

祛除痰饮的，如痰热结聚在胸膈的大陷胸丸及汤、葶苈大枣泻肺汤、十枣汤；在肠胃的痰饮水气有小陷胸汤、己椒苈黄丸、甘遂半夏汤。小陷胸汤未用大黄，而其中的瓜蒌有清热通便之功；甘遂半夏汤未用大黄，但甘遂泄下之力甚于大黄，治产后水血互结的大黄甘遂汤就是大黄和甘遂并用。

治膈间支饮的木防己汤用石膏，木防己去石膏加茯苓芒硝汤用芒硝，也可看作阳明之病。

治疗体内气血瘀滞轻证有枳实芍药散、桂枝茯苓丸、土瓜根散。枳实芍药散偏于气滞；桂枝茯苓丸偏于血瘀；土瓜根散偏于血瘀热重者，土瓜根可以用瓜蒌根代替。

瘀血较重者有桃核承气汤、下瘀血汤、抵当汤及丸。桃核承气汤偏于新血，下瘀血汤、抵当汤及丸可以治久瘀之血，若是瘀血久而气血虚弱，病涉虚劳，则仲景有大黄䗪虫丸方。

除了阳明实证，还有些阳明燥热已伤津的热夹阴虚证，若仍有热盛而津伤则用竹叶石膏汤；若热盛已去，而津伤导致阳明不降的大逆上气，则有麦门冬汤，就是竹叶石膏汤去竹叶石膏加大枣。此外类似阳明证的口渴者，还需要鉴别几个方剂：五苓散是阳虚而津液不化的口渴；猪苓汤是阴虚而水停的口渴，都需要与石膏证进行鉴别。

此外阴伤口渴的可用栝蒌牡蛎散、文蛤散；津伤而小便不利、浮肿、口渴的，可以用牡蛎泽泻散。治疗百合病的以百合为主药的百合知母汤、滑石代赭石汤、百合地黄汤、百合鸡子汤、百合滑石散等，也可看作针对汗吐下所致阴伤的不同而所用的针对性处方，阴伤是其核心。

再譬如小建中汤也可谓是温润阳明太阴之方，这个太阴篇再详解，而炙甘草汤可以看作是小建中汤的加强版，治疗津伤及少阴的重症。

此外治疗产后烦乱呕逆的竹皮大丸也算是热盛而未有实邪证，可以和栀子豉汤及白虎汤比较而用。在气血上，也可以和桃核承气汤对比，前者气分有热而呕逆在上，后者血分郁热而阻滞于下。此外治风邪所致的"病如狂，妄行，独语不休，无寒热，其脉浮"的防己地黄汤，则是津伤而风动的典型方剂，阳明津虚，燥金收敛之力不够，所以风木横逆，热扰心神。用药就是重用滋阴之生地，而参以少量祛风通利之品，可谓是养阴息风法的典型代表，与后世内风学说治风之法不同。

至于厥阴篇的白头翁汤，主症是热利后重，明显有阳明证，所以可归为阳明篇。若有阴血损伤之象，则加甘草、阿胶，又有养阴的作用了。此外《金匮要略》附方中的苇茎汤、三物黄芩汤，也可看作是阳明之方。

所以说"实证不离阳明"，治疗阳明病就是要"去其所本无"，利用阳明燥金的肃杀之力祛除体内本不该有的多余之物，阳明燥金为斧钺之金，披荆斩棘，千里不留行；阳明为正大光明之性，灵明独照，不与群阴为伍。阳明之于一身的中流砥柱作用，请诸君三思之！

道济轩主完稿于 2020 年 2 月 1 日新冠肺炎肆虐时

# 第四章
# 太阴御龙说

## 一、太阴湿土的气化

六经病中排在第四位的是太阴病，在六气中为太阴湿土，太阴是标，湿土之气是其本。在天气为湿，在地气为土，在人身上包括手太阴肺与足太阴脾的经腑。在六气上太阴为湿土之气，司化者为足太阴，从化者为手太阴。也就是说手太阴肺之金从足太阴脾之土而化的。这个司化与从化的原则是母气用事，子弱未能司权，则子从母化。太阴湿土之气中，脾土能生肺金，但土气方盛，而金气初萌，母强子弱，所以子从母而化。

《内经》讲"太阴之上，湿气治之，中见阳明"，那么什么是湿气?

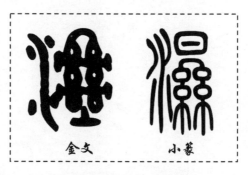

图 2-9 "湿"的金文和小篆

湿是个会意字，甲骨文的字形就是指水把丝渗湿，《说文解字》说"湿，幽湿也"，引申为潮湿。金文的湿字就是在丝的下边加了一个土，表示土湿，在这里湿和土已经联系起来了。

那么在气化中我们该怎么理解这个湿土？还是来看看地球的环境吧！哪里最湿？答案当然是热带雨林。为什么这里最湿？当然是因为热带雨林地区太阳直射而蒸发了大量的水分，水分在空气中浓度最高，所以这里就湿。而撒哈拉沙漠尽管处于热带，但它没有水分，所以它就燥，但不要小看撒哈拉沙漠，以中医的思维来看，它的存在自有其作用，即燥能济湿。按现代科学的研究，沙漠地区的风沙对地球的气温和生态环境都起一定的调节作用。譬如撒哈拉沙漠的沙尘可以越过大西洋，给南美洲的热带雨林带去养分，热带雨林中的土壤有一部分即来自风沙。风沙中富含的矿物质不仅给热带雨林带去养分，在经过海洋的时候，又会给海洋的浮游植物提供大量的养分，而浮游植物是海洋生态平衡的关键，可见沙漠对地球来说从来就不是毫无用处的存在！

热带雨林的状态最能显示湿是太阳和水互相作用的产物，也就是说水和火交济而产生湿。以季节来说，一年之中湿气最旺的季节是夏季，夏季就是一个水火相蒸的时候，我们形容天热得像蒸笼，指的就是湿热交织的天，有水无火是极地，有火无水是撒哈拉，都成不了湿。所以在易象上来说湿就是坎离交济之象，坎离交济化生中气，中气就是水火之中气，《子华子》说"阴阳交，则生湿"。

湿生了，然后才有土，湿是气，土是形。土是五行之一，五行生成的顺序在《易经》中是水火木金土，把五行中的土作为最后出现的一行，所谓"天五生土，地十成之"，土是水火金木相合化而成，也就是先有水火相蒸，有此湿气，然后才能腐化百物以成土。

这种抽象的推理大家似乎不易理解，但参考现代科学对地球上土壤形成过程的研究，大家就会知道，《易经》所说的道理是具有超越时空的意义的。科学研究认为，太阳之热量和地下岩浆之火热的长期作用，逐渐改变了地球环境，然后让含有金属的地壳和藻类及绿色植物的腐败物长期混合，从而形成了土壤。

而科学研究者如果能吸收《易经》的智慧，说不定会在研究中少走些弯路，因为土壤的形成离不开湿气，而湿气是水火交合的产物，这在地表土壤的形成中具有重要意义。地球有了土壤，才具有了在陆地上产生万物的可能性，而这也促成了物种的不断进化，直到今天。

所以前人把湿气作为土的本气，将其和土放在一起称为湿土，也是有深刻的哲理考虑的。土在五行中成为承载一切又生成一切的根本，而它之所以有此作用，正是因为它具有湿气，是水火相交之气。陈修园在《金匮方歌括》中对"当归散"的概括是"万物原来自土生，土中涵湿遂生生。一斤芎芍归滋血，八术斤芩大化成"。这就是充分描述了土的特性。

而太阴是阴之极大者，极大的阴就可以象征大地，所以《内经》说"太阴之上，湿气主之"，太阴湿土之气就是人身上化生能量以供养五脏六腑的来源，它是先天的相火与君火交互作用的产物，具有维持水火交济的基本能力。

而湿土之气要想发挥其正常的生化作用就要维持自身的平衡，就需要燥气的平衡，也就是燥湿得中，太湿了不能生物，太燥了也不能生物。而我们在阳明篇已经讲过，太阴湿土脾和阳明燥土胃的力量并不平衡，燥常不敌湿，所以太阴多湿，《内经》言"太阴之气从本"，也就是说太阴之气的标和本同气，所以它从湿之本气，而且阳明燥金的气化也是从中见之气——湿土。

所以湿的问题就是太阴气化的核心问题，太阴的气化以湿为本，燥湿得当则化生万物，燥湿失当则伤害万物。尤怡在《金匮翼》中说：土具冲和之德，而为生物之本。冲和者，不燥不湿，不冷不热，乃能化生万物，是以湿土亦燥，燥土宜润，使归于平也。

以五行来讲，土气乃水木升腾化火、火金下降成水的枢纽，土气不利则水木不升，火金不降，五行运转失常。

以六气来讲，则太阴湿土与阳明燥金同主阳气收敛入阴的过程，太阴不开则阳不能入内以休息，三阴就会虚寒。

太阴湿土，它包含手太阴与足太阴的经腑气，下边我们就从气化角度来谈谈肺脾在全身气化中的作用。

## 二、足太阴脾

足太阴脾是太阴湿土的主令者，太阴湿土在十天干中配己，它是卑监之土，以湿气为本。己土就象征着田园，河边的湿土，是肥沃的，温润的，它跟在戊土的后面。《汉书》中说："夫五六者，天地之中合，而民所受以生也。""五六"指的就是戊己土，它们位居十天干的中间，是天地的元气所在，万物由此而生。

### 1. 太阴阳明

己土的作用离不开戊土，燥湿互济才能生化万物。所以太阴以湿土为体，而以阳明燥金之气为用，太阴阳明相表里，也互为体用，叶天士所说"太阴湿土，得阳始运；阳明燥土，得阴自安。以脾喜刚燥，胃喜柔润也"的名句，其实就是太阴阳明关系的白话版。

但因为人体燥不及湿的问题，所以太阴多湿，而脾脏的生理功能及病理改变多由此而起。关于太阴和阳明的关系，我在阳明篇已经论述了不少，这里再结合经典，对太阴脾土的概念作重点介绍。

《内经》中有一篇重要的《太阴阳明论》，它着重阐述了太阴和阳明的关系。其中一段说"岐伯曰：阳者天气也，主外；阴者地气也，主内。故阳道实，阴道虚。故犯贼风虚邪者，阳受之；食饮不节，起居不时者，阴受之。阳受之则入六腑，阴受之则入五脏。入六腑则身热不时卧，上为喘呼；入五脏则膜满闭塞，下为飧泄，久为肠澼。故喉主天气，咽主地气。故阳受风气，阴受湿气"。这一段其实已经系统论述了太阴阳明的区别，只不过不从六气入手的学者往往不能直彻根源地解释它而已。

正常情况下，阳主外，阴主内，阳受外邪，阴受内伤，阳气抗邪于表则实，阴气内伤于饮食起居则易虚，这是人体之常。所以阳道实，阴道虚。但从六气角度更深一层来理解"阳道实，阴道虚"，则可以说是道出了人体疾病转归的根本，也就是特指太阴阳明二者在阴阳六气中的重要作用。如果人体燥能胜湿，则阳明胜而能抗邪于外，易转归为阳明证，多实，也即"入六腑则身热不时卧，上为喘呼"，实证需在阳明上用力。若人体燥不敌湿，则即便是感受阳邪也无力抗邪于表，反而长驱直入三阴，太阴湿胜而转归为太阴证或三阴里证，则多虚，也即"入五脏则膜满闭塞，下为飧泄，久为肠澼"，虚证则离不开太阴的运化。

脾主运化，指的是脾脏运化饮食的功能，在六气上来说就是太阴湿土之气化生万物的作用。在人身上，太阴湿土之气的主要作用就是将后天的饮食转化为精微物质以供身体之用，所以太阴为开，其实就是为了让有用的精微物质进入体内，补充相火。

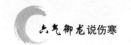

太阴病的提纲是"太阴之为病，腹满而吐，食不下，自利益甚"，正是燥气不足，太阴湿土之气过剩，不能运化饮食，壅于肠胃间，气化不行而腹满；阳不入阴而逆上，所以呕吐；里阳不足而不能消物，所以下利。太阴病提纲条文所讲的还是太阴不能化的问题。

脾为湿土，唯恐其湿气过盛，所以阴不足的问题是很罕见的。从太阴阳明的关系可以看出，脾阴不足其实可以归为胃阴不足，没必要在基本理论上出新奇，这也是依据六气之理来看待脏腑功能才能搞清楚的问题，而不是凭历代医家靠五行推理的主观臆测。

### 2. 化不可代，时不可违

简单来说，化就是太阴的主要功能，但"化"的概念却绝非可以轻轻看过的，我们有必要再次着重论述一下。化是会意字，甲骨文字形象二人相倒背之形，一正一反，象征变化，本义就是变化。

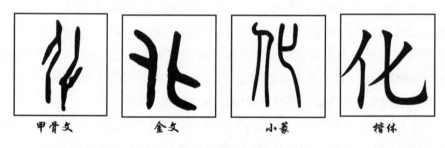

图 2-10  "化"的不同写法

"化"是中国哲学的一个核心范畴。老子说的"万物将自化""我无为而民自化"其实指的就是自然而然的生成变化，个人如此，宇宙如此，人生如此，天地万物都是自我化育。而"大化"就是道，道的表现形式就是化，所谓"大化流行""天地感而万物化生"，宇宙、社会、历史、人生无不是在变化中生生不息，流行不止。化是宇宙的生生不息、变动不居，是天地万物的自化俱化，也是天地之纷乱复杂中的大美。

正因为化是宇宙天地的核心，所以秉承于天地之气而生的人体，自然也是变化的，从生至死，一刻不停。

中医的气化理论当然与此密切相关，而且关于化，在《素问·天元纪大论》中有一段重要的经文，原文说："夫五运阴阳者，天地之道也，万物之纲纪，变化之父母，生杀之本始，神明之府也，可不通乎！故物生谓之化，物极谓之变，阴阳不测谓之神，神用无方谓之圣。夫变化之为用也，在天为玄，在人为道，在地为化。化生五味，道生智，玄生神。神在天为风，在地为木；在天为热，在地为火；在天为湿，在地为土；在天为燥，在地为金；在天为寒，在地为水。故在天为气，在地成形，形气相感而化生万物矣。"

此段经文其实就是《易经》"天地感而万物化生"的具体论述，无论在天的阳化气，还是在地的阴成形，都是阴阳不测的神的功用。

这个变化无常的神之用，可使神奇化为臭腐，使臭腐复化为神奇。在天名为玄，在人名为道，在地名为化。在地的化能生五味可食之物，在人的道能生明察事理之智，在天的玄能生超然形上之神。

而在人身上，这个化的核心功能落在了脾的身上。"人以天地之气生，四时之法成"，生出来以后怎么生存呢？怎么和天地万物进行沟通呢？还得通过"化"。所以我曾提出"太极在中"的概念，中就是土，从后天来说土是水火交济，金木合和而成，但在先天来说先天的道是隐藏在土中的。所以脾的化不仅仅是指消化饮食而已，化饮食水谷之气为人体之气只是它的后天层面的作用，先天层面的作用就是要用真意交济精神，回归虚无，道家金丹之道的理论即根基于此。

从地球上 35 亿年前最简单的单细胞生物开始，生物就开始适应地球的气化，逐渐形成了那些复杂的生命体。在漫长的进化过程中，再复杂的生命体也都离不开最基本的气化规律。既然天地万物都是由化而生，那么自然它们可以互补，现代观点认为不同生物之间可以通过食物链进行能量转化，但按中国人的思维来说就是"通天下一气"，所有的物质都是一气之变而气化特点不同。所谓中药就是用其所秉承的特殊气化纠正人体失衡的气化，而食物则是气化较为平和的另一种药物罢了。

化生五味，五味就包括了各种各样的食物。人依靠天地所生的万物以长养自身，万物中最能养人的就是五谷，《内经》说"五谷为养"。五谷也是神之用，神在地为化而生五谷，五谷就是人得以生存的根本，人食五谷而生精，精化为气，气化为神，而成精神之用，所以人出生后没有离开先天的天地，而是通过后天的饮食所化生的精气，化为神气，以保持和先天的沟通，这也是脾化生精微以补充先天相火的另一层含义。

正因为五谷本身具有天地之精神，所以道家学说中，有所谓谷神一说，此即老子所谓"谷神不死，是谓玄牝，玄牝之门，是谓天地根。绵绵若存，用之不勤"，这些话演变出道教的一些重要观念，认为人也能与天地相沟通，通过积精累气，"炼精化气，炼气化神，炼神还虚"，人之神正是通过这个谷神之门以回归虚无，与天地精神相往来，入于不死不生之境地。而这都离不开人身中土的作用，所以中土之化可谓是贯彻先后天的核心。

化对于天地万物如此重要，虽然它无时无刻不在进行，但一年中有没有一个最佳时令呢？古人也早已经研究明白了，一年分为生长化收藏五季，其中这个化即一年中土气最旺的时候，也即农历的六月，在干支纪月为未月，在五季称为长夏，也就是"土曰备化"之季。

前面提到过，农历的六月是一年中太阳光照最强，温度最高的时候，也是天地间湿气最大的时候，所谓溽暑。湿气正是万物生长的条件，植物在此时得到湿气的滋养，生长最快，吸取天地之能量最足，有了这个野蛮生长的阶段，才有了随后的收藏而结出果实。这个时间，一年仅此一次，《素问·五常政大论》云："化不可代，时不可违……必养必和，待其来复。"也就是说化可等待而不可替代，只有到了土曰备化的长夏，万物得到太阳的照耀而充分生长成熟，并产生使自己乃至后代可以再生的种子，也即精。而未是属土的，且在十二地支配属脏腑中配属小肠，所以由此也可以看出我在太阳篇强调小肠对后天水谷精气的重要性是有典可依的，但这里我们重点讲它的土的属性。

未月是一年中生化最关键的季节，中医当然是最重视的，对治病防病养生等都具有指导作用。笔者的老师对此段经文也有系统的论述，其核心也是建立在对神与化的认识上，而且主张用"生化汤"（四君子汤加黄芪）在农历六月连续服用，以助长人体的生气，作为秋冬的收藏之本，其深刻含义也只有知道"化"的深刻内涵才能明白。

这里又要谈到当今文明社会的一大问题——空调。自从1902年美国人卡里尔制造出第一台空气调节机器后，空调成了文明社会的必备品。现代人在最热的夏天总是逃避自然的恩赐，躲进空调房中，把这个最佳的化的时令给错过了，那么人体怎么可能得到化育呢？空调的基本原理是把夏天湿热交蒸的空气中的湿气抽离出去，从而就剩下了干燥凉爽的空气，这个过程类似于我们讲的湿热交蒸之证的治疗方法，湿去则热孤。但人体处在这样干燥的局部环境中，正好没有了赖以气化的湿热之气，对人体能没有影响吗？长此以往，太阴湿土之气能不失常吗？现代人多寒湿体质，其实是和生活方式密切相关的，但最主要的原因还是违背了自然的节令。试想，当动植物都在溽暑中接受自然的化育时，我们却躲过了化育精气最好的节令，提前过起了秋收的生活。可悲的是，连化都没有，我们能收敛个什么呢？现代人一个比一个虚弱，为什么？从中医角度考虑，这个是值得重视的，在"化不可代"的生化之季好好享受自然的酷热，其实正是大补精气的做法。别心疼你出的那些汗水，旧的不去新的不来。

所以通过对化的解析，我们应该认识到，精不足正是因为化不足，所以《素问·阴阳应象大论》云："阳为气""精食气""气归精，精归化""化生精，气生形"。这里的"阳为气"首先要理解为太阳之气对人体阳气的重要作用，自然界最大的阳无过于太阳了，这个太阳篇已提到过，其次才是人体自身的阳气转化水谷精微的能力。而"气归精"这一概念，一方面可以泛指气能生精，但首先也包含了长夏季节的化对一年中精气产生的重要作用。试想如果没有溽暑的蒸腾气化，植物都要减产，何况人体呢？没有化，精气也会减产，虚证由此而来。所以"时不可违"对当代人尤其重要，这是人体这个复杂生命体从35亿年前那个单细胞生物一步步进化过来的漫长历史进程决定的，而不是卡里尔发明了空调这短短的一百多年就可以改变的。缺乏对大自然充分敬畏的一切发明都不过是"无知妄作"，最终都会被历史证明只不过是自作聪明罢了！

除了一年中的节令，其实人体也有自己的节令。譬如发热，一有发热大家就希望迅速退热，这就是不明道理。民间有"烧一次长一次"的说法，发热的道理可以和六月份备化之纪相比，万物在高温下才能迅速生长，人体的发热何尝不是一种化呢？特别是小孩的发热，很多时候都是不用治疗，经过夜间一个高峰就会自动退热，古人称之为"变蒸"，这个变蒸不就是六月的描述吗？所以小孩发热不可滥用药物，小孩特别是"化不可代"的，甚至可以说发热是他们身心发育的难得机会。如果该"化"的时候被压制了，那么等于是违背了时，也就错过了一次身心成长的良好机会，未来的身体堪忧，可惜现代中国社会的"无化小孩"越来越多！

知道了化的含义，再来看《内经》称脾为"谏议之官，知周出焉"的说法可能认识就会更深刻一些。太阴脾土是三阴证的入门之处，它就类似于古代的谏官，一旦发现身体有问题，立刻就会调动自身能量向其他脏腑传达报告，以期做出积极反应。这一功能相当于身体的预警系统，一旦失常，人体就处于有了危险而不自知的境地。譬如很多肿瘤病人在检查出患病前的数年，常常毫无征兆，甚至抵抗力似乎都更好了，几年都不感冒。这在中医看来就是太阴脾不能做出反应，无力抗邪于表，邪气已经深入内部。

另外就人体所最需要的谷物来说，现在也是出了大问题，而其问题的核心就在土壤上。1912 年，诺贝尔奖得主艾利克斯·卡莱尔（Alexis Carrel）博士预言：土壤中的矿物质控制着植物、动物和人的新陈代谢。在土地里面所能发现的矿物质和微量元素有 73 种之多。20 世纪初，富含氮磷钾而没有微量元素的化肥开始被大量使用，仅仅 10 年时间，土地就开始缺乏矿物质。据有关学者统计，现代大部分土壤中的铁流失了 40%，钙流失了 83%，锌流失了 81%，硫流失了 90%，铜流失了 80%，锰流失了 60%。如此营养不良的土壤再也不能生产出具备均衡矿物质的庄稼，人类的食物只不过是徒有其表的"空壳粮食"而已，它们的很多微量元素含量都不够。有学者研究有机芹菜和一般芹菜的微量元素含量相差一半，人体长期食用这些空壳粮食就会缺少这些微量元素。两度获得诺贝尔奖的莱纳斯·鲍林（Linus Pauling）曾说过：每一种疾患、每一种病痛都可以追溯到矿物质缺乏上去。这么说绝非危言耸听，人体生化代谢的主要媒介是各种酶，而酶的形成离不开蛋白质和微量元素的结合，如果微量元素缺乏则直接影响酶的合成，进而影响人体的新陈代谢过程，那么很多慢性病就来了。譬如高血压、高血脂、高血糖等常见慢性病，哪一个都和酶的功能异常有关。

另外，人类的蔬菜水果等食物很多都来自塑料大棚，尽管大棚可以模拟自然界的气候，但人为的小气候与大自然的大节令是不相合的，也是微不足道的。正因为化的力量不足，所以大棚蔬菜的味道和自然环境下生长的就是不一样。而这些反季节的蔬菜也已经成为一种文化现象，这是文明发展的无奈，为了用有限的土地养活更多的人口，就必须用降低质量的方法提高产量，欺骗大家的肚子。所以，如果你有条件，则不妨少吃这些"非时之物"，多吃一些当令的蔬菜，有机会自己种植一些是再好不过的了。

"民以食为天"，食品安全关乎整个人类的福祉，但无奈的是土壤、转基因食品、反季节蔬菜等问题都可能影响人类的健康，但它们也已经复杂到基本无法解决的程度。庄子在两千年前就感叹：故天下每每大乱，罪在于好知。故天下皆知求其所不知，而莫知求其所已知者；皆知非其所不善，而莫知非其所已善者，是以大乱。故上悖日月之明，下烁山川之精，中堕四时之施，惴耎之虫，肖翘之物，莫不失其性。甚矣，夫好知之乱天下也！"今天人类最大的问题正在于舍"自然"而任"人智"，人之智谋在自然面前其实是不值一提的，但人类却试图用自己鼠目寸光的短视之智去改造有着数十亿年时间积累的自然而然的东西，这或许就是人类社会最大的隐患！

## 三、手太阴肺

太阴之气除了脾，还有肺，手太阴肺在气化中从化于足太阴，同为湿土之气。肺在五行归属中属金，时应秋季，阳中之少阴，在中医教材中对肺的功能主要归结为：肺为五脏之盖，主气，朝百脉，输布精气，主皮毛，通调水道，主治节。此处我们结合太阴湿土之气的气化对肺的功能做一论述。

### 1. 呼吸精气

《灵枢·师传》曰"五脏六腑者，肺为之盖"，这一说法似乎来自直观的解剖学：肺在胸腔的最高位置，就好像是一把雨伞覆盖了其他脏腑。也正因为如此，在中医早期的五行归类中，曾把最高的肺作为火，因为火性上炎，而把位于接近胸腔中心位置的心脏作为中央土。但这一配属方法在《内经》中已被淘汰，由此也可以说明中医理论也是一个逐渐完善的过程，而不是所谓"内证"等一下子搞出来的。但肺的位置最高这一特点也为后来对肺脏的功能区分作了铺垫，因为位置最高，而老子说"高者下之"，肺主肃降的功能就顺理成章了。

《内经》中说"天气通于肺，肺者，气之本""肺藏气""诸气者，皆属于肺"，这些都直接描述了肺和气的关系，这一认识当然直接来源于人的呼吸和肺密切相关，但中医对肺主气的认识还要深刻很多。

人体的气可分为先天与后天，先天之气与生俱来藏于肾；后天之气又分为饮食水谷之气和呼吸之气，这二者一归于脾，一归于肺。但先后天之气在人身上已合二为一，相互滋生，相互影响，所以肺主气已不仅仅是呼吸之气，而是人身所有的气，所以说"诸气者，皆属于肺"。人体为什么要有呼吸之气呢？为了气体交换。呼吸之气相当于相火转化为热能的引子，和自然界的燃烧需要氧气一样，人体相火的燃烧也需要"清气"，呼吸就是吸清气以吐浊气，现在我们都很清楚呼吸就是血氧交换。

人体的呼吸一刻不能断，没了呼吸人就要死亡。呼吸之气虽然通过肺，但呼吸却不是肺单独完成的。中医认为"吸入肝与肾，呼出心与肺"，吸气时清气入内点燃相火，肝肾之气上升，肺叶亦张开，精化为气以起用，地气上为云；呼气时心肺之气下降，肺叶收敛，气化为精以收藏，天气下为雨。

所以说在中医的概念里，肺主气不是简单地通过呼吸交换气体而已，它是参与体内精气互化的关键一环。"天气通于肺"，一是说先天乾金的肃降之气在五行中通过肺金之气表现出来，二是说天气通过呼吸而进入人体以维持人身后天之气与先天之气的沟通，所以呼吸不可停，停则先后天断绝而死亡。呼吸对人体健康有至关重要的作用，细长深匀的呼吸对体内能源的充分燃烧具有重要意义，前人认为人的气数有限，呼吸需要慢下来，如此则消耗减少，可以延年益寿。而气短或喘促之人自然是肺脏明显的病态，这个在慢性支气管炎、肺气肿、肺纤维化等肺病患者中是常态，他们都体弱无力，生活质量会严重下降。所以道教的修炼又专门从呼吸入手，教人通过呼吸来锻炼后天的精气神，从而停止后天呼吸，进入先天本具的胎息状态，以期长生不老。

此外，《内经》中着重描述了后天水谷精气在肺的作用下布散于全身的过程，如《素问·经脉别论》说："饮入于胃，游溢精气，上输于脾，脾气散精，上归于肺，通调水道，下输膀胱，水精四布，五经并行。合于四时五脏阴阳，揆度以为常也。"这一段是说水液进入体内后的循环代谢过程，脾把水液输布到肺，肺再经过三焦相火的蒸腾气化新陈代谢，把废水输送于膀胱，膀胱再一次气化，把有用的水分气化于皮表，无用的排出体外。

《素问·经脉别论》又说："食气入胃，散精于肝，淫气于筋。食气入胃，浊气归心，淫精于脉。脉气流经，经气归于肺，肺朝百脉，输精于皮毛。毛脉合精，行气于腑，腑精神明，留于四脏。气归于权衡，权衡以平，气口成寸，以决死生。"这一段说的是食物的转化过程，食物主要是经过脾胃化为心肝之血脉，然后经过肺主气及朝百脉的统一调度，气血调和然后洒陈于五脏六腑。同时肺也把五脏六腑的气机状态予以权衡，表现于太渊脉，也即寸口脉，用来诊断人体五脏六腑的气血状态。《素问·经脉别论》是论述肺功能的重要一篇，这一篇着重讨论了饮食在脾胃和肺的作用下如何被分解消化吸收，然后气血融合为一，进而输布五脏六腑，以及重新通过肺朝百脉及权衡治理，从而在肺的经脉太渊穴附近反映五脏六腑的疾病的过程。这一过程重在描述后天的水谷精微和呼吸之气，似乎没有谈到先天之气，但不要忘了，正是先天之气才赋予了脏腑有种种的功能。所以先天之气是居于幕后的，三者共同完成了人体的气血生化过程。

在前边，我已说过太阴湿土之气是君相二火往来而生之气，它是先天之气在人身上的代表，也即中气，中气生化万物，当然在人身上也生化气血。所以《素问·经脉别论》对人体气血生成运化的讨论就集中在阳明和太阴之气上，二者可谓是人体生化的根本。而肺脾的太阴湿土的功能，本身就是阳明燥金之气的体现，所以中气的问题就围绕在这两者之间，人身一切的问题也围绕在太阴阳明之间展开。

肺作为太阴之气，它的功能自然离不开阳明燥金之气，所以《素问·玉机真脏论》说："五脏者，皆禀气于胃，胃者五脏之本也。脏气者，不能自至于手太阴，必因于胃气，乃至于手太阴也。故五脏各以其时，自为而至于手太阴也。"这一段强调了五脏之气都得靠阳明燥金之气才能到手太阴肺的作用，由此也更印证了阳明篇我对阳明之气重要作用的论述。

### 2. 宰傅的治节

《内经》称"肺者，相傅之官，治节出焉"，这句话是对肺在全身脏腑中的功能定位。怎么理解呢？宰相是一人之下、万人之上的，协助国君治理天下，节治百官，它把君主和万民的恩泽施于百官，即授予官爵，同时评定百官是否称职，升迁罢免，以蓄养万民。

前边讲了营卫之气在肺的宣肃作用下运行一周的情形，可以看出肺对一身气血的调节作用。在人身上，肺的功能正是一方面把先后天之气化合而成的气血输送到脏腑以营养其身，又把五脏六腑的问题收集整理以反映到寸口脉上，这不也正是"治节出焉"吗？

若以营卫为气血，则肺藏气，肝藏血，肺主卫，肝主营是自然的。但从营卫都由肺布散来讲，营卫都和肺有关。太阳病一般认为与营卫有关，太阳在表，而《内经》有"脉气流经，经气归于肺，肺朝百脉，输精于皮毛"，肺也主皮毛，也在表，这也是太阳病和肺经症状密切有关的道理所在。

而且营卫相互影响，太阳主一身之卫气，卫气之病也必然影响营气，所以太阳病和营血有关，而肝藏血主营，所以厥阴风木和太阳寒水也关系

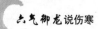

密切。

太阳篇中，已经谈过麻黄汤与桂枝汤的区别，而就营卫来说，则二方也是治营与治卫的不同，二方的作用点也就有在肺与在肝的区别。《伤寒论》中多用麻黄来治水肿，因为麻黄能治卫气，肺为水之上源，病则不能通调水道，下输膀胱，所以多水气失常之病，麻黄是利水消肿的关键药物。

桂枝多用来治营血，或者辅助生血补气，如小建中汤。因为桂枝能调营气，肝为藏血之处，心主血脉，冲脉为血海，也和肝密切有关，所以桂枝治血分病，如桃核承气汤、桂枝茯苓丸、温经汤、鳖甲煎丸都用桂枝。

所以说，从营卫之气入手，也可以看出桂枝麻黄二方的重要作用，经方中桂枝、麻黄二方占据半壁江山，绝不是偶然的，所以我说桂枝、麻黄二方是伤寒之门户，也绝不是夸大其词。

### 3. 肺为娇脏，何不伤燥

肺的生理功能清晰了，它的病理也自然明白了。中医称肺为娇脏，娇嫩的脏腑。宰傅之官，官位最高，但也最危险，高处不胜寒。《内经》说"肺恶寒""重寒伤肺"，又说"肺其恶热"。从气化上来说，太阴之气是湿土之气，湿则多阴，所以最怕同为阴邪的寒邪，寒则阳气受伤，湿气更重，这一点是太阴之气的本性决定的。《灵枢·邪气脏腑病形》说"形寒寒饮则伤肺，以其两寒相感，中外皆伤，故气逆而上行"，更是强调了外感风寒及内伤生冷饮食对肺的伤害。所谓"肺其恶热"，是因为肺在五行属金，最畏火热之邪。但在六气上来说，所谓火热着重指阳明燥热或相火不降而克肺金的疾病，阳明证则有白虎汤、麻杏石甘汤之类，少阳证则有小柴胡汤类治疗，并不归属于太阴之病。

而传统中医对肺的一个错误定义，莫过于肺最容易伤燥了。历来因为五行中肺为金，四时上主秋，秋季多燥，医家想当然地认为肺多燥，滋阴润肺之法盛行，但这一点并不符合《内经》所论，阳明篇我已讨论过，此处再略作探讨。

《素问·阴阳应象大论》明确提出"故曰：冬伤于寒，春必温病。春伤于风，夏生飧泄。夏伤于暑，秋必痎疟。秋伤于湿，冬生咳嗽"。四时之中，冬春夏都是伤于当令之气，唯独不提"秋伤于燥"，而提"秋伤于湿"，这就引起了后世学者的怀疑。怀疑错简的占了大多数，即便维持经文的也是曲解百出，不知重点，多认为暑湿之气在秋初还有余威，所以秋伤于湿，如雷丰在《时病论》中说"其实湿气在于秋分之前，燥气在于秋分之后"，也是强词夺理。后来学者甚至认为《内经》没有燥病病机是缺失，刘完素在《素问玄机原病式》中补充了"诸涩枯涸，干劲皴揭，皆属于燥"一条，清代大家喻嘉言专论燥病，直接把"秋伤于湿"改为"秋伤于燥"，这些颇负盛名的医家尚且不明《内经》之意，何况凡俗之人。

推究他们增添病机及更改经文的原因，根本原因就在于没有用六气的概念来推敲《内经》作者的原意，智者千虑，而有一失。

正因为肺在六气中属于太阴湿土，所以最怕湿。气化是根本，《内经》是从六气的角度来探讨肺的好恶的，而燥病则归于阳明，火热之气也各有所属，所以就不存在"秋伤于燥"的问题。《内经》这一思想一脉相承，《素问·至真要大论》有病机十九条，仍然不提燥邪为病，只讲了"诸气膹郁，皆属于肺"，我们在阳明篇已讲过，这都是有作者深邃的思维在里边，不是后世医家想当然可以理解的。为何不提燥气为病？一方面天地之燥气乃蓐收之气，唯恐其不足；另一方面人体的燥邪不因为寒气凝结，则因为火热过盛，所以燥邪只是个结果，而非病因，讨论风寒暑湿火就是在讨论燥邪，没必要单独列出。

我曾治疗过一例青年女士，她体瘦小而面色黯黄，来诊时神情憔悴，无比的恐惧，因为一年多来食欲不振，连续消瘦，睡眠差而且神倦乏力、少气懒言，以为自己得了肿瘤疾病。为此跑遍各个医院检查，花了十来万也没检查出来什么明确的疾病。仅仅是肺部有点慢性炎症，有结节，西医认为跟肺病有一定关系，所以挂消炎水、吃西药，但越吃脾胃功能越弱。诊断后我就告诉她，你这是太阴的问题，虽然检查的病灶可能在肺，但病根在太阴脾，脾肺同属一气，根子在脾土太湿了，运化无力。随后用外台茯苓饮加健脾之砂仁、神曲等品，服药一周病人即胃口好转，身体轻快了，信心大增。守方基本无大变动，续服数十付，身体逐渐好转，精神饱满、食欲特好，完全换了个人似的，也不再说自己的肺部疾病了。这一例就是典型的利用太阴气化特点来调理肺病的案例。

此外，《内经》讲的"诸气膹郁，皆属于肺"这一病机，还是从肺的自身功能出发而定义的，当然具有总括性作用，它和"肺主治节"一样，都强调的是肺在一身气机升降中的重要作用，前面我已讲了肺和气的关系，那么

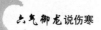

这条病机的含义也不必详谈了。

## 四、太阴病病机

太阴湿土的气化功能清晰了，其病理自然也就清楚了，太阴之病全在于湿，水流湿、火就燥乃是自然之理。土本来能克水，但土太湿则反被水侮，寒水之气反克土，则太阴也就多寒湿。

但太阴湿土之所以过湿，原因在于阳明燥金之气不足，燥不敌湿，所以太阴多湿。燥与湿即是人体之中气，中气旺则燥能敌湿，中气虚则湿常胜燥。而中气即是人体水火交济之能力，所以中气是人身的根本。太阴之病，根本在于人体中气不足，所以燥不能敌湿。太阴病的主药干姜，繁体字就是"乾薑"，古人用姜字是指姜姓，二字本不通用，简化字后才通用。乾就是燥金，"薑"字就是田，也是土地之象，所以"乾薑"本身就是燥土的含义，这和我讲阳明的含义若合符节。

以升降之理来说，太阴湿土之气乃阴气，本性下趋；阳明燥金之气为阳气，本性上浮。正因为二者阴阳相济，所以阳明燥金之气趋下而太阴湿土之气主升。一旦失常，则太阴湿土复其本性，气陷于下，所以病多下利；阳明燥金复其本性则上逆，病多呕逆。即《内经》所谓"清气在下，则生飧泄；浊气在上，则生䐜胀"。

太阴病的提纲条义说"太阴之为病，腹满而吐，食不下，自利益甚，时腹自痛。若下之，必胸下结硬"。太阴之病，阳气不能入内则郁于外而胀满，阳明之燥不能消化饮食则食不下而自利。阳不入阴，里阳不足则腹痛时作。若不明病因，认为是阳明证而反用泻下之药，阳气更弱则胸下结硬。

提纲条文中的腹满、呕吐、不能食、下利腹痛等症，太阴或阳明证皆可出现，所以在阳明篇中仲景谆谆告诫不可妄下，因为若不是胃家燥热之证，妄用下法反而更伤太阴阳气，造成三阴重证。

此二者的区别从寒热即可判断，如《伤寒蕴要》说：大抵泻利小便清白不涩，完谷不化，其色不变，有如鹜溏，或吐利腥秽，小便澄澈清冷，口无燥渴，其脉多沉或细，或迟，或微而无力，或恶寒蜷卧，此皆属寒也。凡热证则口中燥渴，小便或赤或黄，或涩而不利，且所下之物皆如垢腻之状，或黄或赤，所去皆热臭气，其脉多数，或浮，或滑，或弦，或洪也。亦有邪热不杀谷，其物不消化者，但脉数而热，口燥渴，小便赤黄，以此别之矣。这段话具体分析了腹满下利之证的寒热之别，在临床上，寒证下利，多属太阴病；热证下利，多属阳明病，仲景治疗有阴阳的区别。

胸下结硬与大陷胸汤的胸中痛亦有阴阳之别。大陷胸汤是阳气旺盛之人误用下法，致阳热与水饮之邪结在胸膈之阳明实证，而此处的胸下结硬乃阳气不足、阴寒凝结之象，应该用理中及大建中之法，且胸下结硬与泻心汤证的"心下痞满"仍有不同，心下痞满是寒热互结而无有形邪气，胸下结硬则是纯阴而无阳的阴寒之证。仲景此处特别强调"若下之，必胸下结硬"，既强调了此证与结胸及痞证的区别，又说明了三阴证不可妄下的原则。对比《金匮要略》可知，治胸痹尚有用理中汤之法，正是温太阴以助三阳之气。

在六气循环中，太阴为三阴之门户，一旦病入太阴则三阴失守，少阴厥阴会相继而病。少阴厥阴的危重之症，首先都是因为中气虚损、脾阳衰败，而少阴厥阴的阳气来复之证，首先都是中气复振、脾阳来复，所以太阴既是三阴之门户，又是三阴之机转。

但若太阴之气未全衰败，误治往往会导致病邪尚在三阳而未全入太阴，所以太阴病也多兼夹三阳的问题。已入三阴者则多见少阴、厥阴之病，这可能是太阴病条文只有8条的原因了。这不意味着太阴病少，就像少阳病条文也只有10条一样，条文虽少，但实际牵扯的疾病却非常广泛。

在人身气化中，少阳太阴气化从本，在天干合化中，少阳甲木和太阴己土正是甲己化土，这一合化也正是人身以土为中心的气化核心，所以太阴和少阳病也是至重的，关乎一身的健康。近代一些学者认为太阴为三阴之最里，又有人认为三阴其实是一阴，皆归属于太阴。这些观点正是因为不理解气化的概念，所以也就无法从理论上区分三阴的具体含义及在治疗上的区分。

## 五、太阴御龙法

太阴病篇仅有8条条文，但仲景已把太阴病的治疗纲要全部说明了，接下来我们对此做一个梗概性的梳理。

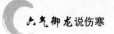

### 1. 太阴中风与欲愈时

274条说"太阴中风，四肢烦疼，阳微阴涩而长者，为欲愈"。这一条是太阴病的"欲愈条文"，三阴病都有这么一条，它的重要意义不在于三阴证真会出现这么一种欲愈症状，在于提示我们三阴病都有从阴出阳而痊愈的机会。四肢属土，烦疼则提示中土郁滞，气不能外达。但究竟是外邪还是里邪出表呢？从脉象来说，阳微是浮取脉微弱，阳不足以抗邪于表，即使受外邪也不在表，而是病在三阴。阴涩而长是脉沉取虽涩却有长大之象，是里阳渐复的表现，阴病得阳脉，所以欲愈。但这还不足，还应该参考饮食及大便情况才能准确判断。

275条说"太阴病欲解时，从亥至丑上"。这一条说的是欲解时，历来医家争论较大。有说阴病得阳而愈的，因为子时一阳生，所以阴病得阳则愈。但太阴病欲愈是从亥时开始的，前说欠准确。

而根据六经欲解时皆是本经气最旺之时的原则，太阴乃至阴之脏，阴气旺于阴时，人体阴气至亥子而盛极，所以太阴病欲愈。这个若从开阖枢之概念出发则是太阴为开，开则阳气入内，而人体阳气在亥子之时下潜最深之处，也即阳气入阴最多，所以有利于太阴恢复其基本功能，也即从亥时开始即有利于太阴病的恢复了，而子丑则是阴极阳生之时，当然也可以帮助阴证转阳，以利康复。

### 2. 善后的桂枝汤

276条说"太阴病，脉浮者，可发汗，宜桂枝汤"。这一条亦多争论，有人认为是太阴经证，有人认为是太阴兼太阳表证。但从六气来看，有何经之气即为何经之病，六经表证皆归于太阳，所以我个人认为还是归为太阴兼太阳表证为好，因为太阴里虚未甚，所以用桂枝汤治疗。这里说脉浮而没有说清楚是紧还是缓，但是冠名为太阴病，其实更说明了若平素太阴虚弱之人，即便有表证，也不宜用麻黄之类大发汗，而用桂枝汤调之，这与太阳篇我们说的桂枝汤适合体弱之人相合。

再结合其他处仲景用桂枝汤之法，此理更明确。如57条"伤寒发汗已解，半日许复烦，脉浮数者，可更发汗，宜桂枝汤"；274条用桂枝汤治太阴中风的四肢烦疼；在霍乱篇387条说"吐利止而身痛不休者，当消息和解其外，宜桂枝汤小和之"；《金匮要略》"妇人妊娠篇"有"妇人得平脉，阴脉小弱，其人渴，不能食，无寒热，名妊娠，桂枝汤主之"；在"妇人产后篇"有"产后风，续之数十日不解，头微痛，恶寒，时时有热，心下闷，干呕汗出，虽久，阳旦证续在耳，可与阳旦汤"（按《辅行诀脏腑用药法要》之说，小阳旦汤即桂枝汤，大阳旦汤即桂枝汤加黄芪）。这些条文所主疾病不同，但都是汗后或虚弱之人，而且未必有表证，由此可见桂枝汤的治疗要点。

尤在泾曾说"桂枝汤为仲景群方之首，外证得之解肌和营卫，内证得之化气调阴阳"。这句话是对桂枝汤的高度概括，但还是嫌其太过笼统。我们需要知道的是桂枝汤究竟是治疗什么的？它的作用机理该怎么解释？在气化机理上来说，与麻黄汤相比，桂枝汤治疗的是太阳病的热证，也就是以发热为主，以恶寒为次的疾病。这在太阳篇的气化中，"太阳或从本，或从标"，那么桂枝汤就是从标而热化之证，风为阳邪，所以让人出汗而发热，对津液消耗得很重。

在脏腑中，风气通于肝胆，所以桂枝汤其实是从肝胆来调理身体的，也就是调理人体之风木系统。桂枝汤证是太阳开得太过，所以治疗就是恢复太阳正常的开，桂枝、白芍，一辛一酸就是从肝胆系统来恢复太阳之开的妙法，桂枝调厥阴，白芍调少阳，姜、枣、草则是开太阴以利阳气入内，服桂枝汤后的啜粥也是助中气之旋转。所以对于体质虚弱而卫阳不固，太阳易开而受风的人，仲景多用桂枝汤加减，如《金匮要略》"血痹虚劳病篇"有"血痹，阴阳俱微，寸口关上微，尺中小紧，外证身体不仁，如风痹状，黄芪桂枝五物汤主之"；其他如治虚劳的小建中汤，也是桂枝汤的变法。理解桂枝汤，对于治疗因厥阴少阳太阴系统导致的人体风木调节不利所致的中风及虚劳之证有重要意义。

### 3. 开门迎龙理中汤

277条说"自利、不渴者，属太阴，以其脏有寒故也，当温之。宜服四逆辈"。这一条毫无疑问强调了太阴病需要温补的治法及太阴病易合病少阴的特点。太阴为湿土之气，所以病则湿气过盛而不渴，结合少阴病"自利而渴"的特点，我们可以鉴别虚寒证在太阴还是少阴。因为少阴虽病寒，但因为气化是君火之气，湿气不如太阴之足，所以少阴证可以有口渴之象，但仍是口干而不欲饮。这也是运用四逆汤或理中汤的一个鉴别点。

关于仲景所说的"宜四逆辈"，历代医家大多同意四逆辈是泛指，四逆即手足厥冷，在三阴证中都可出现，所以四逆汤、甘草干姜汤、理中汤、大建中汤等方都可治疗四逆，也都可称为四逆辈，但历代医家大多认为太阴病的主方是理中汤，少阴病寒化证之主方是四逆汤。

有趣的是，与《伤寒论》同出于《汤液经法》的陶弘景的《辅行诀脏腑用药法要》中，理中汤被称为"小补脾汤"，四逆汤被称为"小泻脾汤"，所以理中汤和四逆汤的补泻是不同的。

小补脾汤（理中汤）：人参、甘草（炙）、干姜各三两，白术一两。主治饮食不化，时自吐利，吐利已，心中苦饥。或心下痞满，脉微，无力，身重，足痿，善转筋者。

小泻脾汤（四逆汤）：附子（一枚，炮），干姜、甘草（炙）各三两。主治脾气实，下利清谷，里寒外热，腹冷，脉微者。

陶弘景的二方与仲景方组成一样，但名称、药物剂量、药物排列先后顺序都不同。分析陶弘景所以命名二方的原因，其实就可以鉴别理中汤与四逆汤的不同。

陶弘景书是按五脏辨证来列举的，书中的方剂命名及补泻的规律是这样的：补某脏者，必为该脏之本味；泻某脏者，必用克该脏之味。小补汤的组方规律是"二补一泻一急食"，小泻汤的组方规律是"二泻一补"。

小补脾汤（理中汤），补用土之本味药——人参（甘补之）、炙甘草（甘补之），辛味的干姜（辛泻之），再加上一个"脾苦湿，急食苦以燥之"的苦温的白术（一急食）。

泻是用五味五行配属中可克本脏的二味药，加一味补本脏的药。就小泻脾汤（四逆汤）来说，则木能克土，木的本味是辛，木的本味药——附子（辛泻之）、干姜（辛泻之），再加上一个甘味的甘草（甘补之）。

陶弘景的组方规律体现了泻中有补、补中有泻的中和思想，所谓补脾其实是用甘味药补脾之气，而佐用辛味及苦味除湿药，可谓是补中有泻。而泻脾其实是以辛味药散寒除湿为主，但同时用甘味药补气，可谓是泻中有补。

在十二神方位中，北西其位亥，阴气思收，大地闭塞。其宿勾陈，其气补。经云："补可扶弱。"，其方勾陈，甘草、生姜、大枣、人参属。仲景有甘草汤、甘草干姜汤、理中汤、茯苓四逆汤，都是使用甘草的补可扶弱之方，甘草的功效在《神农本草经》称为"主五脏六腑寒热邪气，坚筋骨，长肌肉，倍力"，也正反映了甘草的滋补作用。这些方和承气类的螣蛇汤在方位上正好相对，补泻相反。

此外，《金匮要略》有《千金》生姜甘草汤，治肺痿咳唾涎沫不止，咽燥而渴者，张大昌先生称之为"小勾陈汤"，而黄连汤则为大勾陈汤，这些方都可以和理中汤参合而看！

所以说从小补脾汤及小泻脾汤的组方规律可以知道，仲景之理中汤是补中有泻的，四逆汤是泻中有补的，绝对不是蛮补蛮泻。理中汤证是以太阴虚为主，虚则不能运化水湿而病湿，单纯补脾不如兼顾燥湿。太阴寒湿除，阳气旺则阳气能入阴，所以我称理中汤为开门迎龙法。

四逆汤证是以寒湿为主，六气上属于少阴寒化证，以寒湿为主，阳虚为次，所以用辛味药散寒除湿为主，补阳为次。但仲景有意加重了炙甘草的量，使补的力量更大一些。这些对我们理解二方的区别有重要意义，也对错把单味附子认为是补阳之品的人是一个提醒，四逆汤我们在少阴篇已经细说过了。

除此之外，结合276条的桂枝汤，277条的含义还是要强调外感疾病的表里先后顺序及三阴证重先顾三阴的原则。原文92条说"病发热，头痛，脉反沉，若不差，身体疼痛，当救其里，四逆汤方"；364条"下利清谷，不可攻表，汗出必胀满"。本条明确指出自利不渴的太阴证者要先顾三阴，但这也要根据有无发热及里虚程度的轻重，如276条里虚不重的可解表。当然也有表里同用的，如163条说"太阳病，外证未除而数下之，遂协热而利，利下不止，心下痞硬、表里不解者，桂枝人参汤主之"，这一条虽说是太阳病，但明显合病了太阴，所以表里同治。再如小建中汤证，也是可以用来解表，只不过里虚情况不同，我们后文再解释。

再者，这些条文也说明了太阴证是湿气为主的阴证，一旦出现太阴证，一定要及时使用温阳燥湿之品，后世常说脾宜燥，甚至把太阴病的主方理中汤变为附子理中汤，等于合上了四逆汤，都是要提前温里，以防止疾病传变。在太阴篇的最后，280条说"太阴为病，脉弱，其人续自便利，设当行大黄、芍药者，宜减之，以其人胃气弱，易动故也"。作为太阴篇的结尾，仲景再次强调，就算是太阴病有可下的迹象，但对平素胃弱之人，当用大黄、芍药之类药物，也应该减量，或者去掉不用，时时固护阳气的思想由此可见。

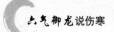

### 4. 太阴还是阳明

278 条：伤寒脉浮而缓，手足自温者，系在太阴。太阴当发身黄；若小便自利者，不能发黄。至七八日，虽暴烦下利，日十余行，必自止。以脾家实，腐秽当去故也。

279 条：本太阳病，医反下之，因尔腹满时痛者，属太阴也，桂枝加芍药汤主之；大实痛者，桂枝加大黄汤主之。

这两条历来注家争论较大，焦点是在于这两条究竟是太阴病还是太阴兼阳明病。

278 条的"脉浮而缓，手足自温"是一个争论点，这到底是描述的太阴兼太阳表证？还是说的太阴将化为阳明证的手足热？结合仲景书中有手足冷、手足热等来看，手足温只是说寒热情况介于二者之间，既不如发热证的手足热，也不如阳虚已甚的手足冷或四逆。所以我认为手足自温在本条中充分说明了邪在太阴但又有出表迹象的病机。

278 条和阳明病篇的 187 条应该合看。187 条说"伤寒脉浮而缓，手足自温者，是为系在太阴。太阴者，身当发黄；若小便自利者，不能发黄；至七八日，大便硬者，为阳明病也"。二条合看则其意自明，仲景说明了若病在太阴的湿热之病，小便能通利则不发黄，小便不利则发黄。七八天后若太阴能转出阳明，或者出现暴烦下利之症，阴证出阳而愈，或者出现大便硬的阳明病。

这对判断阴黄和阳黄有很大的意义，若小便不利，即便是发黄，也要判断是病在太阴还是阳明，也就是后世所谓的阴黄或阳黄，阴黄病在太阴，阳黄病在阳明，治法迥异。阳明篇 259 条"伤寒发汗已，身目为黄，所以然者，以寒湿在里不解故也。以为不可下也，于寒湿中求之"，这一条说的就是阴黄。而茵陈蒿汤即是治疗阳明病阳黄的主方，对于阴黄则后世有茵陈术附汤、茵陈五苓散等方可供参考。

### 5. 厚土养龙法汤

太阴病的本病是湿气太过，所以历来认为其主方是理中汤，因为仲景有"理中者，治在中焦"的说法。前面我们已从方剂组成及药物分析入手，讲明了太阴病的主方也应该是理中汤。一般而言理中汤被称为治太阴虚寒的方，而中焦疾病还有一个很关键的方——小建中汤。

小建中汤在仲景书中出现 5 次：100 条说"伤寒，阳脉涩，阴脉弦，法当腹中急痛。先与小建中汤，不差者，小柴胡汤主之"；102 条说"伤寒二三日，心中悸而烦者，小建中汤主之"；《金匮要略》中说"虚劳里急，悸，衄，腹中痛，梦失精，四肢酸痛，手足烦热，咽干口燥，小建中汤主之""男子黄，小便自利，当与虚劳小建中汤""妇人腹中痛，小建中汤主之"。

大多数医家认为小建中汤也是治疗脾胃虚寒，气血不足之方。如果二方都视为温中健脾之方，似乎在临床上脾胃虚寒证都可以用，但二者究竟有何区别呢？

这个问题我想从太阴阳明的关系入手作一区分，太阴阳明同居中土，都是中气，燥归阳明，湿归太阴。太阴病是阳不入阴所以里阳虚而寒湿重，治疗需要补气温阳以化湿，理中汤正是以人参、甘草补中气为主，而以干姜、白术燥湿为辅。那么此方针对的就是太阴湿土之病，因中气虚寒，湿气太过而立方。仲景用人参多取其生津润燥之作用，这是因为中焦之病燥湿需要平衡，祛除湿邪的同时需要用甘润生津之品以安燥气，所以理中汤燥润同用，这和补泻同施是一样的道理。本方治太阴为主，但同时用甘润之品以和燥气，然后阳气复振而燥气无伤，所以名为理中。若以气血而言，理中汤重在补太阴之阳气以祛除湿气，阳气入内则虚寒除而三阴皆温暖，然后地气能上为云，人之气能充足。

小建中汤同样是立足于中气，但从燥湿角度来说，明显是太阴之湿不敌阳明之燥的问题，所以小建中汤其实是治疗阳明燥气偏过的中气虚弱而相火不降，克犯中土的问题。小建中汤的君药历来认为是饴糖，饴糖又称麦芽糖，乃中土之谷小米熬制而成，是最黏稠之精华物质，最能补中土之气。黄元御称"味甘，入足太阴脾、足阳明胃经。功专扶土，力可建中，入太阴而补脾精，走阳明而化胃气，生津润辛金之燥，养血滋乙木之风，善缓里急，最止腹痛"，这段话充分概括了饴糖的作用。

小建中汤以饴糖为君，当然是以补中气为主，但若是太阴湿气过盛的情况，显然不适合用此黏腻之物。所以小建中汤主治乃阳明燥气过剩之中气虚弱证。除了饴糖，小建中汤为桂枝汤倍用白芍而成，白芍乃酸寒之品，太阴篇中仲景明言脉弱便利者宜减之，所以小建中汤不是治太阴湿土太过之方，而是治阳明燥土太过之方。

阳明燥气胜太阴之湿，则中气偏燥，类似后世所谓胃阴虚和脾阴虚，中气偏燥则阴不足，阴不足则阳明合降之力不够，少阳相火不收，所以会导致精血亏损，然后肾水不足，肝木不能升，引起全身的问题。《金匮要略》血痹虚劳篇有"虚劳里急，悸，衄，腹中痛，梦失精，四肢酸疼，手足烦热，咽干口燥，小建中汤主之"的条文，其中诸多症状皆是中气偏燥而相火不降的表现，正是小建中汤所治疗之主症。

前面我们提过桂枝汤乃从木系统入手治疗太阳病的问题，这里也可以得到验证。《伤寒论》中小建中汤的主症是"腹中痛"，腹痛正是木克土的表现，而木就是肝胆二者，桂枝白芍合用乃仲景调肝胆之气的不传之秘，其中桂枝偏于调乙木之升发不畅，白芍偏于调甲木之收敛无力，在药性上来说桂枝辛温正是升发阳气之品，白芍酸寒正是敛降阳气之品。小建中汤以桂枝汤为主体，但君饴糖而倍用白芍，显然是由调厥阴风木及少阳相火转向了兼顾阳明燥金，其中白芍的作用就是敛降相火，也就是降甲木。小建中汤乃仲景治疗中气偏燥而相火不降之虚弱证的不易之法，从气血上来说，小建中汤可谓是中焦受气取汁，变化而赤的补血之剂。从升降上来说，小建中汤是降阳明敛相火，从而使天气下为雨的补血之法。《金匮要略》血痹虚劳病有治疗虚劳的八方，其中四方都是桂枝汤化裁而来，分别是黄芪桂枝五物汤、桂枝加龙骨牡蛎汤、小建中汤和黄芪建中汤，附方中的炙甘草汤可谓是小建中汤的加强版，所以小建中汤可谓是治疗虚劳证的不易之法。

我如此解释小建中汤，可能大家会觉得奇怪，但这既符合六气之道理，又符合仲景运用小建中汤之原则，所以可以成立。再者，在医学界另一位重量级人物孙思邈的《千金方》中，我们也可以看出小建中汤与相火的密切关系。六气中相火之根在肾，而《千金方》中"肾脏方补肾第八"这一篇中，孙思邈把建中汤作为补肾的首选方列了出来，有建中汤、小建中汤、前胡建中汤、黄芪建中汤等，还有多个不同组成，但方方都包含小建中汤，在论序中孙思邈说"补方通治五劳六极，七伤虚损"，张璐在《千金方衍义》中说建中汤乃"资生之鸿宝，济世之神丹"。后世又有内补当归建中汤、十四味建中汤等法，皆是从此化出，但其补益虚损的原理则正是通过补中气以滋养肾气，后世"补肾不如补脾"正是从此而来，但我们应该清楚敛降相火以归根是补肾一大法门。

　　此外，小建中汤君药是饴糖还是白芍，历代医家是有争论的，值得一提的是小建中汤在《千金方》的记载中说"《古今录验》名芍药汤"，可见在《古今录验方》中认为小建中汤的君药是白芍，即便不是君药也说明了白芍在小建中汤中的重要作用，而这也印证了我所分析的白芍的作用。近代医家彭子益也认为小建中汤中的白芍是敛降相火的，他认为小建中汤就是降甲木以归相火的温补肾阳法，也是独具只眼的。他对相火和中气的关系有一个独到的论断，可以帮助我们更深刻地理解小建中汤，他说：降胆经必重用中气药，中气旋转则四维升降也；建中气必降胆木，四维升降则中气旋转，中气生于相火也。这段话可以帮助我们理解仲景六气中的相火的重要作用，但"中气生于相火"欠圆融，中气乃君相二火交互往来而生，前面我已反复论述过，所以我称建中汤类为厚土养龙法。

　　后世医家如朱丹溪等，未曾真正理解六气学说及仲景的深刻思想，另立相火之说，反而用苦寒的知母、黄柏来收相火，和仲景立意有天壤之别。凡肾精不足之证，中气必然亏虚，此时反欲用苦寒之品达到补肾的作用，欲其不伤脾胃，全无可能。所以我强调一定要弄清楚仲景的心法，再看后世所谓新学说新思想，很多只不过是自作聪明的创新罢了！

　　理中汤和建中汤二者的区别如上所述，抓住中气的燥湿关系就能充分理解二者的区别。而明白了中气和君相二火的关系，那么虚劳疾病的治疗方法也就不离其宗。太阴篇我们着重强调了太阴的生化能力，人出生之后，全靠后天养先天，也就是说靠中气运化水谷精微配合呼吸之气以滋养先天，所以虚劳疾病必以调中气为第一要务。

　　除了建中汤类，《金匮要略》中治疗虚劳的还有肾气丸及薯蓣丸，其立法之本还是不离中气和相火的关系问题，所不同者薯蓣丸偏重于用山药来收敛阳气，而肾气丸则侧重于从肝肾来直接填补相火。此二方与建中汤类，三足鼎立，可谓是虚劳证的三大法门，后世万千变化，不离于此。

　　再者，历代医家多认为小建中汤证为气血不足而兼外感，此说可以成立，但还需要认清楚中气不足的具体情况。因为建中和理中有别，中气虚寒体内寒湿而兼外感，仲景有桂枝理中汤之法；阳明偏燥而相火不敛的外感可以用小建中汤。这也是一对阴阳，也可以证明我们分析小建中汤偏于阳明是可以成立的。具体症状上，脉弦或大，舌红少苔，腹痛，口渴，便干者多偏于小建中汤。而脉沉细或紧，舌淡苔白，口不渴而便溏者多偏于桂枝人参

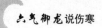

汤证。

接下来该看一下炙甘草汤了，本方在177条，原文说"伤寒脉结代、心动悸，炙甘草汤主之"，方如下：甘草四两（炙），生姜三两（切），人参二两，生地黄一斤，桂枝三两（去皮），阿胶二两，麦门冬半升（去心），麻仁半升，大枣三十枚（擘）。上九味，以清酒七升，水八升，先煮八味，取三升，去滓，内胶烊消尽，温服一升，日三服。一名复脉汤。

102条小建中汤是治"心中悸而烦"，炙甘草汤是治"脉结代，心动悸"，显然炙甘草汤比小建中汤的心悸严重。历来医家多以此方为养血滋阴、通阳复脉之方，治疗少阴心经之气血两虚证所导致的心悸，同时对于此证是否有表证也和小建中汤一样存在争议。

而明白了小建中汤的方义，则炙甘草汤的方义也就随之明了。心中悸而烦是相火炎上，厥阴风木郁而攻冲，君火不宁之象。至于脉结代，更是风火消耗阴血而脉气不畅之象。所以小建中汤名为建中，而炙甘草汤君以甘草，都是从中焦来调治之方。

和小建中汤比，炙甘草汤中没有了饴糖、白芍，加重了炙甘草和大枣的量以养中气，同时又用了人参、生地、麦冬、麻仁、清酒五味药来代替白芍、饴糖。从病理上分析，白芍虽可清降相火，但炙甘草汤证心已不烦而是动悸，火气已少，阴血不足，所以去掉白芍，换用更有滋养阴血作用的人参、麦冬、生地、麻仁，但因为这些药滋腻难化，所以仲景才用清酒七升来化其滋腻。清酒和饴糖都是粮食所酿，但对比饴糖之黏腻，清酒已是水中有火的阳性"粮食精"，所以也可谓是用阳来化阴之品。如此来分析炙甘草汤，可知它是加强版的小建中汤，可谓是经方中滋补中气以养阴的极致方，所治疗的也不仅仅是心阴阳不足而已。

《温病条辨》以此化裁为数个复脉汤及定风珠等，广泛用来治疗阴血损伤之病，但后世医家组方往往以自己的推理为主，吴氏依温病多阴伤的特点，去掉了桂枝、生姜、清酒等用阳化阴之品，但也加入了白芍清降相火。温病学家认为温热药不利于阴，其实也未必。古人组方必须考虑阴阳互根、补泻互用、燥湿相济之理，没有阳药的所谓"复脉汤"对真阴损伤之病究竟效果如何，需要我们临床上多方对比才能下结论。但我个人会用炙甘草汤方之意，而不是吴氏之方。

### 6. 健运之方（龙腾虎跃法）

太阴病以得乾阳之气而能健运为顺，若阳气不运，则脘腹胀满、食后不运、矢气频频，甚则腹部疼痛；寒湿不化则易外溢，上壅下趋，上壅则为咽喉不利、多唾、吐涎沫，或咳痰稀薄如水，下趋则二便失常，或大便或稀或干、小便或数或少。

统观经方，阳虚气滞而不能宣通之证有很多，如咽喉不利、梅核气的半夏厚朴汤；气滞于中的厚朴生姜半夏甘草人参汤，东垣老人的厚朴温中汤也是从此化出，一部《脾胃论》大多数为利脾胃之方，都是为此作注脚。中气不足，寒凝气滞则腹痛，仲景有大建中汤之法，同是止痛，但大建中汤又可作为理中汤与建中汤的综合精简法，所以临床实际上理中和建中有时可合用。

太阴水湿过重而不甚虚时，燥湿是关键，干姜是重要的药物，如甘草干姜汤治肺痿吐涎沫而小便数；《千金》生姜甘草汤治肺痿吐涎沫而渴；甘姜苓术汤治肾着腰冷腹重。

而仲景专门在《金匮要略》中列"痰饮咳嗽病"，痰饮的根源在太阴湿土之病，所以仲景提出"病痰饮者，当以温药和之"的原则，温太阴是治疗痰饮的不二法门，如苓桂术甘汤之治眩晕，胸胁支满；苓桂枣甘汤治脐下悸动欲作奔豚；茯苓甘草汤（苓桂姜甘汤）治汗出而不渴；五苓散治汗出口渴而发热；茯苓泽泻汤（茯苓甘草汤加泽泻白术）治胃反呕吐而渴者；防己茯苓汤治皮水四肢聂聂动者。

除了太阴的寒湿，阳明病也多虚寒证，但实则多热而归阳明，虚则多寒而归太阴，所以阳明虚寒的方剂，也可以归为太阴。阳明虚寒以"食谷欲呕"为主，如吴茱萸汤在阳明、厥阴、少阴篇皆有，但都不离呕，在厥阴篇会详谈吴茱萸汤。

除了吴茱萸，另外治疗呕吐的主药就是生姜、半夏，仲景也充分利用了这二味药。如小半夏汤治心下支饮；小半夏加茯苓汤治呕痞眩悸；生姜半夏汤治似呕似哕；大半夏汤治胃反呕吐；干姜人参半夏丸治妊娠呕吐不止；半夏干姜散治干呕吐涎沫；橘皮汤治干呕而手足厥冷。

此外还有太阴阳明同治的，譬如《外台》茯苓饮治胸满腹胀、脘痞纳差；枳术汤治心下水饮如盘；泽泻白术汤治痰饮眩晕；橘皮竹茹汤治哕逆；

旋覆代赭汤治嗳气不除；猪苓散治呕吐后口渴。

太阴还有肺的问题，痰饮水湿是肺的最大障碍，表现就以咳嗽及胸膈不畅为主。如苓甘五味姜辛汤类治疗咳嗽胸满；苓桂味甘汤治咳嗽气冲头晕；茯苓杏仁甘草汤、橘枳姜汤治疗胸痹胸中气塞而短气；桂枝生姜枳实汤治心中痞，诸逆心悬痛；治咳吐浊唾而胸痛的排脓散；咳吐浊唾不得眠的皂荚丸；寒实结胸的桔梗白散；还有治疗胸痹的瓜蒌薤白白酒汤、瓜蒌薤白半夏汤、枳实薤白桂枝汤；治疗咳嗽的小青龙汤、射干麻黄汤也有痰饮在肺的问题。对于寒实结胸所致的胸闷痞塞，后背冷痛，呕逆涎水，畏寒肢冷，冷实便秘，脉沉紧有力等，则可用三物白散（巴豆、桔梗、贝母）以泄之。

在十二神方位中，东南其位辰，阳气大振，万物思动。其宿天阿，其气宣。经云："宣可祛郁。"其方天阿，生姜、半夏、橘皮、桂心属。"宣可去壅"之法正包含了上面我们提到的主要方证，这些看似是在祛邪，其实正是在健运太阴，其法皆是立足于中气旋转而升降阴阳，祛除阻滞，以恢复太阴阳明的开阖之能，所以我们不妨统称之为龙腾虎跃法。

道济轩主完稿于 2020 年 4 月 1 日

# 第五章
# 少阳御龙说

## 一、少阳相火的气化

六经病中排在第三的是少阳，在六气上是少阳相火，少阳是标，相火是本。少阳相火之气化，在天为暑，在地为火，在人为三焦及胆的经腑。

少阳相火之气，司化者为手少阳，从化者为足少阳，足少阳之木从手少阳之相火而化。一般注家多重视足少阳胆而忽视手少阳三焦，但从气化角度来说，少阳相火之气的主气者是手少阳，在脏腑上来说是三焦，这一气化体系中，三焦是主导，胆是从属地位。所以少阳病的提纲条文描述的"少阳之为病，口苦、咽干、目眩也"，这些皆是从火而化之症。但历来医家因足少阳经遍布全身，比手少阳经走行范围大，这一点和太阳、阳明病一样，所以多用足少阳胆经来代指整个少阳，但这种偏见其实是因为五行学说为主导的脏腑观而形成的。

这里有一个关键问题需要强调，在《内经》的开阖枢理论与《伤寒论》的六经病两个体系中，少阳和少阴二者的含义都有所区别，也可以说两种体系谈的不是一个层面的问题。开阖枢理论中，是以乾坤生六子的三阴三阳来立论，结合八卦学说，可以说用少阳、少阴来代表坎离二卦，以震为厥阴主载阴上升，以兑为阳明主覆阳下降，以巽为太阳主阳之开而阳气外出，以艮为太阴而主阴之开而阳气内入。这是从总体上讲阴阳的开阖机制，可以说是阴阳开阖的体。

而在《伤寒论》的六经病中，六气是按从三阳到三阴的六气客气的顺序逆行，从寒气伤太阳之气开始，到厥阴风木为止，走的是表里内外的层次界面。这一过程用十二经的循行来说就是，从手少阴太阳到足太阳少阴的从火入水的丙丁壬癸之间的寒热互换，然后由手厥阴少阳相火到足少阳厥阴的木系统的甲乙风火逆行，最后由手太阳阳明到足阳明太阴的土系统的燥湿相济，其核心是少阳太阴从本的气化机制，二者甲己化土，土是五行的核心，而少阳太阴的阳气阖降功能是六气运行的核心，阳明厥阴之阖和太阳少阴之水火交济也是以此为中心。

所以在六经病中，少阳已不再是作为开阖枢中阴阳之机转的相火之体，而是转变为以甲木为代表的相火之气流转到厥阴这一环节的相火之用，少阳病则是言相火之用的异常。因手少阳三焦没有匹配天干，且三焦有名无形，所以常用胆所归属的甲木来代表少阳相火的气化。这时候的少阳病是相火由手厥阴心包升发出来后，三焦和胆不能顺降，相火不能转入足厥阴肝经，从而导致厥阴风木升发无力，阴阳开阖之枢机失常。所以少阳一经牵扯全身之气化关系极大，少阳在地支中配子时，而子时正是一天中气机发动的起始点，其原因也正在于此，少阳相火不能顺行进入足厥阴肝，是少阳病的核心所在。

在六气之病理中，少阳相火不难于释放而难在收藏，所以少阳虽以三焦相火主气，但相火收藏之职却赋予了少阳胆木。相火化热上升之权亦不在肾，而在厥阴风木，手厥阴心包虽属相火，但从化于足厥阴肝之风木。所以少阳胆与厥阴肝是相火升降出入之关键，而这也正是《金匮要略》所谓"夫人禀五常，因风气而生长，风气虽能生万物，亦能害万物"的深刻内涵，这里的风就是元气变动的别称。

《内经》讲"少阳之上，火气治之，中见厥阴"，那么什么是火？火的甲骨文字形就是火焰的形状，火有形而无质，你能看到它，但却无法把握到它，故而神妙无穷。而在人类文明史上，用火可谓是人类文明的曙光，对文明进程有着重要意义。

中国人根据天地之数的不同把一元之气分为五运和六气，天用地之六数，地用天之五数，天地交而万物化生，所以在地为五行，在天为六气。而作为五行之一的火，在六气中则一分为二，五行中金木水土皆配一气，而火则分为"少阴君火"和"少阳相火"二气，也就是说在六气中有了二火。正是这么一分，把后世无数医家搞迷糊了，很多学术争论也由此而起。这也正如佛说这个世界是一合相，而众生非要认为是二，是对立的，所以众生就是凡夫。

刘完素甚至据此而得出了"一水不敌二火"的结论，而主张用寒凉治病。所以搞清楚君相二火之分对整个中医学术至关重要，可谓是中医学的根基所在。

那么君火与相火究竟有什么不同呢？这个还需要从六气上来揣摩。《内经》中说"少阴之上，热气治之，中见太阳""少阳之上，火气治之，中见厥阴"。这两句话明确说少阳是"火气治之"，少阴是"热气治之"，一个火气，一个热气，少阳和少阴的区别首先就要从火和热来区分。这个也可以从经典上找到依据，譬如《素问·至真要大论》中的六气胜复中常说"岁少阴在泉，热淫所胜""岁少阴司天，热淫所胜""岁少阳在泉，火淫所胜""岁少阳司天，火淫所胜"等，都是以火热区分少阳和少阴。

火是可看见的，是有形的，它是需要木头、煤炭、汽油、酒精等有形物质燃烧才能产生的。但热是你看不到的，只能感觉到，它是火燃烧所产生的效果。所以相火与君火的关系可以用一盏灯来做比喻，灯油及能燃烧的灯芯就是相火，而君火就是燃烧时产生的光明和热量。

所以相火和君火其实是一阴一阳，一体一用，一藏一显的关系。相火为阴、为体、为藏，君火为阳、为用、为显。《内经》称之为"君火以明，相火以位"，这句话很关键，怎么理解这句话其实是中医的根本所在，也是难点所在，大部分医家都在此处蹉跎一生，他们或者猜测多端，或者另立名号，很少有人能明白这二火。

总论部分，我已经大概讲过二者之区别，此处再结合人身阴阳六气之循环深入解析一下，希望大家能深刻理解君火相火之别，不再为后世医家的很多错误遮蔽眼目，中医中有很多基本概念都相当混乱，这也是我在此书中试图解决的问题。

太阳篇已经讲过，丙火是太阳之火，这个火是天地万物生化的根本，但太阳之火本身不能生人生物，它需要藏于水中，成为水中之阳，在人身上就表现为相火及君火，也就是说人体君相二火的能量全是来自先天能量的转换。在易理上来说是乾金一气下济坤土而生成坎离的水火二气。在道教的修炼理论中则认为道在人身上分为性命两端，水火分离，从此进入生死循环之中，所谓顺则成人。要想长生不死，就要取坎填离，使水火合一，恢复先天的纯阳之体，所谓逆则成仙。

太阳之气敛藏起来之后，它也不是不动的，气化无一刻停留，这团火力必须经过转化，进而化为热能，然后才能给万物生长提供一个合适的环境，这也就是天地之气相交感而万物化醇的前提。

所以心肾所藏之精血，其实都是和先天之太阳丙火有密切关系的，藏起来的精血才是人体的能量之源。但这能量同样是转化不已的，人体要利用它转化为气，然后循环一身，只不过它是要经过调节来合理释放而已。

相火是怎么释放的呢？这就需要通过三焦作为元气之别使，在厥阴风木的配合下把相火转化为君火。这个过程中三焦与厥阴心包就类似于灯芯，胆就类似于控制灯芯大小的裁判官，它们一起使人体之相火合理适当地化为热量，而这团热量就要循环一周，按十二经流注次序来流转，这其实就解释了什么是"相火以位"。

简单来说，作为燃料的相火在人身上的肾脏储存起来，这其实只是一个假设，人体其实没有一个所谓的藏精之处，肾主水，而人身百分之七十都是水，水就是储存能量之所。而这能量又借助手厥阴心包及手少阳三焦化为无形，流转一身脏腑，滋养四肢百骸，也就是它时刻需要处在合适的位置上，不能多不能少，这就是相火以位。天行健，君子以自强不息，相火就是人体生生不息的动力之源，它所化之气于人体脏腑内无一刻停留，留则为病。这就类似地球的四季轮回，归根到底都是因为太阳和地球的位置变化，才导致地球上的阴阳随之变化，这就是相火以位。

所以，火分为君相二火，其实就是描述了作为生命原动力的太阳之火如何转化为人体热量，进而在人身上储存转化而消息盈缩的规律，要描述这种规律，《内经》采用了火分为二的模式，这也是君火相火两种称呼的根本来源。而大家需要明白，我所谓的"太阳之火"并不是实指太阳，而是代指生成天地万物的那个原始的能量，无以名之，在六气气化中强名之曰"丙火"而已。病字从丙，就是因为丙火失常则人身君相二火皆失常，所以病字不从丁火，丁火虽是人身之君火，但它是灯烛之火，不能涵盖相火。

至于为什么叫君火和相火，这就和《内经》集结时代中国的政治文化有关了。君主是国家元首，是天之子，他负责代天地行令，民众的一切福祉似乎都取决于他。但实际上，一切的具体工作都是丞相代其操作，君主只是把百官的成绩拿来昭告天下而已。但这需要君主英明，如果不英明，百官就不能称职，则天下大乱。而反过来说君主所以能英明，其实也得有合适的相傅之官，譬如有了伊尹，不成器的太甲也可以成为明君。

在人身上，君火以明的前提其实是相火以位，水能载舟，亦能覆舟，这和孟子所谓民贵君轻的道理一样，民众是下、是基础，君主是上、是高巅。民众是相火，相火能安于下则君主可逍遥于上，民众倒悬，君主覆亡。人身上相火不能位，则根底消耗，君火无根，最终必然覆灭，这恰如油灯之火焰和灯油的关系：火焰是君火，是在消耗，灯油是相火，是储存的能量。以君主为代表的国家机器靠的正是百姓的税收供养，所以食民之俸禄者要时刻牢记"为人民服务"，这才使相火能归根复命，抛开了为人民服务这个根本，高高在上的君火将成为无本之木，早晚要熄灭！

在人身上，君相二火都来自先天太阳之火，但也需要后天水谷之气和呼吸之气的滋养，它们收藏起来就是相火。这个火释放容易，但收藏困难，所以人要节省使用，保持储存相火的能力，也就是让相火能归位。

历来中医学者因为"心者，君主之官，神明出焉"这一句话，过分强调了心火的作用，认为此火是人身之根本，这在养神的层面是正确的，但是在物质层面，是错误的。心火为君火，但它绝不是像太阳之火可以源源不断，它是丁火，是灯烛之火，人能恬淡虚无，自然可以补养君火，但更多的是需要人体的相火作为根底来转化的。精与神可相互转化，但一般人大多是精化为神，是消耗容易，收藏困难，所以相火才是人身之根本。

我在这里再次强调，丙火是太阳之火，丁火是灯烛之火，传统上把心火比喻为太阳是不恰当的。人体所难的就是把太阳之火转化为自身之相火，相火足则自然君火明。验之临床，相火不足之人，精神萎靡，畏寒怕冷，同时也表现出一派君火不足之象。我们一定要知道君火是表象，相火是根本，君火处上，相火处下，高以下为基。"君火以明"的意义主要在养神以保精，是养生治病的最高原则，其具体含义在少阴篇我们已细谈过。

## 二、少阳一经，千古迷雾

少阳相火之气中相火的含义明白了，接下来就该通过少阳相火之气所化现的三焦和胆二经，来看看相火之气在人身上的生理作用。

历来医家对少阳病之阐发多是从足少阳胆经入手的，基本不谈三焦，或

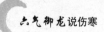

模糊而言，因为三焦在中医上已经是争论比较大的一经，究竟是有名无实还是有其实质脏腑，各家所言不一，争论颇多。许多人在少阳病的注释中闭口不谈三焦，正因为没有从六气的角度去理解。而少阳一经虽然历来注家看似解释得很清楚，其实和厥阴一样，在我看来仍然是千古迷雾。

### 1. 三焦的迷雾

在少阳相火之气中，手少阳三焦是不可忽视的，因为手少阳三焦以相火主令，足少阳胆以甲木而化气于相火。木能生火，为什么木从火化？黄元御的解释是"缘火生于木，相火既旺，母气传子，而木令已衰也"，也就是说在相火之气中，相火为主而旺，所以木虽为母，子旺则母从子而化。

既然手少阳三焦是主令者，那么三焦与相火的关系就非常密切，而搞清楚三焦究竟是什么就很有必要。但如果明白了相火的含义，三焦的含义也就清晰起来了。历来医家正因为不清楚相火的含义，所以对三焦的内涵也是莫衷一是，可以说越到近代越有把三焦实质化的倾向，如唐容川把三焦说成"人身之膈膜"，近来有人又把西方医学发现的所谓某新器官作为中医之三焦，认为中医早就知道了。这些观念都是不理解相火的含义所造成的盲目附会，看似拔高了中医，其实是用西医学的理念来对等理解中医的基本概念，思维方法已出现根本性错误。

既然要明白三焦的本义，那么我们就不能听后世医家的分析，而应该是"群言淆乱衷于圣"，看看经典著作中的圣贤们究竟是怎么说的。

《内经》关于三焦的主要论述如下：

《素问·灵兰秘典论》曰："三焦者，决渎之官，水道出焉。"

《灵枢·本输》曰："三焦者，中渎之腑，水道出焉，属膀胱，是孤之腑也。"

《素问·六节藏象论》曰："脾、胃、大肠、小肠、三焦、膀胱者，仓廪之本，营之居也，名曰器，能化糟粕，转味而入出者也。"

《难经》的论述如下：

二十五难曰："有十二经，五脏六腑十一耳，其一经者，何等经也？然：一经者，手少阴与心主别脉也。心主与三焦为表里，俱有名而无形，故言经有十二也。"

三十一难曰："三焦者，何禀何生？何始何终？其治常在何许？可晓以不？然：三焦者，水谷之道路，气之所终始也。上焦者，在心下，下膈，在胃上口，主内而不出。其治在膻中，玉堂下一寸六分，直两乳间陷者是。中焦者，在胃中脘，不上不下，主腐熟水谷。其治在脐旁。下焦者，当膀胱上口，主分别清浊，主出而不内，以传导也。其治在脐下一寸。故名曰三焦，其府在气街。"

三十八难曰："脏唯有五，腑独有六者，何也？然：所以腑有六者，谓三焦也。有原气之别焉，主持诸气，有名而无形，其（经）属手少阳。此外腑也，故言腑有六焉。"

六十六难曰："十二经皆以俞为原者，何也？然：五脏俞者，三焦之所行，气之所留止也。三焦所行之俞为原者，何也？然：脐下肾间动气者，人之生命也，十二经之根本也，故名曰原。三焦者，原气之别使也，主通行三气，经历于五脏六腑。原者，三焦之尊号也，故所止辄为原。五脏六腑之有病者，皆取其原也。"

以上便是经典中关于三焦的主要观点，《内经》确定了三焦为六腑之一，是孤腑，作用是水道出焉。在《难经》中三焦的含义就清晰了许多，这和《难经》本身受元气论的影响更深有关，也就是说时代的哲学思想给其准备了更完善的哲学理论，所以《难经》是对《内经》的一次深化完备，对中医理论的完善至关重要。

《难经》中三焦的含义和《内经》一脉相承，譬如二十五难中有人问为什么人体有五脏六腑，却有十二经？这个就是《内经》中存在的大问题，《内经》没有解释，《难经》的作者就解释了，多出来的一经是"心主别脉也"，也就是"手厥阴心包经"。据考古出土的《足臂十一脉灸经》和《阴阳十一脉灸经》表明，最早的经脉就是十一条，手厥阴心包经是后来才完善的。这个问题也牵扯到相火的问题，我们在厥阴篇再讨论，此处只讲三焦经。

二十五难明确提出了三焦和手厥阴心包都是"有名而无形"，三十八难又说"有原气之别焉，主持诸气，有名而无形"，所以三焦"有名而无形"是决定见，不容置疑。后来的医家多尊从此说，如《中藏经》说"三焦者，人之三元之气也……其有名而无形者也"；《千金要方·三焦脉论》说"夫三焦者，一名三关也……合而为一，有名无形，主五脏六腑，往还神道，周身贯体，可闻不可见"；元代滑寿的《难经本义》曰"盖三焦则外有经而内无

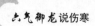

形"。以上各家皆主"有名无形"之说，但到明清以后三焦的解释就混乱不堪了，越往后越有把三焦实质化的倾向。

但三焦为什么有名无形？其实《难经》也给出了答案，只是因为后人对相火君火的概念不清楚，以至于不能看明白其解释而已。

三十一难说"三焦者，水谷之道路，气之所终始也"。六十六难说"三焦者，原气之别使也，主通行三气，经历于五脏六腑。原者，三焦之尊号也，故所止辄为原"。这里其实已经说明了三焦是人体内的元气流行的通路，它的作用就是让元气流行到五脏六腑，而熟悉前边我们说的"相火以位"的概念就会明白，人身之脏腑功能就是作为元气之根的相火的化现而已，在不同的状态下有不同的名称，所谓"五脏六腑皆是虚位，一气流行方是真机"，三焦有名无形所以才和相火被统称为手少阳三焦相火。少阳三焦之相火就是阳气温煦的状态，如冬日之可爱，不是如夏日之可畏，这也是另一层意义上的"少火生气"。所以三十一难中对上中下三焦的功能划分就是相火以位在不同部位作用的反映，后世医家对三焦的种种功能划分都不出这个范围。《伤寒论》第230条所言"阳明病，胁下硬满，不大便而呕，舌上白苔者，可与小柴胡汤。上焦得通，津液得下，胃气因和，身濈然汗出而解"，这一条可谓是在临床实际中对《难经》第三十一难中理论的最佳运用了。

由此可知，三焦和相火的结合是《内经》《难经》一脉相承的思想，而且顺理成章，那么我前面说中医之理论是建立在中国人思维的基础上的，这个三焦相火的结合显然是一种完美的理论，那在哲学层面有没有理论根基呢？当然是有的。

《老子》第十一章说"三十辐共一毂，当其无，有车之用。埏埴以为器，当其无，有器之用。凿户牖以为室，当其无，有室之用。故有之以为利，无之以为用"。我认为这一段话就是对三焦有名无形的最佳注脚。

有些读者可能不理解这句话的意思，我大概翻译一下原文：三十根辐条汇集到一根毂中的孔洞当中，有了车毂中空的地方，才有车的作用。揉和陶土做成器皿，有了器具中空的地方，才有器皿的作用。开凿门窗建造房屋，有了门窗四壁内的空虚部分，才有房屋的作用。所以，"有"给人便利，"无"发挥了它的作用。

天地都是这样，盘古不开天辟地，根本就没有空间，哪来的世间万物。空的地方才是有发挥作用的地方。我们都是在空气中才有了活动的能力，为什么人体就不能有两个有名无形的脏腑呢？当然可以，古代哲人看人体的时候，绝对不会认为人体是个没有空隙的实疙瘩，其实不管任何物体，中间总是有空隙的，电子之间也有空间。所以，人体内有有形的脏腑，就需要有无形的空间，凡是体内实体脏器及组织之间的间隙，都是三焦的存在，所以三焦就是人体内的空隙。正是因为有这些空隙，实体脏器才能发挥作用，所谓有之以为利，无之以为用。

那么三焦为什么被称为"决渎之官，水道出焉"呢？水道当然是排水的地方，而水是什么？水是人体内阳加于阴之产物，实体的脏腑是阴，流行的元气是阳，阴阳相互作用就会有水湿产生，脏腑在工作时就像机器一样，既需要新鲜的空气，也会在燃烧中产生废水。所以，三焦相火流行一身上下，历络五脏六腑，给五脏六腑带来生机，顺便把垃圾带走，也就是把好水输送到脏腑，把废水排出去，这不就是如假包换的水道吗？单纯把水道理解为排出"汗尿"的孔道，都是不全面的。

这就是手少阳三焦相火主气的生理意义，明白了这个，那么病理自然也就明白了。相火如此重要，所以少阳病才牵扯如此之广。

### 2. 命门疑案

手少阳三焦和相火的关系问题搞清楚，则接下来我们可以探讨《难经》所提出的命门概念，明代的温补学派以此为基础，形成了命门学说，这也是一个影响了中医几百年的学派。而命门学说和相火密切相关，在此我们作一探讨。

（1）目为命门

命门是《内经》提出的概念，《灵枢·根结》说"命门者，目也"，目为什么是命门？这个和道家学说关系密切。

从浅处来说，《灵枢·邪气脏腑病形》言"其精阳气上走于目而为睛"，眼睛是人体的精气所奉，所以可以看出一个人的健康状态，寿夭存亡。而眼睛既是精气上奉之处，也是漏泻精气的重要渠道，人身的精神外放则成就事功，人世间的每一项事业都是由人的精神灌注而成就的。曾国藩曾说"功名看气概，富贵看精神"，人的气概和精神皆在目中，也就是中医常说的"眼神"，内部精神充实的人眼神炯炯有神，这些人当然是容易成就事业的。曾经看过一张毛主席年轻时的照片，眼神中有一种睥睨天下的气势。

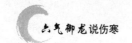

但也有相反的情况，古人云"鹰立似睡，虎行似病"。这两种凶猛的动物看起来会给人一种病态的感觉，实际则非常迅猛。传说我们的战神关羽就经常是垂睑的，他老人家丹凤眼一睁就是要动怒杀人了。

从道教修行的深一层理论上说，眼睛是关乎人顺而成凡和逆而成仙的关键门户，顺而凡所以有死，逆而仙所以长生。《阴符经》说"心生于物，死于物，机在目"，这句话简单来说就是人心和外界环境交流的最大来源便是眼睛，所谓眼睛是心灵的窗户。它获取的信息左右着人的思想活动，它可以让心愉悦，也可以让心受累，可谓是生死之机。道教的《太乙金华宗旨》书中说"自然曰道，道无名相，一性而已，一元神而已，性命不可见，寄之天光，天光不可见，寄之两目。古来仙真，口口相传，传一得一"。这里说的道、性命、天光，其实是一个东西在不同层面的不同概念，这些都不可见。要见道只有借助于两目，因为两目中所藏的神是来自这个道体的，通过它可以回到宇宙自然之本体。道教要积精累气以成真，达到成仙的目的，眼睛也是修道的关键，因为神气要内敛，必须要眼神内敛才行，眼是六根与外界信息交流的核心，管得住眼才能悟得了道，悟了道就是开了天眼，也就是道教仙官如王灵官的第三只眼，贯通了天人，天人合一。

三眼能观天下事，一鞭惊醒世间人。

精神内敛则成圣成仙，儒家强调"非礼勿视"，老子所谓"塞其兑，闭其门，终身不勤。开其兑，济其事，终身不救"。这句话简单来说就是眼睛既可以把人的精气神贯注于自己所执着的外物上成就一番功业，也可以把看到的山河大地一起回归自己的本原，在老子看来前者向外求是危险的，而后者向内求则是求本之道。

所以古人云"道在目前"，要想在修行上有成就，对自己这点神光的控制是第一要务。有道的修行人往往是神光内敛的，而近代禅宗大德虚云老先生留下来很多与别人的合照中，他老人家的眼睛就不曾睁眼看人。看看下面的图片，大家更能够深刻体会有修行之人是一种什么状态。

总之，《内经》把目称为命门，一是因眼睛是精气盛衰的反映；二是因眼睛关乎人是向外的背觉合尘，追逐外物，还是向内的背尘合觉，修养身心，进而合同于道的门户。所以眼睛是关乎身心性命之门，是凡圣之别的门户，称之为命门颇为恰当。这也是我强调的不用道家的思想来解读《内经》，就不可能真正理解《内经》的原因所在。

（2）肾为命门

《难经》又把右肾归为命门，其实这是古人借命门之概念来表述了他们的思想。《难经·三十六难》曰："脏各有一耳，肾独有两者，何也？然：肾两者，非皆肾也。其左者为肾，右者为命门。命门者，诸神精之所舍，原气之所系也；男子以藏精，女子以系胞。故知肾有一也。"

三十九难曰："经言腑有五，脏有六者，何也？然：六腑者，正有五脏也。五脏亦有六脏者，谓肾有两脏也。其左为肾，右为命门。命门者，谓精神之所舍也；男子以藏精，女子以系胞，其气与肾通，故言脏有六也。腑有五者，何也？然：五脏各一腑，三焦亦是一腑，然不属于五脏，故言腑有五焉。"

这两条经文也就是后世归结《难经》"左肾右命门"之说的来源。之所以是"左肾右命门"，根据的是左边是阳气升腾之路，右边是阳气回归之路，左为用而右为体，命门是"诸神精之所舍，原气之所系也；男子以藏精，女子以系胞"，它是储存精气之处，所以右侧应该是命门。其实这一说法直承《内经》中命门的本义，以命门为精气出入的门户，已经很彻底，根本没有必要再争论命门之位置。

但温补学派的重要争论其实就是命门的位置，其实，不用管他们怎么发挥，我们记住，在六气的概念里，不必要非有命门一说。命门学说之所以被明代医家所重视，无疑是受了理学家太极学说的影响。理学家周敦颐的"太极图说"开理学之先河，理学家逐渐以此来解释天地宇宙的演化过程。而这种学说落实到具体的医学领域，则医学家必然认为人人有一太极，而这个太极之处是生命开始的地方，生命开始的地方是太极之门，而落实到人身上则就是生命之门，很自然的，温补学派医家就借用了《难经》命门的概念，来表达其对生命根源探索的理论，所以此时温补学派医家一时并起，也可谓是时代潮流。黄宗羲《张景岳传》说"赵养葵，名献可，宁波人，与介宾同时，未尝相见，而议论往往有合者"，正是这一时代潮流的反映。我们看张景岳的命门学说所言"此命门之水火，即十二脏之化源"，如果明白君火相火的关系，这不就是在说相火吗？

六十六难又说："脐下肾间动气者，人之生命也，十二经之根本也，故名曰原。"主张命门在"两肾之间"的医家多以此为依据，认为命门就在这个附近。其实我们如果理解三焦的含义，则脐下与肾间是什么地方？不也可

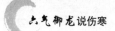

以说是三焦中的下焦所在之处吗？

我认为温补学派所提出的命门学说其实完全没必要，如果他们理解了少阳三焦相火的含义，根本不会再多此一举。相火就是肾中储存的能量，如果非要有一个处所的话，就可以按《难经》所说在右肾。肾藏之精，也可以说就是相火，相火是生命之根，命门学说的命门的所有作用，用肾来说也是一样的，肾受五脏六腑之精而藏之，成为三焦相火气化而游行五脏六腑的基础，所以《难经》称之为"原气之别使"，既然是"别使"，那么就有"正使"，正使是谁？当然指的是右肾命门。

而换个角度来说，《难经》所谓的"其左为肾，右为命门"的说法，其实是为了回答提问者对未经整理之前的医经中有"六脏"的疑问罢了，在《内经》及《难经》中主流观念已完全放弃了六脏说，而增加了一个和三焦一样有名无形的心包，这是一个有名无形的脏，而且出现最晚，可以说厥阴心包在概念上可替代右肾命门。因为命门作为元气之根是讲其体，心包作为相火之发起处是说其用，命门的作用其实正是心包及三焦相火的作用。温补派医家因为没有对心包及三焦和相火的关系有深刻认识，所以就借用了一个命门的概念来表达类似的意思。

这个从《中藏经》的论述也可以佐证，《中藏经》中说"三焦者，人之三元之气也，号曰中清之府，总领五脏六腑、营卫、经络、内外、左右、上下之气也。三焦通，则内外左右上下皆通也，其于周身灌体，和内调外，营左养右，导上宣下，莫大于此也"，这段描述三焦作用的话和命门学说有区别吗？

这里还有一个问题，三焦作为相火游行之通道是如何完成历络五脏六腑的？这个问题可用十二经的气血流注来描述。十二经流注的顺序大家都知道，肾中的相火经厥阴心包升起，然后经过少阳三焦及胆降入厥阴肝，胆乃承接三焦之火而阴极阳生之处。然后再由厥阴肝升入肺，再由大肠和胃降入太阴脾，完成升清降浊之功。然后由脾而升入少阴心君，君火处于阳极生阴之处，相火又随太阳小肠和膀胱再降入肾中，这便完成了一个循环，也完成了十二经络和五脏六腑的对应。这一过程也可以用前边从六气层面讲的水火交济、风火逆行、燥湿互济的循环出入来理解。

基于以上的讨论，我认为命门的概念用肾的概念来表达也一样，更恰当的是用六气中相火的概念来表达。只不过温补学派的医家没有对相火的功能充分理解，他们又不得已引入了一个命门的概念，而把命门推为一身之主，如张景岳所言"然命门为元气之根，为水火之宅。五脏之阴气非此不能滋，五脏之阳气非此不能发"。命门成为五脏六腑以及整个人体生命活动的主宰，治疗时自然也就偏重于温补命门，甚至到了认为温补命门就可以治疗百病的地步，赵献可的《医贯》就是这样的一本著作，以六味地黄丸和八味地黄丸为补真水真火之方，对诸如痰证、血证、咳嗽、吐血、喘证、喉咽痛、眼目病、齿病、口疮、耳病、消渴、中满、噎膈、泻痢、大便不通、小便不通与失禁等多种病证，大多从肾命门水火亏虚方面进行分析，广泛使用六味、八味诸方，大有以肾气丸通治百病的意味。

命门学说虽新奇，但具体用药上不外乎补肾而已，因为所谓命门火衰的症状如四肢清冷、五更泻、男子阳痿早泄、女子宫寒不孕、精神倦怠、畏寒怕冷、舌质淡、脉沉迟等虚寒现象，也就是肾阳虚的症状，而在六气上来说则是相火不足的问题。

但是温补学派把通身一团气机流通的根源归为命门后，带来的弊端就是让不善学习的人执着于补肾，反而忽略了肾中之精是五脏六腑之精华，它和五脏六腑是有关系的，它的收藏与释放和六气的关系密切，不是几味补肾药便可解决的。今天一些医生一见所谓肾虚就不作深思，滥用补肾药正是这种思想的流毒，我们必须予以重视。在六气的概念中来看补肾之法，则绝非温补一途，肾气丸可以补相火，小建中汤可以补相火，桂枝加龙骨牡蛎汤可以补相火，柴胡桂枝理中汤可以补相火，凡是可以让相火归根的方法，无不可以补相火，补命门之法并无定法，又岂是一个左归丸、右归丸所能涵盖的？

正因为命门理论带来的弊端，清代徐灵胎著《医贯砭》，称赵养葵是"率而入魔道"的始作俑者，话虽重，但却说明了研究医学的一个大忌讳：任何人一旦不从人体的六气循环去认识一元之气的流行出入，则他的思维很容易陷入一种看似能自圆其说的局限理论却不自知的境地，这必然导致他在治疗中过于重视六气中的某一气而轻视其他。这一思维陷阱在当代一些扶阳学者中大量存在，那种盲目认定扶助阳气就可以治疗百病的观点和温补学派的误区也是一样的。

综观中医学术发展史，也可以说就是概念层垒叠加的历史，有很多都是多余的，甚至是违背了中医学固有概念的错误概念，而这才是我们必须研究原典的根本原因。任何在中医学固有概念中增加新概念以试图解释说明的做

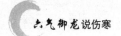

法，可能带来的恰恰是适得其反的效果。

### 3. 甲方乙方，肝胆不相照

在少阳相火的气化中，足少阳胆是从令于手少阳三焦的，它是从三焦而化火。而在五脏学说中，胆只是附属于肝的，似乎没什么作用。俗语说肝胆相照，解剖学意义上胆附于肝，在中医的脏腑气化学说中，胆也是这样吗？显然，以解剖学思维来理解中医是有问题的。要搞清楚这个问题，需要费一番周折，因为历来关于肝胆的不同，学者们的论述很不够，有些错误甚至可以说积重难返了，而我希望在气化角度把这个问题说明白。

肝胆是表里关系，肝为脏属阴，十天干中配乙木，胆为腑属阳，在十天干中配甲木。既然甲乙可以代表肝胆，我们就从甲乙二字开始说二者之不同。

甲是阳木，是透出于外的；乙是阴木，是隐藏于里的。如果我们用木的典型代表——一棵树来说明甲乙木的不同，那就可以更直观地区分二者的不同了。甲木就是树木露出地上的部分，是树干树枝；乙木就是藏于土壤之中的部分，是树的根须。树的地上部分主要是树叶，它们吸收光能及二氧化碳；树根的作用则是吸收水分及有机质以往上供养枝叶的生长。二者共同完成光合作用，把二氧化碳和水合成有机物，供养植物生长，同时释放氧气，供给其他动物。

肝胆同属于木系统，它们的功能也类似树叶和树根一样。胆是甲木，它的功能和树叶类似，是要把耗散了的能量收归根底，在六气系统来说就是要把散发出去的相火收回来，重新下潜于寒水，是要往下往里的，这个过程需要阳明燥金的阖和太阴湿土的开。肝是乙木，它的功能类似树根，它是要把储存的相火转化为君火，使相火转化为君火，也就是要往上往外行，这个过程需要少阴的枢转和太阳之开。

所以肝胆不是从属关系，而是相互扶持各司其职的关系，二者分别从属于少阳相火和厥阴风木，两个不同的体系一升一降，共同完成了元气的升发和收藏。

在脏腑功能方面，《素问·灵兰秘典论》说"肝者，将军之官，谋虑出焉。胆者，中正之官，决断出焉"。有个成语叫"房谋杜断"，类比起来肝就是房玄龄，胆就是杜如晦，谋虑就需要动用君火以明的能力，仔细盘算各个策略的利弊，是个往外输出的过程。决断就需要动用合降之力，迅速做出最终判断，是个向下沉降的肃降之力，所谓恶向胆边生，狠下心来杀伐决断，需要的是魄力。

所以从六气层面看，肝是厥阴风木，其生理本性是需要向外向上升发的，唯恐其不能升发。胆是少阳相火，其生理本性是要向内向下沉潜的，唯恐其不能降。《素问·六节藏象论》有一句话说"凡十一脏，皆取决于胆"，历代大多数注家都从胆附属于肝而论，认为胆和肝一样是少阳生生之气，十一脏的功能都有赖于肝胆的升发。这种解释其实就是把六腑依附于五脏的五脏辨证体系的思维，他们没有理解《内经》六气的基本思维模式，必然导致六腑在五脏为核心的体系中处于从属地位，也就无法解释清楚经典中众多关于六腑重要作用的描述。这也是我力图要通过六气系统，重新还原真实的十二脏腑功用的原因所在。

如果脏腑的基本功能不确定下来，必然在一些医学的基本问题上莫衷一是。譬如因为大家都认为肝胆是升发的，所以肝胆似乎就容易升发太过，治疗上就自然喜用平肝息风之法，但这只是出于臆测，偏离了脏腑本来面目，可这种臆测在历史上却大行其道，对临床治疗影响极大，譬如片面地以柴胡为升提之品，甚至提出"柴胡劫肝阴"之说，对中医肝胆系统的临床治疗产生了极大的阻碍。

### 4. 中正之官

从字形上来说，甲乙都是象形字。甲字的甲骨文字形是一个"十"字，用来表示武士身上铠甲的十字缝，本义就是护身衣。再引申为动植物身上的硬壳，如龟甲，而植物刚破土而出的时候也是带着种壳，犹如披着铠甲，所以甲字的小篆字形就是描述草木生芽后所戴的种皮裂开的形象，和现在区别不大，《六书故》说"甲，象草木戴种而出之形"。乙表达的就是草木冒头后弯曲而艰难生长的样子，《白虎通义》说"乙者，物蕃屈有节欲出"。

乙木作为人体之生意，唯恐其不能顺利升发，草木在遇到倒春寒时才容易生长无力，所以寒凉之药不可轻用于乙木，折伐此生生之气。治病是要万病回春，而不是万病回秋，所以把乙木肝的特性定下来，就是要确定乙木唯恐其不能顺利生长，这和厥阴篇阴尽阳生的含义才能切合，肝的问题厥阴篇再细说。

人体的阴阳升降之理简单来说就是元气的释放与收藏，那么胆在人体元气的收藏过程中究竟起着什么作用呢？这就需要配合脏腑功能来谈一谈了。而在六气体系内来看，人体最大的问题是阳气不能潜降，阳气如果充分地沉潜了，相火足则自然能释放，而这正是从宇宙自然到人体心理生理所面临的基本难题，我在阳明燥金篇已反复申明这一点。而火不能降的问题，在少阳中则归属于胆，甲木胆的职责就是把游行之相火收归厥阴，转入为出。

人体中使元气收降的力量主要是阳明燥金，包括了胃和大肠，它们要把小肠火和心火下潜入水中，而这就少不了胆的协助，胆就是把游行之相火收回的关键一环，还有一个脏腑就是肺金。

在讲手少阳三焦时我已提到过三焦是相火启用及游行的通道，这就要求相火必须知位守位，它不能游行于三焦以外，在哪里出去了就会为害哪里，那么这个监控力量谁来把握呢？就是胆。

《内经》称胆为"中正之官"，那么什么是"中正之官"呢？历代医家有很多注解，王冰注说"刚正果决，故官为中正"；马莳《黄帝内经素问注证发微》说"胆为肝之腑，谋虑贵于得中，故为中正之官"；吴昆《黄帝内经素问吴注》说"刚止果决，直而不疑，故为中正之官"；张介宾《类经》注说"胆禀刚果之气，故为中正之官"。这些解释大多随文衍义，说了胆的特点，但没有说为什么。

什么是中正之官？中正本身就是个官名，它出现于何时我们不再去考究。按出现在魏晋南北朝的九品中正制所规定，中正这个官是对某一地区人物进行品评鉴别的负责人，选拔人才以作备用，所以是个有决断力的官职。

中正之官是选择官员的，官员是干什么的？是沟通天子与民众之间的桥梁，需要执行最高层的意志，也需要反映民意给最高层。这不恰恰类似我们说的相火的作用吗？相火一方面需要把人体的精华物质化为能量上输君火（类似于官员收税支持国家机器）；另一方面，需要把君火收藏到海底以休养生息（类似于官员把高层的治国理念执行到位，在民众中落地生根）。

具体到人体来说，相火游行五脏六腑的功能，就是胆在控制，它控制相火出入的量，在譬喻中，可以看作是油灯中灯芯的大小归胆管控。火苗太大了，油消耗得快；或者火苗不及，能量不够。胆就是要让相火的用与藏不偏不倚，恰到好处，这就是中正。所以说胆为中正之官，第一个层面的含义就是和相火游行出入有关。

那么什么是"决断出焉"？一般理解就是胆有判断事物作出决定措施的功能，这个是对的，但它是结果，根本原因还是因为它是中正之官。而且结合对字意的深入研究，或许可以对此决断的含义作深一层探讨。

《庄子·天下》说"决然无主，趣物而不两"，意思是说随着旋涡打决，没有固定方向。中原一带的方言"决"是旋涡的意思。"物体在水中打决"意思是说物体在旋涡中旋转；说物体被"决进水中"，是说物体随着旋涡没入水中。所以"决"可解释为"旋涡"，还作"旋转，摇动"解，因此"决"可解释为"旋转的旋涡"。而我们知道，水在容器内往下流的时候就会出现旋涡，天上的星云图也类似一个漩涡的形状，所以"决断出焉"，应该含有把元气往回收敛的意思。

人体之相火往往是消耗太过，而收藏极难，所以胆的作用就重在收敛相火，相火往内收藏，人对事物的看法才能定下来，这就是"决断出焉"，杜如晦的善断就是典型的"决断出焉"，古人用词可谓深思熟虑。

所以在六气循环层面，胆的权力可谓极大，它收藏相火，奠定了相火被再次启用的基础，而五脏六腑的功能都需要依靠相火的作用，所以"凡十一脏皆取决于胆"，也即是取决于胆像漩涡一样把相火收归厥阴以使风木气能升发的这一能力。

扩展开说，人身上凡是开口的地方其实都是旋涡，都是天地之气和人体往还的通道，譬如毛孔也可以叫玄府，刘完素还专门论述这个玄府的奥妙。人体的肚脐也是一个漩涡，它叫神阙。头顶上头发也有漩涡，它也是人身上的宇宙迹象，或者说是宇宙能量下放于人体的入口。民间有这样的说法"一旋精，二旋楞，三旋打架不要命，四旋敢和火车碰，五旋跳井第一名"。这个说法当然没什么科学依据，但头上一个旋的人是最多的，若是旋有两三个可能就会更容易获得外界的能量，也就可能显得更冲动胆大。四个五个那就自信心爆棚，无法无天了。

此外，以中医中正平和的道理来说，发旋在头中央的人应该是合乎中庸之道的，这类人能更充分地把左脑跟右脑结合运用起来，能力会比较强。发旋位置偏左的孩子，则左脑更发达；逻辑思维能力更好；而发旋位置偏右的人，右脑发达，应该有更好的创造力和想象力。这都是我们据理而做的猜测，有待科学研究去证实。

此外《灵枢·本输》说胆为"中精之腑"，《难经·三十五难》说"胆

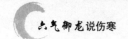

者，清净之腑也"，所以胆也有"中清之腑"的说法。一般解释是说胆中只有肝分泌的胆汁，不像其他五腑中都有饮食代谢废物，所以为中清之腑。这个说法不能算错，但如果我们结合胆与相火的关系就知道，胆其实是控制相火的关键一环，所以它还是需要"清明"的，需要清静无为而相火自降。否则相火就会为病，这或许是"中清之腑"深一层的含义。

结合《中藏经》说"三焦者，人之三元之气也，号曰中清之腑，总领五脏六腑、营卫、经络、内外、左右、上下之气也"，三焦也为"中清之腑"，而在六气层面，胆从属于三焦之气化，二者同气，所以说我们从相火的角度理解"中清之腑"的说法，可能更接近其本意。

## 三、少阳相火的气化

少阳病的机理通过对三焦与胆的阐述，基本上讲清楚了少阳相火的气化意义及在脏腑层面的生理功能，那么接下来说说少阳相火的病理特征。

### 1. 亢龙有悔说少阳

少阳病就是相火之病。人身唯此一团真气流行出入，龙雷之火自九渊升于九天之上，这是地气上为云。随后要天气下为雨，龙火归根复命，潜于九渊。若龙亢而飞，不能潜降，则天气不能下为雨，而亢龙有悔，是为少阳之病。

相火乃人体之能量储存，其根在肾，人之视听言动莫不消耗相火，所以唯恐其不足，所以前人称"肾无泻法"。相火启用以后，火性炎上，唯恐其不降，而其潜降的关键即在少阳甲木。甲木能降则相火归于乙木，顺从厥阴而升发，继而进入太阴阳明系统升清降浊，再经太阳少阴的表里出入循环一周，再回归于肾。

生理上，三焦的作用主要是流行相火，是相火之通道，只要相火充足则它必然畅通无阻。在相火不足时则需要填补相火，这个也不是三焦的问题，而是肾脏的储存问题。相火启用容易而收藏困难，容易失位，一旦相火外出而不归位，也就天气不能降为雨，则三焦与胆就出现病理状态，这个时候就需要治疗它们。而三焦名为相火，实则是水道，有名而无形，相火亦以下行为顺，所以相火的潜降主要归于少阳胆木，而少阳病则主要通过胆来调节。

陈修园《伤寒医诀串解》中说"要知少阳厥阴同一相火，相火郁于内，是厥阴病；相火出于表，是少阳病"。陈氏此说大方向是对的，但不够清晰。病入少阳之后，因为气化上"少阳、太阴之气从本"，而少阳之本是相火，少阳病多化火，违背了相火需要敛藏的基本功能，所以少阳病就是胆气不能下降导致的相火不能归于厥阴，也可以说是浮于表，黄元御曾说"凡上热之证，皆甲木之不降，于三焦无关也"，也是强调少阳经虽然是三焦相火主气，但治疗上却要独重胆木。

在气化中，相火下行也需要阳明燥金之气的阖，及太阴的开，具体到脏腑来说相火潜降需要戊土胃和辛金肺能降，土降而金敛，如此则相火归根。相火不归根则能克戊土而侮辛金，造成肺胃之病状。验之临床，大多数医家很善用柴胡剂治胃，但用柴胡剂治肺病，则现代胡希恕先生独善其法，人送雅号"大柴胡"，胡老也反对把柴胡作为升发之品，而是称其有疏通之性。

但是相火毕竟乃浮游之火，它的游行需要肾精为继，若以苦寒直折之法则反而水寒土湿，相火更难收藏。若甲木不降，相火难以收敛，则宜用柴胡剂，不宜用苦寒之品。若人肾精中气不虚，则即便相火不降，也常传阳明而为实证。这也决定了临床上对火热症状的治疗，需要鉴别是少阳还是阳明，真阳明病才能用苦寒之品。而精不足的相火虚弱者，则需用补肾填精之法治疗，柴胡剂也非久用之方。

这一点非常关键，牵扯到对少阳病的理解及对柴胡类方的应用，可以说大多数医家在此处是迷惑的，没有充分认识到柴胡剂和相火的关系。尽管后世柴胡剂运用很广泛，医家也多称赞柴胡剂的临床功用，但大多数运用是暗合了相火的生理及病理，而不是真正认识到了这一点。

《伤寒论》少阳病篇条文仅十条，但关于少阳病的论述却散见于六经之中。少阳病篇仅有小柴胡汤一方，但少阳病之方显然不止小柴胡汤，柴胡剂方在《伤寒论》及《金匮要略》中各有七方次，共九方。但小柴胡汤无疑是少阳病之主方，历来对小柴胡汤的解释众说纷纭，大多以半表半里含糊称之，接下来我就把柴胡剂的功用结合相火之气来做一明确界定。

少阳病的主要病机确定了，那么小柴胡汤的功用自然也确定了。小柴胡汤就是用来治疗甲木不降所导致的少阳相火不能归于厥阴，进而从厥阴升发的问题。确定这一点，对历代医家所谓相火概念及治疗等问题才有一个评判的标准。

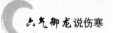

这里顺便谈一下少阳病在六经病中的排序问题，对此问题历史上也是聚讼纷纭。少阳病在《伤寒论》中排在阳明病之后，有学者以少阳为枢及少阳经居于太阳和阳明之间等说为依据，认为少阳应该在太阳和阳明之间。

但这里我要强调，少阳为枢之说和六气中的少阳相火之病还不是完全等同，少阳为枢的少阳指的是相火之体，而此处的少阳病指的是少阳之用，二者存在一个体用的问题。作为少阳相火之体的肾和少阴君火心是人体水火升降之根，在六经病中以少阴君火之气为主，肾从心而化君火之气，同居少阴，为生死之根，所以少阴多死证。

六经中的少阳病则不宜用枢机之说解释，因为相火的收降并非仅关乎三阳，而是关乎三阳和三阴的阴阳出入。所以在六经病中，少阳病的位置排在阳明病之后，正是凸显它是六气中阳入阴出的大关键，而非仅在三阳之病中为枢。

在六气上来说，少阳相火居于阳明燥金和太阴湿土之间，所以能协助阳明燥金把升腾于表的太阳之气通过太阴之开收回三阴。如果病入少阳之后，平素阳盛之人，治疗不当，阳盛阴败则变为热证而全成阳明病，仲景有"服柴胡汤已，渴者，属阳明也，以法治之"之说。如果平素阴盛之人，入少阳后，治疗不当，阴盛阳败变为寒证则转成太阴病，仲景有"伤寒六七日，无大热，其人躁烦者，此为阳去入阴故也"之说。所以从临床上来说，少阳病的排序应该在阳明与太阴之间，这样才能清楚地显示少阳病在疾病阴阳盛衰转换中的作用。

## 2. 枢机之剂小柴胡（转入为出法）

少阳病有两类主要方剂，即柴胡类及黄芩类方，皆是作用于相火不降的方剂。近些年发现的《辅行诀脏腑用药法要》一书，和《伤寒论》同出于《汤液经法》，不同的是《伤寒论》是按六气来整理的，而《辅行诀》则是按五脏系统来整理的。《辅行诀脏腑用药法要》中有"二旦六神大小汤"一篇，其中很多方剂与《伤寒论》基本相同，但名称不同。在《辅行诀脏腑用药法要》中黄芩汤加生姜被称作小阴旦汤，小柴胡汤加白芍被称作大阴旦汤。

那么阴旦和相火有什么关系呢？旦就是个象形兼会意字，本意为太阳从地平线上升起，指早晨太阳刚刚升起的时候。阳旦汤指的就是让阳气升发之方，类似让太阳升起的意思；阴旦汤指的就是让阳气潜藏之方，类似让太阳落山的意思。陶弘景也明确说"阳旦者，升阳之方，以黄芪为主；阴旦者，扶阴之方，以柴胡为主"。

这一说法也从侧面证明我对桂枝汤的解读及把柴胡剂和黄芩剂解读为收藏相火之方是正确的。小阳旦汤用桂枝而无黄芪亦名阳旦，可见桂枝亦是升阳之品，黄芩汤无柴胡也名阴旦，可见黄芩也是清相火之品。对比《辅行诀脏腑用药法要》的五脏归类法，仲景之学无疑是用六气思维对《汤液经法》的重新归类与整理，六经之主方毫无疑问是升降阴阳、既济水火的主方，值得大家充分重视。

在张大昌先生的十二神方中，柴胡类方是阴旦汤，所谓"西南其位申，阴气初盛，月出之地。其宿阴旦，其气清。经云：清可祛热。其方阴旦，黄芩、大枣、甘草、芍药属"。

以此为基础，我们来看小柴胡汤。《伤寒论》对小柴胡汤最充分的描述是第96条，原文是："伤寒五六日，中风，往来寒热，胸胁苦满、嘿嘿不欲饮食，心烦喜呕，或胸中烦而不呕，或渴，或腹中痛，或胁下痞硬，或心下悸、小便不利，或不渴、身有微热，或咳者，小柴胡汤主之。"《辅行诀脏腑用药法要》对大阴旦汤（即小柴胡汤加白芍）的主治总结为"治凡病头目眩晕，咽中干，每喜干呕，食不下，心中烦满，胸胁支痛，往来寒热方"，二者大同小异。

少阳经脉下胸贯膈，由胃口而循两胁，而口苦、咽干、目眩是少阳相火郁而生热之本证。少阳病则相火不降，厥阴不合，太阳经气化失常，影响太阳之开，开机不利，卫气出表不足则表阳不足而恶寒，营气出表不足则里营郁而发热；胸膈之气不能下潜则胸胁苦满；胆气郁滞则横克阳明胃土，所以默默不欲饮食，胃气逆而不降则喜呕；相火不降上燔君火则心烦。至于或然证，也是相火影响相关脏腑而引起的。

所以小柴胡汤的作用是通过柴胡、黄芩清降胆气，半夏、生姜降阳明之逆，人参、甘草、大枣补太阴之虚。如此太阴能开，阳明能阖，少阳能降，相火即可正常下潜入厥阴中，从而转入为出。特别是柴胡一药，尤其特殊，此药能使相火归于厥阴，同时又能助厥阴风木之气的升发，有内入外出之能。黄元御说柴胡"入少阳之经，清相火之烦蒸，疏木气之结塞""既降少阳之逆，亦升厥阴之陷""降胆胃之逆，升肝脾之陷"，都是对柴胡这一功能的论述。所以小柴胡汤服用后有"上焦得通，津液得下，胃气因和，身濈然汗出而解"的效果，而前人所谓的和解半表半里等说，只是小柴胡汤的结果，而非其作用原理。

前边，我们讲过在生理病理上少阳相火之气与五脏六腑的关系，自然知道少阳病牵扯面积广，柴胡剂的适应证也就极多，所以历史上形成的善用柴胡剂的医家极多，这也是临床实践的必然。

《灵枢·根结》谈到了开阖枢的问题，其中对少阳枢病导致的疾病是"枢折即骨繇而不安于地，故骨繇者取之少阳，视有余不足，骨繇者节缓而不收也。所谓骨繇者，摇故也，当穷其本也"，这里所谓的"枢折"即枢机失常的意思，但经文并没有讲少阳胆经或三焦的病状，反而讲了"骨摇"，这该怎么理解呢？骨摇可以理解为关节抖动不安或关节松弛无力，一般而言肾主骨，但《灵枢·经脉》说"胆足少阳之脉……是主骨所生病者"，则少阳胆与骨的关系也很密切。胆经的绝骨穴，又称悬钟穴，是髓之会，也是治疗下肢痿痹及无力的关键穴位。从前面谈到的相火与肾及胆的关系，可以很清楚地理解为什么枢折会影响骨头。胆所主者是病在相火之不能潜藏，久则导致相火不足，也即精髓不足，髓不足所以骨病。

此外，"骨摇"这个症状在人极为恐惧的时候也会出现，人恐惧时就会浑身颤抖，骨节无力，瘫软如泥。俗语说恐伤肾，但突然而来的恐惧主要还是影响了胆，俗语说"吓破了胆"，胆伤则相火不降，骨无力则瘫软颤抖。所以对骨头类疾病，肾气亏损所导致者是病在相火之体，需要补肾填精。而胆所主者，则是病在相火之用，这就需要运用柴胡剂，这一点我们要特别留意，我的导师刘力红先生早年曾用小柴胡汤合阳和汤治愈一例骨癌病人，其核心机理即在此处。

后世医家也注意到了人体气机枢转的重要作用，但因为没有充分了解少阳病中柴胡剂的意义所在，也就另创了很多新方，试图枢转气机。譬如朱丹溪的越鞠丸，吴又可的达原饮，杨栗山的升降散，俞根初的蒿芩清胆汤等，这些方都是针对某一个特定的病机而设，不是从人体相火升降出入的根本来考虑，所以适用面窄，可以作为参考，但绝不能取代小柴胡汤之地位。经方是大经大法，时方多为权变之法，有经权之别。而治肝郁的千古名方逍遥散，则是整合了小柴胡汤合当归芍药散的变方，其中薄荷的运用虽都云其妙，但我认为这也是值得商量的，用荆芥似乎比薄荷更合适，此处不细论。

小柴胡汤的或然证中，有两点需要强调一下。

一是小便不利。小便不利和少阳的关系，也有相关的经脉络属的基础，《灵枢·本输》说："三焦下腧在于足大指之前，少阳之后，出于腘中外廉，名曰委阳，是太阳络也，手少阳经也。三焦者，足少阳太阴之所将，太阳之别也，上踝五寸，别入贯腨肠，出于委阳，并太阳之正，入络膀胱，约下焦，实则闭癃，虚则遗溺，遗溺则补之，闭癃则泻之。"这段话描述的是三焦和肾及膀胱的密切关系，三焦的下腧穴是足太阳膀胱经的别络所出之处，它的脉气在足踝上方五寸处从本经分出，再进入并贯穿小腿肚，再从委阳穴出于体表并由此并入足太阳膀胱经的本经，然后进入腹腔内与膀胱相连，以约束下焦。三焦气化异常而见的属于膀胱病证的病变就是小便不利，这个不利包括了小便不通及小便不禁之类。

从六气的循环来说，相火下藏则水脏温暖而水府清利，则出不至于遗溺，藏不至于闭癃。相火失常，郁于下而不升，则实而闭癃，虚于下则约束无力而遗溺，所以《素问·灵兰秘典论》说"膀胱者，州都之官，津液藏焉，气化则能出矣"。除了我们熟悉的太阳及少阴的治疗方法，小便不利症从少阳相火入手也是一大方法。明白了这个就知道为何小柴胡汤在泌尿系疾病中也有巨大的作用了，譬如临床上中老年妇女常见的尿道炎等反复发作性疾病，小柴胡汤便是一个重要方剂。仲景也有四逆散加茯苓治疗小便不利的加减法。

另一个是暮则谵语，如见鬼状。这一症状在太阳篇的 143、144、145 三条中被连续提及，牵扯精神层面的问题，而精神情志与心经关系密切，那么少阳与心经的关系如何呢？它为什么能影响到心神？其中原理还是应该从经典上找到依据。三焦经历络五脏六腑，其经在肩部交出足少阳经的后面，进入缺盆，于任脉的膻中穴处散络于心包，向下通过横膈，从胸至腹，属上、中、下三焦，所以少阳相火自然和心经有密切关系。而《灵枢·经别》说到"足少阳之正，绕髀入毛际，合于厥阴；别者入季胁之间，循胸里属胆，散之上肝贯心，以上挟咽"，《灵枢·邪气脏腑病形》说"胆病者，善太息，口苦，呕宿汁，心下澹澹，恐人将捕之"，所以胆经和心神亦有密切关系。

心藏神，神之主在心，而三焦相火的失常显然会影响到心神，所以精神情志方面的问题需要考虑少阳相火。临床上，如果胆病，相火不降就会上扰君火而出现心悸不宁、惊恐畏惧、嗜睡或不眠等症，暮则谵语如见鬼状当然也是相火不能收藏的症状，到晚上则阳当入阴而不能入，所以症状更加严重，这就需要治疗相火。经方中小柴胡汤、柴胡加龙骨牡蛎汤都是精神方面疾病的常用方剂，时方中的温胆汤、补胆防风汤等治疗胆虚惊悸不眠的诸方，也都是从此而入手的，竹茹这味药也是清降胆火而治疗惊悸不宁、心烦失眠、胃热呕吐及胎动不安的关键药物，作用原理和黄芩类似，都有清降胆火的作用。临证时，要切记，柴胡类方也是精神层面疾病的关键一法，近年来大家熟知的柴胡温胆汤合定志汤治疗抑郁症等精神疾病的方法，也是源于此理。至于暮则谵语一症，也提示我们，对一些傍晚加重或开始的疾病也要考虑柴胡剂的可能性。

这里还要强调一点，少阳经的相火不降之证则多责之于胆，这只是治疗相火不降的一个方面，有少阳见证方可使用。而相火是人体之能量储存，以不足为常见，多见虚证，也就是相火不足，这在内伤虚劳疾病中很常见，具体的治法在太阴篇、少阴篇我们有详解。

## 四、少阳御龙法

少阳病只有 10 条，但这不意味着少阳病少见，而是因为少阳牵扯面太广，特别是在太阳和阳明篇很多问题都要牵扯到少阳的问题，所以合病并病的情况很多，而且少阳与三阴病也关系密切，所以少阳病的条文在全书中分散也就比较广泛，这些条文没有在少阳篇中集中论述，所以少阳病的条文反而显得很少了。

### 1. 柴胡汤六变

小柴胡汤是少阳的主方，也即少阳病的标准治疗用法，但因为少阳病牵扯面广，所以柴胡剂的变化也很多，仅小柴胡汤后就有七个加减法，历代以诸柴胡汤加减而成的著名方剂更是不下百种，此处不再细论，仅仅以经方为例略作说明。

若少阳病牵扯太阳病，一变而为柴胡桂枝汤，太少同治。为什么仲景列举了柴胡桂枝汤？因为桂枝汤证多见于卫气不足之人，风气通于肝胆，最易合病少阳。且桂枝汤人体质多虚，很难入阳明化热，所以多入少阳。那么有没有麻黄汤证而合少阳病的呢？仲景没有明文，但后世医家也有这么用的，譬如《世医得效方》有柴胡散，即小柴胡汤加麻黄、薄荷、竹叶而成。很多经方家也经常把小柴胡汤合葛根汤一起合用，所以在临床上小柴胡汤可以和太阳病方灵活合用。

少阳病若合病阳明而热盛，则当合用阳明病方，如小柴胡汤可加石膏，治疗少阳病兼阳明气分热盛者，陶华在《伤寒六书》中有柴葛解肌汤，称为三阳合病之方，更是名噪千古。

若合病有阳明有形实邪，则仲景有柴胡加芒硝汤和大柴胡汤二方。对于柴胡加芒硝汤的柴胡剂，学者有争论大小柴胡的不同，但临床根据实际情况可区别使用。小柴胡汤加芒硝用于治疗少阳证已罢而仍有大便干结的潮热证的少阳阳明合病的问题。

大柴胡汤是公认的少阳阳明合病的方剂，但也有争论究竟是否用大黄的问题。这个其实也要灵活掌握，大柴胡汤证仲景用于服小柴胡汤后的"呕不止、心下急，郁郁微烦"者，也治"发热、心下痞硬、呕吐而下利"者，从本有下利一证来看，未必有大黄，用小柴胡汤去党参，加枳实和芍药，也有利气除满之功效。但若有大便干者，也可以加用大黄。这里的取舍可以视为大柴胡汤的一方二法。柴胡加芒硝汤和大柴胡汤可谓是小柴胡汤的二变三变。

还有一方就是四逆散，出现在少阴病篇，组成是柴胡、白芍、枳实、炙甘草，用治"少阴病，四逆，其人或咳、或悸、或小便不利、或腹中痛、或泄利下重者，四逆散主之"。历来因为其出现在少阴篇，又有手足逆冷的症状，有学者认为是少阴阴枢的方剂，和小柴胡汤治阳枢少阳病相对，也有学者以阳气郁滞视之，对等于后世的肝气郁结证，其实这些说法未必合适。

四逆散是大柴胡汤的变方，去掉了黄芩、半夏、姜、枣之类，而仍用柴胡枢转少阳厥阴，枳实清利阳明气分，合用芍药甘草汤也是缓急止痛清相火之品，所以四逆散可谓是少阳阳明合病之方，阳明不阖，少阳相火不降，郁克戊土，所以四肢逆冷而腹痛下利，这是用四逆散使相火转出厥阴，则诸症自除，这是小柴胡汤的四变。

五变为柴胡桂枝干姜汤，其药物组成为：柴胡、桂枝、干姜、瓜蒌根、黄芩、牡蛎、炙甘草，一般被认为是少阳兼太阴病之方，治疗的是少阳病而兼口渴，又有便溏等太阴虚寒证者，但我有不同看法。此方中的瓜蒌根和牡蛎在《金匮要略》中是治"百合病，渴不差者"，主要是润燥生津之品，明显对治的是阳明有燥热之证。而干姜和桂枝明显是牵扯太阴厥阴的问题，所

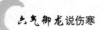

以此方的作用应该是阳不入阴之方，也就是少阳阳明不能入太阴厥阴的问题，此方用柴胡、黄芩枢少阳厥阴，以桂枝促使阳气升发入太阳，也即阖厥阴；用瓜蒌根、牡蛎合阳明，用干姜开太阴。掌握这个原则才能在阳气升降出入的基础上加减变化。

六变为柴胡加龙骨牡蛎汤，本方是《伤寒论》中柴胡剂组成很复杂的一个方剂，出现在107条，原文说"伤寒八九日，下之，胸满烦惊，小便不利，谵语，一身尽重，不可转侧者，柴胡加龙骨牡蛎汤主之"，其药物组成是：柴胡四两，龙骨、黄芩、生姜、铅丹、人参、桂枝、茯苓各一两半，半夏二合半，大黄二两，牡蛎一两半，大枣六枚。

一般认为此方是伤寒柴胡证被误下后少阳阳明合病所致。但此方的作用，我们还需通过药物并结合柴胡桂枝干姜汤来分析。柴胡桂枝干姜汤是少阳阳明太阴厥阴的问题，但未兼夹水饮，所以直接以寒热并用之法引阳入阴。

而从组成上来看，此方是小柴胡汤量减半，又合用了治疗"脐下悸、欲作奔豚"的苓桂草枣汤、"厥而心下悸"的茯苓甘草汤、火逆烧针后烦躁的桂枝甘草龙骨牡蛎汤等，此外又加大黄清降阳明、铅丹镇惊安神。所以本方证和柴胡桂枝干姜汤类似，同样是少阳阳明太阴厥阴之病，但阳明燥渴症不显却有实邪停滞，所以去瓜蒌根而用大黄。太阴虚寒不甚但又有痰饮兼夹且外溢周身，导致身重不能转侧，所以仅用生姜而合用了温化水饮之方。正因为太阴阳明寒热错杂，少阳厥阴升降失常，所以阴阳之气紊乱而精神烦躁不安，甚至谵语。柴胡加龙骨牡蛎汤可谓是小柴胡汤六变中最复杂者。

至于其他用柴胡之方如薯蓣丸、鳖甲煎丸等，则属于杂合以治之法，厥阴篇再作探讨。此外，少阳兼有少阴、厥阴之证，《伤寒论》没有明确提出治疗方剂，但根据六气循环之理，可以用柴胡剂结合其对证之方，如柴胡理中真武汤，柴胡合当归芍药散等。而后世柴胡类加减方则多不胜数，学者可立足临床，广搜博采，以利临床。

### 2. 如何准确把握少阳病

少阳相火对人体的影响如此广泛，少阳证如此之多，似乎柴胡剂随便都可以运用。以我的学习经历和临床经验来说，柴胡剂的使用是最令我花费心思的，正因为它在临床中常见，所以你很难准确把握究竟什么时候该使用柴胡剂。换句话说，如何才能做到善用柴胡剂而不是滥用，从而提高使用柴胡剂的命中率，这其实是所有临床家都在努力探索的问题，对所有的方剂都是如此。那么究竟怎样在临床上诊断少阳病呢？

有学者把"往来寒热，胸胁苦满、嘿嘿不欲饮食，心烦喜呕"称为"少阳四大证"，有些学者又加上"口苦、咽干、目眩、脉弦"四证，而称为"少阳八大证"，也就是说临床诊断少阳病主要就靠这些症状了。更有学者根据仲景"但见一证便是"的条文，认为在这些主症中出现一个即可使用柴胡剂，但临床实际是这样做未必准确。

譬如说"往来寒热"一证，典型的冷热交替的热型，在疟疾中可以看到，西医学中类似的热型有发热期和间歇期规律交替的回归热，和发热期和间歇期无任何规律的间歇热，其他的外感热病中则很少见。所以要使用"往来寒热"作为少阳病的诊断标准，在临床实际中不太现实。对此，后来学者们根据自己的经验，对此证做了扩充，譬如黄煌先生总结说：往来寒热，除体温的变化外，还包括患者自觉的寒热交替感：时而畏风发冷，时而面红烦热；或上半身发热、下半身畏冷；或半身热、或半身冷；或心胸烦热，而四肢冰冷；或覆被则烦躁发热、似汗非汗，而去被又觉寒冷至骨、肌肤粟起；以及对温度变化的自我感觉过敏。少阳证的热还有一个称呼是"休作有时"，指发病有一定的规律或一定的周期，或交替出现，这也算作是少阳证。譬如岳美中曾用柴胡剂治疗每天夜间十二点发热的小孩、治愈每日午时全身麻痹的小孩；费伯雄用逍遥散加减治愈隔日彻夜不眠的奇证；日本人用柴胡桂枝汤治疗癫痫，也是因为癫痫具有反复发作的特点。此外，一些医家把更年期期间的一阵阵无规律的烘热出汗，也作为少阳证的表现，也有医家把休作有时的间期拉长到一月、一年中。但这都是经验之谈，在临床实际中未必每次都有效，所以对往来寒热一证，我们只能把它作为一个参考。

"默默不欲饮食""心烦喜呕"也是一样，未必一定是少阳证，太阴病也可以食欲不振，少阴、厥阴病也可以；太阳病、阳明病、太阴病都可以呕吐，也并非一定是少阳证，"口苦、咽干、目眩"也是如此，单一症状未必能诊断为柴胡证，只有这些症状出现多个时，诊断柴胡证的准确度才会更高一些。

柴胡八证中，最值得我们关注的是"胸胁苦满"一证，因为这一症状在中国医家和日本汉方的研究中存在明显区别。在我所学习的过程中，最早是根据教材所说，把它作为患者的自觉症状，譬如患者自觉胸胁部的胀满、疼痛、酸重等感觉，或者爱发脾气、情绪郁闷不乐都作为它的表现，并没有强调这是一个客观指征，所以在临床上，大部分人其实并没有这个症状。

而随着后来学习的深入，发现日本医家不但把它作为一个主观症状，更强调它是一个客观指征。什么叫客观指征呢？也就是说，这个症状是医生可以感觉得到的，这个就大大扩展了柴胡证在临床上的发现比例，也明确了使用柴胡剂的客观指征。这个客观指征之所以为日本医家所重视，正是因为他们从一开始就对中医中偏向于理论的一些东西比较排斥，这是不同民族不同的思维特性所决定的，譬如脉诊对日本医家来说就有点玄虚，所以他们更重视腹诊，胸胁苦满就是腹诊的一项重要内容。

中国医学所重视的寸口脉，是属于太阴肺的经脉，而腹部是太阴脾土所主的部位，也可以反映全身的情况。譬如腹诊以腹力的大小判断虚实，以腹皮的温度判断寒热，以腹直肌是否拘挛、痞硬、压痛等来判断气血的运行状态，所以腹诊也是诊太阴之气的，它也可以反映人体虚实寒热的变化，和脉诊有异曲同工之妙，这一点若大家勤做腹诊，手下自然会有感觉。

诊胸胁苦满证的具体做法如下：患者平躺于诊断床上，四肢自然伸直，医者立于患者右侧，用右手中间三指循患者肋弓下，稍用力向胸腔内按压，医生指端有抵抗感，或患者诉说局部或胸腔有明显的压迫感，则称为胸胁苦满阳性，作为使用柴胡剂的指征之一。而细野史郎对胸胁苦满还采用撮诊法，即用食指和大拇指捏住两胁部的皮肤和皮下组织，感觉是否有组织肿胀变厚或痛觉过敏的症状，若有则也可作为胸胁苦满证。甚至还有学者认为若触摸患者胸胁部，患者即觉得痒而笑的感觉也是胸胁苦满。

因为胸胁苦满相对客观，所以对少阳证的判断具有重要意义，甚至一些医家认为用柴胡剂则必有胸胁苦满证。而且日本医家结合腹力大小，把使用柴胡剂的具体方剂按胸胁苦满由重到轻的程度归结为柴胡加芒硝汤、大柴胡汤、柴胡加龙骨牡蛎汤、四逆散、小柴胡汤、柴胡桂枝汤、柴胡桂枝干姜汤，这一经验对我们临床使用柴胡剂具有重要的指导意义。

我在临床也做腹诊，根据我的经验，腹诊尽管相对客观，但要纯熟掌握，也要靠经验积累，既然是经验就难免掺杂操作者的主观因素在里面，这也就解释了为什么日本医家对胸胁苦满的诊断方式会有不同。换句话说腹诊在客观中也带有主观经验的判断在里面，而这也导致用方时会存在一定的疑似和难辨，譬如对胸胁苦满程度的判断就不是那么完全客观的。从这个角度来说，腹诊和脉诊有类似的偏主观的因素。

在中国医家的著作或经验中，对柴胡证的一个比较客观而公认的指征是脉弦，因为按照五行五脏学说，弦脉是木气的典型脉象，所谓"春脉弦"，而春天和肝木直接相关。历代医家在解读《伤寒论》时，自然就把少阳的细弦脉和木系统联系起来，进而把柴胡剂和疏肝气联系起来，于是乎弦脉就作为柴胡剂的应用指征了。但仲景著作中，运用柴胡剂未必都是脉弦，譬如《伤寒论》266条中有"尚未吐下，脉沉紧者，与小柴胡汤"之说，日本有些医家的经验，也把脉沉迟而紧作为用大柴胡汤的指征。

抛开仲景书中特殊的脉象不谈，那么在六气中，弦脉和少阳有什么关联呢？我们先来讲四季的常脉，所谓春弦、夏洪、秋毛、冬石，这都是说的正常的脉象。脉象是阳加于阴而成之象，简单来说就是形和势。势是阳所化之气势，如洪、牢、微、弱之类，主要从力度上区分；形是阴所成之形，如大、小、粗、细之类，主要从形象上区分。形和势必相互而显，缺一不可，形则显阴之状态，势则显阳之状态，由此二者可以区分脉象之阴阳状态。如果从冬季开始说起，冬季的石脉也就是阳气收藏之象，是和缓有力而沉的象，势最弱而形最足。从冬天到春天，阳气逐渐向外走，但尚未完全升发，是势增而形减，但仍然处在收敛之象中，这是弦脉的正常相。到夏季则脉变为洪大，这是阳气的释放态，势最足而形最弱。到秋天，阳气将收藏而未藏，脉为毛，势渐减而形渐增。

病态的弦脉则趋向于两端，有太过不及之别。太过则兼浮散之象，阳外出太过，势强而病，这种病态的弦脉有点类似于洪脉的升散太过，敛降不及，这就是典型的相火不降之脉，正是用柴胡剂的指征。不及则形太过而势不足，接近于紧脉，是冬季之脉，需要用助阳升发之法，自然不是柴胡剂的脉象了。所以我们要搞清楚，用柴胡剂的弦脉是阳气不能敛降之病脉，按照中医左升右降的思路，则弦脉的病相多见于右脉，见于寸则侮肺金，见于关则克胃土，见于尺则泻肾水，皆为病脉。

我这么讲有没有什么经典依据呢？我们来看《素问·至真要大论》的一段论述："帝曰：善。六气之胜，何以候之？岐伯曰：乘其至也。清气大来，燥之胜也，风木受邪，肝病生焉；热气大来，火之胜也，金燥受邪，肺病生焉；寒气大来，水之胜也，火热受邪，心病生焉；湿气大来，土之胜也，寒水受邪，肾病生焉；风气大来，木之胜也，土湿受邪，脾病生焉。所谓感邪而生病也。乘年之虚，则邪甚也。失时之和亦邪甚也。遇月之空，亦邪甚也。重感于邪，则病危矣。有胜之气，其来必复也。

帝曰：其脉至何如？岐伯曰：厥阴之至其脉弦，少阴之至其脉钩，太阴之至其脉沉，少阳之至大而浮，阳明之至短而涩，太阳之至大而长。至而和则平，至而甚则病，至而反者病，至而不至者病，未至而至者病。阴阳易者危。"

这里的第一大段讲了六气胜则乘其所胜的大原则，是五行生克之理，这里把君火和相火合并了，因为火热都会克制燥金之气。从这里我们也可以理解六气中为什么燥金之气常不足，因为金同时被二火克制，这也是五行中独一无二的。刘完素说"一水不敌二火"，其实是"一金不敌二火"。至于"重感于邪，则病危矣"之说，指的是岁运不及、客主不谐、遇月之空这三虚之时，又重新感受邪气，自然病上加病，就很危险。

第二大段讲的是从六气层面看脉象的情况，我们可以理解为一种整体表现，而不是寸关尺三部中的某一部。这里的脉象也为我们判断人身上六气的病状提供了一个参考，我在临床上也是据此来判断六气病的。厥阴之脉为弦，这里没有说浮沉，但厥阴常升发不及，所以一个人若出现了厥阴经的症状，但脉又沉弦，接近于紧脉，也就是形太过而势不及之病脉，则多为厥阴之寒象，则是运用当归四逆汤、吴茱萸汤的脉象。若脉有点弦大太过，势有余而形不足则需要考虑厥阴升发太过的厥阴热化证或少阳证。

同理，少阳之脉是大而浮，这里明确说出浮，也就是一种收敛不及的象，相火的收藏不及是其病机，这个时候需要看其脉浮大的程度而考虑用柴胡剂的类型。其他四气的病脉也可以类推，此处就不再展开了。如此，我们就明白了中国医家讲的以弦脉作为用柴胡剂的指征也是有道理的，但我们需要明白少阳和厥阴的不同才可以准确把握。

从对比少阳病的中日医家的不同诊断方法，可以看出诊断方法上的异曲同工之妙。那么我们讲的少阳病为相火不能转入为出的理论，对少阳病的诊断又有什么帮助呢？譬如胸胁苦满一证，我们可以从多个层面解释为什么出现这一症状，而日本医家未必需要这些解释。在我看来，理论可以对我们的临床实践给予指导，尽管理论不可能完全阐释实践。

日本汉方家藤平健认为80%的胸胁苦满在右侧，20%的在左侧，但他坦率地承认，并不知道原因。若按我们的理论分析，右侧多见胸胁苦满，正是因为左升右降的规律，相火从左路升发而从右路降下，少阳病主要是相火不降，所以主要反映点就在右侧。更扩展开来说，人体右侧胸胁部的很多疾病或症状，都可以着重考虑柴胡证，譬如吾师就把右下腹部的疼痛列为用柴胡桂枝干姜汤合真武汤的一个指征，笔者也曾用此合方治愈过一例阑尾炎术后低热不退的患者。笔者亦曾诊治一中年妇女，以右侧腰痛连及下肢而来就诊，其脉偏沉紧，舌淡苔薄白，已经服用过祛风散寒除湿之药多剂没有效果，笔者做腹诊也未见明显胸胁苦满证，患者也没有口苦等症状，但因为其病位在右下侧，我就用了当归四逆理中汤和小柴胡汤的合方，仅仅一周，病人症状大减，随后又服一周，腰腿疼痛完全缓解，这一例病例就结合了右侧少阳经有症状而使用柴胡剂的思想。

经方学者们在扩展运用柴胡剂时，又提出了柴胡带（诸如胸胁部、肩颈部、头颈部、腰胯部、少腹部、腹股沟等胆经循行的部位都可以作为广义上的胸胁，而被称为"柴胡带"，这些部位出现的胀痛酸痛、感觉异常、肿块等都可以作为使用柴胡剂的指征）及柴胡体质（体型中等偏瘦，面色微黄或暗黄，缺乏光泽；神情抑郁或紧张，情绪波动比较大；皮肤比较干燥、肌肉比较紧实；舌质较苍老，不胖大等）。但若按照相火不降的理论，偏于身体右侧的柴胡带上的症状可能更具有代表性，就像胸胁苦满一样。再譬如舌诊，舌边尖的红，或右侧的腻苔，或红点，也可作为相火不降的一种表现。

所以说，理论的推演是为了更好地统御我们的实践，而不是在做毫无意义的空想，这一点需要学习方证对应学说者密切注意。运用经方水平的高低，并不在于你用某某方歪打误撞地治好了多少病，而在于你运用某方获效的准确度。医学上并不存在一个绝对正确的方法，只有更接近的方法，我们学习《伤寒论》不是为了对比不同学说的高下，而是为了吸收不同学说的长处，最终达到提高使用某方解决具体疾病的准确度。

### 3. 小阴旦汤（清泻相火法）

少阳病还有一个关键方剂是黄芩汤，前人习惯以经腑来分六经方，小柴胡汤为少阳经病之方，以黄芩汤为少阳腑证之方，小柴胡汤是清少阳半表半里之邪，黄芩汤清半里之邪。

若以小柴胡汤作为基本方来看，则黄芩汤是小柴胡汤的减味方，但若从组方先易后难的规律来说，则小柴胡汤是在黄芩汤的基础上发展而来的，二者是少阳疾病的两个基础方。黄芩汤的基本组成是黄芩和白芍，小柴胡汤则是柴胡和黄芩。区别二者的不同，有助于加强我们对少阳病的理解。

黄芩汤证出《伤寒论》172条，原文说"太阳与少阳合病，自下利者，与黄芩汤；若呕者，黄芩加半夏生姜汤主之"。

此条历来注解争议较大，有医家认为本条不是太阳少阳合病，有脱简，应该是少阳病。也有认为是合病，但太阳病的恶寒发热等很快消失，表现为少阳热证的泻痢。也有认为是太阳少阳合病，但以少阳里证为主，所以但清少阳火热即可。如柯韵伯认为：太阳与阳明合病，是邪初入阳明之里，与葛根汤辛甘发散，以从阳也，又下者举之之法；太阳与少阳合病，是邪已入少阳之里，与黄芩汤酸苦涌泄，以为阴也，又通因通用之法。

但以方测证，黄芩汤证是少阳相火郁而克阳明的热证无疑，从历代用此方的医案可以看出，本方证的下利临床表现多有肛门灼热、泻下臭秽黏滞、腹痛、里急后重，同时可有发热、口苦、咽干、目眩等症，所以说它为阳明证也无不可，这也证明前面所说，少阳病热化则多入阳明的规律。

至于黄芩汤和小柴胡汤的区别，我们还是要从少阳的基本病机上来区分。少阳病在相火不降，黄芩汤证可谓是少阳之热已到极致，相火郁滞而克犯阳明，也就是256条所谓的"负者，失也。互相克贼，名为负也"的少阳热利。如果不能清泻于内，则下一步就要消耗太阴之津，导致阳明燥热的阳明热证。

少阳病中黄芩是清泻相火之主药，也可看作是和降阳明之药，而小柴胡汤中柴胡是枢转少阳厥阴的主药，黄芩汤中黄芩绝不可去，小柴胡汤中柴胡绝不能去。黄元御称黄芩是"味苦，气寒，入足少阳胆、足厥阴肝经。清相火而断下利，泻甲木而止上呕，除少阳之痞热，退厥阴之郁蒸"；白芍也可谓是清泻相火之品，黄元御说其"味酸、微苦、微寒，入足厥阴肝经、足少阳胆经。入肝家而清风，走胆腑而泄热"。所以黄芩汤的清降相火之力大于小柴胡汤，而在少阳阳明合病的大柴胡汤中，也运用了黄芩、白芍在其中。甚至少阴篇的黄连阿胶汤也是用了黄芩、白芍来收敛相火以治疗阴虚火旺之失眠心烦。

所以二者的区别就很清楚了，若相火郁滞，出入不利，则小柴胡汤枢转少阳以利相火转入厥阴而出。若相火郁而不降，克犯阳明，则可用黄芩汤以清降相火。小柴胡汤乃枢机之剂，关键在柴胡，而黄芩汤则纯属清泻相火之剂。

除了太少合病的下利，《伤寒论》中尚有 2 条二阳合病的下利。32 条曰"太阳与阳明合病者，必自下利，葛根汤主之"；256 条"阳明少阳合病，必下利。其脉不负者，为顺也；负者，失也。互相克贼，名为负也。脉滑而数者，有宿食也，当下之，宜大承气汤"。

32 条是太阳阳明合病，所用葛根汤是开太阳之法，也即后世所谓"逆流挽舟之法"，所治下利应伴随发热恶寒等表证，即便合病也应该是以太阳证为主。此种下利并不臭秽而多色清如水，现代所谓病毒性腹泻，如秋季腹泻多见此证，相对而言黄芩汤证则多类似细菌性腹泻。

256 条则是阳明少阳合病的下利，若阳明燥金之气不胜少阳相火之气则脉弦，是不利的脉象。若阳明燥金之气胜少阳相火之气，脉现滑数大之象，则虽有下利也是"热结旁流"之象，仍需用大承气汤泻下而愈，这是合病中偏于阳明证的治法。所以对比而言，黄芩汤应该属于少阳证的下利。

黄芩汤与葛根芩连汤也需要鉴别，《伤寒论》34 条说"太阳病，桂枝证，医反下之，利遂不止，脉促者，表未解也；喘而汗出者，葛根黄芩黄连汤主之"，这一证候是表未解而里有郁热，遂成"协热而利"，一般认为是太阳阳明合病，所以以清里而解表为主。

黄芩汤方清热止利，尤其多用于痢疾，被称为"万世治痢之祖"，刘完素有芍药汤（芍药、当归、黄连、槟榔、木香、甘草、大黄、黄芩、官桂），治"湿热痢疾，腹痛下痢脓血，赤白相兼，里急后重，肛门灼热，尿短色赤，舌苔黄腻，脉滑数"；朱丹溪有黄芩芍药汤（即仲景方减去大枣），治疗"泄痢腹痛，后重身热，脉洪疾"；吴鞠通有四苓芩芍汤（苍术、猪苓、茯苓、泽泻、白芍、黄芩、广皮、厚朴、木香），治疗"自利不爽，欲作滞下，腹中拘急，小便短者"。这些方都是以黄芩、白芍为基本方，可以说后世治热证泄痢之方基本都是据此而加减。

黄芩汤治泄痢属热者往往有发热之症，所以后世也以此为苦寒坚阴的治热之方，温病学家更是根据其酸苦寒的组方特点，用于治疗所谓伏气温病，也就是里热炽盛之温病。如叶天士在《三时伏气外感篇》说：春温一证，由冬令收藏未固，昔人以冬寒内伏，藏于少阴，入春发于少阳，以春木内应肝胆也。寒邪深伏，已经化热，昔贤以黄芩汤为主方，苦寒直清里热，热伏于阴，苦味坚阴，乃正治也。所以黄芩汤对于下利而伴发热者同样可用。

《金匮要略》中，尚有三物黄芩汤、泽漆汤与奔豚汤也都用黄芩，可以归于少阳篇。三物黄芩汤是治"妇人在草蓐，自发露得风。四肢苦烦热，头痛者，与小柴胡汤。头不痛但烦者，此汤主之"，头痛则多有太阳证，宜用小柴胡汤枢转透达。而"但烦者"则纯粹为里热内扰了，所以用三物黄芩汤养阴清热，方由三味药组成：黄芩一两，生地四两，苦参二两。此方在清相火的基础上又加用苦参之苦寒、生地之滋阴清热，主治的四肢烦热之症在更年期很多见，可以配合运用，但要注意阳明热盛之人方可用。

奔豚汤主治"奔豚气上冲胸，腹痛，往来寒热"，此证是相火郁滞不降而上冲所致，所以用黄芩加半夏生姜汤去大枣，加葛根以解热，加李根白皮以清相火之冲逆，又用当归、川芎以温润厥阴以息风气，所以此方是黄芩汤的加强版，或者说偏血虚而相火郁滞更重，少阳厥阴升降不利者。奔豚证不多见，但此方用来治疗精神情绪方面的疾病及更年期前后的疾病应该值得重视，原因正在于它是用来调整相火升降之方。

黄土汤治"下血，先便后血，此远血也"，药用：甘草、干地黄、白术、附子、阿胶、黄芩、灶心土七味。此方习惯认为是脾阳虚之出血症，但此说欠妥，黄芩、生地非脾阳虚出血可用。从三物黄芩汤、附子泻心汤对比来看此方，则此方是阴虚血燥相火不降与太阴少阴阳气不足同时存在，也可看作是少阳太阴少阴合病之方，所以温太阴少阴与清相火同时并用，也即清上温下以引火归元，血海自宁。也可以用此理来区别大黄黄连泻心汤、芎归胶艾汤、桂枝茯苓丸、黄连阿胶汤等治疗血证的常用方。

《金匮要略·呕吐哕下利病》附方有《外台》黄芩汤，习惯称之为"六物黄芩汤"，此方治"呕吐、下利"，组成为：黄芩、半夏、人参、大枣、干姜、桂枝，可视为在黄芩汤基础上去白芍、炙甘草，而加人参、桂枝、干姜，所以此方则偏重在少阳与太阴同病，与桂枝人参汤的太阳太阴同病相区别。同时六物黄芩汤与治呕而腹痛的黄连汤很相似，仅少黄连、甘草，而多了黄芩，也就是黄连和黄芩之别，主治所差无几，可以互相参考。

《金匮要略》又有泽漆汤治疗咳而脉沉之病，与厚朴麻黄汤治咳而脉浮相对，原文叙证太简，我们只能以药测证。泽漆汤组成为：紫参（一作紫菀）、白前、泽漆、半夏、生姜、甘草、黄芩、人参、桂枝九味，是六物黄芩汤去大枣加甘草，改干姜为生姜，再加利水止咳的泽漆、紫菀、白前三味，所以此方亦是少阳太阴同病之方，只不过是太阴水湿在肺，而且以水湿阻滞为主，相火不降为辅，所以此方以泄水止咳的泽漆为主药，用量独大，治咳嗽脉沉而持续较久者。这和外寒内饮的小青龙汤证，及痰饮咳嗽中的苓甘五味姜辛汤等以干姜、细辛、五味子三味为化痰饮主药的治法又有显著不同，临床上常用来治疗痰饮咳嗽而痰难咯，且有呕吐下利等胃肠道症状者，不同于水饮病的泡沫痰。我在临床常将泽漆汤与其他方合方用于治疗肺癌，对一些患者的症状具有不错的效果，而使用的原则就是依据上述原理。

### 4. 半夏泻心汤类（二龙戏珠法）

半夏泻心汤类方在《伤寒论》中主治痞证，这类疾病主要原因是太阳病误下后阳气下陷。若平素中气旺盛，内无水湿者，则邪入阳明化热，成为热痞，前人所谓"单火痞"，治疗用大黄黄连泻心汤，可归为阳明病。若同时有恶寒汗出者，则有少阴阳虚的表现，即加附子，而成为附子泻心汤。但从黄连、黄芩被前人称为清热燥湿药可以看出，此方应该有一定的湿邪。日本腹诊法认为，出现心下振水音的现象也可以用半夏泻心汤类方。

对误用下法者，若平素阳明气弱，则必然太阴湿盛，患者多直接转入太阴而成理中汤证或厚朴生姜半夏甘草人参汤证。若平素寒热偏胜不明显，则阳明因热而不能阖，太阴因阳不入阴而不能开，所以寒热相持于中焦而造成心下痞满，前人称为"水火痞"，也即寒热错杂之病。治疗的代表方为半夏泻心汤，适用于中焦痞满或呕或利之证。若呕吐明显，胃寒偏重则用生姜泻心汤；若中焦气虚明显则加重炙甘草之量，而成甘草泻心汤。若太阴寒湿较重，腹痛明显，则去黄芩而加桂枝而成为黄连汤。

痞证在内科杂病中至关重要，因为痞证是阳明太阴失调的明显表现。心下即胃脘部，是中焦的所在，也即中气之所在。中气在人身中即是水火交济所生成，又是维持水火金木平衡的关键，中气旺则清升浊降。日本腹诊法根据仲景所说"心下痞硬"，以此腹证作为运用半夏泻心汤类方的指征，也是很有见地的。特别是吉益东洞，他认为心下部位按之痞硬是用人参的指征之一，这一点虽然是经验之谈，但也符合中医理论以心下胃脘部位为阴阳升降出入的枢纽的道理。人参正是补充中焦气津的最佳药品，所以它的运用指征应该含有心下痞硬这一中气失常的表现。

若阳明因火热或太阴水湿太盛而不能降，则胆、胃、肺三脏皆不能降，天气不能下为雨则呕吐痰饮、惊悸眩晕、咳嗽吐衄、胸胁痞胀、噫嗝反胃、失眠焦虑等症纷纷出现，此时就需要清降阳明之气。而历来以半夏为入阳明经之药，半夏可谓是助阳明燥降之气的关键药物。《内经》十三方就有半夏秫米汤治失眠，经方常用来治疗呕吐、咳嗽、咽喉不利等痰饮上泛的疾病，正是运用半夏的这一作用。不管寒热所致的阳明不降，半夏都可用，如治疗大逆上气热证的麦门冬汤，重用麦冬清热润燥但同时也要用半夏的降逆作用，干姜半夏人参散治妊娠呕吐胃寒证也用半夏，再就是半夏泻心汤类的寒热错杂证，也是半夏为主药。

但根据六气之归类，我们更应该把半夏看作是燥湿之品，归入太阴湿土之中，因为半夏生于夏之半，而成熟于七八月间，它的生长环境正是太阴湿土之气当令的时候，药物生于水中者多有利水之功，生于旱地者多有存津之效，所以半夏也治太阴湿土过剩之病，关于半夏的主要方剂我主要在太阴篇的龙腾虎跃之法中论述，而不放入阳明篇，而半夏泻心汤也是宣可去壅之法，痞证本就是一种壅滞不通之象。

痞证是无形之寒热邪气相持，与同为阳气下陷入里的结胸证不同。结胸证乃下陷之热与有形痰饮结聚成实，多兼阳明，治疗多用下法。而痞证则无有形之邪，偏虚，多兼太阴，治疗多寒热并用，不宜攻下。

前人有把半夏泻心汤证归为少阳里证者，显然在六气体系中这么做不合适。因为从病机来说热痞证已入阳明，水热痞乃太阴阳明交错之证，其实也不归少阳。少阳主方为柴胡剂，主要从胆木入手来调整相火之出入，而此方显然是从太阴阳明入手来调整开阖，所以和少阳病不是一类。仲景明言"但满而不痛者，此为痞，柴胡不中与之，宜半夏泻心汤"，也就是说半夏泻心汤证用柴胡剂治不了。

但半夏泻心汤类方却有类似柴胡剂的作用，其组方用药有理中汤去白术，又含有大黄黄连泻心汤去大黄，然后加半夏和大枣而成。去白术是因为白术助中满，所以改用半夏燥湿降气；去大黄是因为太阴里虚而有阳明热盛，所以只用黄连、黄芩。由组方也可以看出此方是太阴阳明寒热错杂之证，但按此方具有合阳明开太阴的作用来看，也类似少阳之枢转气机，使阳明之气入太阴的作用，所以归入少阳病也无不可。正如柯琴所说"虽无寒热往来于外，而有寒热相持于中，仍不离少阳之治法"。所以少阳病方，除了柴胡类外，寒热错杂类方也是一类，这也如同太阳病有麻黄桂枝各半汤一样。此类方多寒热并用以调节体内阴阳升降，而以恢复中焦之枢纽地位为中心，所以我称之为二龙戏珠法！

## 五、相火不降，背道而驰

接下来我们谈谈相火不降和当今这个时代的关系。

中国传统历法将一个太阳年分为二十四节气，二十四节气又可纳入十二月。十二月，十二支，十二辟卦，十二的循环往复构成了人类的历史，但十二只是小的循环。北宋邵康节在《皇极经世书》中以元会运世理论描绘历史发展的规律：一元为十二会，一会三十运，一运十二世，一世三十年。邵雍认为气变的周期是一运，也即三百六十年，每隔三百六十年就会有大的变化。那么一会就是三十运——一万零八百年，一元就是十二运——十二万九千六百年，这个是天地循环的大数。

《西游记》开头借用邵雍的理论讲到：盖闻天地之数，有十二万九千六百岁为一元。将一元分为十二会，乃子、丑、寅、卯、辰、巳、午、未、申、酉、戌、亥之十二支也。每会该一万八百岁……历曰：天气下降，地气上升；天地交合，群物皆生。至此，天清地爽，阴阳交合。再五千四百岁，正当寅会，生人生兽生禽，正谓天地人，三才定位。故曰人生于寅。这就是元会运世的大历史观，也是我们中华民族独特的历史观。

以元气论的观点来看，元气的流变具有一定的规律，而元气流变的规律就是天地循环的周期。元气的运行形成一定的象，古人有许多观象的方法，通过观象来揣摩气机的变化。有观天象以确定气机的，譬如《淮南子·天文训》说：帝张四维，运之以斗，月徙一辰，复返其所，正月指寅，十二月指丑，一岁而匝，终而复始。其中以斗杓所指定时间，定气机。有候风以确定气机变动的，如《乙巳占》中讲：风者，是天地之号令，阴阳之所使，发示休咎，动彰神教。它讲风是天地之号令，为天地元气变化的象征。风的来向不仅代表气机的流转，也代表其所主之养伤，譬如《灵枢·九宫八风》说："风从其所居之乡来为实风，主生，长养万物；从其冲后来为虚风，伤人者也，主杀，主害者也。"这里不仅讨论了候风以明气机的问题，也涉及自然气候与人体健康的关系。

而《黄帝内经·素问》中讨论气候和人体疾病关系最多的当属七篇大

论，即我们所讲的五运六气学说。五运六气通过干支来解读每年气机的流变规律，站在天人一体的观点来看人体疾病，认为运气的变化对人体健康是非常重要的，如《素问·六节藏象论》说："不知年之所加，气之盛衰，虚实之所起，不可以为工矣。"所以在七篇大论中概括性的篇章《素问·天元纪大论》中也说："五运阴阳者，天地之道也，万物之纲纪，变化之父母，生杀之本始，神明之府也，可不通乎？"

如果将一般意义上的《黄帝内经》运气七篇中所提到的五运六气称为"小运气"，那么从明清医家逐渐发展形成的六气大司天理论可以称为"大运气"。一般的五运六气六十年为一个循环周期，而六气大司天则借助了邵雍的理论，以六十年为一个单位，此理论发端于清初费启泰，是一种运气大周期学说，经杨璿、王丙、陆懋修等医家引述、阐发和整理提高，成为一种解释历史上各家学说纷争现象的重要理论。

费启泰在临床中发现，与祖辈所见相比，痘疹容易发生群体性变化，经过反复思索，他模仿《内经》岁气，建立三阴三阳"大运"理论，每气主事六十年，提出一系列指导性原则并借以解释四大家中东垣、河间、子和不同学说之间的矛盾，这些原则是运气大周期思想的运用大纲；杨璿抄录费氏之文，机械继承了费氏之说，但不能完全理解消化；王丙深受费氏影响，建立了大司天年表，又举若干实例论证之；陆懋修承袭王丙之说名之"六气大司天"，更增新例，编制了黄帝甲子以来 77 个甲子的大司天列表，用于解释史上众多著名学派的产生，六气大司天理论至此完整，并对中医学与医学史产生了重要影响，当今还有不少学者持此学说来解释历代各家学说所以出现的原因。

陆懋修在《六气大司天上篇》云：余盖本于外曾祖王朴庄先生（即王丙）引《内经》七百二十气凡三十岁为一纪，千四百四十气凡六十岁为一周。扩而大之，以三百六十年为一大运，六十年为一大气。五运六气迭乘，满三千六百年为一大周天。公言如此，遂以知古人之用寒用温，即各随其所值之大司天以为治。

陆懋修并在其后附《大司天三元甲子考》，大意为：明朝薛方山先生作《甲子会纪》，追溯自黄帝命大挠作甲子，贞下起元，按照厥阴、少阴、太阴、少阳、阳明、太阳六气的顺序递推，则与前贤治病用药规律相符合。以厥阴为下元，则少阴为上元，太阴为中元。又以少阳为下元，则阳明为上元，太阳为中元。以黄帝八年起第一甲子下元，前三十年为厥阴风木司天，后三十年为少阳相火在泉，因此第一甲子为风火之气用事；黄帝六十八年第二甲子，上元前一纪，少阴君火；后一纪，阳明燥金。少昊一十八年第三甲子，中元前一纪，太阴湿土；后一纪，太阳寒水。少昊七十八年第四甲子，下元前一纪，少阳相火；后一纪，厥阴风木。颛顼五十四年第五甲子，上元前一纪，阳明燥金；后一纪，少阴君火。帝喾二十九年第六甲子，中元前一纪，太阳寒水；后一纪，太阴湿土。帝尧二十一年第七甲子，下元又复为厥阴风木；后一纪，少阳相火。以此类推，至1984年为第七十九甲子（1984—2043）下元之始，即前三十年为厥阴风木司天，后三十年为少阳相火在泉，今年（2020）正处在少阳相火在泉的大司天背景下。这里大家可能会有一个疑问，为什么甲子是从黄帝八年开始的？史书上关于三皇五帝的朝代更替记载模糊不清，陆懋修是怎么推算的？这个问题陆懋修也是根据明代薛方山的《甲子会纪》而来。我也没有查到相关资料，究其根本，这个问题牵扯到大挠作甲子是怎么确定哪一年是第一个甲子年开始的问题了，古人自有一套天文历法学知识，我们今天只是顺着用而已。

### 陆九芝大运气司天在泉表（节选）

| 起始朝代及所属甲子三元 | 公元纪年 | 六气大司天/在泉 | 备注 |
| --- | --- | --- | --- |
| 明熹宗天启四年起　第73甲子下元 | 1624—1683 | 厥阴风木/少阳相火 | 吴有性著《温疫论》 |
| 清康熙二十三年起　第74甲子上元 | 1684—1743 | 少阴君火/阳明燥金 | 叶天士著《温热论》 |
| 清乾隆九年起　第75甲子中元 | 1744—1803 | 太阴湿土/太阳寒水 | 王朴庄著《伤寒论注》 |
| 清嘉庆九年起　第76甲子下元 | 1804—1863 | 少阳相火/厥阴风木 | |
| 清同治三年起　第77甲子上元 | 1864—1923 | 阳明燥金/少阴君火 | 上海热霍乱流行 |
| 1924年起　第78甲子中元 | 1124—1983 | 太阳寒水/太阴湿土 | |
| 1984年起　第79甲子下元 | 1984—2043 | 厥阴风木/少阳相火 | |
| 2044年起　第80甲子上元 | 2044—2103 | 少阴君火/阳明燥金 | |

本表主要依据陆九芝《大司天三元甲子考》编制

前面说过，六气大司天理论主要用来解释历代医家用药特点的不同及中医学术流派的发展变化与天地气运的关系。陆氏就总结了历代医家的学术思想与气运的关系，他说：仲景时值第四十九甲子，厥阴风木少阳相火主事，当时习用乌药、附子辛热之物而多误，仲景以桂枝、麻黄等温剂，治中风、伤寒之病，而以葛根芩连汤、白虎汤、承气汤、柏皮汤、栀子豉汤等清热之剂，治温热、湿温之病（这是明显的误读，仲景用方 70% 都是温热之药，明显不符合风火司天的气运）；刘守真乃金大定间人，与张易水同时，皆主用寒凉，燥火用事故也；儿科大家钱仲阳减《金匮》肾气丸桂、附之温燥，变温阳之剂为养阴之方，及其治疗痘疹亦用清法，其时同于河间仍在六十五甲子燥火用事之时；其时东垣虽为易水高弟，值宋宁宗嘉泰四年，乃第六十六甲子，寒湿用事，故宜于温。陈文中治痘每用异功、木香等散，专事温补，与东垣同为六十六甲子，寒湿用事时也。王海藏《阴证略例》纯用温药，书成于乃马贞氏称制三年（乃马贞氏乃蒙古窝阔台汗后，1241 年称制，《阴证略例》初稿在 1236 年），是仍在嘉泰甲子中。丹溪生于元至元，卒于至正，值泰定元年第六十八甲子，火燥用事，故宜于清。

至明汪石山《痘证理辨》，自序于嘉靖九年，其治皆主于凉，乃在弘治十七年，第七十一甲子燥火运中，有宜然者。洎乎嘉靖末年，下逮隆、万，苦寒之弊，层见迭出，故万密斋、张景岳、聂久吾辈，莫不以温补为事。此在嘉靖四十三年，第七十二甲子寒湿运中也。天启四年，第七十三甲子，风火主令，此后费建中、吴又可、周禹载等专主寒凉。

清朝康熙二十三年，第七十四甲子，火燥运中，故费书犹行于康、雍之间。乾隆九年交七十五甲子，湿寒之运，维时毗陵庄在田《遂生编》《福幼编》等书出，有切戒寒凉之论，盛行于时。嘉道以后，庄公之法投而不验，每遇痘疹等证，多主清热解毒、泻火坠痰。殊不知嘉庆九年，第七十六甲子，火风用事；同治三年，第七十七甲子，燥火用权，是湿寒治法不可施诸风燥二火运中耳。

**历代主要学派医家所处大司天表**

| 医家 | 所属甲子三元 | 公元纪年 | 医家生卒年 | 六气大司天/在泉 | | 气候特点 | 学派 | 代表著作 | 成书年代（公元纪年） |
|---|---|---|---|---|---|---|---|---|---|
| | | | | 六气大司天 | 在泉 | | | | |
| 张仲景 | 第四十八甲子中元 | 124—183 | 约150—219 | 太阳寒水司天 | 太阴湿土在泉 | 寒湿行令 | 伤寒学派 | 《伤寒杂病论》 | 约196—204 |
| | 第四十九甲子下元 | 184—243 | | 厥阴风木司天 | 少阳相火在泉 | 风火行令 | | | |
| 葛洪 | 第五十一甲子中元 | 304—363 | 281—341 | 太阴湿土司天 | 太阳寒水在泉 | 湿寒行令 | | 《肘后备急方》 | ?—341 |
| 刘涓子 | 第五十二甲子中元 | 364—424 | 约370—450 | 少阳相火司天 | 厥阴风木在泉 | 风火用事 | 主清滋 | | |
| | 第五十三甲子上元 | 424—483 | | 阳明燥金司天 | 少阴君火在泉 | 燥热之气 | 主清滋 | 《刘涓子鬼遗方》 | 495—499 |
| 姚法卫 | 第五十五甲子下元 | 544—603 | 499—583 | 厥阴风木司天 | 少阳相火在泉 | 风火行令 | 清解寒凉 | 《集验方》 | 512 |
| 孙思邈 | 第五十七甲子中元 | 664—723 | 581—682 | 太阴湿土司天 | 太阳寒水在泉 | 寒湿用事 | | 《千金翼方》 | 682 |
| 韩祗和 | 第六十三甲子中元 | 1024—1083 | 1030—1100 | 太阴湿土司天 | 太阳寒水在泉 | 寒湿用事 | 温补学派 | 《伤寒微旨论》 | 1086 |

续表

| 医家 | 所属甲子三元 | 公元纪年 | 医家生卒年 | 六气大司天/在泉 | 气候特点 | 学派 | 代表著作 | 成书年代（公元纪年） |
|---|---|---|---|---|---|---|---|---|
| 钱仲阳 | 第六十四甲子下元 | 1084—1143 | 1037—1119 | 少阳相火司天 厥阴风木在泉 | 风火用事 | 儿科主寒派 | 《小儿药证直诀》 | 1119 |
| 刘完素 | | | 1110—1209 | 阳明燥金司天 少阴君火在泉 | 燥热之气 | 寒凉学派 | 《素问玄机原病式》 | 1182 |
| 张元素 | 第六十五甲子上元 | 1144—1203 | 1131—1234 | 阳明燥金司天 少阴君火在泉 | 燥热之气 | 易水学派 | 《珍珠囊》 | 1186 |
| 张从正 | | | 1156—1228 | 阳明燥金司天 少阴君火在泉 | 燥热之气 | 攻邪派 | 《儒门事亲》 | 1217—1221 |
| 李杲 | | | 1180—1251 | 阳明燥金司天 少阴君火在泉 | 燥热之气 | 补土学派 | 《医说》 | 1189 |
| 李杲 | 第六十六甲子中元 | 1204—1263 | 约?1190—1258以后 | 太阴寒水司天 太阴湿土在泉 | 寒湿用事 | 补土学派 | 《脾胃论》 | 1249 |
| 陈文中 | | | 约1200—1264 | 太阴寒水司天 太阴湿土在泉 | 寒湿用事 | 儿科主温派 | 《小儿痘疹方论》 | 1254 |
| 王好古 | | | | 太阴寒水司天 太阴湿土在泉 | 寒湿用事 | 温补学派 | 《阴证略例》 | 1236 |
| 曾世荣 | 第六十七甲子下元 | 1264—1323 | 1253—1332 | 厥阴风木司天 少阳相火在泉 | 风火行令 | 清解寒凉 | 《活幼新书》 | 1294 |

续表

| 医家 | 所属甲子三元 | 公元纪年 | 医家生卒年 | 六气大司天 | 六气大司天/在泉 | 气候特点 | 学派 | 代表著作 | 成书年代（公元纪年） |
|------|------------|---------|-----------|-----------|----------------|---------|------|---------|------------------|
| 朱丹溪 | 第六十八甲子上元 | 1324—1383 | 1281—1358 | 少阴君火司天 | 阳明燥金在泉 | 燥火用事 | 滋阴学派 | 《格致余论》 | 1347 |
| 汪机 | 第七十一甲子上元 | 1504—1563 | 1463—1539 | 阳明燥金司天 | 少阴君火在泉 | 燥火用事 | 主清滋 | 《痘治理辨》 | 1531 |
| 万全 | | | 1495—1580 | 太阴寒水司天 | 太阴湿土在泉 | 寒湿用事 | 温补学派 | 《幼科发挥》 | 1549 |
| 周慎斋 | | | 1508—1586 | 太阴寒水司天 | 太阴湿土在泉 | 寒湿用事 | 温补学派 | 《周慎斋医书》 | 1573 |
| 孙一奎 | 第七十二甲子中元 | 1564—1623 | 1522—1619 | 太阴寒水司天 | 太阴湿土在泉 | 寒湿用事 | 温补学派 | 《赤水玄珠》 | 1584 |
| 张介宾 | | | 1561—1639 | 太阴寒水司天 | 太阴湿土在泉 | 寒湿用事 | 温补学派 | 《景岳全书》 | 1624 |
| 赵献可 | | | 1573—1644 | 太阴寒水司天 | 太阴湿土在泉 | 寒湿用事 | 温补学派 | 《医贯》 | 1689 |

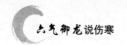

续表

| 医家 | 所属甲子三元 | 公元纪年 | 医家生卒年 | 六气大司天/在泉 | 气候特点 | 学派 | 代表著作 | 成书年代（公元纪年） |
|---|---|---|---|---|---|---|---|---|
| 吴又可 | 第七十三甲子下元 | 1624—1683 | 1582—1652 | 厥阴风木司天　少阳相火在泉 | 风火行令 | 温病学派 | 《温疫论》 | 1641 |
| 费建中 | | | 1590—1677 | 厥阴风木司天　少阳相火在泉 | 风火行令 | 主寒凉 | 《救偏琐言》 | 1659 |
| 周禹载 | | | ？ | 厥阴风木司天　少阳相火在泉 | 风火行令 | 主寒凉 | 《温热暑疫全书》 | 1679 |
| 傅山 | | | 1607—1684 | 厥阴风木司天　少阳相火在泉 | 风火行令 | 清解寒凉 | 《傅青主女科》 | 1826 |
| 叶桂 | 第七十四甲子上元 | 1684—1743 | 1667—1746 | 少阴君火司天　阳明燥金在泉 | 热燥之气 | 温病学派 | 《温热论》 | 1740 |
| 薛雪 | | | 1681—1770 | 少阴君火司天　阳明燥金在泉 | 热燥之气 | 温病学派 | 《湿热条辨》 | 1611—1750 |
| 黄元御 | | | 1705—1758 | 少阴君火司天　阳明燥金在泉 | 热燥之气 | 温补学派 | 《四圣心源》 | 1753 |

续表

| 医家 | 所属甲子三元 | 公元纪年 | 医家生卒年 | 六气大司天/在泉 | 气候特点 | 学派 | 代表著作 | 成书年代（公元纪年） |
|---|---|---|---|---|---|---|---|---|
| 陈修园 | 第七十五甲子中元 | 1744—1803 | 1753—1823 | 太阴湿土司天 / 太阳寒水在泉 | 湿寒用事 | 温补学派 | 《伤寒论浅注》 | 1796 |
| 庄在田 | | | 1743—1827 | 太阴湿土司天 / 太阳寒水在泉 | 湿寒用事 | 儿科温补派 | 《福幼编》 | 1777 |
| 吴鞠通 | | | 1758—1836 | 太阴湿土司天 / 太阳寒水在泉 | 湿寒用事 | 温病学派 | 《温病条辨》 | 1798 |
| 王士雄 | 第七十六甲子下元 | 1804—1863 | 1808—1868 | 少阳相火司天 / 厥阴风木在泉 | 火风行令 | 温病学派（清解寒凉） | 《温热经纬》 | 1852 |
| 郑钦安 | 第七十七甲子上元 | 1864—1923 | 1824—1911 | 阳明燥金司天 / 少阴君火在泉 | 燥火用事 | 火神派 | 《医理真传》 | 1869 |
| 张锡纯 | | | 1860—1933 | 阳明燥金司天 / 少阴君火在泉 | 燥火用事 | 主清滋 | 《医学衷中参西录》 | 1918—1934 |

由上可知，大司天理论是明清时代逐渐形成的，陆懋修可谓集大成者，它是一种解释历代医家持论反若冰炭的一种学说，虽然看似解决了子和用寒凉、东垣用温补的问题，但其实用现代统计学的观点来看，这一理论还远远不够精细。为此，我又专门依此理论对历史上的重要医家和气运之间的关系做了更多的对比，做了上面的表格，从表格中可以看出，很多中医名家的理论并不符合这一规律。

譬如清代黄元御生活在 1705—1758，他在乾隆二年（1737），开始酝酿《伤寒悬解》一书的编著，并着手撰写《素灵微蕴》，乾隆五年（1740）九月完稿，在该书中黄元御首次提出了"培植中气，扶阳抑阴"的诊病理论。而这种思想的形成竟然是在第 74 甲子上元火燥用事的大司天中。再如火神郑钦安生活在 1824—1911，他处在第 77 甲子上元，燥火大运气司天中，而他却力倡扶阳。再者我们这个 79 甲子下元，厥阴风木司天，少阳相火在泉，和张仲景同处一个气运之中，似乎风火之疾多见，可实际上却出现大量的寒湿体质之人。对于这种不同，陆懋修自己也说"愚意痘疹时疫，每与运气相应，但风火运中若遇虚寒之体，又未便拘牵此说。况地形有南北高下之不同，人身有禀赋强弱之各异，治病之法全在通达之士随机应变。是运气之理不可不明，而又未可泥执也"。

这段话说明陆懋修是深通理论与临床变化之人，运气大司天理论并不能完美解释医家学术思想不同的问题。但现在有一些学者死执大运气司天之说来解释历代医学家用药风格之不同，把这些不同归结为"天意"，这样一种没有批判的死执，反而导致他们没有从各个医家学术自身的局限性去考虑，这很不利于当前人对历代医家学术思想的批判继承，所以我反对把大运气司天学说绝对化。

再者，前边我讲过虚实对运气影响的问题，实则气化太过，虚则气化不及。当今之世，大多数人相火不藏，精气虚弱，则气化不及者居多，尽管大运气在风火之气中，但因为虚，则厥阴风木之气反而升发不及，少阳相火更是潜藏不足，所以说是个升降失常的时代，我们遇到的寒湿病人显然多于火燥之人。所以我认为，用大运气司天来解释学派之差别是靠不住的，我们还是应该从每个医家对经典著作的不同理解来解释其自身的学术思想更为可靠，这一体系我在《百家论衡》（尚未出版）一书中已做了初步探讨，此处不述。

在风火之气的运气大司天背景下再看我们这个时代，更应该看到相火不藏对于我们这个时代的影响。这个时代本就是风火相煽的年代，加上相火本就难以收藏，所以在我们这个时代相火的收藏就更加困难。但从人类的整个历史来说，相火一直就难以收藏，古人也感叹世风日下，其实就是说人们日趋浮华，人心不古。仲景也曾感叹东汉末期的风气是"但竞逐荣势，企踵权豪，孜孜汲汲，唯名利是务，崇饰其末，忽弃其本，华其外而悴其内。皮之不存，毛将安附焉""驰竞浮华，不固根本，忘躯徇物，危若冰谷"，可见浮躁是人类自古以来摆脱不掉的习性，不要把古代想得太好，古犹今也。

浮躁这个问题放到六气上来说就是相火不降，而我们前面也已经谈到过阳明燥金是整个天地之气收藏的权柄，正因为阳明燥金之气恒不足，天道升发多而收藏少，所以天地尚且浮躁，尚不能长久，而况于人乎？收藏是天道所贵，而人道往往是与天道相反的，那么人类社会又怎么能不浮躁呢？人道驰竞浮华，钦羡的都是建大功立大名的王侯将相，有几个人去羡慕高蹈远举、隐介藏形的神仙高人呢？

所以浮躁而相火不藏是天地之宿命，是人类之宿命，人类社会自产生以后就开始走向了背道而驰的路！所以如何使人类社会走向正规而不入邪途，三教圣人莫不对此给出药方，佛家要人背尘合觉，道家让人恬淡虚无，儒家要人灭人欲存天理。归根结底只是要收敛人身之精神而退藏于密，以期明白大道，了却有生以来之大事。

治理国家、成圣成佛如此，治疗人体之疾病亦是如此，收敛相火是一切治疗之根本着眼点，万病回春的基础正在于能量能收藏。所以柴胡剂自古以来为治病之一大法门，善用其法者不计其数，但明白道理者凤毛麟角！通达柴胡剂和相火不藏之关系，也就握住了人体生命盛衰变化的枢机，少阳相火之关乎人身健康可谓重矣！

但医药之法是不得已而用之，最佳的收藏相火之法是养神以藏火，这一点统归于《内经》中的一句话："恬淡虚无，真气从之，精神内守，病安从来。"中医学之于人体健康的最大贡献，莫过于此，治未病之最高法门莫过于此，所以三教圣贤不谈医学而得以为"大医王"。三教圣贤世出世间诸法，离开人心这方寸之间无由而办，《西游记》中须菩提祖师所住的"灵台方寸山、斜月三星洞"亦是说的这个道理。更进一层佛家之证空、道家之悟道、儒家之体仁，欲超凡入圣，其根本入手处亦莫不是从此心不为外境所动入手。所以说收藏相火，下可教人养生延年，中可保身常全，上可超凡入圣，医学之理，不只是治病，修身齐家治国平天下也不离此道。

如果不能收养精神，那就好好睡觉吧，睡觉也是相火归根复命之法，但可悲的是这个时代失眠的人却越来越多，人们连觉也睡不好了，相火也失去了另一个收藏的途径。

我们必须知道，目前这个时代和自从文明开启以后的所有时代一样，最需要的都是圣贤的教诲，他们才是世间的明灯，是天地间的阳明之气，依教奉行则世间可得自然之治。不依教奉行则只能背道而驰，我们这个时代的疾病远迈前代，归根到底不过是我们背道而驰的程度远远超过以前任何一个时代罢了。

人之心不能直契上乘秘法，也就只有依靠修炼气脉、吹嘘吐纳、导引按摩、针灸汤药等种种形而下之法了，而今天的我们连这些也即将失去，大多数人都要靠剖肠浣骨的刑罚才能勉强维持生命，这真可谓是悲哀得无以复加了。

知耻而后能勇，但愿人类能看清楚自己的先天缺陷，听从圣贤的教诲，回归到自然而然的正途上来！

道济轩主完稿于 2020 年 11 月 25 日

# 第六章
# 厥阴御龙说

## 一、厥阴风木的气化

六经病中排在第六的是厥阴，在六气上是厥阴风木，厥阴是标，风木是本。厥阴风木之气化，在天为风，在地为木，在人为肝及心包的经腑。

厥阴风木之气，司化者为足厥阴，从化者为手厥阴，手厥阴之火从足厥阴之风木而化。本经之所以火从木化，是因为木虽能生火，但风木气胜，火气初萌而未旺，所以子从母令。

同少阳相火之气类似，历来谈厥阴风木之气，多重视足厥阴肝经而忽视手厥阴心包经，但这也无伤大雅，因为这一气化体系中，厥阴肝木是主导，厥阴心包是从属地位。而且足厥阴经遍布全身，比手厥阴经走行范围大，故可以用足厥阴肝经来代指整个厥阴风木之气，但厥阴心包的风木之性也值得我们重视。

《内经》讲"厥阴之上，风气治之，中见少阳"，厥阴是阴尽阳生之气，中见少阳相火之气则阴能出阳而惠风和畅，是为春生之气，气化之常。如果把人体内六气的变化视为人体气象学的话，那么六气也应该包含了气象学的基本要素——温度、湿度、风力、气压等。阳明和太阴就是主管湿度的，太阳和少阴则和温度有关，而风木之气与相火之气就类似于风力和气压。

自然界中风的形成是由于空气的流动，而空气流动的动力则是因为地球不同纬度所受太阳照射而吸收热量的不同，由此产生了寒与热两种力量，而寒热就是温度的差别，二种力量的交流就形成了风，湿气则伴随空气而运动

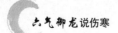 

就形成了云雨。

在中国大陆，冬季陆地气温较海洋低，风从陆地吹向海洋为西北风，空气多干燥。夏季则陆地气温较海洋高，风从海洋吹向陆地为东南风，空气多湿润。所以风气也是水火的中间之气，它是水火之气交流而产生的。具体到厥阴风木之气，则少阴阳旺之后厥阴能转出太阳，成为生生之气，也即是风木之气。少阴阳衰则厥阴不能转出太阳，则抑郁而为风木郁勃之病气，所谓"风能生万物亦能害万物"。

风为什么和木连在一起呢？在自然界，最能反映风动的事物就是树木，风来则树叶动而沙沙作响，所以风木并称也是最合适不过的了。树木和厥阴风木之气密切相关，地球上生机最旺的地方莫过于热带雨林，它的动植物种类都要远远超过其他环境，热带沙漠缺少水气，寒带、冻土带缺少热量，水火之气不能相济，所以都是生机萧索。而在水与热都十分充足的情况下，生机就最旺，它的征象就是树木茂盛，树木茂盛则动物种类必然繁多，由此就构成了良好的生物链。

具体到人身上，则肌肤上的毛发就类似于森林，《内经》也确实有通过汗毛的旺盛与否来判断气血盛衰的言论。《灵枢·阴阳二十五人》就具体描写了气血盛衰在毛发上的表现，如说"足阳明之上，血气盛则髯美长，血少气多则髯短，故气少血多则髯少，血气皆少则无髯，两吻多画。足阳明之下血气盛则下毛美长至胸，血多气少则下毛美短至脐，行则善高举足，足趾少肉足善寒，血少气多则肉而善瘃，血气皆少则无毛，有则稀、枯悴，善痿厥，足痹"。这一点在临床上确实可以得到验证，很多人在青年时期小腿胫骨部位阳明经汗毛很浓密，而随着年龄增大，胃气衰退以后，这些部位的汗毛会大量脱落。此外，前人常说人中无须之人多艰于子嗣，人中这个地方是任督二脉的阴阳交汇之地，上是鼻孔，吸收天气，下是口，吸收地气，也就是天地之气的交汇之处。若天地交泰的状态好，则胡须浓密，若状态不好则肯定少须，自身阴阳状态不好，自然艰于子嗣。而且《内经》也论述了太监无须的原理，传统上的日本人习惯留人中处的胡须，大概也是一种生殖崇拜的产物吧！此外，最常见的脱发也不仅仅和所谓的肾虚、血虚有关，它也是厥阴风木之气失常的一种反应，除了养血生精之法，利水燥土也是关键一法，岳美中先生曾主张用一味茯苓饮治疗，其作用机理在了解了厥阴病的特点以后则不难理解。

而森林又是地球生态系统的主体，也是气温的调度室。森林对水气代谢有重要的调节作用，前人说"山上多栽树，等于修水库，雨多它能吞，雨少它能吐"，每公顷的森林蓄水量可达到 $5000m^3$，对保持水土也有重要作用，看看黄河的历史就知道，没有森林的保护，黄土高原这片丰饶之地便会变成一个民族的灾难。如果有森林，则雨水少时，森林的蒸发量也很巨大，又会给空气带来湿度，从而大大增加降雨的概率，这在人身上也就是以水济火。若厥阴风木之气失常，则旱涝不均，水不能济火，就会干渴，厥阴病的提纲条文，首先就是"消渴"，这也是自然而然的事了。自从有人类进行农业活动以来，地球的森林已经被大大破坏，据说有超过三分之一的森林被砍伐，所以人类文明的最早发源地——新月沃地，在一万多年前可不是现在穷得只剩下石油的不毛之地，而是森林茂密之地。正因为有森林，所以它孕育了人类最早的文明，小麦就是在那里最早被驯化的。

森林的另一大作用就是对二氧化碳等温室气体或有害气体的吸收，森林是地球真正的"肺"，地球的生气全靠它来维持。自工业革命以来，人类燃烧石化燃料产生过多的二氧化碳，就类似于地球的相火外泄，而森林吸收二氧化碳就类似于相火归根复命，这个在少阳相火之中已强调过，想解决温室气体造成的困境，方法之一就是提高地球表面的森林覆盖率。

但很可惜，地球表面曾经广达 15 亿公顷的热带森林，在 20 世纪人口的剧烈增长中，已超过三分之一被砍伐，用来腾出土地进行农业生产。进入 21 世纪，这种砍伐森林的迹象依然没有缓和，作为地球气温调节器的森林正逐渐减少，对地球的影响其实已经可以从各种极端天气中看出来。但人法地、地法天，气候变化在无形中对人身厥阴风木系统的影响则是无法用客观指标表现出来的，但我们会在厥阴心包的论述中探讨一二。

了解森林对于地球的作用，对我们深刻认识人体内风木之气的作用是有帮助的。在六气之病中，关于厥阴风木，《素问·至真要大论》说"阳明、厥阴，不从标本，从乎中"，厥阴的中见之气是少阳相火。厥阴病如何进展，全在相火是否旺盛。相火旺则水中阳足而厥阴风木畅达，相火不足则厥阴风木郁滞，厥阴风木郁滞不通则可局部热化太过而为下焦热盛之泄利脓血之症。

再来说肝硬化这个病，古人称之为鼓胀，其实就是典型的风木失常的表现，相火无根所以乏力困倦，肝脏自身失去曲直之性则硬化，风木之气不能

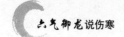

涵养水源，所以水气泛滥于腹部，严重时则血也失统而大量外溢。

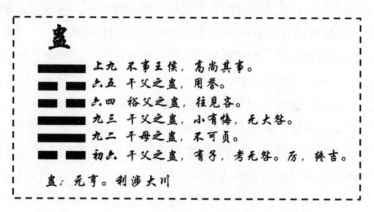

**图 2-11 元亨**

肝硬化的鼓胀之象在卦象中可用《周易》的蛊卦来解，蛊卦是惑乱的象征。其卦是山在上为止，风在下而不畅，山石压制风木畅达之气，风气郁勃，金石克制风木，所以风木为病。再者，山为艮是少男，风是巽为长女，《左传》曰"女惑男，风落山，是为蛊"，其意是指长女迷惑少男成为惑乱之象，譬如明朝的客氏以明熹宗朱由校的乳母身份，勾结魏忠贤扰乱朝政便是典型的蛊卦之象。按中医来说男惑于女则相火外泄、风木无根，所以厥阴风木之气无力升发而成蛊。而肝硬化的治疗重在健运中气以培土，使相火能够下降则肾水温暖，风木方有畅达之机。色欲过度之人最易患肝病，正是这个原因。而一旦患鼓胀病，古人力主戒色欲，也正是为固护相火之本，因为精气是木气之根本，这一点在临床上尤需叮嘱患者注意。

这里我要讲一下我最早跟师的朱彦光先生给我讲过的一个医案。朱先生是南阳方城人士，他老家的一个中医叫李铁林，老先生活了九十多岁，是和朱先生的爷爷一辈的人，这个医案便是老先生接诊的一例肝硬化病例。

大概是 2005 年，当时我大学三年级，那时候一放假就经常到朱先生处跟诊学习。一天在闲聊中，朱老师谈到了肝病的治疗，谈到兴处，朱老师小心翼翼地从抽屉中拿出一本笔记，从中拿出了这张让我印象深刻的处方，就是一张薄纸，上面竖排繁体字，从右到左，字迹苍劲有力，简单的几句病机描述，然后就是：巴戟、大云、枸杞、白术、怀山、炙甘草这六味药，一看就是传统的中医处方，可惜我当时没有手机之类的拍照设备把它拍下来。

朱老师接着谈了这个处方的来历，这位患者是 50 来岁的女性，肝硬化腹水，在朱老师处治疗一段时间效果不佳，朱老师想起了李铁林先生，当时老先生已经 90 来岁了，因为中华人民共和国成立后不满意当时的社会环境，也没有响应党的号召和其他中医一样去公立医院为人民服务，所以就没有再行医，而是在农村务农，脾气很倔，一般不给人看病。

朱老师让病人托亲戚找到了李老先生那里，他诊断后就开了方，并嘱咐病人，30 天后再来复诊，后来病人又服药两次，共服药 90 剂，第三次诊断处方后，李老先生就对病人说，你不用再来找我看了，我年纪也大了，以后就拿这个处方到朱彦光处，让他给你治疗吧，服药 3 年，肝病就差不多了。

病人服药后症状已经在好转，但也知道李老的脾气，所以就在第三次复诊后拿着李老的第三次处方，也就是上面我们提到的处方，在朱老师处连续吃药 3 年，最后肝硬化确实好了。其间朱老师就是守服此方，没有大的改动，只是在感冒发热时治疗表证而已。

当时的我并不明白为何这个处方会有如此大的威力，其实现在来看，这个方，正是在温补相火，同时又温化太阴湿土，正是肝硬化疾病的治本之方。刚临床时，我采用一些经方家的经验用柴胡剂合当归芍药散或活血化瘀等法治疗肝硬化，效果并不理想。后来明白了六经气化之理后，转而从太阴少阴厥阴三阴经的虚弱一面考虑这个疾病，在一些病例上取得了出人意料的效果。去年冬季接诊一例肝硬化失代偿期 10 年的男性患者，腿肿、时不时吐血、脾脏肿大明显、贫血、乏力气短，已经无经济能力住院治疗，因其妻子的失眠在我这里治疗效果不错，所以他也来试试看中医。患者十余年没有劳动能力，所以经济非常困难，我就用健脾温肾而扶助正气的思路，把中药做成水丸，让他服用，一料丸药吃了大概 50 天后，患者腿肿即消退，体力好转，也没有再出现吐血现象。患者信心大增，又服用二料后脾脏竟然也逐渐回缩，精神明显好转，随后一直服用丸药，一年来病情稳定，病人也深悔自己没有早些看中医，以至于十年来没有劳动能力，生活困苦。

在六气循环中，少阳是相火收藏的过程，厥阴是相火释放的过程。而天地以收藏为本，所以说少阳中储存的相火是否充足是厥阴风木能否畅达，进而化生君火的关键。按照惯例，我还是接着从风木之气的肝和心包来深入探讨厥阴风木的特性。

## 二、误解千年是厥阴

一般而言，大家已经习惯把肝木等同于厥阴风木之气，风木之气是生生之气，历来中医都在追求"万病回春"，但很可惜，在实际临床中却对肝木有着深深的误解。一误千年，这就需要我们从厥阴风木之气的特性来正本清源，看看究竟该如何理解在内科病中为病最杂的肝木。

### 1. 将军息怒

肝在四象为少阳，在季节是春季，春季是天地俱生、万物以荣的季节，是一切生命从蛰藏到复苏的节令，所以春季就是生生之季。而春气有平气、太过、不及之别，《素问·五常政大论》中，木之平气为"敷和"，"敷和之纪，木德周行，阳舒阴布，五化宣平"；不及之气为"委和"，"生气不政，化气乃扬，长气自平，收令乃早"；太过之气为"发生"，"发生之纪，是谓启陈，土疏泄，苍气达，阳和布化，阴气乃随，生气淳化，万物以荣"。这三者中，只有平气是最宜于人的，太过、不及都可能导致疾病。所以人体的肝木要保持在"敷和"的状态中是不容易的。

肝胆同为木，但肝为乙木，肝胆之别在少阳篇已经谈过，此处再就肝的特点加以说明。乙木是阴木，为柔弱之木，能屈能伸，不似甲木那么高大伟岸，在小说《红拂记》中，红拂女看见李靖时曾说"妾本丝萝，愿托乔木"，这就是把自己比作乙木，而李靖就是甲木。甲乙木的刚柔互济，升降相因，也可以由这句话来体会。前人讲"乙木根苗种得深，只宜阳地不宜阴"，乙木正当柔弱之时，所以要有阳气来扶持其生长壮大才可以，此时若处于阴寒之地则反而会凋零萎缩，所以肝木生生之气最易被阴寒打击，犹如春季的倒春寒对农作物的伤害很大一样。所以说肝主疏泄，其实指的是它的生生之气最易受郁滞。

再者，以一颗树来说，乙木是树木的地下部分，尚未出地，它要吸收土壤里的水分来滋养地上部分。而在人身上来说筋就类似于树木之根藤，可以约束关节而带动肌肉，筋为肝所主。肝开窍于目，而目为神户，目中之神也就是肾水上交于心火而化之神。

所以肝木在人的一身最为关键，它是人体相火得以启用，从而化生君火的机关所在，也是人体由潜藏到利用的枢纽，历来治病救人都追求的是"万病回春"的境界，正是希望一切疾病能在生生之气的帮助下康复，而春意本来就是生机的代名词。肝脏在十二脏腑中是要往上升发的，这是它的本性，升发之气一旦受到压制则生机不畅，而寒湿之气是肝木不能升发的关键，这是肝木的基本特点，这一点我们必须明确下来。至于肝气升发太过的现象，不能说它没有，但不是主体。

《素问·灵兰秘典论》讲"肝为将军之官，谋虑出焉"，将军是杀伐决断之职，似乎和肝木的春生之气不相合，人们习惯性地认为将军就应该是"怒发冲冠"样式的，但这是对肝脏的误解，古人的武是"止戈为武"，武将的最高准则不是杀伐，而是要避免杀伐，理想中的武将是仁将，是曹斌那样的，而不是人屠白起那样的，所以肝所对应的德是仁。将军要沉稳能谋，最上者是不战而屈人之兵，是运筹帷幄决胜千里的谋略。所以《素问·灵兰秘典论》讲"谋虑出焉"，而不是"杀伐出焉"。

在中医看来，出谋划策的能力正是由相火化为君火而来，肝是在汲肾水以供心阳。谋虑是用精神以解决外在遇到的问题，所以要思前想后，以期泛应曲当，这也正是"木曰曲直"之象。而胆主决断，决断时就要横下一条心，气沉丹田，不能反悔了。胆所主是勇，肝所主是仁，肾所主是智，这正是孔子所谓三达德。周恩来青年时期曾以"与有肝胆人共事，从无字句处读书"为座右铭，有肝胆人所具备的"勇与仁"，而不是善怒和胆怯。

### 2. 谁的肝火在飞

中医素有"杂病治肝"的说法，因为五行体系中肝"体阴而用阳"，具升发之性，主疏泄，使气机流畅，又主藏血，司血之贮藏。肝为气化之发始，握气血之枢机，乃升降之根本，肝兼阴阳之体用，肝合刚柔之德，且《内经》又言"风气通于肝""风为百病之长"。肝在病理上具有郁结、上扰、下迫、横乘、流窜的特点，具有太过、不及、热化、寒化的病理变化，常常影响上下左右，欺强凌弱，涉及乘土、刑金、冲心、耗肾之变，因此多诱发其他脏腑发病，形成肝病为害的广泛性，故而古人又有"肝为万病之贼"的说法，也就有了"杂病治肝"的成规。历代不少医家对肝的生理、病理的阐述，肝病病因的分析、辨证的归纳以及治疗原则和方药运用，都有独特的见解和深切的体会，至清代，最终形成了以肝气、肝火、肝风三纲统领肝病辨

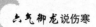

治的三纲学说，特别是叶天士在其《临证指南医案》中首倡"肝阳化风"之说，此后的林佩琴、王旭高，论述肝病证治尤为详细，至王旭高有"治肝三十法"之总结，治肝的学术思想渐次完备。

厥阴风木恶抑郁而喜畅达，这是由风木之气的特点决定的，和畅则有柔和之风，不和则为郁勃或狂荡之风。在人体之气的变动中风木之变即表现为怒，怒是风木之气的病态，一怒则风木必然克土而助火。《战国策》中说"天子之怒，伏尸百万，流血漂橹""布衣之怒，亦免冠徒跣，以头抢地尔"。岳飞气贯长虹的《满江红》则是典型的将军之怒，一怒而敌国震恐。正因为怒是风木之变，所以历来将喜怒情绪的变化都归结为"肝火"。

那么是不是肝火真的就容易过剩了？这个问题必须搞清楚。杜甫描述李白的《不见》诗中说"不见李生久，佯狂真可哀。世人皆欲杀，吾意独怜才"，这四句移作人们对肝的误解也是再贴切不过了。现在满世界的泻火凉茶对人真的有好处吗？我想和李白一样，肝也是"佯狂"，不是真正的火旺了。面对人体生生之气的虚假亢奋，世人皆欲杀，但吾意独怜才，对肝最好是养之柔之，而非动辄泻火，以暴制暴。甚至有些人把喝凉茶当成了养生之道，这里我们要郑重指出：欲通过泻火之法来涵养生生之气，正是南辕北辙，离题万里。也正是基于此，我创建六气御龙健康管理有限公司，第一步就是把健脾祛湿的经验方和养元益气的食疗方代茶饮，以此向普通大众传播健康饮茶理念，希望能改掉那些喝凉茶的习惯，我认为这是非常有意义的一件事！

这里就引申出一个肝病的关键问题，就算有所谓肝火或肝风之证，我们也需要鉴别其寒热虚实，这个问题的治疗不是一个泻火平肝就能搞定的，不辨证则动辄出错。

前边我们讲厥阴风木的特点时已经强调过，厥阴是阴尽阳生之处，阴寒重而阳气弱，最难畅达。清代黄元御反复强调"水寒土湿木郁"，认为木郁风动的主要原因是在于水寒土湿，这和明清时期主流学者认为的风动在于水虚土燥是有天壤之别的，但这两种病机都会导致风木之病。而之所以病机分析会反若冰炭，也在于黄氏是从六气出发，而水虚风动之说则是从五行之理出发。在六气中，相火是厥阴风木升发之根，但相火每多不足，所以厥阴实火之证非常少，除非是阳明燥热过剩，火旺而动风。否则相火不足，中土过湿，肾水虚寒，肝木之生气必然不足。

而水虚风动的学说大倡于叶天士,叶天士比黄氏早40年,黄氏所处的时代,正是叶天士提出的"肝阳化风"学说盛行天下的时代。在五行学说中,肝是木,需要水的涵养,而这个水很容易被人误解为没有阳气的水,水亏则木失所养,所以肝风、肝火自然就生了,治疗上自然也就是滋水养阴平肝。

叶天士《临证指南医案》卷一肝风证是古医籍中记述肝风治疗经验的佳篇,肝风篇中共有医案37例,其中复诊医案7例,观其论述肝风的病因、病机、立法用药,皆吸取前人治疗经验,并大有发挥。对于肝风的病机,据医案中所析,一言以蔽之,乃身中阳气之变动。身中阳气变动的原因有五:一是脏阴亏虚。肝藏血,肾藏精主水,为子母之脏,两脏皆内藏相火,肝肾阴亏,龙相内动,横行莫制,故叶氏医案中云"夫阳动莫制,皆脏阴少藏,阴虚液耗,风动阳升,火盛水衰,风自内起,其实阴虚阳亢之病也"。二是肝阳上亢。肝为刚脏,主动主升,肝阳太过,则肝风内动,医案中云"肝胆阳气夹内风上腾不息,乃阳升化风,肝病上犯络,此肝阳上郁,清窍失司"。三是阳明脉空。阳明属土,土为万物之母,营血滋生之地,阳明脉衰,不能培土荣木,肝失所荣,则肝风内动,案中谓"阳明脉衰,厥阴内风暗旋不息,肝风阳气乘阳明之虚上冒"。四是气血亏虚。肝藏血,血虚则风动,医案中云"气血俱乏,内风泛越,营液内耗,肝阳内风震动,盖血液伤极,内风欲沸,所谓剧则瘛疭痉厥至矣。"五是冲任奇脉空虚。八脉隶于肝肾,奇脉亏虚,风阳内震,如医案中云"此素禀阴亏,冲任奇脉空旷,冲气升,当镇摄肝肾"。

肝风为身中阳气之动变,阴虚是其关键病机,但因肝风所涉及的脏腑、经络之不同,临床表现各异。如肝阳化风,肝风内旋,上扰头目,则眩晕欲仆,或头摇不能自制;气血随风阳上逆,壅滞络脉,故头痛不止;风动筋挛,则项强肢颤;肝脉络舌本,风阳扰络,则语言謇涩;肝肾阴虚,筋脉失养,故手足麻木;风动于上,阴亏于下,上盛下虚,所以步履不正,阳亢则灼液为痰,风阳夹痰上扰,清窍被蒙,则见突然昏倒,不省人事;风痰流窜脉络,经气不利,可见口眼歪斜,半身不遂;痰阻舌根,则舌体僵硬,不能语言;痰随风升,故喉中痰鸣。以上这些论述充分表现了"肝风学说"在临床上的复杂性和广泛性。

毫无疑问,叶天士所倡导的"肝阳化风",所重视的是肝阴和肾阴,注意的是阴不足的风火上扰及虚阳上亢，这是河间学派重视阴血，用药尚寒凉的遗风。虽然叶天士的学说论述了种种肝风的证治，但对土虚木横及阳虚风动则论述较少，而这种认识忽视了养肝的水是阳气的收藏状态，是精气。这样的水是相火而非没有阳气的冷水，寒冰之地，不生草木。若相火不足，肝阳无力升发，则筋脉失于煦养，筋痉不柔，则拘急而生风，肝气虚寒，亦可使筋急而生内风。水虚风动的种种病机解释，用水寒土湿来解释同样行得通。

所以黄元御的"水寒土湿木郁"学说可以看作是对"肝气"病的重新定义，也可以看作是对叶氏学说的反对，他力图创造另一个版本的"杂病治肝"学说，这也是难能可贵的，一定程度上也是对当时医学界流行学说的发挥与创造，恰恰是对治肝学说的一大贡献，我称之为"阴风"学说。而当代临床上，对所谓风动之病，如眩晕、震颤等，遵从水寒土湿的法则，用温阳燥土利湿之法，往往有较好的效果，苓桂术甘汤、泽泻白术汤、真武汤、吴茱萸汤等都是常用方剂，这个在经方界已是耳熟能详的了。我个人在临床上也是用此类方治疗"阴风"类的眩晕症的比例最多。

## 三、代君受过亦无怨

厥阴心包经是一个奇特的存在，为什么这么说呢？其一，它应该是十二经脉中最后确定的一条经脉，在出土的早期文献中没有厥阴心包经，它的来历似乎莫名其妙。其二，名义上心包经有一个脏——心包，但它又不在五脏之列。

手厥阴心包络，简称心包，亦称"膻中"，中医教材认为它是心脏外面的包膜，有保护心脏的作用，如明代虞抟在《医学正传》中说：心包络，实乃裹心之膜，包于心外，故曰心包络。心居包络之中，《内经》将心包喻为心之宫城，说"膻中者，心主之宫城也"。在经络学说中，手厥阴心包经与手少阳三焦经相为表里，故心包络属于脏。心包络乃心之外围，故当外邪侵犯心脏时，首先使心包络受病。《灵枢·邪客》说："心者，五脏六腑之大主，精神之所舍也，其脏坚固，邪弗能容也。容之则心伤，心伤则神去，神去则死矣。故诸邪之在于心者，皆在于心之包络。"

正是基于此，明清温病学家常将外感热病中出现的神昏、谵语等症，称为"热入心包";或将痰热、痰浊蒙蔽所致的精神错乱，称为"痰热蒙蔽心包"或"痰浊蒙蔽心包"，但其实质是指心主神明功能失常的热证、实证。

而在六气中手厥阴心包络是属于厥阴风木系统的，它和手少阳三焦经相为表里，同属相火，在十二地支中配戌，在十天干中和三焦一样无配属。三焦乃有名无形之腑，它和相火的关系我在少阳篇已详解，那么厥阴心包究竟是怎么一回事呢？它和相火又有什么关系呢？这一篇我们就需要探求一下心包的身世之秘。

### 1. 由心到心包

马王堆汉墓出土的帛书《足臂十一脉灸经》与《阴阳十一脉灸经》是迄今发现最早的、较全面记载了人体十一条经脉循行路线及所主疾病的著作，其中所记载的治疗方法都仅有灸法。

其中的《足臂十一脉灸经》没有手厥阴心包经，而是出现了手少阴心经，原文是"臂少阴（脉），循筋下兼（廉），出臑内下兼（廉），出夜（腋），奏（凑）胁。其病胁痛。诸病此物者，皆久（灸）臂少阴（脉）。"

稍晚的《阴阳十一脉灸经》甲本也有手少阴脉，而没有手厥阴经，原文是"臂少阴眽（脉），起于臂两骨之间，之下骨上廉，筋之下，出臑内阴，入心中。是动则病心痛，益（嗌）渴欲饮，此为臂蹶（厥），是臂少阴眽（脉）主治。其所产病，胁痛，为一病。

这二者成书年代均较《内经》为早。而《阴阳十一脉灸经》与《灵枢·经脉》无论从内容到词句，均有许多相同之处，说明它们之间存在某种血缘关系。《阴阳十一脉灸经》只有十一经脉，而《灵枢·经脉》已经有十二经络的完整循行路线，显然这两篇的形成有先后之别，可以说《灵枢·经脉》是《阴阳十一脉灸经》理论的进一步发展。

早期文献中没有手厥阴心包经，这一现象在《灵枢》中还有残留的痕迹，《灵枢·本输》也没有谈手厥阴经，而其"手少阴经"其实是后来的手厥阴经，原文说"心出于中冲，中冲，手中指之端也，为井木；溜于劳宫，劳宫，掌中中指本节之内间也，为荥；注于大陵，大陵，掌后两骨之间方下者也，为俞；行于间使，间使之道，两筋之间，三寸之中也，有过则至，无过则止，为经；入于曲泽，曲泽，肘内廉下陷者之中也，屈而得之，为合。手少阴也"，这段文字显然是在描述手厥阴经的腧穴。

《灵枢·本输》谈的是经脉的五腧穴,为什么手少阴的腧穴写的是手厥阴经的?在《灵枢·邪客》曾有过解释,原文说"黄帝曰:手少阴之脉,独无腧,何也?岐伯曰:少阴,心脉也。心者,五脏六腑之大主也,精神之所舍也,其脏坚固,邪弗能容也。容之则心伤,心伤则神去,神去则死矣。故诸邪之入于心者,皆在于心之包络。包络者,心主之脉也,故独无腧焉。"这也就是后世所说的心包代君受过的来历,而手少阴心经的五腧穴可能到皇甫谧的《针灸甲乙经》才得到完善。

但这并没有回答我们开始提出的疑问:为什么心包经在最原始的十一经脉系统中没有出现?而在十二经脉系统中又被赋予了新的含义。

我想这个疑问其实也说明了中医学的经脉系统不是一蹴而就的,不是所谓有内证功夫者,一下子就全部感受到而把它们记录下来的,它是一个经过医学理论重新整理的过程。

十一这个数字和古代中国人的天地数术观有关,《汉书·律历志》中曾提到过"传曰天六地五,数之常也。天有六气,降生五味。夫五六者,天地之中合,而民所受以生也。故日有六甲,辰有五子,十一而天地之道毕,言终而复始",这其中的"十一而天地之道毕"一语以十一为天地之数,古人"推天道以明人事",最早的十一经脉及五脏六腑系统很可能就是据此而来的。

而到汉代,人们在整理医学理论时发现十一经脉系统还很不圆融,于是就用天地之数五和六的倍数来重新整理了脏腑经脉系统。而经脉是禀受天气而生,天之气受地之数六的限制,所谓"天以六为节"。天气之数"六"产生于"六律六吕"。"六律六吕"对应的是"十二气",每气中间有一节,合称"二十四节气"。由此就发展出十二经脉系统及六脏六腑的完整对应关系。

但这仅解释了由十一到十二的变化,为什么会多出来一个代君受过的心包呢?这就牵扯中医所赋予心的地位来决定了,一心要分二用。

### 2. 一心二用

在中国文化中,心有双重含义:形而上的心神,形而下的心脏。而《内经》已经讲了"心藏神",所以《灵枢·邪客》在谈心包代心受邪时说"心者,五脏六腑之大主也,精神之所舍也,其脏坚固,邪弗能容也。容之则心伤,心伤则神去,神去则死矣"。这里其实已经指出,心这个脏腑在十二脏腑系统中已经是神的代名词，它是无形无相的，是形而上的，有形病邪不能伤害它，形而上的心一旦受伤就是神伤，神伤则人死。《灵枢·邪客》篇又强调说"黄帝曰：少阴独无腧者，不病乎？岐伯曰：其外经病而脏不病，故独取其经于掌后锐骨之端"。

在五脏中唯有心的字形是不带"月"旁的，它的字形就是一团火的形象。心在十二脏腑系统中是君主之官，藏神，这个神的含义其实就是前边我讲的道，道在人身上就是神，《素问·生气通天论》所谓"在天为玄，在人为道，在地为化。化生五味，道生智，玄生神"。道统御一切，却又功成身退，无处不在，但又无可伤，一旦受伤则"神去而机息"，人的生命也就结束了。

所以说，《内经》的心包代心受邪的设定，是以中国文化的道与器的关系为基础的，一切有形的伤害只能是心包来承受，心神是无形无相的，它不受邪。这一文化思想在西汉的君主制中也体现得淋漓尽致。汉代设宰相，代天子行令，但也代天子受过。西汉有多位丞相都是因天灾而被罢免，因天灾是上天惩罚天子的表现，而天子不能罢免，只有丞相代君受过了。汉成帝绥和二年，占星官报告出现了"荧惑守心"的天象，荧惑是火星，此天象也即是土星、火星和天蝎座最亮的恒星"心宿二"，三者依次连成一条直线。古人认为此象是上天对君主的警示。恰好这一年汉成帝还得了中风病，所以皇帝内心也是很害怕的。这时就有人想到了转移灾祸的方法，得找人来背锅啊，而最能代替皇帝来给上天一个交代的，当然是宰相了。于是成帝就训斥宰相翟方进不称职，且下诏赐酒肉，强烈暗示翟方进自杀。就这么着，翟方进服毒自杀。这就是一个典型的君主不受邪，而心包代君受过的史实。当然，汉成帝还是没能躲过此劫，一个月后也龙驭上宾了，成帝的这一做法也被后来的司马光狠狠地批评了一通：天要你死，你还想找个人顶替，你当天瞎吗？

而且，根据掌握天文规律的现代天文学家的科学推算，发现绥和二年根本没有出现荧惑守心的现象，那么大家可以想想，翟方进的死究竟是天灾还是人祸呢？以天象而作为攻击政敌武器的伎俩中国人玩得很熟，翟方进不是第一个也不是最后一个受害者。这个故事告诉我们，在古代当官，学好天文学是必须的，最起码可以在政敌们借用你不懂的知识来攻击你的时候，你可以科学地回击。

在脏腑经络中引入心包络以后，则形而上的心和形而下的心的功能区分就更清楚了。形而上的道在人身上成为君主，以神为名主导一切。而形而下的功能就由心包代替了，譬如现在常见的胸闷气短等心绞痛症状，中医针灸常取心包经的内关穴治疗。按西医学的研究，心脏病理在临床比较多见的为三种：一是心肌供血不足，导致心脏的供氧减少，心肌能量代谢不正常，从而出现心前区不适、心绞痛等临床表现，冠状动脉粥样硬化导致的冠脉狭窄或闭塞是引起心肌缺血最主要、最常见的病因。二是心脏传导系节律异常，临床可见心动过速、心动过缓、心律不齐等表现，可见于先天性心脏病、心肌病、心脏瓣膜病、心肌炎等疾病。三是心脏瓣膜病变。这些疾病其实都可以归为心包经的疾病，针灸上可以用心包经的穴位来治疗。而经方中治疗心痛胸痹等证的方剂也多和厥阴经有关，这个随后会细谈。

在《灵枢·经脉》对心包的描述是这样的："心主手厥阴心包络之脉，起于胸中，出属心包络，下膈，历络三焦。"这里的心包不只包括了心包络，而且是"历络三焦"的，也就是说心包的功能与三焦密切相关，二者与相火关系密切，三焦对肾中相火游历五脏六腑的作用和厥阴心包经也是密切相关的——三焦和胆把外出的相火收回肾中，而心包和肝则是把相火输送于外的，或者说是把相火变为热量以上济君火的。从这个意义上讲，心包经的脏腑绝对不只是现在所谓的解剖学位置上的"心包"，《难经》也说心包是有名无形的。所以心包既包含了形而下代君受过的层面，也包括形而上的精神层面的作用。而在六气中，我们可以把它升发相火以助君火的作用作为其沟通形而上的道和形而下的器的纽带，也可谓是"道散而为器"的纽带，这样来理解心包的功能可能会更全面。

### 3. 你快乐吗

《内经》对心包功能的定义也主要是精神层面的，所谓"膻中者，臣使之官，喜乐出焉"。心包是代替心神来行事的，心神是一切思维情绪的源头，但它无喜无悲，前人也称之为心性。一旦受到外物的感发，则心性就会表现为七情六欲的具体变化，心神就是"喜怒哀乐之未发"的状态，而"喜乐出焉"的状态就是各种情绪的发出状态，这里用"喜乐"代替了各种情绪，心包正常则喜乐出，不正常则"发而不中节"，是为失常的七情，怨恨、恼怒、烦等都是。所以说心神统御的七情和厥阴心包经有关，当然更和厥阴肝经有关，人的情感之喜怒哀惧和厥阴风木密切相关。而且，喜怒哀惧的情绪变化无常本来就像风的善行而数变，庄子所谓"梦饮酒者，旦而哭泣；梦哭泣者，旦而田猎"，情绪的多变是常人最难以把握的。接下来我们就谈谈这个时代最悲哀的话题——精神类疾病。

我们这个时代精神疾病的发生率应该是前所未有的，根据世卫组织的报告，抑郁甚至已成为青少年最大的健康问题，到 2030 年抑郁症将成为世界头号疾病，即便称 21 世纪是"精神失常世纪"，也未尝不可，因为青少年是人类的未来。

在《现实主义者的乌托邦》一书中，作者引用了圣迭戈州立大学心理学家珍·特文革的研究成果。她深入研究了现在和过去年轻人的心理状态。在比较了 1952 年和 1993 年的 269 个病例后认为，生活在 20 世纪 90 年代的普通小孩，比 20 世纪 50 年代的精神病患者还焦虑。据美国学者统计，2005 年全美开出的抗抑郁剂处方有 1.18 亿个，而在 1992—2002 年间，抗抑郁剂的使用量增加了 48%。

精神疾病的高发，反映的是人类心理的不健康，所以人们又时时处处都在追求快乐，政治宗教、科学、教育、体育、商业和任何其他领域的内容，都日渐以娱乐方式出现，试图让大家快乐，所以也就有了 20 世纪 90 年代尼尔·波兹曼的《娱乐至死》这部风靡全球的作品来反映我们这个时代的痛苦。我们这个时代最合适的问候语已经不是"今天你吃了吗"，而应该是"今天你快乐吗"。

一般而言，抑郁和快乐是相对的，它们都是人的一种自我感觉状态。快乐是人类精神上的一种愉悦，是一种心灵上的满足，是由内而外感受到的一种非常舒服的感觉。可谁又能说清楚快乐究竟是个什么感觉呢？

西医学研究表明，人类大脑的两个不同半球分别掌管快活和苦闷的感觉。左半球负责创造性思维，它存储的是好心情；而右半球负责理性思维，它存储的是诸如忧郁、失望与懊恼等坏心情。人在快乐的时候，大脑中会分泌一种叫作内啡肽的物质。也就是说人的幸福感很大程度取决于脑中内啡肽的浓度。内啡肽中最著名的 5- 羟色氨因此被称为"快活荷尔蒙"。内啡肽有如此大的魔力，它是包括性快感在内的一切快感的源泉。而受虐狂可以理解为是内啡肽阀门错误地连接到了痛感神经所致。

相反，另外一些激素则可以使人产生痛苦的感觉。如肾上腺素通常被

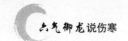

称为"痛苦荷尔蒙"，当人感到生气或恐惧时就会分泌肾上腺素。再譬如褪黑素，它在临睡前和夜间分泌出来，能使人昏昏欲睡，无精打采。当一个人处在抑郁状态时，这种物质的数量就会增加。而诸如多喝水、运动出汗、大哭一场，都可以让这些不良激素随同汗水一起排出，从而让人感觉到轻松快乐。甚至说使人情绪低落的褪黑激素也会在阳光下遭到破坏，所以前面我们强调多晒太阳的好处在这里又一次被证明了。

具体到人的快乐感觉，西医学研究认为有三大激素与其相关，有人总结为三句话——声色犬马多巴胺，耐挫抗压血清素，越累越强内啡肽。

（1）内啡肽（又称安多芬或脑内啡）

内啡肽是由脑下垂体和脊椎动物的丘脑下部所分泌的氨基化合物（肽）。它能与吗啡受体结合，产生跟吗啡、鸦片剂一样的止痛作用和欣快感，等同天然的镇痛剂。内啡肽研究者、诺贝尔奖获得者罗杰·吉尔曼发现，人体产生内啡肽最多的区域以及内啡肽受体最集中的区域，居然就是学习和记忆的相关区域，因此内啡肽可以提高学习成绩，加深记忆。内啡肽可以使人顺利入睡，消除失眠症，并使人的身心处于轻松愉悦的状态中，让免疫系统实力得以强化；并可以对抗疼痛、振奋精神、缓解抑郁；还能让我们可以抵抗哀伤，掀起兴奋的波涛，让我们创造力勃发，提高工作效率；当机体有伤痛刺激时，内啡肽被释放出来以对抗疼痛；内啡肽还能让我们充满爱心和光明感，积极向上，愿意和周围的人交流沟通；内啡肽可以帮助人保持年轻快乐的状态，所以内啡肽也被称之为"快感荷尔蒙"或者"年轻荷尔蒙"。

这些肽类除具有镇痛功能外，还具有许多其他生理功能，如调节体温、心血管、呼吸功能。它还参与调节腺垂体激素的分泌和消化功能，对摄食、生殖、学习等行为也有影响。近年来研究表明，内啡肽可能参与感情应答的调节作用，并与女性生殖生理及妇科疾病的病理有着密切关系。有的研究者还指出，内啡肽与体内其他内分泌有相互的联系，可使血胆固醇降低。血胆固醇水平增高可造成动脉血管的硬化，易发生心、脑血管病及造成性器官、盆腔区域的血液减少，影响性器官的充血及阴茎的勃起功能。

内啡肽是身体产生的奖励性的止痛剂，是身体产生的奖励品——"内源性吗啡"，会产生类似于成就感，或者是让人内心宁静的宗教中的忘我的那种精神境界，所以内啡肽对人的快乐感觉很重要。

那么怎么才能让身体分泌更多的内啡肽呢？据说提高内啡肽的分泌有4

种方法：吸毒嗑药、疯狂音乐、高潮床戏、运动，前三样的条件显然更苛刻一些，运动自然被公认为获得内啡肽的不二法门。据研究，运动可以刺激内啡肽的分泌，使内啡肽的分泌增多，在内啡肽的激发下，人的身心处于轻松愉悦的状态中。但据专家研究，内啡肽的分泌需要一定的运动强度和一定的运动时间，才能使它分泌出来。现在一般认为，中等偏上强度的运动，比如健身操、跑步、登山、羽毛球等，运动30分钟以上才能刺激内啡肽的分泌。长期坚持体育运动的人常在运动后感到心情舒畅，就是由于运动促进内啡肽分泌的缘故。如果有一天不去运动，内啡肽分泌减少，人会变得无精打采。

而根据实际情况来看，坚持长久规律的活动的人身心更健康，这项活动不一定是多么剧烈，静功同样可以达到相应的效果。譬如有过静坐体会的人都知道，静坐上半小时后腿会麻木酸痛，身体会汗出，内心会有一种烦闷不安之感，但一旦静下来，结束打坐后，浑身反而觉得非常轻松自在。所以有些人把冥想、静坐、瑜伽等的修行者叫作内啡肽体验者，也就是说这样会提高内啡肽的分泌量。其他偏于静的爱好，如站桩、吐纳、诵经、下棋、书法等都可以产生相同的效果。可以说使身体产生内啡肽的有效途径就是长时间、连续性做一件事，而这些事可动可静。

再譬如吃红辣椒之类的香辛料也能刺激脑内啡肽分泌，辣椒越辣内啡肽分泌量越高，这也可以解释为什么现代人的口味普遍偏辣了。同样，辣椒素同时也是治疗慢性痛症的药物，这如同重要的辛温制品可以发散风寒、治疗痹症一样的道理。

据写作《长安十二时辰》的马伯庸所说，他的一个朋友开餐馆，按照唐代记载的做羊肉的食谱做出了一道菜，结果那道菜的味道令人大失所望，根本不符合现代人的口味，或许正是因为没有辣椒的缘故吧。辣椒原产于中、南美洲，它本是印第安人最重要的一种调味品。16世纪末的明代，辣椒才传入中国，名曰"番椒"，最早是长江下游的人开始吃辣椒，到清乾隆年间史料记载贵州、湖南一带开始吃辣椒，而中国人普遍开始吃辣椒更迟至道光以后。开玩笑地说，中国人自道光以后也确实该吃辣椒了，因为中国的霉运就是从那时开始的，中国人开始高兴不起来了。但引领中国人民站起来的毛主席也正是爱吃辣椒的湖南人，辣椒与中国的关系，想来也真是有趣！

（2）控制多巴胺

多巴胺是一种传递欣快感的神经递质，它让人们不断产生"再来一次"

的期待，从而诱发成瘾行为。成瘾是指一种重复性的强迫行为，即使这些行为已知可能造成不良后果的情形下，仍然被持续重复。这种行为可能因中枢神经系统功能失调造成，重复这些行为也可以反过来造成神经功能受损。在成瘾行为中，我们虽然兴奋、想不断要更多的刺激，但是我们那时候并非快乐着。多巴胺不生产快乐，是一种"承诺你这么做就能够获得快乐"的物质，是人的心理动力源泉。多巴胺浓度偏低时，快感缺失，动机、兴趣减弱，语言贫乏，不愿说话和社交。

在上瘾的情况下，大脑会经历 3 种变化：阈值提高、敏化反应和前额叶功能退化。长期的上瘾行为导致的最终结果是身体越来越难分泌多巴胺以及血清素。这样我们就可以理解为什么中国古人讲究"清心寡欲"了，其原理是清心寡欲可以降低多巴胺的耐受性阈值，减少大脑中过多的多巴胺受体，以减少被大脑奖赏机制的控制而做出身不由己的上瘾行为。譬如辟谷一天，味觉就变得更灵敏，吃到嘴里的食物味道可能比你每顿都吃饭更使你快乐。同样，人的一切口腹之欲也是如此，需要清心寡欲来获得平淡中的快乐。需要少做高多巴胺的事情，老子所谓的"驰骋畋猎令人心发狂"，现代人激烈刺激的网络游戏、影视作品、玩心跳的运动等都是。清心寡欲就是要选择低多巴胺的事情，专心致志地去吃饭、睡觉、散步、看书、听轻音乐、回归大自然等，有条件可以每天静坐，放松身心，这样都是在给大脑留白，降低兴奋阈值，这样才能维持对于低多巴胺事情的动力和兴趣。而偶尔有一点高多巴胺的事情就可以让你兴奋不已，感到非常快乐。相反，如果放纵自己，则获得快乐的阈值就会被提高，那些本可以使人快乐的事却反而成为一种上瘾行为，最终更不快乐。

譬如古代的人一年到头过不了几天节日，平时都是平淡无奇的单调生活，一到节日期间，可以去看花灯、逛夜市、吃上一顿肉，所以每逢节日人们都会格外开心。而今天的我们似乎随时都在过节的状态中，多巴胺的耐受值越来越高，真正过节的时候也就不会使人有特别高兴的感觉了，正是这个道理。

（3）血清素

血清素（Serotonin），就是 5- 羟色胺，是体内产生的一种神经传递素，而神经传递素（Neurotransmitter）是神经细胞用来互相传递信息的一种混合物质。也就是说某些神经细胞用血清素传递信息，而其他神经细胞可以用其他的神经传递素。血清素会影响人的内驱力（如食欲、睡眠、性欲）以及情绪，譬如血清素与控制胃肠蠕动、敏感性和分泌有关，因而医学上已经把血清素作为有潜力的胃肠疾病治疗药物。

从中医上来说，血清素对肠胃的作用，则类似于厥阴风木的功能，厥阴的升发对人的基本欲望如饮食男女等都有影响，情绪当然也在其中。五行理论中木能克土，木亦能疏土。六气中厥阴风木的升发对太阴湿土的运化也影响甚大，厥阴病的提纲条文就有"饥而不欲食"的症状，所以食欲不振者往往需要考虑厥阴的问题。

西医学认为很多健康问题与大脑血清素水平低有关，造成血清素减少的原因有很多，包括压力、缺乏睡眠、营养不良和缺乏锻炼等。在降低到需要数量以下时，人们就会出现注意力集中困难等问题，会间接影响一个人处理问题的能力，会觉得自己一无是处。其他一些与大脑血清素水平降低有关的问题还包括易怒、焦虑、疲劳、慢性疼痛和焦躁不安等，如果血清素水平进一步下降，还会引起抑郁。如果不采取预防措施，这些问题会随时间推移而恶化，并最终引起强迫症、慢性疲劳综合征、关节炎、纤维肌痛和躁狂抑郁症等疾病，患者可能会出现不必要的侵略行为和情绪波动。

简单来说，血清素的功能是维持"情绪稳定"，一个人的心态好或遇到挫折时抗压能力强，表明他的血清素水平较好。而如果一个人经常烦躁易怒，情绪不稳定，则表明其血清素水平异常。

人体通常用食物中的色氨酸来合成血清素，所以有研究人员请一些志愿者在不同日子里分别进食富含或缺少色氨酸的食物，随后用一些图片来激起他们大脑中的愤怒情绪，来观察大脑内部的反应。结果显示，在缺少色氨酸并因此导致血清素含量较低时，大脑的愤怒反应更难被抑制。而对大脑活动的观察发现，在血清素含量低的时候，大脑中额叶部位和杏仁核部位之间的信号联系就会减少。杏仁核部位与愤怒情绪有关，而额叶部位发出的信号可以帮助控制这种愤怒。因此，在缺少作为"信使"的血清素时，"理智"的额叶就难以控制"愤怒"的杏仁核。这项研究最终发现了血清素在负责理智和愤怒的大脑部位之间充当信使的机制。

所以说当一个人的愤怒或抑郁等不快乐的情绪出现时，并不一定是其大脑中没有理智，而可能是大脑中负责理智的部分缺乏一种信号物质——血清素的帮助，因此难以控制与愤怒相关的大脑部位活动。很多时候人的情绪并不能反映自己理智的想法，而仅仅是一时冲动而已。但往往是这种一时冲动，给人与人的交往带来了极大的障碍。而如果能明白情绪的虚幻性，则不论对人对己都是一项好事，这也正是古圣先贤要求人时刻观照自己念头的深刻含义所在，那个随着外界环境而变化的喜怒哀乐的情绪并不是你自己，不要太当真。

既然血清素的含量对人如此重要，有没有方法提高血清素的含量？让人的心态和脾气更好一点呢？有动物实验表明，当提高 5- 羟色胺在动物体内含量时，动物的互相攻击行为明显减少。而提高血清素含量最简单的方法就是改善饮食，而通常蛋白质含量较高的食物中都含有不少色氨酸，如大豆、坚果类、鸡蛋和鸡肉等。碳水化合物对提高身体血清素水平也有帮助。鸡蛋、香蕉和胡桃等碳水化合物含量高的食物可以提高血清素水平。血清素的提高能改善睡眠，让人镇静，减少急躁情绪，带来愉悦感和幸福感，带给人更多快乐。

此外，一些研究还发现明亮的光线也有助于血清素水平提高，这里又一次证明了太阳对人的重要性。当然锻炼也有助于提高大脑中的色氨酸数量，这最终可以帮助提高血清素的分泌。所以以后对于爱发脾气的人，我们认清他的身不由己后，可以轻松地对他说：你该补充点色氨酸了！

综上所述，从内分泌的原理来看，从轰轰烈烈的爱情到平淡如水的婚姻都离不开各类激素的作用。去甲肾上腺素让恋爱的人产生怦然心动的感觉，苯基乙胺（PEA）使人坠入爱河，苯基乙胺的作用使人心跳加快，呼吸急促，面红耳赤，手心出汗，甚至瞳孔放大。它可以使人自信心空前膨胀，产生偏执和执着，听不进去任何人的意见，这也就解释了为什么恋爱中的人多是海誓山盟、一往无前，我的眼里只有你。因为你们已经中了苯基乙胺的毒，你以为你遇见了爱情，其实只不过是你的内分泌控制了你的思维而已。

然后多巴胺传递亢奋和欢愉的信息，脑下垂体后叶的荷尔蒙则是控制爱情忠诚度的关键激素，一旦控制不住则爱情便遭遇灭顶之灾，唯有内啡肽能够使恋人双方持久快乐。在轰轰烈烈地爱过之后，我们需要另外一种爱情物质——内啡肽来填补激情。内啡肽的效果非常接近于另外一种毒品——吗啡，是一种镇静剂。可以降低焦虑感，让人体会到一种安逸的、温暖的、亲密的、平静的感觉。研究表明，一段婚姻存在的时间越长久，这种状态也就会越牢固。这里面很大一个原因就在于夫妻双方已经习惯了内啡肽所带来的宁静。所以闯过七年之痒的秘诀就是在苯基乙胺之类的激情物质消退之前，分泌出足够多的内啡肽，让坟墓代替爱情。

（4）快乐到死——毒品

与当前这个精神疾病高发的不快乐的时代相伴而生的一个问题，就是一个令人极度快乐的东西——毒品。根据《中华人民共和国刑法》第357条规定，毒品是指鸦片、海洛因、甲基苯丙胺、吗啡、大麻、可卡因以及国家规定管制的其他能够使人形成瘾癖的麻醉药品和精神药品。毒品的危害有人归结为"毁灭自己，祸及家庭，危害社会"十二个字。我们就以吗啡为例来从西医学及中医学分析一下它对人体健康的危害。

吗啡就是罂粟提取物，研究人员在首次分离后将它用于狗和人，结果都昏昏睡去，强刺激也不能苏醒，故而用希腊神话中睡眠之神吗啡斯的名字将它命名为"吗啡"。从医学上来讲，它让人们能够对抗身体上的强烈痛苦，并带给人类难以比拟的欢愉，还有就是能对抗面对死亡痛彻心扉的恐惧。

而这种药物的作用就被用来人为地制造快乐，因为吗啡可以模拟内啡肽的作用，前面我们讲过提高内啡肽的方法，譬如运动和长期坚持做一件事。而吗啡是山寨版的内啡肽，它让人不费吹灰之力，就获得了原本需要长期艰苦努力才能得到的内啡肽。而贪婪的人就会沉浸于它带来的欢愉之中，一次就成瘾，终于不顾结果地毁灭自己。

从中医的观点来看，凡是快感都是要以消耗能量为代价的。运动譬如长跑也分泌内啡肽，也需要消耗自身能量，但这是一种人体主动的能量转换，把人体的精气化为气力用于体内的新陈代谢，它可以去腐而生新，坚持下去可以让人更健康。而吸食毒品带来极度的兴奋与快感，也是以大量消耗相火为代价的，但它却纯粹是不劳而获的消耗。而且吸毒往往伴随性行为的放纵，就是为了追求欲望的巅峰状态，更是消耗精气的最快方法。而这种入不敷出的快乐却不可能永远持续，那些吸食毒品后的人相貌形体的变化，无疑与中医讲的虚劳证密切有关。

治疗那些毒瘾戒断综合征从中医的补虚法入手是个值得探索的途径，历史上也确实有这方面的经验，譬如清代林则徐禁烟时请名医何书田出过戒烟方；民国少帅张学良戒鸦片烟瘾时，上海名医陈存仁用野山参治疗，终于取得良好的效果。

（5）中国人的快乐法宝

老子言"知足常乐"，又言"祸莫大于不知足"，其实这些话已经清楚诊断了人为何不快乐，因为欲望太多。人人都看着别人的好，都不知足，欲壑难填，所以人人都不快乐。从六气上来讲，快乐是厥阴风木畅达，心包功能正常，喜乐能出的生理状态，而这个风木畅达的前提是相火能收，水中有火，所以风木温煦升发。然而在少阳篇我们已说过，当今时代人们收藏太困难了，欲壑难填，"以欲竭其精"，少阳不能收藏，肾水的根基没有了，厥阴升发无力，喜乐不能出，也就是君火不能明，只有抑郁焦虑了。

如何解决这个问题？要使厥阴风木畅达，孔子言"智者乐，仁者寿"，又称"智仁勇"为三达德，也就是说智和仁可以使人快乐和长寿。在佛法中有"智悲双运"之说，虽和"智者乐、仁者寿"之说不同，但可以类比。追求最高的般若智慧正是为了得到最大的快乐，对众生的慈悲心也即是仁者之仁。

那么什么是智？最高的智其实就是看透生命的真相，不再为一切外物而干扰自己平静的内心，也就不再执着于人世间的穷通得丧，自然心无挂碍，所以"智者乐"，无论任何时代，只要不明白这个道理，就不可能获得长久的快乐，更何况我们这个"多难之秋"？所以努力去看透这个世界的真相，使自己不再执着才是快乐的根本法宝，也就是老子劝人说的"知足者乐"。在医学上来讲，肾主志，也主智，能看透世间真相而不执着的人，自然不会为物欲而耗散自己的肾精，相火能藏，肾气充足，自然志存高远，智慧通达，诸葛武侯所谓"淡泊明志、宁静致远"亦是此意。

什么又是仁？仁者寿，寿不只是说寿命长短，更主要的是指生命的质量。仁者，不管他的生命长度如何，他的生命质量一定是高的，颜回虽然"不幸短命死矣"，但他"一箪食，一瓢饮，人不堪其忧，回也不改其乐"，他自有其乐处。那么什么是仁？《论语》里有多种解释。最为人所熟知的应该是"仁者爱人"一句了，一个仁者应该是爱护、同情他人，是应该尽己所能帮助他人的。一个人经常做好事，做善事，与人为善而不求回报，古人称之为积阴德。而按内分泌的原理来述，这样做是因为帮助他人的成就感可以促进自己的大脑分泌内啡肽。而内啡肽使人的身心处于轻松愉悦的状态。这就是天道好还，你每做一件帮助他人的事情，天道就会以你想不到的方式回馈给你应得的东西，这种不知其所以然而然的循环，称之为"阴德"又有何迷信呢？所不同的是，古人描述一件事情时根据自己的实际体会，而现代科学描述一个事情是要找到明确的物质关联。

如果我们能够以仁智之理来要求自己，那必然是快乐的，又怎么会去自怨自艾、怨天尤人，无故寻愁觅恨，内心抑郁不乐呢？所以我在前面不止一次强调精神层面的自我调整，少私寡欲，恬淡虚无，此为养生第一要务。

在庄子的精神中，恬淡寂寞，虚无无为，逍遥其思想，堕肢体，黜聪明，离形去知，同于大通，此谓"坐忘"。我认为庄子的思想足以堪当今世界的对症良药。而艺术家往往受到庄子精神的熏陶，因为艺术只有达到这种精神层次，才对人有真正的感染力。至于其他文学、音乐、绘画、舞蹈、书法等具体艺术，也是可以调畅人的精神的。艺术对人体健康的作用，主要是在气的层面对人体气机的升降出入产生影响。高亢快乐的音乐令人阳气升发，悲伤的音乐使人气机收敛，有报道称听摇滚音乐的蔬菜减产10%，听古典音乐的蔬菜增产10%。种花养草，吟诗作画，畅谈古今，无不是通过一种形式来抒发自己的某种感情，以期达到一种平和的心境。这些艺术往往被俗人视为无用之物，殊不知无用之用是为大用，即便不是为追求人生的终极解脱，为了建功立业，也离不开仁智的培养。

读研究生时有一段时间，我的情绪不是太好，有一次去湖南常德的夹山寺参加一个学习班。夹山寺地处湘西，山清水秀，远离尘嚣，是圆悟克勤禅师的道场，又是闯王李自成最后的埋骨之处。寺庙后面的围墙画的就是李闯王一生的故事。当时还看了一首据说是李闯王所作的诗，让我感慨颇多，原诗曰："英雄一代赴飘萍，大块空留百战身。捣碎乾坤惊日月，踏翻宇宙走雷霆。时来作恶天还怕，运去看经佛不灵。事业都随流水去，禅房梦醒夹山青。"这首诗的雄浑悲壮与旷达飘逸，大概也只有李闯王这样有从帝王到和尚的人生经历的人才能写得出来吧！

夹山寺这样的环境和历史因缘，让我有感而发，作了一首律诗——《夹山寺怀古》："夹山无路一线通，青障碧涯两相迎。飞鸟惊看外来客，老牛闲伴山里翁。圆悟随缘设禅茶，李闯不遇化帝僧。祖师语录英雄业，玉带湖上过清风。"

这首诗其实已经包含了对历史与现实，喧嚣与寂静，建功立业与修身养性，心境与环境等各种问题的思考。借助夹山寺这个地方，我把自己心中的苦闷抒发出来，自然就有一种快意，现在每每回想这首诗，当时在夹山寺的

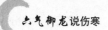

心境便浮现出来，让我又一次地身临其境，心中便又会有一阵快慰。而我个人对诗歌也特别喜欢，因为那些百代骚人的感慨总会让我在心头生起某一种情感，不管是悲伤或豪迈，恬淡或飘逸，旷达或典雅，都足以让我借以抒发自己的某种情感，从而感觉到快乐，这大概也是因人而异的快乐法门吧！

道济轩主完稿于 2020 年 9 月 15 日

## 四、厥阴病机理

在前面的论述中我们基本讲明白了厥阴风木的生理，那么接下来就需要讨论厥阴风木的病理了，而这是研究厥阴病的重中之重。

### 1. 厥阴病竟成千古疑案

厥阴病虽然只有 55 条，条文不多，但其内涵却是历来医家争论最多的，众说纷纭，莫衷一是。民国医家陆渊雷直接说"伤寒厥阴篇竟是千古疑案"，所谓的"千古疑案"就是说他认为历代伤寒注家都没有搞清楚厥阴病究竟是个什么东西。相比厥阴篇，《伤寒论》其他各篇的争论主要在于具体的条文或方证，而厥阴篇似乎是整个都不清楚。换句话说，厥阴病是否存在？存在有什么意义？这些都是不清楚的，所以陆氏认为厥阴病是"杂凑成篇"的。

而且持此观点的医家不在少数，近贤胡希恕也说：厥阴篇除了前四条明确冠以"厥阴病"外，其他便没有一条冠以厥阴病者，前后显然不是论述的同一个主题，《金匮玉函经》别为一篇，题曰"辨厥利呕哕病形证治第十"，审其内容，亦确是主述此四病证和治。胡氏由此认为除前四条外的厥阴篇内容，是王叔和编入厥阴篇以免不伦不类的。在胡氏的六经体系内，厥阴篇是所谓"半表半里的阴证"，与少阳篇的"半表半里阳证"对应，这一说法虽自成体系，但这种认识其实只能是自洽，而不能他洽，与《内经》就没有多少关系了。此外，还有一些学者主张把三阴经归结为太阴一经，更是说明大家对厥阴病的认识是相当混乱的。

那么厥阴篇真的就是"杂凑成篇"，是可有可无的吗？在六经气化理论层面上，它绝非如此，它是六经中不可或缺的一层，而且理法森然，并非不可理解。但由于历来研究六经者，大多以脏腑经络作为六经病的病理基础，而不能从气化角度去认识六经，这就导致理解厥阴病时也出现了困难。这也再次证明：一旦抛开中国文化的核心理念——气化观念，去解释中医学，在很多时候都会陷入无法理解的尴尬中。而五脏六腑体系和六气气化体系其实是两套不同的系统，需要我们以气化来统御脏腑功能才可以高屋建瓴。

那么，在六经气化层面要确定厥阴病是什么，首先就要明白厥阴风木的生理是什么。生理特点必然导致其病理特点，病理特点就是它的主证。在此基础上再来认识厥阴篇的条文及主要方证，厥阴病是可以搞清楚的。

### 2. 气化意义上的厥阴病

从气化上来说，厥阴风木是六气之末，因为六气如环无端，它之后又是太阳寒水。所以厥阴风木的气化是阴极而阳生，风木生于少阴肾水而长于太阴脾土，若肾水温而脾土和则风木畅达，无太过不及之患，六气循环正常而无病。从人体六气的升降出入上来说，相火经太阴之开入少阴后，接着就要从厥阴转而外出。也就是厥阴风木是发源于作为相火之根的少阴，然后经过手厥阴心包、手少阳三焦、足少阳胆木、足厥阴肝经，循环往复地升降，完成了地气上为云、天气下为雨的过程。而相火由厥阴风木升发后，再经过手太阴肺、手阳明大肠、足阳明胃、足太阴脾的燥湿互济，锻炼后天呼吸之气和饮食精微之气，然后入心化赤成为血，以供养君火之气，血就是君火的依附。

从上述论述可以看出，尽管历来注家大多以厥阴内蕴相火一语来讲解厥阴之病理，但内蕴相火究竟是怎么一回事却语焉不详。《内经》言"阳明厥阴，不从标本，从乎中"，厥阴的中见之气是少阳相火。这一段经文最少也包含着下面一层含义，即在厥阴风木的中见之气——少阳相火充足的情况下，厥阴风木易得温藏于肾水中的少阳相火之温升，而成氤氲鼓荡之风，这是厥阴气化应有之常。从人体阴阳升降出入上来讲，厥阴风木是水火之间的状态，它把肾水中相火（精）升发为君火（神）以外用，这个过程也可以说是营卫气血从少阴外出太阳的过程。

但因为人体内阳明燥土常不敌太阴湿土，中土常湿；而相火又常不能潜降，则肾中相火储存不足就偏寒。所以厥阴风木常因水寒土湿而不能畅达，风木不能从左而升，则相火之气不能从右顺降，君相之火居上而不降则上热，上热则出现消渴、气上冲心、心中疼热等症。厥阴风木郁而横克脾土则表现为疏泄太过之证，在上则为呕吐、哕逆，在下则为腹痛下利、便血等，皆是风木郁勃攻冲之证。上热下寒，阴阳不相顺接，所以四肢逆冷，这就成为厥阴病的病理常态。

仲景的厥阴病第一条基本上已描述了厥阴病的病理特点及主症，主症包括上热下寒、厥逆、呕哕、下利等，这是仲景用典型症状来代表气化失常表现的一贯做法，这一条完全可以作为厥阴病的提纲。所以"厥利呕哕"这些症状自然可以归属于厥阴病，《金匮玉函经》的"辨厥利呕哕病形证治第十"篇自然可以归为厥阴病。

同其他五经的提纲条文一样，厥阴病所列的这些症状也是仲景为了表述厥阴病的特点而选取的代表性症状，不一定是临床中的最常见症状。譬如厥热往复就和往来寒热一样不具有常见性，但厥热往复却最能表现厥阴病阴阳胜复的特性。

厥逆一症即四肢逆冷。厥逆为什么最容易表现在四肢末端？《素问·阳明脉解》讲"四肢者，诸阳之本也"，四肢秉气于脾胃，脾胃阳气能行于四肢则温暖，而阴寒内盛，阳气虚衰就是四肢厥冷的关键原因。但仲景说"凡阴阳气不相顺接，便为厥"，也就是说阴阳气不相顺接的原因不一，寒热虚实皆会导致阴阳之气不相顺接，所以仲景首先就讨论了不同类型的厥。寒热错杂者如338条蛔厥的乌梅丸；357条寒热虚实错杂的麻黄升麻汤。寒证如340条"冷结在膀胱关元"的寒凝下焦之厥，三阴寒证皆可出现；353、354条的少阴寒凝的四逆汤证之厥；351、352条的血虚寒厥，以当归四逆汤为代表方。热证之厥如335、339、350条的热厥，白虎汤是其代表方。虚证如347条的亡血之厥，补益气血之方可用。实证如349条的阳郁之厥，四逆散之类可用；355条瓜蒂散证的痰厥；356条茯苓甘草汤的水厥。

至于呕哕下利之证，在六经中都可出现，需要辨证而治。但我们可以从理论上区分少阳阳明的呕吐下利与厥阴太阴的呕吐下利的不同。少阳阳明主气机的下降，相火不降，克阳明则气逆而不降者多，所以呕吐多而下利少。厥阴风木及太阴脾土主气机升发，厥阴风木升发无力则克脾土而气陷不升者多，所以下利多而呕吐少。验之厥阴篇条文也是如此，谈论下利而厥者占大多数，原文从358条到375条，皆是讨论下利者，当然这其中也有热复太过的热利。而呕吐者仅在最后的376条到381条的六条中专论，全篇方证也仅有四逆汤、吴茱萸汤、干姜黄芩黄连人参汤、乌梅丸、麻黄升麻汤论及呕哕。

至于厥阴病的厥热问题，未必是厥阴病的主症，但却是厥阴风木之病的应有之义。人体内的六气同样有生克制化的胜负之理。厥阴为木，水寒土湿则厥阴寒而厥，木之子火必来复仇，火生土以克水，若火复太过则热，所以厥热胜复往来是厥阴应有之义。但热盛则阳复而病易愈，寒水胜而火灭阳亡则人死。

总体上来说，厥热的关系有厥热并存、但厥不热、但热不厥三类。其中厥热并存者，有阴盛格阳之真寒假热的四逆汤证、阳盛格阴之真热假寒的白虎汤证，也有335条热深厥深的"厥应下之"的承气汤证。厥热往来之症在临床上很难遇到，类似于西医的回归热，也可在胆道感染疾病中遇到，但毕竟很少见。厥是四肢逆冷，热可以是发热，也可以是指四肢温暖，这与少阳病的寒热往来不同。理论上来说，厥阴病属阴为相火不升，厥热往来间隔时间较长，可以"热六日，厥九日"，而且厥多热少；而少阳病属阳，为相火不降，寒热往来间隔时间短，如疟疾可以天天发病，先冷后热，热多寒少。仲景在少阳篇讨论寒热往来时没有讨论厥热多少的问题，太阳篇的恶寒发热可以一天几发，少阳的寒热往来也可以天天发作，因三阳经正邪斗争剧烈。而在厥阴篇则反复讨论厥热谁多谁少的问题，在原文的331、332、333、334、336、341、342七条中论述的以发热日期算厥热胜复结果的方法，其目的也在于说明厥阴病事关生死，这种算法在实际临床上很难操作计算。但它具有指导意义：即病至厥阴后以发热为阳复之机，阳胜阴则生，阴胜阳则亡。

所以在六气的概念里，发热是一个必须要仔细应对的症状，它在急性病中是抗邪于外，避免阳病入阴的关键。在慢性病中，譬如肿瘤性疾病的发热，则可能是阴病出阳的转机，治疗得当，很可能向愈，治疗不当，很可能就会使人体最后的抗争归于死灭。这也是厥阴为阴尽阳生的另一层含义，病至厥阴，已极重，仲景原文第343、344、345、346、348五条就论述了厥阴的危重症，厥而下利，烦躁、汗出不止、七日仍厥利、灸厥阴仍无转机者，大多已不可救药。而在当今的西医临床中，对于慢性疾病的发热，一概认为是症状而积极治疗发热，是需要反思的。治疗不当，很多慢性病在这一关就一次次被打压而无法康复！

## 五、厥阴御龙法

### 1. 生死之机

厥阴病可谓是阴证至极之证，能否阴证复阳，逃出生天，就看阳气能否恢复。327 条曰"厥阴中风，脉微浮为欲愈；不浮为未愈"。这一条是厥阴病欲愈条，所以标明"厥阴中风"，与伤寒相比，中风本就是阳证，这时若能得到"微浮"的阳脉，自然是阴证见阳，是一种向愈之象。仲景在厥阴篇反复对比厥逆与发热时间长短的条文，也是在对比阴和阳的胜负。

在临床实际中，一些慢性阴证疾病多见沉细脉，在治疗中如果一旦出现浮脉，要么这个病有转阳的可能，要么就是有新感症状，我们注意因势利导，往往可以对病人的宿疾有大的改变。这一点对肿瘤疾病非常关键，肿瘤疾病常常是阴盛而阳衰，人体的自愈力总是想把阴证转阳，所以肿瘤病人中多有发热之象，西医总是以控制体温为目标，盲目打压人体的自愈力。作为中医，我们要清楚，一个肿瘤病人能发热，说明还有向愈的希望，这时候要扶助正气，以期死里求生，而不能盲目退热。我曾治疗过一例 70 多岁的结肠癌病人，便血明显，但因为老人有些老年痴呆，他本人没什么恐惧感，家人又坚信中医，所以就来请我诊治。我诊断后就主用黄土汤合附子理中汤，合用化瘀止血之品，服用数月，患者情况逐渐好转，便血由暗黑色转为红色，且数量及次数明显减少。有一次患者出现发热 38.5℃左右的感冒症状，家属按我的要求用葛根汤合理中汤退热，未服西药，患者发热即退。后来患者于每天晚上略有低热一阵，我告诉家属不必要服用西药，而是用小柴胡汤合前边的方法继续治疗，经过一个多月的治疗，患者不再发热，而且便血情况基本得以控制，睡眠情况也持续好转。这一病例运用的就是这一原理，病人的便血情况也是在发热后得到明显减轻，而前边的黄土汤合附子理中汤的治法不过是在培补病人的元气，病人元气足而能发热，结肠癌的宿疾也得到了明显改善，这也证明了阴证得阳而愈的指导性意义。

厥阴篇的 332、333 条就以除中为例说明了阴阳胜复之机。332 条："伤寒，始发热六日，厥反九日而利。凡厥利者，当不能食；今反能食者，恐为除中，食以索饼。不发热者，知胃气尚在，必愈。恐暴热来出而复去也。后日脉之，其热续在者，期之旦日夜半愈。所以然者，本发热六日，厥反九日，复发热三日，并前六日，亦为九日，与厥相应，故期之旦日夜半愈。后三日脉之，而脉数，其热不罢者，此为热气有余，必发痈脓也。"333条："伤寒脉迟六七日，而反与黄芩汤彻其热。脉迟为寒，今与黄芩汤复除其热，腹中应冷，当不能食；今反能食，此名除中，必死。"

除中本意是指疾病到了严重阶段，本来不能饮食，但突然暴食，这是中焦脾胃之气将绝的反常现象，称为"除中"，这是一个回光返照的现象，也可以从其字面意思理解为"中气消亡"。从深一层来说，在后天层面，中气是人水火交济的产物，也是水火交济的纽带，中气亡则水火不交而生机化灭。从先天层面来讲，中气是人先后天之气连接的纽带，中气消亡，则先后天的链接断绝，人的生命也就结束了。

前边说黄芩汤是敛降相火、清泻阳明之方，只适合相火亢奋而不降者，此时的脉迟是阴极而阳衰，若再用黄芩汤来泻火灭阳，则人体阴盛阳亡，会加速死亡。所以仲景用除中证的误治提醒我们阴证一定不能用泻火之法，所谓"承气入胃，阴盛则亡"。

### 2. 降龙伏虎法

学术界一直以乌梅丸为厥阴病的主方，前边已讲过厥阴病的基本病理是寒凝于下而风木不畅，热壅于上而相火不降，容易上热而下寒，所以厥阴层面寒热错杂的治疗就是以乌梅丸为代表，而此方寒热并用，有清上温下，使风木畅达、相火下降的功效，所以我称之为降龙伏虎法。

乌梅丸出现在338条，需要和326条的提纲条文参看。提纲条文曰"厥阴之为病，消渴，气上撞心，心中疼热，饥而不欲食，食则吐蛔，下之利不止"，338条曰"伤寒脉微而厥，至七八日肤冷，其人躁，无暂安时者，此为脏厥，非蛔厥也。蛔厥者，其人当吐蛔。今病者静，而复时烦者，此为脏寒。蛔上入其膈，故烦，须臾复止；得食而呕，又烦者，蛔闻食臭出，其人常自吐蛔。蛔厥者，乌梅丸主之。又主久利。"

提纲条文以上热下寒的症状表现解释了厥阴病的病机，上热是消渴、气上撞心、心中疼热、饥而不欲食、食则吐蛔等热证表现，下寒是下之利不止。当然，厥阴病也可以表现为厥热胜复之证，这和上热下寒证的机理是一样的。

338 条原文首先区分了脏厥和蛔厥，脏厥是纯阴寒证，九死一生。而蛔厥是上热下寒证，虽重而不危，主用乌梅丸治疗。按中国人的思维方式，虫是秉风气而生的，《说文》解释"风"时说"风动虫生，故虫八日而化"。厥阴病为什么会有蛔虫？正是因为风木之气不畅，克制脾土，所以风郁土湿热盛而后虫类滋生，而治疗蛔虫就是要疏风燥土清热。具体到乌梅丸来说就是乌梅与桂枝酸辛相合以敛肝疏风，干姜、附子、川椒、细辛大辛大热以散寒燥湿，黄连、黄柏苦寒以清热燥湿，诸药合用成为治蛔的妙方。

但乌梅丸绝非只能治蛔，它是根据厥阴病的病机而设，自然可以治疗厥阴病的诸多上热下寒症状，譬如呕吐、四肢厥冷、心中烦热、下利等，原方后注就有"又主久利"的记载，所以柯韵伯说"乌梅丸为厥阴主方，非只为蛔厥之剂"。据现代医案报道，乌梅丸有用于消化、呼吸、神经、运动、泌尿生殖、循环、内外妇儿等各系统的疾病，也说明了乌梅丸法是一大法则，而非蛔虫病专方。

乌梅丸作为上热下寒之方，必须和同为寒热错杂的痞证主方半夏泻心汤类方鉴别。我把半夏泻心汤类方归为少阳的寒热错杂证，称其为二龙戏珠法，它们的特点是热陷入阴，而阴寒未盛，所以主用清热之品，次用温脾阳开太阴之品，以期阳降阴升，可以说病偏于表浅，病性偏阳，临床上半夏泻心汤类的舌质应该较红而干燥。而厥阴病的本质是水寒土湿而风木不畅，所以下寒为主，上热为次，且病位偏于里，以从阴出阳，畅达风木为核心。仲景用椒、附、姜、辛、桂大辛大热之品和黄连黄柏人寒之品同用，而用量比大概为三比二，热药占主导位置，寒药较少，也说明了厥阴病尽管寒热错杂，但下寒为主的特点，所以厥阴病需要费些力气，下用温热之药调畅郁滞之青龙木气，上用寒凉制伏亢奋之白虎，所以我称之为降龙伏虎法。

乌梅丸是以乌梅为君药，乌梅是酸涩收敛之品，在酸味药中独具一格。中药书上一般以敛肺、涩肠、生津、安蛔为其功效。多用于肺虚久咳、久痢滑肠、虚热消渴、蛔厥呕吐、腹痛等病。但我们从六气层面来思考乌梅则会别有一番体会。

乌梅究竟有什么作用？我们从望梅止渴一语说起。人说起梅子，就会在口中分泌大量的唾液，从而渴止神清。唾液是什么？唾液生于口中而出于肾，乌梅有转肾水为唾液的功效。卢子繇总结乌梅的功效说"梅先春而花，吸冰雪以自濡，色青味酸入厥阴肝，肝色青，肝味酸也，故主吮泄肾液以润筋膜"。梅花耐寒，在冬季即结苞，不到春天即开放，此时节正是阴极阳生的春升之气，所以梅可谓是最得由阴出阳的天地之气，得木气最旺，可以化寒水而为春华。

邹润安在解乌梅时也是从其生长节令说起，曰：梅之花，苞于盛冬，开于先春。梅之实，结于初春，成于初夏。故梅之用，能吸寒水，以成制相火之功。其所以吸，则厥阴风木为之体；所以制，则少阴君火为之用。是何也？风木者，宣发之气，而其味酸则主乎收。君火者，昌明之气，而属少阴，则主乎静。今夫因气逆乱不收，为上气，为烦满，相火随之以逆为烦，皆缘心不静，不能御诸气而使之降，又不能使相火听命而定而不动也。梅之实当君火主令时，安详不扰而育其真，遂以长而成，且至于熟。安于是时者，见宜于是时，是以能致心之安，心安则诸气相火咸唯命是听，上气、热烦满均毋敢作矣。邹氏这一论述其实简单来说就是乌梅可以引寒水而上制相火，可谓一药而同时具有升厥阴风木与制君相二火亢奋两种功效，所以当之无愧是厥阴病寒热错杂的主药。

从这个意义来看乌梅丸一方就会别有一番体会了。乌梅独用三百枚，正是取天三生木之意，一则可同姜、桂、附、椒、辛等热药以畅风木，使肾水上达；二则同黄连、黄柏以清相火，使火降于水中，一物而两擅其用。此外，用人参以润中土之燥，当归以润乙木之燥。诸药合用，可以达到风木畅达、中气复常的效果，则上热下寒之证自然消除。

明白了乌梅丸寒热并用的机理，则可据临床实际以增减运用。若有脏寒而无上热，则不妨减去黄连、黄柏，如《金匮要略》治寒疝之大建中汤即是有寒而无热的大寒证，正是从厥阴而散寒止痛，因为腹痛多是风木郁而克脾土之象；治寒气厥逆的赤丸也是附子细辛并用；治九种心痛的九痛丸（附子、生狼牙、巴豆、人参、干姜、吴茱萸）；治心痛彻背，背痛彻心的乌头赤石脂丸（蜀椒、乌头、附子、干姜、赤石脂），这都是治疗心痛等病的方剂，而前边说过心君不受邪，厥阴心包代君受过，所以心痛多从厥阴论治，前面这类大辛大热之方可谓是厥阴之方，其中的川椒、附子、乌头、干姜、吴茱萸莫不是大辛大热散寒解结之药，寒凝而风木郁勃攻痛之证，非此不能除。

如果证见纯热无寒，则黄连、黄柏便是主药，如厥阴热复太过而下痢脓血的白头翁汤，即是黄连、黄柏又加了白头翁和秦皮；若厥阴证转出阳明，则厥阴篇也有小承气汤的应用；若厥阴病转出少阳，则有小柴胡汤的应用。所以，仲景厥阴篇用药的原则是很明确的。

温病学家吴鞠通也有用乌梅为主药来治疗温病的经验，他的连梅汤（黄连二钱、乌梅三钱、麦冬三钱、生地三钱、阿胶二钱），在《温病条辨》下焦篇治疗暑温和伏暑，原文说"暑邪深入少阴消渴者，连梅汤主之；入厥阴麻痹者，连梅汤主之；心热，烦躁神迷甚者，先与紫雪丹，再与连梅汤"。这一方剂显然也是与厥阴热化密切有关，所以他去掉了乌梅丸中所有温热药，而加入了滋阴补水的麦冬、生地、阿胶，成了清热壮水之剂。

### 3. 杂合以治的麻黄升麻汤

除了乌梅丸的寒热错杂，在厥阴篇还有整个《伤寒论》中最复杂的一首方子——"麻黄升麻汤"，由于此方与其他仲景方相比药味多而杂乱，寒热补泻皆有，所以历来不少注家直接说"疑非仲景方"，譬如柯琴就说"麻黄升麻汤用药至十四味，犹广罗原野，冀获一兔，与防风通圣等方，同为粗工侥幸之符也"。而肯定此方者也不少，譬如徐灵胎则说"此乃伤寒坏症，寒热互见，上下两伤，故药亦随症施治。病症之杂，药味之多，古方所仅见，观此可悟古人用药之法"。一般而言，推究一个复杂事物的原理，比用一句话来说服自己不去研究它要困难得多，所以我们不妨来探究一番。

麻黄升麻汤出于357条：伤寒六七日，大下后，寸脉沉而迟，手足厥逆，下部脉不至，喉咽不利，唾脓血，泄利不止者，为难治。麻黄升麻汤主之。麻黄（去节）二两半，升麻一两一分，当归一两一分，知母十八铢，黄芩十八铢，葳蕤（一作菖蒲）十八铢，芍药六铢，天门冬（去心）六铢，桂枝（去皮）六铢，茯苓六铢，甘草（炙）六铢，石膏（碎，绵裹）六铢，白术六铢，干姜六铢。上十四味，以水一斗，先煮麻黄一两沸，去上沫，内诸药，煮取三升，去滓，分温三服。相去如炊三斗米顷，令尽，汗出愈。

从药物组成上看，此方涉及太阳（麻黄、桂枝）、阳明（石膏、知母、升麻、天冬）、少阳（黄芩、白芍）、厥阴（当归、玉竹）、太阴（干姜、白术、茯苓、炙甘草），若按方剂来说，则包括了麻黄汤、桂枝汤、越婢汤、黄芩汤、白虎汤、甘草干姜汤、苓桂术甘汤、肾着汤等，可谓极其复杂。

对于此方的病机，清代张令韶说"伤寒六七日，乃由阴出阳之期也，粗工以为大热不解而大下之，虚其阳气，故寸脉沉迟，手足厥逆也。下为阴，下部脉不至，阴虚不能上通于阳也。咽喉不利、唾脓血，阳热在上也；泄利不止，阴寒在下也。阴阳两不相接，故为难治"。

张氏说的"阴阳两不相接"可谓此方的切入点，也就是说此证乃寒热错杂而乱于表里上下的另一种形式，而麻黄升麻汤为应对这种复杂的局面，自然就要全面考虑，以期泛应曲当。这种治法可以称之为"杂合以治"。

但杂合以治是一种较高的境界，它并非没有依据的杂凑成方，而是需要深刻理解六气循环往复之理，才能很好地驾驭阴阳虚实的处理。对于临床医生来讲，这样的治法最难掌握，非医理明，阅历多则不能分析判断此类病情，所以麻黄升麻汤从古至今验案罕见。我见过伤寒大家陈亦人先生有用此方治疗的案例，但也是看得一头雾水，不知道辨证依据在哪里。当代经方家有用此方的一些验案，具有一定参考价值，但大多数人的运用指征极不明确，有侥幸获效之嫌。

那么麻黄升麻汤究竟该怎么理解呢？从原文来说，我认为需要与334条合看，这两条论述的症状都是下利、喉痹等症。334条说"伤寒，先厥后发热，下利必自止。而反汗出，咽中痛者，其喉为痹。发热无汗，而利必自止；若不止，必便脓血。便脓血者，其喉为痹"。这一条是厥阴病热复太过的两种情况，厥阴病下利止可能是阳气来复的好现象，但若是热复太过则出现两种情况：一是汗出、咽痛、喉痹，不下利；一是无汗、下利便脓血、喉不痹。显然这是热壅于上或壅于下的两种情况，仲景没出方，因热证并不难治。

对比357条可以看出，麻黄升麻汤证是同时有咽喉不利、唾脓血与手足厥逆、泄利不止两种情况出现，也就是阳郁于上、阴盛于下的阴阳不相接的厥阴病难治证。

这里需要把下利这一症状和厥阴病的关系强调一下，厥阴乃阴尽阳生之处，以得阳复为生，阳不复为死，而下利则是阴进阳退的典型症状，因下利则阳气无由上升，所以厥阴病不可妄用下法。非但不能用下法，即便是病人有下利的趋势也应当及时避免，如356条说"伤寒，厥而心下悸，宜先治水，当服茯苓甘草汤。却治其厥，不尔，水渍入胃，必作利也"。这一条正是强调了厥阴病厥因水湿停滞而导致心下悸而厥时，要先治水而不能使水湿下趋导致下利的原则。

357条以病至六七日提示病情正处于厥阴太阳之间，病情有从厥阴出太阳的转机。此时即便有热复太过之象，也应该顺势透热于外，而不应该泄之于内。但施治之人不明白厥阴病的特殊性，妄用下法治疗热复太过之证，导致已复之阳不能转出太阳，郁滞于上。大下又伤三阴之阳而泄利不止，于是厥阴之下寒不能得阳之助而外达，成为难治的寒热虚实兼见之证。

对于这种误治后的难治之病，仲景也没有放弃，而是千方百计，委曲求全，设立麻黄升麻汤来对治。大概来讲，用天冬、玉竹、当归、白芍以复阴液，茯苓、白术、干姜、甘草以燥土回阳，石膏、知母、黄芩、升麻以清热，麻黄、桂枝散寒以使阳气通达于外。补虚泻实，通阳泄热，使阴阳得以交济，热邪得以外透，所以此方可以看作是仲景展示厥阴病需要寒热兼顾，使病情从阴出阳的典型示例。

仲景以麻黄、升麻二药命名，则充分说明此方是透热于外的原则。为什么这么说呢？因为麻黄石膏的配伍大家很熟悉，但对麻黄和升麻的配伍却很陌生。升麻在《神农本草经》明确指出：味甘辛，主解百毒，杀百老物殃鬼，辟瘟疫、障邪、蛊毒，久服不夭。后世一般认为此药性寒，有升麻可代犀角之说。所以升麻并不是大家习惯上说的升提药，而是清热解毒药，《金匮要略》中有升麻鳖甲汤，也是用升麻配蜀椒来治疗阳毒证的"咽喉痛，唾脓血"，其中蜀椒也有解表透汗的作用，与麻黄配升麻类似。所以麻黄与升麻配伍可以看作是仲景的一个寒热并用法，是从深层透热于外的另一组药对。石膏善清气分之热，而升麻则可清血分之热，临床上升麻也是治疗咽痛唾脓血的关键药物。

而对于补中益气汤中升麻的功效，我们可以用降浊来理解，不一定非要用升清阳来理解，这点裴沛然先生有议论，大家可以参看。我在临床中对补中益气汤证而有口苦的病人，常参考日本医家以补中益气汤为小柴胡汤证的虚者的经验，以黄芩换升麻，也屡屡取效。

此方中另一个值得注意的配伍是桂枝、茯苓、白术、干姜、炙甘草五味药，包含了治疗肾着的甘姜苓术汤和厥而心下悸的茯苓甘草汤。甘姜苓术汤是《金匮要略》中"五脏风寒积聚病"中的肾着之证，主治下焦寒湿之证。而茯苓甘草汤在73条中说"伤寒，汗出而渴者，五苓散主之；不渴者，茯苓甘草汤主之"，可见茯苓甘草汤也是治水的关键方剂。二方合用则成为泻水燥土回阳的方剂，可谓是"水寒土湿木郁"的对治方，是温化水湿以利风木畅达的关键药物，在此证中非常关键。

此外，就是石膏和干姜的配伍，这是典型的寒热并用，与石膏和附子配伍都值得重视，仲景有小青龙加石膏汤、风引汤、大青龙汤（石膏、生姜）等的运用。石膏和干姜的配伍在《千金方》治疗中风的方剂中被大量使用，譬如大续命汤、西州续命汤、大续命散等。这是一个值得我们重视的问题，中风证以风命名，显然和厥阴风木密切相关，但自从内风学说兴起后，用续命汤类方治疗中风被逐渐抛弃，医学界走向了以脏腑辨证，阴虚风动而论治中风的路子上，至民国张山雷作《中风斠诠》一书，把此说推向极致，认为中风之病用辛温药就一定是错误的。

要纠正这一认识，我们就必须明白续命汤类方的立法原则，从六气的角度上看，续命汤类显然是和麻黄升麻汤类似的厥阴的寒热虚实错杂之证。我们先看《古今录验》续命汤的组成：麻黄、石膏、杏仁、桂心、干姜、黄芩、当归、川芎、人参、甘草。《千金方》大续命汤无甘草而有荆沥。从中我们可以看出这样的组方和麻黄升麻汤有类似的地方。此方除了用麻黄汤开太阳之气，人参、干姜温太阴，当归、川芎畅达厥阴之气血，也有黄芩和石膏的清泻之品，可谓是寒热虚实并调之方。小续命汤的组成是：麻黄、肉桂、杏仁、芍药、甘草、川芎、人参、黄芩、防风、防己、附子、生姜。此方也是寒热虚实并治，《千金方》中的西州续命汤、八风汤、八风散、大续命散、续命煮散等组方原则皆是大同小异。

四川的经方家陈鼎三先生善用续命汤类治疗风痱等症，他认为石膏和干姜可以认为是作用在中焦的太阴和阳明，这一认识颇有卓识。从六气角度来说，干姜开太阴，石膏合阳明，二者升降太阴阳明之气，即是旋转中气；在开太阳之药和温升厥阴风木之药的配合之下，恢复自身元气的畅达之气，从而治愈中风等症，而风痱证的四肢突然不能活动的症状其实就是元气不能流通的风木郁滞之象。在六气的概念中，中风也是本气自病，根本不是什么外风导致的疾病，自然可以用六气的原理来认识。

尽管续命类方在金元以后治疗中风时被逐渐边缘化为治疗"外风"的方剂，但并不是没有医家用于内风治疗。譬如清代徐灵胎在《兰台轨范》中把小续命汤作为治疗中风的重要方剂，他说"续命为中风之主方，因症加减，变化由人，而总不能舍此以立法。后人不知此义，人自为说，流弊无穷，而中风一症，遂十不愈一矣"。徐氏这一说法可谓是临床有得之言，根据这些年来经方家使用续命类方治疗中风的经验，此方疗效应该值得关注。我也多

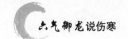

加减运用于中风后遗症的患者，对恢复确有疗效。我曾治疗一例脑出血后昏迷，有肺部感染而高热的患者，因为患者家属非常信任中医，所以力主早期用上中药，后与医院协商同意后，我用《古今录验》续命汤两剂，患者热退。后又用小续命汤三剂，患者苏醒，此前患者已昏迷十余天。尽管不全是中药的功效，但中药功不可没。

然而，值得重视的是在当前的医疗环境下，中风证多是发病即进入西医的重症监护室，运用了输液等方法治疗，往往是一两个月后才转出医院找中医治疗，此时最佳的治疗时机已经丧失。根据我的经验，中风证越早用中医治疗，其临床康复的概率就越大，我曾会诊一例中年的脑出血患者，昏迷一个多月后才找到我，当时在普通病房，体温仍会高到39℃左右，西医对症用药，加上外敷冰袋。这时病人的发热在中医看来恰恰是人体阳气还在努力抗邪，患者还有恢复的希望，但西医却一味地退热。我提前告诉患者家属，服用中药后可能会温度更高，服用大续命汤后果然又烧到近40℃，住院医师就赶忙退热。热退后又请我看，用上药就又发热。我看没办法，在医院这种治法下，中药也不会起多大作用，我也就推辞不再治疗，病人也终于没有醒过来。这种情况下，若病人家属能下定决心让他热个一两天，或者中医用药有合理的保护机制，医生能大胆用药，或许患者还有醒过来的希望。

此外，对中风时的急救措施，人们多忽略了古人在初起时即十宣放血的宝贵经验，这也可能是造成后遗症较多的重要原因。我祖父81岁时因大面积脑梗而去世，但在发病之初及时用了十宣放血的方法，他从发病到去世一个多月中，基本上没有明显的半身不遂症状，直到去世前一两个小时，还是自己让人搀扶着起来解小便。尽管没能挽救他的生命，但一个大面积脑梗的人竟然没有明显半身不遂的症状，令西医也感到很惊奇，我想中医的早期介入治疗是起了重要作用的，希望这一方法引起诸位的重视。

总体来说，麻黄升麻汤可谓是"杂合以治"的代表方，它的意义在于示人以临证治疗的复杂性。前面我们已经谈过，六经分论不过言其常，仲景列出每个方的主治也是示范而已，临床实际上可能六经互见者更多，在当今时代的复杂疾病中，合病并病的更多。至于《金匮要略》中的侯氏黑散、风引汤、鳖甲煎丸、薯蓣丸、大黄䗪虫丸等方，更是杂合以治的典型方剂，至于《千金方》《外台秘要》等书中的一些方剂也都是如此。正因为这些方剂组方复杂，不似大多数经方那么简洁明了，所以历代很少有运用这些方剂的经验流传。大多是在理论上分析一下其组方原理，或者选取其中的典型配伍加以运用。此类方剂的运用不应该被我们束之高阁，反而应该仔细研究，勤加思考，努力致用。这也是我把麻黄升麻汤作为"杂合以治法"的代表来讨论的原因所在。如果有一天，你遇到了一个病人病情复杂，你按部就班地辨证论治，看似丝丝入扣，但就是没有疗效。而这个病人可能吃了一个你看起来杂乱无章的方剂反而好转了，这时你要意识到开这个方子的人可能是个高手。

日本的方证对应学说在当前的医学界获得了极大的普及，但对比中国医家与日本医家的医案我们可以看到一个明显的区别。日本医家是单个方的运用经验较多，而中国医家的医案中合方者占很大比例。至于在经方中加减药物则更是中国医家的拿手好戏。经方家常用的合方譬如大柴胡汤合桂枝茯苓丸、小柴胡汤合半夏厚朴汤、小柴胡汤合当归芍药散、柴胡桂枝干姜汤合当归芍药散等都是。日本医家觉得中国医家用经方合方或加减太随便，中国医家认为日本医家用经方太过呆板，归根到底还是中日医家的思维方法不同，中国医家虽然受到日本方证学说的影响，但我们的思维中还是有从气化层面更灵活地运用经方的理论基础。

从理论上来说，合方治疗其实牵扯到六经之间的合病并病等问题，这一点日本医家藤平健等有深入的研究。因为日本医家严格按照仲景原文来研究六经中的合病与并病，所以他们对合病并病中哪些能合、哪些不能合、两经合病时究竟是先治一经还是同时并治有自己的看法。娄绍昆先生《中医人生》第九章系统探讨了这个问题，尽管其中一些观点值得商榷，譬如把大黄黄连泻心汤归为"在里的少阳病方"等认识，但其中对三阳合病、二阳并病、阳经与阴经并病等治法的探讨不失为一种参考，应该引起我们在临床上的注意。

那么根据六气循环之理，六经病的合病并病该怎么办呢？我的观点是只要辨证准确，就可以合方治疗，不一定要拘泥于仲景是否一一指出过它们能否相合，这就是以理论来统御六气的优势。譬如我们师门常用的柴胡桂枝理中真武汤、柴胡桂枝干姜真武汤、当归四逆理中真武汤等，便是从气化角度考虑阴阳的升降出入而进行的整体组合用方，这一方法显然不是方证对应学说所能涵盖的了，而是一个整体。再譬如仲景治疗太阳经蓄水的五苓散与蓄血的抵当汤，理论上以小便通利与否及小腹硬满与否作为区分标准，但实际上二者可能同时并存，我就用二方合方治疗过一例多年不愈的泌尿系感染的

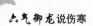

女性。她一方面小便频数而少，有时有烧灼感，另一方面有小腹按之疼痛硬满的感觉，而且饮水较多，蓄水和蓄血证的指征都符合，所以就用了二方合治的方法，事实上也取得了很好的效果。

### 4. 当归四逆汤（云起龙骧法）

当归四逆汤及当归四逆加吴茱萸生姜汤出现在厥阴篇351、352两条，历来被视作厥阴病之经证，与吴茱萸汤之厥阴脏证相区别。

从厥阴病多表现为水寒土湿而风木不能畅达的情况来说，则当归四逆汤无疑是厥阴病最常用的方，也可谓是厥阴病中最有用的方剂。从气化上来说，厥阴病本当从其中气相火而化，但往往因肾中相火不足而气化不前，反而现其标阴之寒证。

而厥阴风木与营血温升的关系在太阳篇我们已仔细讲过，营血是随着风木之气而由相火升腾转化水谷精微而成，也是风木得以依存的物质基础。风木条达则营血温升，风木不畅则营血郁滞。所以厥阴风木不畅之病，多伴有营血郁滞之象，需要并治，这也是为何当归四逆汤的基本方是桂枝汤，前面已谈过桂枝汤与营血的关系，下面着重谈谈君药——当归。当归历来被视为养血活血之主药，且为血中气药，其命名含义是使气血各归其乡。当归滋润多液，所以能养血；而性又辛温，与木气相宜，可谓是调厥阴风木不畅而血行不利的不二良药，邹润安称其治"阳气踬（受阻滞之意）于血分"，可谓一言中的，黄元御称当归"诸凡木郁风动之证，无不宜之"。

方中细辛则是温化寒水以除风寒之品，与厥阴风木阴极阳生之性类似，邹澍称其"故凡风气寒气依于精血津液、便溺、涕唾以为患者，并能曳而出之，使相离而不相附"。也就是说细辛可以把水中的寒气温化掉，使阳气畅达。

方中的通草即现代的木通，《神农本草经》称其"味辛平，无毒，主去恶虫，除脾胃寒热，通利九窍血脉、关节，令人不忘"，这主要是根据木通中空而能通三焦，利水道，以助气血生化的原理来说的。在当归四逆汤中，木通无疑是去故生新之品，且偏在气分之疏瀹。若是没有太多气分水道不利之象，则木通不妨用桃仁这一血分药代替，同样有去故生新的升发疏通之力。

那么临床上该怎么用当归四逆汤呢？难道仅仅靠原文所言的"手足厥

寒，脉细欲绝"吗？手足厥寒一症多种原因皆可出现，不能作为特殊症状。而脉细欲绝与通脉四逆汤类的脉微欲绝也需要区分，细是血虚，形不足而气尚有势，而微则是形势俱不足，而重在势不足。通脉四逆汤是阴盛而阳虚，重在回阳气；当归四逆汤则是温血脉以畅阳气，而这有在气在血的不同。

若执着于条文，即便是加上日本医家的腹股沟部位的压痛可以考虑当归四逆汤的腹诊经验，对当归四逆汤的应用也仍然很有限。而我们一旦明白了厥阴病的机理，则从理上扩展其应用，则会方便得多。凡是厥阴风木之气因水寒土湿而不能畅达者，当归四逆汤都有运用的机会。临床上不一定有手足逆冷、脉细欲绝之症，很多脉沉紧，症状上是左半身病痛，伴随寒冷、紧胀、疼痛等症状的疾病都可以优先考虑运用。我在临床上甚至用于诸如红眼病、中耳炎、乳痈等急性痈脓者，只要符合厥阴寒凝而升发无力的病理，往往有很好的效果。曾经有一同学的夫人患红眼病，自己使用祛风清热之品无效，请我开方，我看其夫人舌质紫而苔白腻，就用了当归四逆汤，服用一剂，红眼病即明显减轻，二剂就基本痊愈了。后来此同学告诉我，他受此启发，常用此方治疗红眼病，反馈都不错。这也说明了六气角度来看待疾病时，是不同于脏腑辨证的。

352 条有"内有久寒"一语，陈修园认为是"寒疝癥瘕之属"，柯韵伯认为是"冷及膀胱而少腹满痛"，这些都可以作为参考，因为肝经与少腹部的诸多脏器密切有关。但这个内有久寒的含义不应该被局限在厥阴经通过的腹部。它包含了一切涉及厥阴风木的沉寒痼冷，一些经年累月的关节疼痛疾病、大腹部疼痛、胃痛、心痛等也可包含在内。如前边说的大建中汤证、乌头赤石脂丸证，此外《肘后备急方》也有用吴茱萸生姜治疗"卒心痛"之病，这些都是沉寒痼冷之列。而且三阴经的寒证往往不离太阴之寒，且往往纠缠在一起，理上虽可细分，事上不妨通用。一些复杂病例往往表现为三阴皆寒的病机，这时则三阴同治，当归四逆汤合理中汤及真武汤的方法也是顺理成章的，不一定局限于厥阴经一经。

因为当归在厥阴风木之病中的重要地位，仲景书中用当归之方，皆可从厥阴风木和它经病的相关性考虑。譬如妇科常用的温经汤、当归芍药散、芎归胶艾汤、《千金》内补当归建中汤等都是可以归为厥阴病的方剂。后世名方归脾汤当然也可以看作是厥阴病的方，当归类方在血证的治疗中具有重要意义，因为血证多是厥阴风木不能统摄之故，而当归可以使厥阴风木之气畅达而血自归经。

譬如温经汤，可以看作是内补当归建中汤的升级版，用阿胶的血肉有情之性代替胶饴的水谷之精华，因内有久寒所以加吴茱萸，因有"暮即发热、手掌烦热、唇口干燥"等热证，所以用半夏、人参、麦冬、丹皮等生津活血、合降阳明之品以清之，此方可以看作是厥阴内有久寒、瘀而化热者的方剂。

此外，温经汤和治疗五劳虚极羸瘦的大黄䗪虫丸相比，临床上应注意区分寒热以使用，后者明显是瘀血日久化热而津液耗伤者，所以有生地、大黄等品生津泄热，活血化瘀。我曾经治疗一例绝经后的子宫肌瘤患者，此患者经过两次手术，又有肌瘤长到6cm大，腹诊时小腹部按之癥硬如婴儿头大小，诊断后认为其体质偏于燥热，就配制此方为丸剂，该患者服药后两个月，肌瘤即缩小到3cm，最终免除了手术之苦！

### 5. 到底意难平

吴茱萸汤在阳明篇243条、少阴篇309条、厥阴篇378条及《金匮要略·呕吐哕下利病》皆出现过。主治病证有"食谷欲呕""吐利，手足逆冷，烦躁欲死""干呕吐涎沫、头痛""呕而胸满"等，病机皆是厥阴寒凝，木郁化风，扰动中土，治疗用吴茱萸汤散寒温中，疏肝降逆。君药吴茱萸的作用，黄元御的总结最为到位，他说："吴茱萸辛燥之性，泻湿祛寒，温中行滞，降胃逆而止呕吐，升脾陷而除泄利，泻胸膈痞满，消脚膝肿痛，化寒痰冷饮，去嗳腐吞酸，逐经脉关节一切冷痹，平心腹胸首各种寒痛，熨胁腹诸癥，杀脏腑诸虫，医霍乱转筋，疗疝气痛坠。"

吴茱萸秉苦温之性，主要作用就是散寒燥湿，"吐涎沫"是寒湿内盛的一个关键指征，轻者甘草干姜汤、理中汤可用，若寒湿重浊夹肝风上冲，则吴茱萸最合适。

后世方中，用吴茱萸者有延年半夏汤，此方出自《外台秘要》，用于治疗"腹内左胁，痃癖硬急，气满不能食，胸背痛者"，由"半夏、鳖甲、枳壳、桔梗、前胡、槟榔、人参、干姜、吴茱萸"九味药组成，此方包含了吴茱萸汤，而鳖甲得半夏可开"胶固之痰"，前胡、枳壳、桔梗、槟榔升降壅滞之气。所以在温中散寒的基础上，又增强了化痰理气之功，故治疗范围更广，如两胁肋疼痛经久不治者、胃炎、肋间神经痛、咳喘，胸痹等病皆可使用。

日本医家对此方研究较多，矢数道明总结其应用目标是：以气郁、停痰所致之胃病、胃脘部膨满疼痛，左季胁或左乳下疼痛，左背痛及压痛，左肩周围关节炎，足冷等。对于疢癖证的诊断，日本医家的经验是患者自然站立，医生站在患者右侧，以左手放置在患者后背中间，以右手中间三指在心窝部向心尖部位按压，若患者有明显压痛及向胸腔放射的疼痛感，则为疢癖证阳性，这是使用延年半夏汤的关键指征。

这些经验弥足珍贵，特别是观察到此方对左侧疾病效果好，更可以证明吴茱萸汤所作用的核心在厥阴风木寒凝而升发不畅，所以左侧升阳之道路受到阻碍。而此方的另一个关键指征，也是吴茱萸汤的主症，即呕吐涎沫。按西医学的研究来说，吴茱萸具有抑制腺体分泌的作用，后世名方如左金丸治疗胃酸过多；左金丸加芍药名戊己丸，治疗泻痢；四神丸治疗五更泻，都运用吴茱萸。

此外，据临床医家的经验，吴茱萸汤也经常被用来治疗肝风证，如高血压、眩晕、美尼埃综合征等，这一思路不同于所谓肝阳化风之说，而是肝寒化风，可谓"阴风"，二者有阴阳之别。阴风证治疗上反而是暖肝散寒以畅达肝木，此类方还有治疗痰饮眩晕的苓桂术甘汤类。清代叶天士也谈到过土虚风动之证，有用理中汤加全蝎蜈蚣等息风之品的方法，近代医家也有用吴茱萸汤加镇肝之品的经验，那么这么用是否合理呢？以我自己的经验，这么用都有效，如果患者脉象是沉紧的，一般不用加平肝息风之品，直接用暖肝散寒之法即可。如果患者脉象浮大而又不符合所谓阴虚风动之象者，也可以在暖肝散寒、化阴降浊的基础上加用柴胡剂以收敛相火，而镇坠之品如石决明、珍珠母、磁石等一般不必使用。

此外，按西医学来说，吴茱萸治干呕、霍乱转筋的作用类似于解痉剂，也即解除边缘平滑肌系统的痉挛，而这种痉挛在中医体系里正是木郁克土而肌肉失养的郁滞状态，也是一种风动之象，是一种阴风，用吴茱萸正可治疗。前人经常用吴茱萸配伍木瓜来治疗抽筋等痉挛性疼痛，效果较好，清代王孟英曾经创立蚕矢汤（蚕砂五钱，薏苡仁、豆卷各四钱，木瓜、黄连各三钱，制半夏、黄芩、通草各一钱，栀子一钱五分，吴茱萸三分。水煎稍凉徐服。主治：霍乱转筋，肢冷腹痛，口渴烦躁，目陷脉伏等症），其中也有吴茱萸、木瓜，针对的也是治疗霍乱吐泻所致的转筋之病。

使用吴茱萸的名方还有《类编朱氏集验方》的鸡鸣散（槟榔七枚，陈皮、木瓜各一两，吴茱萸二钱，桔梗半两，生姜半两，紫苏茎叶三钱），原方是治疗"脚气。人感风湿，流注脚足，痛不可忍，用索悬吊，叫声不绝，筋脉肿大"的，其方是以槟榔、吴茱萸为主，槟榔质重下达，行气逐湿，吴茱萸苦辛开通，燥湿祛寒。臣以木瓜舒筋活络，并能化湿，佐以陈皮、生姜、苏叶、桔梗宜通气机，内燥脾湿，外散表邪，诸药相合，成为温散寒湿、行气开壅之妙方，也可以看作是吴茱萸汤加用理气之品的经典配伍，同样不可忽视。鸡鸣散的服用时间是鸡鸣五更之时，也就是丑寅之时，此时正是由阴出阳之时，也是"厥阴病欲解时，从丑至卯上"的厥阴病欲解时，更说明此方是助阴出阳之方。只要明白六经方的深刻含义，后世所谓时方的渊源可以一目了然，运用起来自然得心应手。

此方后人常用来治疗单纯性下肢水肿、特发性浮肿、丝虫病、象皮肿、不安腿综合征、风湿性关节炎、痛风等病属寒湿下阻者。近贤宋孝志先生曾用鸡鸣散加减治疗风湿性心脏病引起的慢性心力衰竭取得良好效果，这一经验值得重视。

按西医学来说心衰分为收缩性与舒张性两种，收缩无力的心衰需要强心利尿，经方真武汤加减效果极佳，近贤赵锡武先生曾有文章专门论述。但对于比较少见的舒张性心力衰竭，真武汤效果欠佳，鸡鸣散所治当是属于此类，其原因在于吴茱萸的作用机理。心脏肌肉收缩无力者乃阳为阴阻而不能内收，所以借用附子、茯苓、白芍等散寒收阳之品。但舒张性心力衰竭是由于舒张期心室主动松弛的能力受损和心室的僵硬度增加以致心室在舒张期的充盈期充盈受损，心搏量降低，左室舒张末期压升高而发生。心室的肌肉松弛功能受损，肌肉痉挛而不松弛，相当于阴不能出阳而外散，也是一种寒凝风郁的痉证，而这一症状和抽筋的原理差不多，是一种阳气升发无力的问题，所以吴茱萸和木瓜的解痉作用正好可以起到作用，宋孝志先生的经验中，吴茱萸往往要超量重用，有时用到12g，也正是观察到了吴茱萸对此病的重要作用。

当然，二者也不是截然分开的，舒张性心力衰竭常合并收缩性心力衰竭，也就是说此时也可合用附子类制剂以强心，从而恢复心脏的收缩舒张功能。同理，即便收缩性心力衰竭不合并舒张性心力衰竭，但运用真武类方效果不佳时，我们要注意是否有运用吴茱萸的指征，只要有就可以使用，中医还是以辨证为主，西医的研究可以作为参考。我常用吴茱萸汤合真武汤治疗右心衰又有左心室舒张功能减退，症状上有心悸、腹胀、下肢浮肿、动则喘促者，往往收效迅速！至于用鸡鸣散加减治疗单纯的下肢浮肿、痛风，甚至是呃逆、嗳气等也是见效频频。

由上述两方可以看出吴茱萸类方在厥阴风木之气的畅达中所起的重要作用，对于肝风证的治疗历代医家多注重平肝息风之法，把治阴风之证吴茱萸汤置于无用之地，我是深感不平的。借用曹雪芹的"终身误"来描述吴茱萸汤的遭遇也是再合适不过了，"都道是金玉良缘（清金滋水平肝风），俺只念木石前盟（木能升发则金气肃降）。空对着，山中高士晶莹雪（不畏霜雪的吴茱萸就是高士）；终不忘，世外仙姝寂寞林（吴茱萸是不为人知的青衣仙子）。叹人间，美中不足今方信（世无伯乐，则千里马无用武之地），纵然是齐眉举案，到底意难平（如今阴风证虽被认识，但滋阴息风的风气仍然是主流，吴茱萸之豪气岂能平复）"。所以我称吴茱萸类法为"意气风发法"，临床医生不能理解吴茱萸，那也便是终身误了！

我对吴茱萸的深刻印象来自曾治疗的一例更年期眩晕病人，来诊时头晕头重不欲举，精神困倦，脉沉细而弱，舌淡紫苔白腻，乏力气短，食欲不振，时有汗出，口渴，先据脉象用补中益气汤合二陈汤治疗一周无效，后又用常用的苓桂术甘汤合泽泻白术汤及真武汤化裁亦无效，第三诊时根据其食欲不振、口渴汗出的特点，用吴茱萸汤和五苓散合方，一周后症状基本消除。此后，对于眩晕病而舌苔白腻且伴胃口不佳、头重头痛者，我常加用吴茱萸，取效颇捷！

### 6. 滋水达木法

前面我们探讨了以黄元御为代表的水寒土湿木郁化风的"阴风"理论，那么后世常说的阴虚风动之证是否存在？仲景有没有治法呢？这就是这一节我们要探讨的问题。

从理论上来说，阴血不足而导致的厥阴风木升发不畅之证临床确实存在，但因为仲景之方是按六气循环之理来用的，所以他的用方思路与阴虚风动、肝阳化风学说截然不同。仲景的"阴虚风动证"，可以用《金匮要略·中风历节病脉证并治第五》中一个不起眼的方——防己地黄汤来作为代表。此方原文为"防己地黄汤，治病如狂状，妄行独语不休，无寒热，其脉浮"。"病如狂状"则说明此证不是阳明燥实证的真狂证，"妄行独语不休"则是精神虚性兴奋的样子，"无寒热"说明此病不是外感，"脉浮"则提示此病为阴不能敛阳之象，也就是说阴虚阳浮，类似于后世所谓的"肝阳化风"。其方重用生地黄绞汁，地黄又称地髓，可谓阴液最足之品，足以补三阴枯竭之液，"壮水之主，以制阳光"无出其右者。但孤阴不生，所以仲景用桂枝、甘草以用阳化阴，而且此方也有用酒，已有半个炙甘草汤的意思，滋阴液以养肾精，从此也可证明阴液不足者未必不可用阳药，吴鞠通之复脉汤不过是一人之见，未必高明。防风历来为祛风之品，但其作用机理，黄元御描述为"辛燥发扬，最泻湿土而达木郁，木达而风自息，非防风之发散风邪也"，这一论述我甚为赞同。因为风药的使用在李东垣的著作中有丰富的经验，我也长期使用其方，"风生升"，其实风药就是通过帮助人体的阳气升达而达到息风的效果的，这也符合我们对人体内六气的理解，一切风皆是内气失调所致，并非外部的所谓风邪。防己则是中空而走经络的利湿祛风之品，并有沉降之性，二者配伍则畅达一身之气。防风、防己，也是小续命汤治中风所选取的药物，更可见其治风之意！

　　在此基础上，我们再对比后世的滋阴潜阳、平肝息风之法，就可以看出其思路的不同。对于历史上的肝阳化风之说，前文已经做了阐述，这里就把大家熟悉的叶天士为代表的医家对此证的治法再简单做一梳理。在肝阳化风的理论指导下，肝风证叶天士着重强调以下几方面：脏阴不足，肝风内旋，法当育阴驱热，或介类以潜之，酸敛以收之，厚味以填之。精液有亏，肝阴不足，血燥生热，热则风阳上升，闭阻窍络，遂致头目不清，眩晕跌仆，瘛疭痉厥者，用复脉汤、滋肾丸、虎潜丸等方，案中常用地黄、阿胶、天门冬、石斛、玄参、五味子等甘酸凉润之品。叶天士云"大凡肝肾宜润宜凉，龙相宁则水源生矣"，又云"风火由脏阴而起，则刚药必不见效，缓肝之急以息风，滋肾之液以驱热，育阴驱热，肝风不旋，盖肝苦急，急入甘以缓之，是以柔制刚也，脏阴不足，相火继起，滋肾之液，所以驱风阳上亢也"，方中或加龟板、鳖甲、磁石、牡蛎之类以潜镇，或用地黄饮子浊药轻投之法。若肝血不足，肝阳升逆无制，法当养血以息风，如何首乌、枸杞子、当归身、黑芝麻、穭豆衣、天冬、柏子仁、茯苓之类；或用辛甘化风方法，补肝体而遂肝用，如枸杞子、桂圆、当归身、女贞子、甘草、甘菊之类；若肝阴不足，肝阳上亢，则宜养肝之体，清肝之用，用羚羊角、钩藤、桑叶、菊花、生地、茯苓、石决明、橘红等药。

另外肝风为病，常夹痰，夹火，夹虚，治当变通。动怒郁勃，痰火风交织，用当归龙荟丸法；胃虚风动，肝风夹痰，眩晕，肢麻，呕痰，知饥纳少，用半夏白术天麻汤出入；肝胃阴亏，胃纳衰少，风木内旋，用缓肝益胃法，如人参、茯苓、甘草、南枣、谷芽、木瓜，或用酸枣仁汤去川芎，补养肝胃；痰热阻窍，声音不出，机窍不灵，以固护正气为主，佐以化痰通窍，用加参二陈汤加竹沥、姜汁、石菖蒲；若肝阴虚，厥阳升腾，脾胃弱，纳少泛呕，当泄木安胃，用二陈加桑叶、钩藤、石斛；若风木过动，阳明日衰，取镇阳息风法，用阿胶、生地滋阴，茯苓、麦冬、石斛养胃，牡蛎镇阳；温热之邪，热盛动风，用凉肝息风法，如犀角、羚羊角、生地、玄参等；温病后期，劫烁肝肾阴液，虚风内动，用加减复脉汤、大定风珠、小定风珠出入，滋液息风，或佐以介类潜镇。

叶天士这些治肝方法，极大地影响了后世学者的学术思想，林佩琴、王旭高继承并完善了肝阳、肝风、肝火的证治方法，可以说自叶天士"肝阳化风"之说一出，天下风从。到民国时，这种学说发展到极致，张山雷在《中风斠诠》中所论述的风证皆是阴虚而阳亢所致，忌用任何辛温之品，此等偏激之论已经遭到冉雪峰的批评，有兴趣者可以参看二者的著作，对前人认为的阴虚风动之证的治法会有更清楚的认识。

为了更细致地对比仲景与后世肝阳化风之说的不同，我举叶天士一脉案为例来说明，叶氏一案：脉虚数，病在左躯，肾虚液少，肝风内动，为病偏枯，非外来之邪。制首乌、生地、枸杞子、茯神、明天麻、菊花、川斛。此方的配伍方法基本涵盖了滋阴息风的主要思路。用何首乌、枸杞滋养肝血，石斛、生地滋补肾水，这和仲景用生地取汁异曲同工。但用茯神、天麻、菊花清热息风，安神定志，就和仲景用桂枝、防风、防己从左升右降之气机入手调畅风木之气的思路显然不同了。

这里有一个关键问题要探讨，我们学习的教材中习惯性地把天麻、菊花称为平肝息风之药，但大家要注意，此说只是后世根据其肝阳上亢的理论对药物作用做出的总结而已，并不能说是药物的功效，这种总结强调了这些药物对风木的压制。但按六气的观点来看，厥阴风木之气郁滞则化风，它最怕被压制，甚至可以说你是压制不住的，譬如用石头去压草，草最终还是要长出来的，风木的畅达上升是其本性，我们只能顺畅它而不能压制它。所以，以此理来说，白蒺藜、天麻可以达到治眩晕、除震颤麻木等症的作用，把它们归为畅达风木之品也未尝不可，我在临床上使用此类药物也正是以此观点去使用的。至于钓藤、菊花等辛凉的平肝息风药，其实也如同防己的辛寒一样，都是具有清金以助右降之路，从而促使风木从左侧畅达而不郁闭，这与桂枝、防风、羌活、藁本等辛味药从左路升发木气之品不同，二者的区别类似于从轮子的左右推动轮子的旋转的不同。

所以防己地黄汤可谓是仲景治疗阴虚风动的代表方，他的方法与后世养阴息风之法有显著区别，最重要的特点就是顺应了风木要畅达升发的本性，所以我称之为"滋水达木法"！此方后世多用来治疗精神类疾病，其实也正是遵从其治肝以畅达风木之气的意思，我在临床也经常用来治疗阴血不足而导致的抑郁、失眠、高血压等。

此外，《金匮要略·中风历节病》的侯氏黑散也是治疗风邪为病的，它和防己地黄汤的思路又有不同。原方有十四味药，分析其组成可以看出，要用人参、白术、茯苓、干姜旋转中土，用桂枝、防风、细辛、桔梗、矾石、当归、川芎从左路畅达风木之气，以菊花、黄芩、牡蛎降右路，此方主药是菊花，重用四十分，可见清降肺金是其主要方向，但是它又配合了温运寒湿之品以旋转中气，并且用了一批温通厥阴风木的温性药，所以此方并不太寒，治疗的主症也有"心中恶寒不足"之症，明白这一点，就可以在临床上区分使用。

### 7. 重可祛怯法

除了上面介绍的治疗风证的方法，仲景还有一个关键的治风之方——风引汤。此方的特殊之处在于使用了八种矿石类之药，其组成为：大黄、干姜、龙骨各四两，桂枝三两，甘草、牡蛎各二两，寒水石、滑石、赤石脂、白石脂、紫石英、石膏各六两。一般而言，此方是重镇息风之法，后世也用此法，但他们多用珍珠母、石决明、玳瑁、羚羊角之类，配合养阴生津化痰等品使用，这和仲景的思路又有不同。

在十二神方位中，风引汤是西北方之方。所谓"西北其位戌，大地澄清，生机已减。其宿紫宫，其气重。经云："重可祛怯"。其方紫宫，牡蛎、龙骨、滑石、赤石脂属。"

这一法虽在《金匮要略》中出现，但因为仅有风引汤一方，且主治只有"热癫痫"（一说热瘫痫）三个字，似乎并不起眼。为了搞清楚此方的含义，我们就借助《千金要方》《外台秘要》等书中所记载的古方，从龙骨、牡蛎、赤石脂这类金石之药的作用来探讨风引汤的作用。

《神农本草经》中的牡蛎，主"伤寒寒热，温疟洒洒，惊恚，怒气，除拘缓，鼠瘘，女子带下赤白。久服强骨节，杀邪鬼，延年"。牡蛎的主要作用在收敛镇静、安神补虚、软坚散结、化痰生津。仲景有七方单独用牡蛎，牡蛎汤治疗牝疟，白术散用来安胎养胎、侯氏黑散用来清热息风、瓜蒌牡蛎散、柴胡桂枝干姜汤用来生津止渴，牡蛎泽泻散用来治腰以下有水气。这些用法都是《神农本草经》作用的发挥，邹澍根据刘潜江所说牡蛎"潮涨则开，潮落则合"的说法，认为牡蛎"唯其召阳以归阴，故阴得阳以化；唯其化阴以宅阳，故阳由阴而清"，也就是说牡蛎是具有召阳以归阴的作用，阳不归阴而阴不能化的病症，都可以用牡蛎。牡蛎治疗的胸腹动悸、自汗盗汗、惊恐不安、失眠、头昏目眩等都是阳不入阴之证，从六气上来说可谓是相火不能下潜之证。

龙骨《神农本草经》说其"味甘平，主心腹鬼疰、精物、老魅、咳逆、泄痢脓血、女子漏下、癥瘕坚结、小儿热气、惊痫，久服轻身、通神明、延年"。所谓治疗鬼魅等词，主要体现了龙骨镇静安神的作用，因为人在精神异常时经常会出现种种"如见鬼状"的怪事。

"泄痢脓血、女子漏下"的功效说明龙骨具有收敛止泻之功，但龙骨具有敛正气而不敛邪气的作用，所以又用来治疗"咳逆、癥瘕坚结"等症，陈修园认为龙骨为治痰神品，他说"龙骨能敛火安神，逐痰降逆，故为惊痫颠痉之圣药。仲景风引汤，必是熟读《本经》，从此一味悟出全方，而神妙变化，亦如龙之莫测。余今详注此品，复为点睛欲飞矣。痰，水也，随火而升。龙属阳而潜于海，能引逆上之火与泛滥之水，而归其宅。若与牡蛎同用，为治痰之神品。今人只知其性涩以止脱，何其浅也？"陈氏认为龙骨能引火归原确实高明，而清代邹澍更是说出了龙骨收敛之中具有升发之力，他说"其本体是土，土为万物生长收藏之本，若为龙所曾蛰之土，则更为水火发敛起伏之所由。敛甚者能起而发之，发甚者能敛而伏之，此其用之神，有非他物可比拟者。其在于人，火离于土而不归，则惊痫癫狂；水离于土而不藏，则溲多泄利。阴不附土而阳逐之，则遗精溺血；阳不附土而阴随之，则汗出身热。心下伏气，癥瘕坚结，蛰而不能兴也；夜卧自惊，恚怒，咳逆，兴而不能蛰也。种种患恙，一皆恃夫龙骨以疗之，则其取义于土之能发敛水火，又何疑焉"。邹氏的认识可谓深刻，前边我们讲过龙在中国文化中的含义，它变化莫测，潜藏飞跃无所不能，所以龙骨一药古人未必知道是古代大型哺乳动物的化石，但他们认为此物神妙莫测，埋藏于土中万年不化而仍有骨之形，则不能不说是土气所汇聚而成，秉土气独厚，所以邹氏认为龙骨属土。而在五行中土也是混沌之地，它升降水火，交互金木，为居中斡旋之地，所以它能敛虚阳而升肾水，收耗散而破癥瘕，左右逢源，变化无穷。且骨本属水而归肾，为人身精华阳气之所汇聚，骨入土中经亿万年而化而为土，则成为引阳归土之物，所以真龙骨用舌舔之则沾舌而难取下，其吸附之力由此可见，邹澍说"龙骨之引火归土，可藉以化气生精"。

仲景单独用龙骨者有两方，一是天雄散，配合附子、白术、桂枝治疗虚劳证，《备急千金要方》说"天雄散，治五劳七伤，阴痿不起衰损者方"，此处用的正是龙骨收敛阳气，以归根复命、化气生精的作用。另一个是蜀漆散，和蜀漆、云母治疗牝疟，用的是龙骨镇静安神之功。至于龙骨牡蛎在治疗惊悸动悸上的区别，黄煌先生根据药证学说的研究认为"龙骨多用于脐下动悸，而牡蛎则多用于胸胁硬满而动悸"，可以作为在临床上区别运用二者的一个参考。

但因为龙骨、牡蛎二药功效类似，所以经常配伍使用，经方中龙骨牡蛎合用者有桂枝甘草龙骨牡蛎汤、桂枝加龙骨牡蛎汤、桂枝去芍药加蜀漆龙骨牡蛎救逆汤、风引汤、柴胡加龙骨牡蛎汤五方，治疗的疾病主要是惊狂、烦惊、烦躁者。此外《外台秘要》有龙骨汤，疗宿惊失志，忽忽喜忘，悲伤不乐，阳气不起者。牡蛎（烧）三两，龙骨一两，茯苓一两，远志一两，甘草（炙）三两，桂心一两，麦冬二两，生姜四两。上八味，㕮咀，以水七升，煮取二升，分为二服。此方可以看作是桂枝甘草龙骨牡蛎汤的加味，麦冬、茯苓、远志皆为安神定志之品。

在张大昌先生的十二神方中，他的小紫宫汤由牡蛎（烧）、龙骨（烧）

各四两，滑石三两，赤石脂三两组成，治疗"烦热汗出，心腹动悸，下利、小便短涩"。此外还有紫宫加干姜甘草汤补方，治"发痫吐涎沫者"，这些方已有重可祛怯和涩可固脱的双重含义在里边，都有收敛人身气血，减少向外消耗的作用，所以称之为补方。滑石一般认为具有利小便作用，《神农本草经》称其主"癃闭、利小便，荡胃中积聚寒热"，具有通利五脏六腑之涩结，除湿邪，荡涤滑腻的作用，仲景有滑石白鱼散、蒲灰散、猪苓汤、滑石代赭石汤、百合滑石散、风引汤等六方都用了滑石。

所谓"重可祛怯"，一方面是这些矿物类药大多质重，而有安神定经之效，精神疾病如癫痫等发作时大多有惊恐怯懦之象。此外古人对于石类药有特殊的理解，根据早期道教的神仙思想，认为金石之品千年不腐，通过合适方法制炼服用，可以使人体大道和金石一样的千年不腐，长生不老之功，这在《抱朴子》一书中有大量这样的思想。人之所以不能长生，正是因为怯弱，而金石之品可谓是天地间最坚强的东西，是天地的精华，所以服食金石之品就可以补虚而镇怯，《神农本草经》中对赤石脂、云母、紫石英等矿物药，大多描述其有"不老、轻身、延年"之效，也是这种思想的反映。汉代流行的服食五石散的风气就是这种思想的直接实践，但后来被证明过服金石药是有害的，孙思邈等人就大力批判这种思想。

但中医常用的滑石、石膏、寒水石、赤石脂、紫石英等矿物药则是平和无毒制品，这是经过临床检验的，与服食五石散的思想有很大差别。《外台秘要》大紫宫汤的组成已有了风引汤的雏形，原方治"神气不宁，惊悸不安，发痫吐涎沫，呕逆食不下者"，方用"牡蛎（烧）三两，龙骨四两，甘草（炙）三两，滑石三两，大黄三两，赤石脂三两，干姜三两"。

有了对龙骨、牡蛎、赤石脂、滑石等石类药治疗惊悸、癫痫的基本认识，再来看风引汤就会更加容易明白。此方在《外台秘要》名为"紫石英汤"，主治"大人风引，少小惊痫瘛疭，日数十发，医所不能疗，除热镇心方"，剂量与仲景方不同。所谓"风引"指四肢肌肉抽搐痉挛之象，在六气中恰是风邪引动之象，所以称之为"风引"。

此方选取的石类药中有温热的，也有寒凉的，比例相当，而且原方是取少量散剂煎服，剂量不大，值得推广。其中的寒水石一药，《中药大辞典》认为有两种，一种是北寒水石——即石膏；另一种是南寒水石——即方解石，但据日本医家及一些学者的考证此处的寒水石应该是硫酸盐类矿物芒硝的晶体。此药别名凝水石，《神农本草经》曰"辛寒，主身热，腹中积聚，邪气，皮中如火烧，烦满，水饮之"，是一种清热除满之药，若寒水石是芒硝类物质，则此方加上大黄、甘草，就有了调胃承气汤的含义，所以除热是其主要作用。

最奇特的是治热证的方药中，竟然同时用了桂枝、甘草、干姜等辛温药物，这又是后世平肝息风中不曾见到之法。这种配伍方法也正显示了古人制方之法，正如炙甘草汤用来滋阴复脉而同时用桂枝、生姜、清酒以用阳化阴一样，风引汤用桂枝、干姜之类热药也是阴阳并用之法。除了阴阳寒热并用之理外，风引汤还有制方之意需要阐明。一则从升降角度来说，金石类清热重镇之品秉燥金之气，走的是右路以阳明燥降之力敛降气机。但诸石类药乃重镇收涩之品，而人体气机需要降中有升，一味重镇则反而不利于气机升降复常，所以用桂枝、干姜，从太阴厥阴流转气机，以利升降复常。张锡纯的镇肝熄风汤，可谓独得此方之秘，也是用金石重镇之药以平肝息风，但张氏认识到单纯这样做效果并不好，于是在其中加入了茵陈、生麦芽等升发肝气之品。二则从收放角度来说，金石之品质重碍胃，且性收涩而难开，在"重可祛怯"之中，略用桂枝、干姜振奋升发阳气，也有欲镇先扬、欲收先放之意，这正如放风筝时，欲使风筝向上飞升，反而需要不时向下拉它一拉是一样的道理，甚合阴阳相济之道。

具体到风引汤所治疗的热瘫痫之证，则表现为热盛而风木亢奋之象，震颤抽搐、惊叫不安等，此时清热以收敛相火为主要方法是毫无疑问的，但阳气下潜之路及左升之路，同时需要兼顾。方中干姜甘草正是开太阴以纳阳气，桂枝甘草汤则是畅厥阴以升发气机，有降有升才成为太极循环往复之意。所以风引汤的组方给我们以极大的启发，那种见热只知道用寒药，见风只知道清热重镇的思路离阴阳之道还很遥远，所以风引汤是治疗风痫怯弱之证的不易之法，值得重视。

仲景此方在中风病一节，虽然只有数语，但因为当时人们可能很熟悉这类药的作用，所以就可以理解此方的应用，而今天的我们则不那么容易体会其用意了。

此方历代医家运用不太多，日本医家多用此方治疗大人风引之证、小儿难治性癫痫等，疗效颇佳。今天我们根据此方的作用原理，用来治疗热性的高血压、眩晕等疾病，也是可以的。巢元方记载此方治疗"脚气"，指的是腿脚麻木、痹痛、活动不利者，所以我们也可以借用来治疗腿脚方面的疾病，甚至是因脊髓疾病引起的腿脚活动不利者。

综上所述，仲景的治风大法已经在"中风历节病脉证并治"篇表漏无疑，而侯氏黑散、风引汤、防己地黄汤三方就是其具体演示，合参此三方的制方之意，则仲景治风的原则已基本明了，在此基础上再看后世所用之法，自然可以源流明晰，变化由心。

### 8. 厥阴热化证

在六经体系内，厥阴病以阴寒之证为主，且阴证以得阳为顺，极难化热，所以厥阴证而出现阳证，我们可以视为由阴出阳的佳象。但阳复太过后的病态则应因势利导以治疗，仲景有厥阴病转出少阳的"呕而发热者，小柴胡汤主之"，也有转出阳明的小承气汤、栀子豉汤、白头翁汤等，尽管所谈不多，但已经指出了阴证见阳，应该观其脉证随证治之的法则。所以说在六经体系中六气是如环无端的，可以相互传变。而厥阴病中的所谓热证，在六气中则往往以三阳经的热证来认识它，因为阳明少阳是六气中热证的渊薮，所以厥阴热证亦不离阳明少阳，这也是仲景治疗三阴热证的规律，如太阴病有桂枝加芍药大黄汤、少阴病有三急下证一样。

但后世温病学派因为不从六经体系分析热证，而是根据脏腑经络学说创立了卫气营血及三焦辨证的体系，他们认识厥阴热证的切入点就不同于六经辨证，而是以《内经》为基础，以出现的症状为治疗目标。卫气营血是一层层深入的，三焦辨证也是一步步深入的，没有循环往复之说，最多是"入营犹可透热转气"，这种治法当然是自成体系。但若按六经辨证的体系来认识外感病，则卫气营血及三焦辨证未必高明。因为学术界大多数医家都认为温病是对《伤寒论》治法的补充，而《伤寒论》在厥阴热病上的治疗不足，所以我们也对此作一探讨。

温病与伤寒的关系在阳明篇已作过探讨，此处再就厥阴热病与温病的关系作一探讨。温病关于厥阴热病的探讨主要在两个方面，一是热入心包，一是热入肝经。

温病学继承了《内经》"热论篇""厥论篇"的思想，它以神昏痉厥为厥阴热病的主要症状，如手厥阴心包的热证则是热入营血，闭塞心包，扰动神志，出现神昏谵语、不语、舌謇语涩等，治疗上属温热证的要凉开，以安宫牛黄丸、紫雪丹、至宝丹为主药，以清宫汤为主方。吴鞠通在《温病条辨》上焦篇17条说"邪入心包，舌謇肢厥，牛黄丸主之，紫雪丹亦主之"；属于痰浊湿温证的要温开，用苏合香丸、涤痰汤等。

足厥阴肝经热证也有类似于热入营血，或热盛风动或阴虚风动的，表现为出血、痉厥、瘾疹、囊缩等，治疗则凉肝息风或育阴息风。代表方如清营汤、青蒿鳖甲汤、大定风珠、羚角钩藤汤、化斑汤等。

心包热证与肝经热证在温病中属热入营血之证，而心包属上焦，肝属下焦。吴鞠通在《温病条辨》上焦篇17条的自注中说"厥者，尽也，阴阳极造其偏，皆能致厥。伤寒之厥，足厥阴病也。温热之厥，手厥阴病也。舌卷囊缩，虽同系厥阴现证，要之舌属手，囊属足也。盖舌为心窍，包络代心用事，肾囊前后，皆肝经所过，断不可以阴阳二厥混而为一"，这一条中，他区分了厥的阴阳不同，又以经络循环的不同区分舌卷与囊缩为心包与肝热的不同，这正是脏腑辨证的思路。而在六气上，二者同属厥阴风木之气，治疗上自然一气贯通，这一点也是六气辨证与脏腑辨证的不同。

仲景对温病的明确论述仅存在《伤寒论》第六条，原文说"太阳病，发热而渴，不恶寒者，为温病。若发汗已，身灼热者，名风温。风温为病，脉阴阳俱浮、自汗出、身重、多眠睡、鼻息必鼾、语言难出；若被下者，小便不利、直视失溲；若被火者，微发黄色，剧则如惊痫，时瘛疭；若火熏之，一逆尚引日，再逆促命期"。温病学家之所以认为发展了仲景的热病治法，正是因为他们认为仲景对热证中的痉厥等治疗论述得不够，譬如一些温病学家对于上述厥阴热证认为"张仲景当时对此缺乏经验、尚未能提出方治，徒见其'一逆尚引日，再逆促命期'而已。但后世温病学家对此创立了开窍和息风等方治，弥补了这个缺陷。"这个说法看似有理，其实正说明历代温病学家没有从气化上理解仲景六经辨证的广泛性和包容性，大匠予人以规矩，不予人以巧。仲景没有深谈具体的病症，不意味着仲景方不能治疗这些疾病，治疗这些疾病的方法在六经中都已揭露无疑，关键在于学习者能不能用而已。仲景的思路和后世温病学家完全不同，不是一个体系，也不是一个层次，所以从表面上看，似乎温病学家弥补了仲景的缺陷，其实仲景的学说自成体系！

在仲景的体系内着重论述的是六气之机理，而非每一个症状都兼顾到。譬如痉证，仲景有柔刚之分，治疗上有葛根汤与瓜蒌桂枝汤两大法门，它重视的是太阳经的气化，气化正常则症状自消，而非以热来立论。而在温病学派的体系内，以犀角、羚羊角、紫雪丹为痉厥妙药。对于所谓的"逆传心包"之心包热证，可能出现营血之证及神昏之症，六经体系内自然还是按六气的辨证来治疗，譬如阳明病的栀子豉汤、白虎汤、桃核承气汤、承气汤等治疗，太阳病发热烦躁的大青龙汤，少阳病"暮则谵语，如见鬼状"的小柴胡汤，厥阴篇374条也有"下利谵语者，有燥屎也，宜小承气汤"的明论，这些都牵扯到神志异常的问题。

特别是妄言妄语、神志昏迷等热证，仲景的体系是归结为阳明病的，阳明燥金之气被热邪所伤则肃降无力，阴津耗伤，心神失养，所以神昏谵妄。在阳明篇212～220条，不单单在探讨谵妄的问题，212条说"伤寒若吐、若下后不解，不大便五六日，上至十余日，日晡所发潮热，不恶寒，独语如见鬼状；若剧者，发则不识人，循衣摸床，惕而不安，微喘直视，脉弦者生，涩者死。微者，但发热谵语者，大承气汤主之"。216条说"阳明病，下血、谵语者，此为热入血室。但头汗出者，刺期门，随其实而泻之，濈然汗出则愈"，"热入血室"显然是阳明波及心肝血分的代名词！

阳明证烦躁谵妄与三阴寒证所致的躁烦神昏之证一阳一阴，恰好相反。所以热证的神昏谵妄必从阳明治疗，这是釜底抽薪的正治法。《温病条辨》的中焦篇重点使用的方法也是下法，宣白承气汤、导赤承气汤、牛黄承气汤、承气陷胸汤、增液承气汤、护胃承气汤等皆出自本篇，可谓是承气汤的化裁演示。同时也有栀子汤类、白虎汤类等清阳明之热的方剂。但因为当时的医家较少使用经方的合方治疗，所以在治疗上多自出机杼，若是经方家则必然是合方使用。

吴鞠通在《温病条辨》上焦篇17条的自注中也说"再热厥之中亦有三等：有邪在络居多，而阳明证少者，则从芬香，本条所云是也；有邪搏阳明，阳明太实，上冲心包，神迷肢厥，甚至通体皆厥，当从下法，本论载入中焦篇；有日久邪杀阴亏而厥者，则从育阴潜阳法，本论载入下焦篇"，在中焦篇第 9 条他说"阳明温病，下利谵语，阳明脉实，或滑疾者，小承气汤主之；脉不实者，牛黄丸主之，紫雪丹亦主之"。

　　这就说明了从阳明治疗热厥方是正法，而吴鞠通等温病学家补充的是邪在经络者宜用凉开之法，和邪去阴伤者宜用养阴息风之法。至于凉开一法，又有先用凉开、后用攻下，及凉开和攻下并用之法，这也可看作是温病学家对阳明病具体治法上的创新，但对于这些症状究竟是用仲景的六经体系更有效还是温病学家的创新思路更有效，这个需要我们长期的临床对比和科学统计才能真正得出结论，读者不妨存此一念，在临床上遇到类似疾病时，设想一下：如果你生在温病学派出现之前，遇到这些症状，用仲景的六经辨证，该怎么处方呢？

道济轩主完稿于 2020 年 12 月 20 日

# 讲在后边的话

作为本书的结束，我还想就中医学中的几个关键问题，谈一谈自己的想法。

## 一、包括中医在内的所有医学，都只能假设它认识的是生命的真相

或许一听到这句话，很多中医的铁杆粉丝就怒了，但请稍安勿躁。从哲学上来说，有一个重要概念——感知非真。人对这个所谓世界的感知本来就是夹杂着主观意识在里面的，佛说世界如梦如幻，我们所认为的世界根本就不存在。或许你觉得无法理解，但现代物理学的量子力学已经告诉我们：量子的世界是不确定的，我们对外部世界的感知摆脱不了人的主观意识的作用。

即便是承认我们认识到的客观世界是准确的，但另一个事实是我们所处的空间内还有 95% 的暗物质根本不为我们所知，仅凭此一点，你就知道人类的认识有多么局限。所以佛家认为一切众生对这个世界的认识都是颠倒的，是错误的，只有觉者才能知道这个世界的真相。换言之，站在人的角度去试图认识这个世界，根本就不可能。

而人体也是这个世界的一个缩影，所以我们可以说除了觉者，任何人对人体都不能透彻把握。而不是觉者的人只能以自己局限的主观见解去认识这个世界，我们在认识世界的过程中所产生的争论，其实都是两个偏执的人认为自己认识到的就是全部。所以古人为了给这些不同认识定一个标准，就提出了"群言淆乱衷于圣"的最高准则，而圣者就是大家公认的对某个领域达

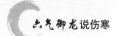

到最高成就的人。譬如当儒学成为治理国家的最高宗旨后，一切对错就只能以孔子为代表的儒学作为最高准则，不同于孔子的老庄、佛陀都只能是异端邪说！

对于中医学来说，医圣是张仲景，他上承《内》《难》，下启百代，我们谈论中医学，只能以仲景之学为彻始彻终的最高准则，永无止境，如果失去了这个准则，中医各家学说的比较研究就无从进行了，因为没有了标准。因为我们都不是仲景，也不是觉者，对《伤寒论》的研究也不过是个人对它的理解，不可视为定论。而且所有的理论解释也都无法彻底还原《伤寒论》在临床中的所有内涵，只能作为引玉之砖，以启发人的思路而已，本书亦当如是观之。

## 二、中医学要想在将来的医学体系中贡献力量，必须先要从统一自身的基础理念做起

自大航海时代以来，这个世界其实是西方文明主导的世界，现代文明的很多方面都是按西方文明的标准来制定的。但当世界的其他文明逐渐步入现代化以后，人们开始审视西方文明所带来的弊端，从而思考自己本土文明的优点。经济越发达，越接近于西方发达国家，这种伸张自身文化的意愿就越强烈，这些年的国学热、汉服热、古琴热等，莫不是此潮流的细微反应。

而目前我们国家所倡导的中医药是复兴传统文化先锋的理念，也是一种必然。为什么中医是先锋？因为中医就是中国文化的一朵奇葩，它承载着中国文化，而且是最关乎国计民生的产业。可以想见，当中国步入发达国家之列后，随之而来的必然是中国文化的全面复苏，那时才是中医文化全面复兴之时，现在还只是前奏！

但中国文化向来是包容性的，历史中的中华文明也不止一次地吸收外来血液涅槃重生，佛教文明、"五胡乱华"、金元满清入主、当前的西方文明交流融合，都是如此，但融合不是异化，而是保留自己的文化根本。在医学界，也是开了几次的"整合医学大会"，试图研究医学的新模式，但毋庸置疑，中医学必须在未来的新医学模式整合占据主导地位，西方医学的弊端才能被消融，这也是国家提倡要把医学模式由现有的西医学主导向中医学为主导转变的道理所在，长远来看这是历史的必然。

在这两年的新冠肺炎的治疗中，中医学所扮演的角色也是一次历史性的事件。在去年武汉刚发现新冠肺炎时，中医学被拒之门外，再到后来甘肃省用中药取得明显疗效后各地开始效仿。再到今年石家庄从一开始孙春兰同志就强调必须尽早尽快用中医治疗，这一变化令人振奋。

中医能治急症，能治急性传染病，但中医不应该只在危急关头凸显自己的作用，当前中医的现实是在急症领域基本上毫无发言权，一些参与急症治疗的中医也大多是在西医的主导下运用中药治疗一些急症，根本不能证明中医的有效性，更不用说积累大量用中医治疗急症的经验，在当前的医疗环境中，中医治疗急症的学术不可能获得进展。更重要的是在占据疾病谱大部分的慢性疾病中，中医被应用的程度还远远不够，能相对正确地使用中医方药的医生还是少之又少，这都是当前中医自身需要解决的问题。

在中医自身的问题中，教育问题又是重中之重。当前中医学教材中的课程设置，没有从统一的基础理论说起，而是杂糅了各个医家或学派的不同话语体系，使一些中医的基础概念相当混乱，导致学医者即便学习多年，也很难找到正确的方向，最终导致了中医的疗效不确切，毕业生转化为临床有疗效的中医的比例极低，大大阻碍了中医学的发展壮大。

中医学院的教材中，看似面面俱到地介绍了历代不同医家的不同学术思想，似乎是想开阔学生的眼界，但实际的效果可能适得其反。学生没有从根本上理解中医学的原理，导致他们没有鉴别能力，也就无法去粗择精。学校教材这种编写方法其实淡化了经典的意义，而且最重要的是作为中医学最高准则的仲景之学，没有得到足够的重视。把仲景之学与后世医家之学等量齐观，是最大的误导！

在郑钦安的《医法圆通》"反胃"一节中，有知非氏的一段眉批，相当精彩，知非氏分析了医学为什么各说各话的原因，今天仍是有重要参考价值的。他说：斯文宗孔孟，讲武宗孙子，注疏宗程朱。百家众技者流，咸存而不论，以故朝野相安，道一风同，称郅治焉。独至于医，为斯世所不可缺。虽穷乡僻壤，亦有囊中而趋向各不相侔，圣凡迄无定论，草菅人命，亦不为怪。此段疑案，悒于怀抱久矣，欲互相商榷，又少知音。今于批评钦安书，至反胃一证，其驳景岳用药，大为有理。因思市医宗后世诸家者多，后世诸家之书，多于古人。古人分六经，后人分五经。古人立方不讲药性，后人立方专究药性。古人方效，而今人不用。后人方不效，今人乐于从事，反诋古人之方为太重，后人之方为轻而合宜。古人不立证名，后人多立证名。古人不以脉定证，后人能以脉知病。古人只论六阴阳，后人论千阴阳、万阴阳。群言淆乱，衷诸圣，今人竟舍古人而从后人，视古人为不可知，后人乃可法，反觉后来居上。以故《灵》《素》《难经》及《伤寒》成为畏途，而人命直为儿戏矣。余诚不知医，鄙意总以能读古人之书，得古人之心法，有古人之方，治今人无误，方为医者，未知是否，祈阅者教之。

这段话可谓是通家之论，我一直认为，一个学习中医者必须有严密的逻辑思维能力才能去粗存精，辨别真伪，然而二十年来我所遇到的如知非氏这样的明理之人，寥寥无几。通过前面对仲景之学的解读，相信读者已经能感觉到仲景之学的广大包容，而我们去对比后世医家之学，可以说无一人能做到此。所以说仲景学说必须作为中医学生学习的主体，只有这样才能改变当前中医教育面临的问题。

所幸的是仲景学说在这个时代大有回归之势，大部分中医莫不以用经方为尚，但大家研究仲景的核心偏向于具体的方证，而对仲景学说所承载的中国文化研究得不够。而且古代已有的研究仲景的学说多如牛毛，目前研究仲景的学说也很多，但基础很不统一，历代医家的伤寒思想已经不能适应当前的学术发展，而当前的仲景学说研究又不能涵盖历代的各家学说，中医自身出现了严重的学术分裂，这对中医学的发展非常不利。用科学的说法就是旧的范式不能兼容所出现的新的学说，而关于中医的一种新的范式尚未建立。

在本书中，我用六气御龙的思路来解读仲景学说，对仲景学说与经典的关系，以及后世医家与仲景学说的异同之处，做了一些探索，可能还很浅薄而不成体系，但我相信这样做是有意义的。如果这个体系能够完善，也就能够在仲景学说的基础上，厘清中医历史中形成的各家学说与仲景学说及《内经》《难经》的关系，为中医基础概念的统一奠定基础，或者说用一个新的范式来解读中医，衡量百家之说！

但诸位读者需要特别留意，我以自己理解的伤寒学说去否定历史上的一些独树一帜的学说，只是在拿它们的理论价值和六经辨证做比较，并非全盘否定，更不是否认它们的临床实用性。它们的学说在实践中都会有某种层面的疗效，都有一些可贵的经验，而我们只有通过对比才可以把它们在六经辨证中安放在合理的位置。

很多人喜欢把一个探讨理论的医生视为理论家，把一个专注于临床的医生称之为临床家，其实这种说法本身就是无稽之谈。作为一个临证十余年，日门诊量一百多人的医生，我深知理论和临床的关系及其差别。我认为真正的中医理论就是临床经验的总结，而研究理论就是在研究临床，因为一个人的临床正是由其理论思想指导的。没有理论指导的临床不过是一盘散沙，或是偶尔幸中而已。

另一方面，不同医生的临床经验一定有差别，不同医生在临床实践中总会形成对某些方剂的应用有过人之处的经验，但这并不能代表他对整个医学问题的认识有多清晰。理可顿悟，事需渐修，我认为一个真正的理论家也需要在临床上反复磨炼这些理论才能运用纯熟。很多人把张仲景看作是一个临证经验丰富的医家，而李阳波先生就持相反的观点，他认为仲景不一定非得看多少病才能写出《伤寒论》，其实也是深明此道理的。仲景看过多少病我们不得而知，不能验证前边的说法。而作为温热四大家之一的吴鞠通的经历就很能说明问题了，他在构思写作《温病条辨》时才 41 岁，学医不过 15年，而其真正的临床时间才 6 年。因为从 26 岁到 36 岁他一直是博览医书，他在自序中说"进与病谋，退与心谋，十阅春秋，然后有得，然未敢轻治一人"，直至癸丑年，其 36 岁时，京师发生温疫大流行，他亦不忍袖手旁观，故尽其所能而救之。虽然求治者大多已成坏病，但经其救治，幸存者达数十人之多。通过这次临床实践，使他初步体会到所用治温之法的卓越效果，并开始有了著治温之书——《温病条辨》的念头。又过了 6 年，"至于戊午"，吴氏 41 岁时，其同乡好友汪瑟庵先生预测来年会有温疫流行，让他赶快写成治温之书。此时，吴氏已有了一定临床经验的积累，又经汪氏再三催促，便下定决心，在诊疗之余，着手写作《温病条辨》，可以说温病条辨的主体构思至此已经完成，而吴氏此时说不上是一个临证大家，他还没有丰富的临床实践，但这不耽误他对温病理论体系的思考构建，后世学习吴氏学说的医家不胜枚举，他们的临床经验足够长，也足够丰富，但未必能提出这样的理论。

当然，吴氏的《温病条辨》在 41 岁到 56 岁之间可能有数次修改，但这也是在其整体思路的指导下，结合临证实践对书稿的不停完善，直到他 64岁时"遇京师燥疫流行，民多吐利腹痛而死"，他认为系凉燥为患，特制针对凉燥的霹雳散，大获奇效，这使吴氏对燥邪为患有了较全面的认识，并对以前的片面认识作了反省，进而参考前人的理论，作"补秋燥胜气论"一

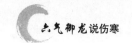

篇，补入《温病条辨》之中，本书彻底完成。

从吴氏的经历可以清晰地看出，单纯的临证并不能促进理论的创立，一个只重视临证经验积累的医生，他的经验若没有理论的统御，将非常难于传承。而一个理论的提出，它可能并不是在临证中获得的，而是在理性中先构建起来的，它在开始时可以是不完善的，但却可以在临证实践中不断得到验证和完善，从而极大地影响临证。

## 三、继承即是创新

有了仲景学说作为医学基础这个前提，学术界才能把经方作为主体进行细化的研究，临床上也可以有更多的经方运用经验，进而完善六经体系在临床上的运用。

从当前的学术研究来看，中国医学看似学派纷呈，但实际上一代代人积累的经验有很多是无法传承下去的。这一点我们从中日医学的发展中也可以看出来。中国医家从古至今都过于强调出新，不同时代的学术思想都出现了重大转向，而后来者又对前代医家的思想进行批判，在这种不停地创新中，看似繁荣了学术，其实年深日久之后反而喧宾夺主，掩盖了医学的本来面目。我一直有一个观点，历代医学家所谓的独特之论，只能作为他们对医学某一方面的一种理解，他们或许认为别人没有讲到或强调，所以他要着重强调这一点，这也就形成了他的独特思想，其实这种思想不一定是临床运用的主体，而仅仅是一个方面。但后世医家一提到他，自然而然就会把他最独特的思想作为他的主要思想而过分强调。这样一来，一种学术思想本来可能只是这个医家对某个问题的看法，最后却被放大为他的主要思想，一代代的层垒，反而使后世学者陷于理论争论而无法自拔。譬如朱丹溪倡导滋阴，本来是纠正宋代《太平惠民和剂局方》滥用辛温的局限，但后人把这一点作为了他的代表观点，似乎朱丹溪临床上主要就运用此法了。但实际上，有人对朱丹溪现存的医案做过分析，发现他运用最多的是二陈汤、四君子汤之类的方法。这就是一个显而易见的例子。

再者，我们对比日本医家研究中医的特点就会发现，学派纷呈最终也成了扼杀中医的双刃剑。

中国医家因为每一代人都有自己的学术特点，有学术特点就要创制新方，这样方剂就越来越多，经方的重要性自然就被淡化了。其结果是历代医家看似经验很多，但很多都是没有明确的使用指征的，只是赋予了某个方剂某种病机，这样用病机来描述某个方剂的运用，除非学者亲自跟师学习，否则很难确切掌握这个方剂的运用特点。因为一个医生一生的精力是有限的，想要熟练运用一个方剂需要花费很长的时间。

日本医家从开始时能够得到的医学资料就很有限，开始是学习金元四大家的著作，后来曾以缪希雍的《万病回春》作为基础。古方派兴起后，经方成为古方派的绝对标准，他们在临床中只是着重研究经方的使用方法，而且不是像中国医家一样，在注解或病机分析上做文章，而是直接研究这个方客观而明确的运用指征，这样一代代人下来，就形成了类似于口诀的方剂使用手册，很容易把经验积累下来并且传承下去。当前经方在大陆的广泛传播，可以说日本医家的思想反而起到了主导作用，由此可见日本医家对经方运用的经验是十分便于传承的。

我们中国医家的很多经验方，往往是一世而斩，传承困难。譬如王孟英的《回春录》，通读其书大家可以发现，王孟英很善于用宣透气机法，并且治愈了很多重症，看起来很过瘾，但他的使用指征究竟是什么？对久经临床者或许不难，但对初学者则只能是望洋兴叹了。而且每个中国医家的常用方都不同，经验各异，又没有一代代的汇总整理，这样看似经验丰富，反而成了零金碎玉，不太容易继承。

我们假设仲景之学，从一开始就得到历代医家的重视，他们一代代都是在经方的基础上研究某方的具体运用方法，那么我们可以想象，今天的学习者集成起来会是多么愉快而且容易见成效。

所以我一直认为，对于所谓的中国古代医学的没落或者断层，我们没必要去哀叹，中医学内部形成的鱼龙混杂的局面到了该彻底革新的时候了。"青山遮不住，毕竟东流去"。中国医学如果真能放弃历史上那些所谓的百家争鸣之学，独重仲景，提倡经典，未尝不是一个可以创造新局面的开始。通过前边的论述，我们已经可以清楚地看出六气学说的高明不是后世任何医家可以比拟的。放着大经大法不去学，反而要去学习那些零金碎玉之术，真不能说是明智之举！

最后让我们一起再来看陶弘景在《辅行诀脏腑用药法要》中对二旦六神汤的评价，他说"此六方者，乃六合之正精，升降阴阳，交互金木，乃神明

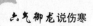

之剂也"。仲景之六气学说同样如此，六气是造化之气，六气之主方，亦正是神明之剂，三阴三阳、一表一里、升降相因、表里互涵，共同组成了使人体元气恢复正常的六龙图阵。

我们理解六气御龙的概念后，就可以像组方阵一样，据证变化，把仲景的六气循环结合起来，进行合方治病，而不是随便胡乱组方。在这个体系内，你可以把你所知道的一切方法都用六气的角度来思考，从而使自己的思路变得简单而深刻。我所做的所有理论的发挥与阐述，不敢说尽符仲景原意，但自圆其说是没问题的。且理论的阐述绝非毫无用处，它可以更好地提升我们在使用方剂时的准确程度，这也是每个中医应该用毕生精力去做的。所谓世界无尽、病人无尽，临证无尽也！

# 附　十二神方图表

　　在本书的最后，我制作了一个图表来简要回顾此书中主要的御龙法，书中相关内容我深受张大昌先生的启发，张先生也是试图用十二神方来还原《汤液经法》的主要内容。

　　张大昌先生说：商伊尹以元圣之才，仰观天文，俯察地理，远求诸物，近求诸身，撰用《神农本草》，准次阴阳之道，参伍之变，错综其事，引而伸之，触类以专之，化为《汤液经法》。今欲以模式，以阴阳为两综，剂分十二，以应十二地支，方分十种，以应十天干，据此为十二剂，每剂十方，共计百二十方也，以应《汤液经法》中"中品中药为疗疾祛邪之方，亦百二十首"之目。

　　张先生的主要观点我简述如下：剂分十二，以阴阳为两综，以三阴三阳为目次，以目次中各分虚实而成为十二剂，以应十二地支，在天文学则为经度也。十二剂为轻（散）剂、宣剂、清剂、滋剂、滑剂、泄剂、重剂、收剂、温剂、渗剂、涩剂、补剂。

　　方次是适应剂的使用条例，其中当分十种，仍以阴阳为综，其名义有格式方五个、义理方五个。此是以十方应十天干，在天文学则为纬度也。十方为单方、小方、急方、正方、主方、复方、大方、缓方、变方、通方。

　　据此为十二剂，每剂十方，共计一百二十方也。

　　阳综：病属表、热、实之类，治则轻、宣、清、滋、滑、泄六剂。病在表者，轻、宣两剂。病势反映为热者，清、滋两剂。病属实者，滑、泄两剂。

　　阴综：病属里、寒、虚三类。治则：收、重、温、渗、补、涩六剂。病在里者，收、重两剂。病属寒者，温、渗两剂。病属虚者，补涩两剂。

以上张先生的观点颇合古人以天道推人事的思维特点，所以我把它运用到了本书的御龙法之中，但并没有以十二神的名称来命名，这么做是为了让读者能从名称明白各类方剂的主要意义。这十二类方剂是大经大法，已包含了中医治疗学的主要内容，但也不是全部。对于各类方剂的混合应用或合并应用仍需要在临床中据证而变通，所谓规矩之于方圆也！

### 十方十二剂表

| 十二剂 | | | | | | | | | | | |
|---|---|---|---|---|---|---|---|---|---|---|---|
| 阳综 | | | | | | 阴综 | | | | | |
| 表 | | 热 | | 实 | | 里 | | 寒 | | 虚 | |
| 轻 | 宣 | 清 | 滋 | 滑 | 泄 | 收 | 重 | 温 | 渗 | 补 | 涩 |
| 腾云致雨法 | 龙腾虎跃法 | 转入为出法 | 涸龙得水法 | 咸池祛著法 | 直捣黄龙法 | 虎啸西风法 | 重可祛怯法 | 御龙补天法 | 神龙镇水法 | 开门迎龙法 | 神后固涩法 |

| 十方 | | | | | | | | | |
|---|---|---|---|---|---|---|---|---|---|
| 单方 | 小方 | 急方 | 正方 | 主方 | 复方 | 大方 | 缓方 | 变方 | 通方 |
| 一君 | 一君 一臣 | 一君 一臣 一使 | 一君 一臣 一佐 一使 | 一君 一臣 一佐 二使 | 一君 二臣 一佐 二使 | 一君 二臣 二佐 二使 | 一君 二臣 二佐 三使 | 君臣不拘 | 君臣不拘 |

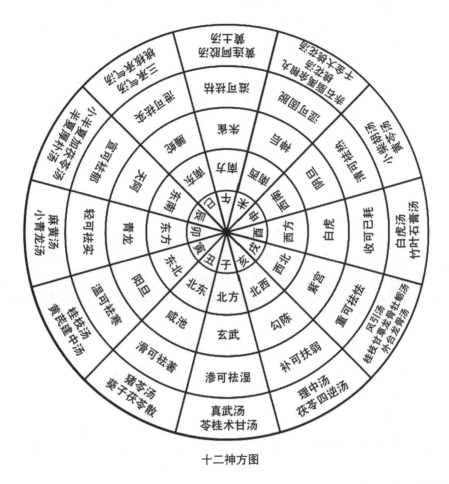

**十二神方图**

四正方：北方壬癸水，"渗可祛湿"方玄武；东方甲乙木，"轻可祛实"方青龙；南方丙丁火，"滋可祛枯"方朱鸟；西方庚辛金，"收可已耗"方白虎。八维方：北东位丑，"滑可祛著"，方咸池；东北位寅，"温可祛寒"，方阳旦；东南位辰，"宣可祛郁"，方天阿；南东位巳，"泄可祛实"，方腾蛇；南西位未，"涩可固脱"，方神后；西南位申，"清可祛热"，方阴旦；西北位戌，"重可祛怯"，方紫宫；北西位亥，"补可扶弱"，方勾陈。

# 致 谢

本书的完成，也算是对我 20 年学医生涯的总结，心中顿觉轻松。它能够与大家见面，首先要感谢曾教育指导过我的诸多师长，刘力红老师及吾师都对我影响至大，而吾师这些年来对我的各个方面帮助甚多，千言万语都不足以表达我的谢意。

其次要感谢的是我的家人，从我独立行医起，他们就全力为我的工作付出，让我一路走来有了无尽的动力。内人李琳一人承担了几乎全部的家务，又要照顾孩子们的学习生活，她无私的付出使我这个生活上的"白痴"有时间来完成自己的小书。

而这本书之所以能够这么快和大家见面，最主要还得感谢好友陈玥谷和王松鹏，以及我的一批学生们。2019 年，在玥谷的极力推动下，我打算把自己对《伤寒论》的体会在小范围内讲一遍，但一直苦于没有时间写作讲稿。恰逢新冠疫情，蜗居在家，闲来无事，数月之间，本书的构思及主体基本完成。2020 年夏天，老同学王松鹏在河南中医药大学跟一些学生说了开讲座的事，一些爱好中医的学生们自发组织来南阳听课，大概有 35 人，于是从2020 年 7 月 4 号开始的两个月，我就通过讲座的方式把《伤寒论》的太阳、阳明、太阴、少阴四篇串讲了一遍，2021 年 1 月份又用一个月的时间把少阳篇和厥阴篇讲述一遍。讲完以后我又用两个月的时间把所讲内容进行整体梳理修改，就成了这部书稿。而当时的录像将整理为视频课程随后会于网上发行。

在听课的一批学生中，经过筛选，有 16 位同学行了拜师礼，我也算开门收徒了。他们也是后期整理书稿的主力军，在此，我也非常感谢他们的辛苦付出。

最后特别感谢刘观涛先生，他严谨的工作作风，使得我这本略有新意的书能够在中国中医药出版社出版，出版界需要这样有原则的人！

行文至此，恰逢春分，草萌花开，柳绿桃红，数日来细雨霏霏，令我心旷神怡，乃忆昔年所作《春雨菩萨》一文，聊赘于此以作本书之结语。

春雨之来也，无夏雨之暴烈、秋雨之凄凉、冬雨之凛冽，万物喜其滋润，此则前人之赞数矣。且凡雨天则行旅减少，万物归寂，无纷繁之躁扰，多闲居之幽静，体慵懒而无为，思闲逸而无涯。骚人观草木之摇曳，览苍穹之空濛，叹造化之神秀，渺渺然不知身处何所，心游何方矣，其中淡然之乐，共我者亦多矣，然吾则别有所思处。盖春雨之来去也，降自九重，落于尘寰，滋枯竭之大地，还清净于人间，身染秽而无怨，功既成而无言，无有疲厌，合同于道，岂非如菩萨之乘愿再来，不舍人间？是以吾称其为春雨菩萨，此意则共我者不知其谁矣！乃赞之曰：

身本幻化任变迁，朝为雾露暮云烟。
人因无欲出三界，君为何事落九天。
不忍冷眼观娑婆，甘把热泪洒大千。
洗尽秽浊心不染，大明召我去又还。